Gustav Kolb und die Reformpsychiatrie in Erlangen 1911–1934

Medizingeschichte im Kontext

Herausgegeben von Karl-Heinz Leven, Mariacarla Gadebusch Bondio,
Hans-Georg Hofer und Livia Prüll

Begründet als Freiburger Forschungen zur Medizingeschichte
von Ludwig Aschoff, fortgesetzt von Eduard Seidler

Band 24

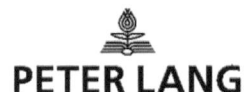

Robert Davidson

Gustav Kolb und die Reformpsychiatrie in Erlangen 1911–1934

Bibliografische Information der Deutschen Nationalbibliothek
Die Deutsche Nationalbibliothek verzeichnet diese Publikation
in der Deutschen Nationalbibliografie; detaillierte bibliografische
Daten sind im Internet über http://dnb.d-nb.de abrufbar.

Zugl.: Erlangen-Nürnberg, Univ., Diss., 2022

Umschlagabbildung:
Kollage einer Fotografie Gustav Kolbs, einer Luftaufnahme der Heil- und
Pflegeanstalt Erlangen aus dem Jahre 1960 und einem Ausschnitt aus der
Zeitschrift für Psychische Hygiene Nr. 3 (1930), S. 161;
gestaltet von Andrea Förster, FAU Erlangen-Nürnberg.

Diese Arbeit ist Teil des am Institut für Geschichte und Ethik der Medizin
der Friedrich-Alexander-Universität angesiedelten Forschungsprojekts zur
NS-„Euthanasie" in Erlangen. Die Druckkosten wurden freundlicherweise
von den Förderern des Forschungsprojektes getragen: der Stadt Erlangen,
der Friedrich-Alexander-Universität Erlangen-Nürnberg, dem Bezirk
Mittelfranken, dem Universitätsklinikum Erlangen, den Bezirkskliniken
Mittelfranken sowie Siemens Healthineers.

D 29 (n 2)
ISSN 1437-3122
ISBN 978-3-631-87770-8 (Print) · E-ISBN 978-3-631-87774-6 (E-PDF)
E-ISBN 978-3-631-87775-3 (EPUB) · DOI 10.3726/b19767

© Peter Lang GmbH
Internationaler Verlag der Wissenschaften
Berlin 2022
Alle Rechte vorbehalten.

Peter Lang – Berlin · Bern · Bruxelles · New York ·
Oxford · Warszawa · Wien

Das Werk einschließlich aller seiner Teile ist urheberrechtlich
geschützt. Jede Verwertung außerhalb der engen Grenzen des
Urheberrechtsgesetzes ist ohne Zustimmung des Verlages
unzulässig und strafbar. Das gilt insbesondere für
Vervielfältigungen, Übersetzungen, Mikroverfilmungen und die
Einspeicherung und Verarbeitung in elektronischen Systemen.

Diese Publikation wurde begutachtet.

www.peterlang.com

Inhaltsverzeichnis

1 Einleitung 13
   1.1 Vorwort 13
   1.2 Dank 15
   1.3 Forschungsstand, Quellenlage und Aufbau dieser Arbeit 16
   1.4 Wer war Gustav Kolb (1870–1938)? Eine Biografie des Erlanger Anstaltsdirektors und Reformpsychiaters 23
   1.5 Kolbs Publikationen 36
   1.6 Der Leiter der offenen Fürsorge Valentin Faltlhauser: Ein biografischer Abriss 41

2 Die Ausgangslage: praktische Psychiatrie um 1900 47
   2.1 Die Entwicklung der praktischen Psychiatrie von 1850–1914. Ein Überblick. 47
      2.1.1 Einführung 47
      2.1.2 Das Großasyl als primäres Versorgungskonzept 48
      2.1.3 Überbelegung und Anstaltsboom 51
      2.1.4 Überfüllungszustände in der Erlanger Anstalt zu Beginn des 20. Jahrhunderts 55
      2.1.5 Die Anstaltspsychiatrie zwischen wissenschaftlichem Ehrgeiz & Defiziten in der Patientenversorgung 61
      2.1.6 Psychiatriekritiker und „Irrenbroschüren" 66
   2.2 Ein Blick von innen: Der Anstaltspatient und Psychiatriekritiker Georg Wetzer und seine „Erlangen'er Irrenhaus-Erlebnisse" 72
      2.2.1 Quellenlage & Perspektiven 72
      2.2.2 Aus der Sicht des Patienten: Einblicke in die psychiatrische Praxis der Kreisirrenanstalt Erlangen zu Beginn des 20. Jahrhunderts 76
      2.2.3 Der Direktorenwechsel 1911 – Veränderungen innerhalb der Anstalt Erlangen 98

3 Das Erlanger Modell der offenen Fürsorge: „dass wir nicht ihre Kerkermeister, sondern ihre Freunde sind" 107

3.1 Wege aus der Krise 107

3.1.1 Das Dilemma der praktischen Psychiatrie – Kolbs Analyse der Lage 107

3.1.2 „ein freundschaftliches Verhältnis zwischen Anstalt, Kranken und deren Angehörigen" – Kolbs Reformkonzepte als Mittel gegen das Misstrauen 113

3.2 Von der Familienpflege zur offenen Fürsorge 117

3.2.1 Die „Wiederentdeckung" der Familienpflege Ende des 19. Jahrhunderts 117

3.2.2 Die Normalanstalt als Voraussetzung für die Familienpflege . 121

3.2.3 Von der heterofamiliären zur homofamiliären Familienpflege – neue Perspektiven für die Psychiatrie 123

3.2.4 Ein Plädoyer für die Familienpflege in Bayern: Kolbs Vortrag auf der Jahresversammlung des Vereins bayerischer Psychiater 1908 128

3.2.5 Differenzen zwischen Kolb und Specht: Kolbs Vortrag auf der Jahresversammlung des Vereins bayerischer Psychiater 1911 134

3.2.6 Bedrohte die Familienpflege die Interessen der Universitätspsychiatrie? 143

3.2.7 „Der wichtigste Faktor ist die Persönlichkeit des leitenden Arztes" – Kolbs Konflikt mit den Anstaltsdirektoren 146

3.2.8 Familienpflege und offene Fürsorge als Bestandteile eines Progressivsystems 148

3.2.9 Die weitere Entwicklung der Familienpflege in Erlangen und ganz Deutschland von 1911–1945 150

3.2.10 Familienpflege in Erlangen – ein Beispiel aus der Praxis 153

3.2.11 Reform der Irrenfürsorge 1919 – Ein deutschlandweiter Diskurs kommt ins Rollen 158

3.3 Die Entwicklung der Erlanger offenen Fürsorge: „die Richtigkeit meiner Anschauungen durch die Tat zu beweisen" 168

3.3.1 Einleitung und Überblick über die Entwicklung der offenen Fürsorge 168

3.3.2　Erste Ansätze einer Entlassenenfürsorge in Kutzenberg
1906–1911 171
3.3.3　„In Erlangen fand er, was Fürsorge betrifft, nur ödes
Brachland." – Anfangsjahre 1911 bis 1914 177
3.3.4　Der weitere Ausbau der offenen Fürsorge von 1919
bis 1923 185
3.3.5　Neue Aufgabenbereiche: Übernahme der Schutzaufsicht
und Psychopathenfürsorge im Jahre 1923 187
3.3.6　Die offene Fürsorge an der Belastungsgrenze im
Jahre 1924 190
3.3.7　Einrichtung der Feldbaugruppe Schniegling im
Jahre 1925 192
3.3.8　Die Ausdehnung der offenen Fürsorge in die ländlichen
Bezirke 1926–1930 193
3.3.9　Auf dem Höhepunkt ihrer Entwicklung – die Erlanger
offene Fürsorge 1930 201
3.3.10 Die Ausbreitung der offenen Fürsorge in Deutschland 204
3.4　Die Praxis der offenen Fürsorge 208
3.4.1　Die Aufgaben der offenen Fürsorge 208
3.4.2　Schutzaufsicht & Psychopathenfürsorge 234
3.4.3　Alltag in der offenen Fürsorge 253
3.5　Gustav Kolb – Anstaltsdirektor und Reformpsychiater 263
3.5.1　„Kolb war nicht immer ein bequemer Chef" – neue
Anforderungen an die Ärzte 263
3.5.2　„… gerade wir in Erlangen hatten einen grossen Stamm
von altem Personal …" – Widerstand gegen Reformen von
Seiten des Pflegepersonals 271
3.5.3　Kolbs Beziehung zum Direktor der Erlanger
Universitätspsychiatrie Gustav Specht und das
konfliktanfällige Arrangement zwischen Anstalt
und Klinik 280
3.5.4　„Der Mann hat eine schreckliche Angst vor dem
Bolschewismus" – Gustav Kolb und die Politik 289
3.5.5　Einblicke in Gustav Kolbs Verhältnis zur Weimarer
Republik 297

4 Offene Fürsorge, psychiatrische Eugenik und Nationalsozialismus 303

4.1 Die Erlanger Reformpsychiatrie und die psychiatrische Eugenik: „… eine Schicksalsfrage für unser Volk." 303

4.1.1 Einleitung 303

4.1.2 Das Verhältnis der Reformpsychiatrie Gustav Kolbs zur psychiatrischen Eugenik im Zeitraum 1902–1928 306

4.1.3 „Der gegenwärtige Stand der Entartungsfrage" – die Jahresversammlung des Vereins bayerischer Psychiater 1928, ein Schlüsselmoment? 311

4.1.4 Kolbs medizinalstatistische Bestrebungen 1929/1930 319

4.1.5 Der erbbiologischen Forschung eine empirische Grundlage verleihen – Kolbs Zusammenarbeit mit Ernst Rüdin und Hans Luxenburger 323

4.1.6 "We can no longer reject in advance, as we used to, the proposal to limit the propagation of these unfortunates" – Kolb auf dem First International Congress on Mental Hygiene 1930 335

4.1.7 Gustav Kolb und der Aufstieg Ernst Rüdins zum Vorsitzenden des Deutschen Verbandes für psychische Hygiene 338

4.1.8 Kolb und die Planung des eugenischen Lehrgangs an der Deutschen Forschungsanstalt für Psychiatrie in München 342

4.1.9 Die offene Fürsorge und das Gesetz zur Verhütung erbkranken Nachwuchses – Kolbs Haltung zu Sterilisation und Zwangssterilisation 345

4.2 Kolbs letzte Monate als Direktor der Heil- und Pflegeanstalt: Das Ende der Erlanger Reformpsychiatrie. 352

4.2.1 Die ersten Monate der NS-Herrschaft in Erlangen und Mittelfranken 352

4.2.2 Die Verordnung rigoroser Sparmaßnahmen durch den NS-Stadtrat Nürnberg und die NS-Bezirksregierung 354

4.2.3 Kolbs Konflikt mit einem Kreistagsmitglied und der Versuch, die Homöopathie an der Heil- und Pflegeanstalt Erlangen einzuführen 359

4.2.4 „Wenn ich gesund wäre, würde ich selbst versuchen sie durchzusetzen." – Kolbs Pläne für die weitere Entwicklung der praktischen Psychiatrie 362
4.2.5 Versetzung in den Ruhestand 366
4.2.6 Gustav Kolb und der Nationalsozialismus 376
4.3 Fazit und Ausblick 384
    4.3.1 Fazit 384
    4.3.2 Ausblick 388

Abkürzungsverzeichnis 397

Abbildungsverzeichnis 399

Quellen und Bibliographie 403
    Erläuterungen zur Zitierweise 403
    Archivalien 403
    Veröffentlichungen Gustav Kolbs 406
    Literatur vor 1946 409
    Veröffentlichungen ohne Autor oder Herausgeber 419
    Sekundärliteratur 420
    Personenregister 433

For mom and dad

1 Einleitung

1.1 Vorwort

Seit Entstehung der Anstaltspsychiatrie in Deutschland zu Beginn des 19. Jahrhunderts bestand psychiatrische Versorgung für mehr als hundert Jahre primär darin, psychisch kranke und unangepasste Menschen von der Gesellschaft abzusondern und in Anstalten zu verwahren. Eine Versorgung von Psychiatriepatienten außerhalb der Anstalten gab es zwar in einzelnen Regionen Deutschlands in Form der sogenannten Familienpflege, doch war nur ein vergleichsweise geringer Anteil aller Patienten auf diese Weise untergebracht. Durch die vom Erlanger Anstaltsdirektor Gustav Kolb (1870–1938) entwickelte offene Fürsorge, einer extramuralen psychiatrischen Versorgungsform, sollte sich dies erstmals ändern: Die Beaufsichtigung, Unterstützung und Beratung durch spezialisierte Fürsorgeärzte und Fürsorgepflegerinnen ermöglichten einer großen Zahl von Psychiatriepatienten die Rückkehr in ein Leben jenseits der Anstaltsmauern.[1]

Sein Konzept einer psychiatrischen Außenfürsorge in Anbindung an die Anstalt veröffentlichte Kolb erstmals im Jahre 1902 und begann es ab 1906 ansatzweise an der oberfränkischen Kreisirrenanstalt Kutzenberg und ab 1911 im großen Stil von der Heil- und Pflegeanstalt Erlangen aus zu realisieren. Obwohl sich Kolb in den Jahren vor dem Ersten Weltkrieg darum bemühte, seine Fachkollegen von der Notwendigkeit einer Reformierung der psychiatrischen Praxis durch Implementierung von familiären Versorgungsformen zu überzeugen, stand ihm die Mehrheit der Psychiater zunächst ablehnend gegenüber. Erst ab Mitte der 1920er Jahre, angetrieben u.a. durch ökonomische Faktoren, begann sich das sogenannte *Erlanger Modell* der offenen Fürsorge in ganz Deutschland durchzusetzen. Im Zuge dessen erfüllte die von der Anstalt Erlangen aus zu beeindruckender Größe entwickelte offene Fürsorge auf nationaler wie internationaler Ebene eine Vorbildfunktion: Jedes Jahr reisten führende Persönlichkeiten auf dem Gebiet der Psychiatrie und des Gesundheitswesens, darunter Anstaltsdirektoren, Professoren und Politiker nach Mittelfranken, um das *Erlanger Modell* zu studieren.

---

1   In dieser Arbeit wird das generische Maskulin verwendet, das beide Geschlechter umfasst.

Obwohl er sich zeitlebens für eine Verbesserung der Lebensbedingungen von Psychiatriepatienten eingesetzt hatte, wandte sich Gustav Kolb ab etwa 1928, die eugenische Wende in der deutschen Psychiatrie antizipierend, der psychiatrischen Erbbiologie und Eugenik zu. Im Zuge dieses Annäherungsprozesses, der eine Priorisierung der Interessen von Staat und Mehrheitsgesellschaft zu Lasten der Interessen von Patienten bedeutete, ging er eine Zusammenarbeit mit den Forschern der Genealogisch-Demographischen Abteilung der Deutschen Forschungsanstalt für Psychiatrie in München, Ernst Rüdin (1874–1952) und Hans Luxenburger (1894–1976), ein. Das gemeinsame Ziel bestand darin, auf Basis der durch die offene Fürsorge durchgeführten Erfassung und Registrierung von außerhalb der Anstalten lebenden psychisch kranken bzw. als abnorm angesehenen Personen zukünftig in grossem Umfang empirisches Datenmaterial zur Untermauerung von erbbiologischen Forschungshypothesen zu erheben. Obwohl dieses Vorhaben letztlich nie realisiert wurde, war die Annäherung Kolbs an die psychiatrische Erbbiologie und Eugenik für die weitere Entwicklung der offenen Fürsorge richtungsweisend. An der Ausführung des im Juli 1933 verabschiedeten *Gesetzes zur Verhütung erbkranken Nachwuchses,* das die Zwangssterilisation von sogenannten erbkranken Personen legitimierte, beteiligten sich die Erlanger Fürsorgeärzte aus Überzeugung und mit großem Einsatz. Gleichwohl veranlassten die Nationalsozialisten im Laufe der 1930er den sukzessiven Abbau der offenen Fürsorge in Erlangen und anderen deutschen Städten. Nach Ende des Zweiten Weltkriegs wurde die offene Fürsorge in stark reduzierter Form vereinzelt weiterhin betrieben, ihr ursprünglicher Reformcharakter war allerdings verloren gegangen. Der Name Gustav Kolb geriet zunehmend in Vergessenheit; die in den 1970er Jahren sich formierende psychiatrische Reform-Bewegung innerhalb der Bundesrepublik Deutschland nahm, obwohl sie ähnliche Forderungen erhob wie Kolb Jahrzehnte zuvor, auf ihren historischen Vorläufer keinen Bezug.

Während die Anstalt Erlangen unter der Leitung Gustav Kolbs von 1911 bis 1934 ein Zentrum der Reformpsychiatrie gewesen war, entwickelte sie sich im Laufe der 1930er Jahre zu einer Verwahranstalt, in der sich die Lebensbedingungen der Patienten stetig verschlechterten. Im Rahmen der „Aktion T4" wurden in den Jahren 1940–1941 mehr als 900 Patienten von der Heil- und Pflegeanstalt Erlangen aus in Tötungseinrichtungen transportiert sowie in den Jahren darauf schätzungsweise 1000 bis 1500 Patienten in der Anstalt durch Verabreichung einer kalorienarmen Hungerkost und durch strukturierte Vernachlässigung ermordet.[2] Als Teil des am Institut für Geschichte und Ethik der

---

2 Voggenreiter/Ude-Koeller: NS-„Euthanasie" Erlangen 2022, S. 263.

Medizin der Friedrich-Alexander-Universität angesiedelten Forschungsprojektes zur Aufarbeitung der NS-„Euthanasie" in Erlangen beleuchtet diese Arbeit die Vorgeschichte zu den Geschehnissen während der Zeit des Nationalsozialismus.

1.2 Dank

First and foremost möchte ich meinem Doktorvater, Herrn Professor Dr. med. Karl-Heinz Leven von Herzen danken. Im Verlauf der letzten vier Jahre, in denen ich an dieser Dissertation gearbeitet habe, war er mir stets unterstützend, motivierend, mit hilfreichen Anregungen und konstruktiver Kritik zur Seite gestanden. Wann immer ich professionellen Rat brauchte, hatte er ein offenes Ohr für mich und war immerzu bemüht, mir bestmöglich zu helfen; eine bessere Betreuung hätte ich mir nicht wünschen können! Durch Professor Leven erhielt ich die Möglichkeit, mich im Rahmen einer sogenannten strukturierten Promotion 10 Monate lang völlig der Forschungsarbeit zu widmen. Diesbezüglich möchte ich auch den Förderern des Forschungsprojekts zur Aufarbeitung der NS-„Euthanasie" in Erlangen herzlich danken, die mir in Form eines Stipendiums großzügigerweise eine finanzielle Unterstützung haben zukommen lassen. Das Forschungsjahr am Institut für Geschichte und Ethik der Medizin wird mir als eine ganz besondere Zeit in Erinnerung bleiben. Dort erhielt ich einen eigenen Arbeitsplatz, unbeschränkten Zugang zur Bibliothek und, was ich besonders zu schätzen gelernt habe, die Chance, mich regelmäßig mit den Mitarbeitern des Instituts auszutauschen. Diesbezüglich möchte ich ganz besonders danken: Marion Voggenreiter, die mich auf zahlreiche Quellen aufmerksam machte, stets äußerst kollegial und hilfsbereit war und deren leidenschaftliches Engagement für das Forschungsprojekt ich als sehr inspirierend wahrgenommen habe. Frau PD Dr. Nadine Metzger, die mit ihrem profunden Wissen nicht nur auf dem Gebiet der Psychiatriegeschichte hilfreiche Denkanstöße gab. Frau Renate Rittner, die mir bei vielen organisatorischen Angelegenheiten eine große Hilfe war und deren positive Ausstrahlung einem auch an trübseligen Lockdown-Tagen ein Lächeln aufs Gesicht zaubern konnte. Weiterhin danken möchte ich ganz herzlich Frau Dr. Angelika Kretschmer, die sich mit viel Geduld die Zeit nahm, selbst die am schwierigsten zu findenden Quellen aufzuspüren, sowie Prof. Dr. Fritz Dross, der mir 2018 die Möglichkeit gab, im Rahmen eines interessanten Wahlfachs als Vorbereitung auf die medizingeschichtliche Doktorarbeit eine Seminararbeit zu verfassen und so bereits die Grundzüge medizinhistorischen Arbeitens kennenzulernen. Darüber hinaus war mir Frau Prof. Dr. Renate Wittern-Sterzel eine sehr große Hilfe: Sie nahm sich die Zeit, die Rohfassung der Arbeit komplett durchzusehen, zu korrigieren und mir äußerst hilfreiche Anregungen zu geben. Zudem ging die im Dezember 2020 anlässlich Kolbs 150ten Geburtstag mit großem Erfolg vom Institut für Geschichte und Ethik der Medizin organisierte Tagung zurück auf die zündende Idee Frau Prof. Dr. Wittern-Sterzels.

Unter allen Mitarbeitern des Instituts habe ich Frau Dr. Susanne Ude-Koeller ganz besonders zu danken. Sie gab mir die Gelegenheit, als ihr Coautor einen Beitrag in einer im Jahre 2020 erschienenen Publikation des Bezirks Mittelfranken über die Erlanger Psychiater Kolb, Valentin Faltlhauser und Gustav Specht zu verfassen. Im Rahmen der gemeinsamen Arbeit konnte ich von Frau Dr. Ude-Koeller nicht nur viel über die Erlanger Psychiatriegeschichte lernen, sondern auch über das wissenschaftliche Arbeiten in der Medizingeschichte und hinsichtlich der Analyse von Quellenmaterialien. Zudem erhielt ich dank der Initiative von Frau Dr. Ude-Koeller die Chance, für die Neue Deutsche Biographie den Beitrag über Gustav Kolb zu verfassen. Darüber hinaus war Sie mir während der zahlreichen gemeinsamen Besuche der Außenstelle des Staatsarchiv Nürnbergs in der Festung Lichtenau die beste Gesellschaft. Für die vorliegende Arbeit gab Sie mir viele wertvolle Impulse und ich bin Ihr sehr dankbar, dass Sie und Herr Professor Leven mir dieses faszinierende Forschungsthema überlassen haben, das meinen persönlichen Interessen so sehr entspricht.

Last but not least möchte ich meiner Familie für Ihre liebevolle Unterstützung danken: Meiner Mutter, die mit unendlicher Geduld die Arbeit mehrmals Korrektur gelesen und mich auf viele sprachliche Aspekte aufmerksam gemacht hat, mir aber auch aufgrund ihres Verständnisses für historische Zusammenhänge eine enorme Hilfe war! Meinem geliebten Vater, der stets fest an mich geglaubt hat und dessen Liebe immer bei mir ist. Meiner Schwester Catherine und meine Nichte Helen, mit denen ich bei einer Runde Siedler von Catan nach einem längeren Tag an der „Diss" entspannen konnte. Und meiner Freundin Ela, die mich immer liebevoll ertragen hat, auch wenn ich manchmal nicht so leicht zu ertragen war. Von Herzen danke an euch Alle!

1.3 Forschungsstand, Quellenlage und Aufbau dieser Arbeit

Die historiographische Forschung zu Gustav Kolb und der Erlanger Reformpsychiatrie begann etwa Mitte der 1980er Jahre. Im Folgenden wird ein Überblick über die wichtigsten Arbeiten und ein Umriss des Forschungsstands gegeben.

Eine der ersten Wissenschaftlerinnen, die sich mit der Thematik auseinandersetzte, war die damalige Medizinstudentin und heutige Psychiaterin Ursula

Gast. Sie wurde 1986 in Hannover über das medizinhistorische Thema „*Alternativen zur Anstaltspsychiatrie. Familienpflege und Offene Fürsorge zwischen bürgerlicher Revolution und Faschismus.*" promoviert. Gasts Arbeit stützt sich zwar auf eine Vielzahl von Veröffentlichungen bedeutender Reformpsychiater der 1920er Jahre, darunter Gustav Kolb, Hans Roemer und Valentin Faltlhauser, jedoch werden Verwaltungsakten, Personalakten sowie private Korrespondenzen kaum berücksichtigt. Kolbs Haltung zur psychiatrischen Eugenik und dem Nationalsozialismus wird in Gasts Dissertation nicht exploriert; ihre Annahme, dass Kolb kein Anhänger des u.a. von Emil Kraepelin vertretenen Degenerationstheorems war, ist angesichts des heute bekannten Quellenmaterials nicht aufrechtzuhalten.[3]

Im gleichen Zeitraum wie Gast veröffentlichte Hans-Ludwig Siemen seine Dissertation *„Menschen blieben auf der Strecke ... Psychiatrie zwischen Reform und Nationalsozialismus"*, die bezüglich der Reformpsychiatrie Kolbs wichtige Forschungsarbeit leistete.[4] Siemen arbeitet klar die Gründe heraus, weshalb die offene Fürsorge sich trotz der vorherigen allgemeinen Ablehnung von Seiten der Anstaltspsychiater letztlich ab Mitte der 1920er Jahre deutschlandweit auszubreiten begann, und kontextualisiert sie innerhalb des Entwicklungsverlaufs der praktischen Psychiatrie.[5] Parallelen zu Hermann Simons (1867–1947) *aktiverer Heilbehandlung*, dem anderen bedeutenden psychiatrischen Reformkonzept der 1920er Jahre, werden dabei beleuchtet.[6] Im Rahmen einer tiefergehenden Analyse untersucht Siemen, inwiefern die offene Fürsorge Kolbs, so wie sie sich in Erlangen und auf nationaler Ebene entwickelte, mit einer neuen Sichtweise auf Psychiatriepatienten einherging bzw. inwiefern die Reformpsychiatrie tatsächlich eine Reform bewirkte und nicht allein eine Modernisierung im Sinne einer Rationalisierung und effizienteren Gestaltung der praktischen Psychiatrie.[7] Darüber hinaus veröffentlichte Siemen auch einige aufschlussreiche kürzere Beiträge über die Reformpsychiatrie der 1920er Jahre.[8]

Eine Reihe von Autoren betrachten die offene Fürsorge Kolbs unter verschiedenen thematischen Aspekten. Während der Psychiater Felix Böcker sich in

---

3 Vgl. Gast: Alternativen Anstaltspsychiatrie 1986, S. 101 f.
4 Vgl. Siemen: Psychiatrie Reform Nationalsozialismus 1987, S. 34–40, S. 46–51, S. 53–57, S. 69–92, S. 111 f., S. 137–139.
5 Ebd., S. 46–50.
6 Ebd., S. 69–79.
7 Ebd., S. 86–89.
8 Vgl. Siemen: Reform Radikalisierung 1991; Siemen: Reformpsychiatrie 1993; Siemen: Psychiatrie Erlangen 1996.

seinem 1985 veröffentlichten Aufsatz sowie in späteren Beiträgen auf biografischer Ebene mit Kolb beschäftigt und die Entwicklung der offenen Fürsorge aus der traditionellen Familienpflege nachzeichnet, betrachtet Helmut Haselbeck sie im Kontext der Sozialgeschichte.[9] Sowohl Böcker als auch Haselbeck postulieren in ihren Veröffentlichungen allerdings eine NS-Gegnerschaft Kolbs, die in Anbetracht des gesamten Quellenmaterials als nicht zutreffend bezeichnet werden muss. Die Entwicklung der offenen Fürsorge in der Provinz Westfalen und Berührungspunkte zwischen den Reformbestrebungen Hermann Simons (1867–1947) und Gustav Kolbs thematisiert der Historiker Bernd Walter in seiner 1996 veröffentlichten, umfangreichen Monographie.[10]

Wichtige Forschungsarbeit zur Erlanger offenen Fürsorge leistete Astrid Ley. In ihrer 2004 erschienenen Dissertation geht sie auf verschiedene Aspekte der offenen Fürsorge näher ein; es werden Ziele, Entwicklung, historische Bedeutung und therapeutische Absichten beleuchtet. Dabei ist ihre Darlegung der professionspolitischen Motive Kolbs und der Erlanger Fürsorgeärzte besonders aufschlussreich. Wie der Titel ihrer Arbeit nahelegt, arbeitet Ley ebenso die Beteiligung der offenen Fürsorge an der Zwangssterilisation von Psychiatriepatienten während der NS-Zeit im Detail heraus.[11]

Alfons Zenk stellt in seiner eindrucksvollen Arbeit über die Geschichte der Kreisirrenanstalt Kutzenberg Kolbs maßgebenden Einfluss auf die Entwicklung dieser Anstalt in umfassender Weise dar.[12]

Heinz-Peter Schmiedebach betrachtet die offene Fürsorge Kolbs aus verschiedenen Blickwinkeln. Gemeinsam mit Thomas Beddies, Jörg Schulz und Stefan Priebe vergleicht er die offene Fürsorge mit zwei späteren Reformbewegungen in Deutschland, den 1963 in der DDR veröffentlichten Rodewischer Thesen sowie der Psychiatrie-Enquete von 1975 in der BRD.[13] Stefan Priebe und Schmiedebach kontextualisieren die offene Fürsorge mit dem Entwicklungsverlauf der Sozialpsychiatrie in Deutschland und vergleichen das Konzept der offenen Fürsorge mit dem Konkurrenzmodell Friedrich Wendenburgs (1888–1967), das nicht unmittelbar an die Anstalt angebunden war und demnach nicht der Kontrolle des Anstaltsdirektors unterlag, sondern vom kommunalen

---

9 Böcker: offene Irrenfürsorge 1985; vgl. auch Böcker: Familienpflege 2004; Böcker: Familienpflege 2006; Haselbeck: Sozialgeschichte 1985.
10 Walter: Psychiatrie Gesellschaft 1996, S. 242–253, S. 280–300.
11 Ley: Zwangssterilisation 2004, S. 178–229; vgl. auch Ley: professionspolitische Ziele 2006.
12 Zenk: Kutzenberg 1995.
13 Schmiedebach/Beddies/Schulz/Priebe: Reformansätze 2000.

Fürsorgeamt ausging.[14] Auf die Bedeutung der offenen Fürsorge und anderer psychiatrischer Reformkonzepte der 1920er Jahre hinsichtlich der Psychiatriekritikerbewegung und des Reputationsproblems der Psychiatrie weist Schmiedebach in einem 2011 erschienenen Aufsatz hin.[15]

Felicitas Söhner arbeitet in ihrem aufschlussreichen Artikel über die Geschichte der familiären Versorgungsformen Kolbs Beitrag zur Entwicklung der Familienpflege überzeugend heraus.[16] Außerdem verfasste sie im äußerst informativen *Biographischen Archiv der Psychiatrie* einen sehr interessanten Beitrag über Kolb, in dem wichtige Quellen und Forschungsergebnisse zusammengetragen sind.[17]

Auf die Beziehung zwischen Kolb und den Wissenschaftlern der Genealogisch-Demographischen Abteilung der Deutschen Forschungsanstalt für Psychiatrie (DFA) in München, Ernst Rüdin (1874–1952) und Hans Luxenburger (1894–1976), ging Hans-Walter Schmuhl erstmals näher ein. Schmuhls 2016 veröffentlichte Monographie über die Geschichte der Gesellschaft Deutscher Neurologen und Psychiater im Nationalsozialismus zeichnet den Aufstieg Rüdins zum Vorsitzenden des Deutschen Verbandes für psychische Hygiene und stellvertretenden Vorsitzenden des Deutschen Vereins für Psychiatrie eindrucksvoll nach; Kolbs Unterstützung Rüdins wird hierbei erstmals thematisiert.[18]

Die Erlanger Psychiater Johannes Kornhuber und Birgit Braun verfassten 2014 eine Würdigung Gustav Kolbs, welche die Entwicklungsgeschichte der Erlanger offenen Fürsorge umreißt.[19] Die im Artikel aufgestellte Behauptung, dass Kolb im Jahre 1933 auf Druck der Nationalsozialisten in den Ruhestand versetzt wurde, lässt sich anhand des heute bekannten Quellenmaterials nicht bestätigen und ist kritisch zu betrachten.

---

14 Schmiedebach/Priebe: Open Psychiatric Care 2003; Schmiedebach/Priebe: Social Psychiatry 2004.
15 Schmiedebach: Reputation of Psychiatry 2011, S. 193; zur Geschichte der Familienpflege und zu Kolbs Entwicklung der offenen Fürsorge vgl. Schmiedebach/Beddies: Diskussion Familienpflege 2001.
16 Söhner: Familiäre psychiatrische Versorgung 2016.
17 Siehe: https://biapsy.de/index.php/de/9-biographien-a-z/229-kolb-gustav (Zugriff am 11.10.21).
18 Schmuhl: Gesellschaft 2016.
19 Braun/Kornhuber: Würdigung Kolbs 2014.

Neben den genannten Arbeiten findet Kolb in zahlreichen Publikationen kurze Erwähnung.[20]

Obwohl, wie dargelegt, zu Gustav Kolb und der Erlanger Reformpsychiatrie bereits wichtige Forschungsarbeit geleistet wurde, eröffnete zuvor noch nicht analysiertes Quellenmaterial, das im Zuge ausgedehnter Archivrecherchen und Nachforschungen erhoben wurde, neue Forschungsperspektiven. Bislang unzureichend geklärte Fragestellungen konnten so weitergehend bearbeitet werden, und hinsichtlich Kolbs Beziehung zur psychiatrischen Eugenik und zum Nationalsozialismus sowie zu seinen politischen Ansichten und persönlichen Überzeugungen war es möglich, neue Erkenntnisse zu gewinnen. Das neue Quellenmaterial gewährt tiefere Einblicke in das Leben des Erlanger Reformpsychiaters und lässt eine in der Sekundärliteratur bislang noch nicht thematisierte Zusammenarbeit mit den erbbiologischen Forschern der Deutschen Forschungsanstalt für Psychiatrie, Ernst Rüdin und Hans Luxenburger, erkennen. Darüber konnten die Umstände bezüglich Kolbs Versetzung in den Ruhestand Ende des Jahres 1933 nun aufgeklärt werden.

Zu den erstmalig im Rahmen dieser Arbeit ausgewerteten Quellenmaterialien zählen u.a. Korrespondenzen Kolbs mit Rüdin, Luxenburger, Hans Roemer, Wilhelm Einsle und NS-Politikern Mittelfrankens, verschiedene Veröffentlichungen Kolbs, wie z.B. seine Artikel über „*Diktatur und Psychiatrie*" und „*Okkultismus*", der erstmals im Zuge dieser Arbeit analysierte „*Sammel-Atlas für den Bau von Irrenanstalten*" und der Vortrag Kolbs auf dem Ersten Internationalen Kongress für psychische Hygiene in Washington D.C.. Darüber hinaus wurden im Zuge von Recherchen im Stadtarchiv und Staatsarchiv Nürnberg sowie dem Historischen Archiv des Bezirksklinikums am Europakanal in Erlangen auch zahlreiche bislang unbekannte Verwaltungsdokumente, Jahresberichte und amtliche Korrespondenzen ausgewertet. Des weiteren wurden erstmals die Tagebucheinträge des Anarchisten, Schriftstellers und Mitglieds der Münchener Räterepublik Erich Mühsams (1878–1934) berücksichtigt, den Kolb als Gefängnisarzt behandelte und den er, wie in dieser Arbeit gezeigt wird, psychopathologisch beurteilte, um seine Befunde den Psychiatern

---

20 Vgl. (Auswahl): Hildebrandt: Offene Fürsorge 1986; Pernice: Familienpflege 1991; Walter: Überforderung Anstalt 1993; Pötzl: Faltlhauser 1993; Burleigh: Death and Deliverance 1994; Luderer: Geschichte 1998; Walter: Hermann Simon 2002; Baader: Reformansätzen 2005; Topp: Steinhof 2005; Müller/Beddies: Destruction 2006; Plezko: Hans Roemer 2011; Krumm/Becker: Sozialpsychiatrie 2012; Sandmeier: Anstaltsbau 2013; Brückner: Sozialarbeit 2015.

der Deutschen Forschungsanstalt für Psychiatrie in München zur Verfügung zu stellen.

Zu besonderem Dank bin ich meinem Doktorvater, Herrn Prof. Dr. med. Karl-Heinz Leven, verpflichtet, der die Memoiren des langjährigen Nürnberger Fürsorgearztes Ewald Grimm (1892–1974) ausfindig und für die Forschung verfügbar machen konnte.[21] Die ca. 1973, d.h. kurz vor seinem Tod, zusammengetragenen Lebenserinnerungen Grimms basieren zum Großteil auf seinen Tagebüchern und reichen von seiner Jugendzeit bis ins Pensionsalter. Ihr Umfang beträgt etwa 200 Schreibmaschinenseiten. Während Grimm inhaltlich einen Fokus auf die Zeit nach seiner Pensionierung legte und die Memoiren viele private, für die historiographische Forschung nicht unmittelbar relevante Informationen enthalten, liefern die Schilderungen seiner Zeit als Fürsorgearzt (1924–1939, 1947–1954) und als Anstaltsdirektor (1954–1959) wertvolle Einblicke in die Geschichte der Erlanger Psychiatrie. Soweit bekannt, sind die Memoiren Ewald Grimms die einzigen erhaltenen Lebenserinnerungen eines Psychiaters der Heil- und Pflegeanstalt Erlangen; auch diese stellen eine im Rahmen dieser Arbeit erstmals ausgewertete Quelle dar.

In Zusammenschau betrachtet, gewähren die genannten, erstmalig im Rahmen dieser Arbeit ausgewerteten Primärquellen einen neuen Blick auf Gustav Kolb und die von ihm begründete Erlanger Reformpsychiatrie und liefern zu wichtigen Fragestellungen neue Erkenntnisse. Angesichts der Bedeutung des Erlanger Psychiaters für die Geschichte der Deutschen Psychiatrie in der ersten Hälfte des 20. Jahrhunderts mag es verwundern, dass weder Kolb noch die

---

21 Im Jahre 1892 im mittelfränkischen Markt Ippesheim geboren studierte Grimm in Erlangen und München Medizin. Von 1920–1924 war er an der Nervenklinik Nürnberg angestellt, 1921 wurde er in Erlangen über die Mortalität von Lungentuberkulose während des Ersten Weltkriegs promoviert. Ab 1924 war er zunächst als Anstaltsarzt in Erlangen tätig, wechselte dann aber Ende des Jahres 1924 in die Außenfürsorge. Von 1926 bis zu seiner Einziehung in den Militärdienst im Jahre 1939 war Grimm hauptamtlich als Fürsorgearzt in Nürnberg beschäftigt. Nach dem Krieg wurde er nach seiner Einstufung als Mitläufer im Jahre 1947 vom Direktor der Anstalt, Werner Leibbrand (1896–1974), wieder als Nürnberger Fürsorgearzt eingesetzt und zum Leiter der offenen Fürsorge ernannt. 1950 avancierte Grimm zum stellvertretenden Direktor der Heil- und Pflegeanstalt Erlangen, vier Jahre später zum Direktor. 1957 wurde er in den Ruhestand versetzt, war allerdings kommissarisch weitere zwei Jahre als Direktor in Erlangen tätig. Grimm verstarb 1974 in Erlangen. Bezüglich Publikationen von Grimm vgl. Grimm: Lungentuberkulose 1921; Schuch/Grimm: Eingliederung der offenen Fürsorge 1930.

Erlanger Reformpsychiatrie bislang Gegenstand einer Monographie gewesen sind. Die vorliegende, auf einem werkbiografischen Zugang beruhende Arbeit kommt diesem Desiderat nach.

Der Aufbau der Arbeit gliedert sich in vier große Blöcke, die Kapitelfolge orientiert sich dabei prinzipiell an einer Chronologie. Die Einleitung (1) dient der Einführung der Thematik: Eine Biografie Kolbs sowie ein Überblick über seine Veröffentlichungen wie auch ein biografischer Umriss von Valentin Faltlhauser, Kolbs wichtigstem Mitarbeiter, sind der Arbeit vorangestellt, sodass der Leser vorab einen Eindruck gewinnt von den Protagonisten der Erlanger Reformpsychiatrie.

In Kapitel 2 wird die Ausgangslage beschrieben, d.h., es wird versucht ein Bild von der praktischen Psychiatrie zu Beginn des 20. Jahrhunderts, als Kolb seine ärztliche Tätigkeit aufnahm, zu vermitteln. Während das Unterkapitel 2.1 die Entwicklungen innerhalb der Anstaltspsychiatrie aus einer historischen Perspektive aufzeigt, erfolgt im Unterkapitel 2.2 der Blick von innen, aus der Perspektive des Patienten Georg Wetzer (1878–1914), der von 1903 bis 1907 in der Anstalt Erlangen untergebracht war. Sein Erlebnisbericht (auch dies eine im Rahmen dieser Arbeit erstmalig analysierte Quelle) gewährt einen faszinierenden Einblick in das Leben hinter den Anstaltsmauern und einen Eindruck des *status quo* der psychiatrischen Praxis in Erlangen wenige Jahre vor Kolbs Ernennung zum Direktor. Darüber hinaus ist die Denkschrift Wetzers ein exemplarisches Beispiel der gegen die damalige Form von Anstaltspsychiatrie gerichteten Schriften der Psychiatriekritiker-Bewegung. Die schwerwiegende Reputationsproblematik der Psychiatrie zu dieser Zeit und das in der Bevölkerung weitverbreitete Misstrauen gegenüber den Psychiatern werden hierbei erkennbar.

Ausgehend von der ausführlichen Beschreibung der krisenhaften Lage, in der sich die praktische Psychiatrie zu Beginn des 20. Jahrhunderts befand, werden im dritten Kapitel Kolbs Reformkonzepte, die gewissermaßen eine Antwort auf jene Krise darstellten, im Detail näher betrachtet. Im Unterkapitel 3.1 werden Kolbs Analyse der damaligen Situation erläutert und seine Reformideen, allen voran die offene Fürsorge, vorgestellt. In 3.2 wird die Entstehung der offenen Fürsorge als Weiterentwicklung der Familienpflege erklärt und dabei ausgeführt, wie Kolb zunächst daran scheiterte, seine Fachkollegen von seinen Reformvorschlägen zu überzeugen. Im Unterkapitel 3.3 wird die Entwicklung der Erlanger offenen Fürsorge von 1911 bis 1930 im Detail nachgezeichnet, durch die Kolb letztlich den Beweis erbrachte, dass seine Vorstellungen nicht nur realisierbar, sondern auch in vielerlei Hinsicht nutzbringend waren. Als nächstes werden die Praxis und die einzelnen Aufgaben der offenen Fürsorge in den Blick genommen. Die Schutzaufsicht und Psychopathenfürsorge, die für den weiteren Entwicklungsverlauf der offenen Fürsorge von maßgebender Bedeutung waren, werden dabei im Rahmen eines eigenständigen Unterkapitels betrachtet. Abschließend wird anhand von Auszügen aus Krankenakten und den Lebenserinnerungen Grimms ein Eindruck vom Alltag der Fürsorgeärzte und Fürsorgepflegerinnen vermittelt.

Im Unterkapitel 3.5 liegt der thematische Fokus auf der Person Gustav Kolbs. Hierbei werden neben seinen politischen Ansichten bestimmte Aspekte seiner Tätigkeit als Anstaltsdirektor und als Psychiatrie-Reformer untersucht, wie beispielsweise, die gehobenen Ansprüche, die er an das ärztliche Personal richtete, und die Problematik eines sich bisweilen fehlverhaltenden Pflegepersonals, das gegen Kolbs Reformen Widerstand leistete. Darüber hinaus wird das Verhältnis des Erlanger Anstaltsdirektors zum Direktor der Universitäts-Nervenklinik Gustav Specht (1860–1940) sowie das komplizierte Arrangement zwischen der Heil- und Pflegeanstalt und der in ihrem nördlichen Trakt angesiedelten Klinik analysiert. In Hinführung zum vierten Kapitel der Arbeit werden abschließend Kolbs politische Ansichten sowie sein Verhältnis zur Weimarer Republik näher beleuchtet.

In Kapitel 4 wird die Beziehung der Erlanger Reformpsychiatrie Kolbs zur psychiatrischen Eugenik und dem Nationalsozialismus betrachtet. Im Unterkapitel 4.1 wird der Annäherungsprozess Kolbs an die psychiatrische Erbbiologie und Eugenik im Detail nachgezeichnet und die zuvor erwähnte Zusammenarbeit Kolbs mit Rüdin und Luxenburger bezüglich der Erhebung erbbiologischer Daten durch die offene Fürsorge durchleuchtet. Gegenstand des Unterkapitels 4.2 sind die letzten Monate Kolbs als Direktor der Heil- und Pflegeanstalt Erlangen; besonderes Gewicht wird hier auf seine Korrespondenzen mit führenden NS-Politikern Mittelfrankens gelegt. Im Anschluss werden die Umstände seiner Ruhestandsversetzung und sein Verhältnis zum Nationalsozialismus exploriert.

Den Abschluss der Arbeit bilden ein Fazit sowie ein Ausblick über die weitere Entwicklung bzw. Rezeption der offenen Fürsorge Kolbs nach Ende des Zweiten Weltkrieges.

1.4 Wer war Gustav Kolb (1870–1938)? Eine Biografie des Erlanger Anstaltsdirektors und Reformpsychiaters

Gustav Ludwig Wilhelm Max Kolb wurde am 4. Dezember 1870 in Ansbach im Kreis Mittelfranken geboren und evangelisch-lutherisch getauft; dem

Protestantismus sollte er sich zeitlebens zugehörig fühlen.[22] Kolb entstammte gutbürgerlichen Verhältnissen, sein Vater Adolf Kolb (1834–1893) war königlicher Bankoberbeamter, die Mutter Lina Kolb, geb. Schaeffer (1845–1927), kümmerte sich um den Haushalt und die vier Kinder (Kolb wuchs mit drei Schwestern auf). Der Großvater mütterlicherseits war Ansbacher Amtsarzt, der Großvater väterlicherseits Kaufmann und Fabrikant in Bayreuth.[23] Die Familie Kolbs lässt sich bis in 16. Jahrhundert zurückverfolgen und war größtenteils im Raum Bayreuth angesiedelt.[24]

Kolb besuchte die Volksschule in München und trat dort auch in das Gymnasium ein, wechselte aber nach einiger Zeit nach Ansbach und erwarb dort das gymnasiale Reifezeugnis am 4. August 1889. Während der Schulzeit fand Kolb sowohl an den Naturwissenschaften als auch den Geisteswissenschaften Gefallen; die französische Sprache lernte er zumindest so gut zu beherrschen, dass er konversationsfähig war, im Englischen hatte er allerdings nur geringe Kenntnisse.[25] Nach Erhalt seines Abiturs begann Kolb ein Medizinstudium in Erlangen, wo er die medizinische Vorprüfung ableistete (Erlangen scheint schon zu dieser Zeit für seine Vorklinik bekannt gewesen zu sein). Während seiner Zeit in Erlangen wurde Kolb im Mai 1892 aufgrund seiner Beteiligung an einem Zweikampf zu drei Monaten Festungshaft verurteilt, einer Form von Freiheitsstrafe, die im Gegensatz zur Verbringung ins Zuchthaus oder Gefängnis als ehrenvoll galt und die er auch nicht scheute, in seiner Offizierspersonalakte zu vermerken.[26] Die Teilnahme an jenem Duell wird womöglich mit seiner Mitgliedschaft in dem aus seiner Heimatstadt Ansbach stammenden Corps Onoldia in Zusammenhang gestanden haben. Dass sich Kolb duellierte, darf als gesichert gelten, da jene Verbindung „schlagend" war und er, wie aus medizinischen Untersuchungsberichten ersichtlich, einen sogenannten „Schmiss" im Gesicht trug. Die genannten Aspekte lassen erkennen, dass Kolb bereits als junger Mann mit aller Wahrscheinlichkeit dem konservativen Lager zuzuordnen

---

22 Kolb: Okkultismus 1921, S. 780
23 StANu, Bezirkskrankenhaus Erlangen, Personalakte 365, Gustav Kolb Direktor, Laufzeit 1911–1941: Fragebogen zur Wiederherstellung des Berufsbeamtentums vom 7. April 1933; BayHStA (Kriegsarchiv), Offizierspersonalakte 42936, Gustav Kolb: Curriculum vitae des Unterarztes der Reserve Gustav Kolb vom 13. Juli 1896.
24 Vgl. https://gedbas.genealogy.net/person/show/995464268 (Zugriff am 20. Mai 2019).
25 MacLachlan Franks: Kolb 1939, S, 73; BayHStA (Kriegsarchiv), Offizierspersonalakte 42936, Gustav Kolb: Curriculum vitae des Unterarztes der Reserve Gustav Kolb vom 13. Juli 1896.
26 Ebd.: als „Nationale" bezeichnetes Dokument.

war. Darüber hinaus steht frei zu spekulieren, ob ihm seine dreimonatige Festungshaft womöglich ein Gefühl dafür vermittelte, was es bedeutete, seiner Freiheit beraubt und dem Willen von Aufsehern ausgeliefert zu sein. Vielleicht war Kolb aufgrund dieser Erfahrung später imstande, sich besser als die Mehrheit seiner Fachkollegen in die Lage der Anstaltspatienten einzufühlen, und setzte sich womöglich u.a. darum so engagiert für die Etablierung möglichst liberaler Versorgungsformen in der Psychiatrie ein.

Für den zweiten Abschnitt seines Medizinstudiums wechselte Kolb zunächst nach München und später nach Breslau. Dort bestand er am 29. Dezember 1895 die Approbationsprüfung mit der Note „gut". Im darauffolgenden Jahr wurde er wiederum in München vom renommierten Internisten Hugo von Ziemssen (1829–1902) promoviert. Während seines Medizinstudiums hatte Kolb ein besonderes Interesse für die Psychiatrie entwickelt, und er trat, dieser Neigung folgend, im November 1896 in der Kreisirrenanstalt Bayreuth eine Stelle als Assistenzarzt an. Im Jahre 1899 legte er zudem die Prüfung für den ärztlichen Staatsdienst mit der Note „sehr gut" ab.

Noch als Student hatte Kolb von Oktober 1889 bis April 1890 seinen ersten Wehrdienst im 5. Infanterie-Regiment in Erlangen abgeleistet. Mit einer zu dieser Zeit stattlichen Körpergröße von 1,76m und kräftiger Konstitution gehörte Kolb ab 1896 der Reserve an. Geprägt von seiner militärischen Laufbahn sollte er Jahrzehnte später, zu Zeiten der Weimarer Republik, die Abschaffung der allgemeinen Wehrpflicht beklagen, die in seine Augen eine vortreffliche „Willensschule" darstellte.[27] Sich völlig dem Militärdienst hinzugeben, war dem jungen Kolb allerdings doch nicht ganz recht, so konnte er 1898 unter Angabe familiärer Gründe erfolgreich der Verpflichtung entgehen, als Offizier zur ostafrikanischen kaiserlichen Schutztruppe nach Kamerun abgezogen zu werden.[28]

Zu dieser Zeit war Kolb bereits verlobt mit Marie Kraussold (1875–1960), der Tochter seines Vorgesetzten, des Direktors der Kreisirrenanstalt Bayreuth, Karl Kraussold (1840–1915). Das Paar heiratete am 18. Mai 1901. Von ihren insgesamt fünf Kindern erreichten drei das Erwachsenenalter: Gertrud (1903–?), Luise (1905–1999) und Karl-Adolf (1907–1944).[29] Während Gertrud, die ihren Vater bei seinen ersten psychiatrischen Hausbesuchen in Erlangen begleiten sollte und selbst sehr interessiert an der Psychiatrie war, später Lehrerin

---

27 Kolb: Offene Fürsorge psychische Hygiene 1928, S. 41 f.
28 BayHStA (Kriegsarchiv), Offizierspersonalakte 42936, Gustav Kolb: Brief Kolbs an Oberstleutnant und Bezirkskommandeur von Willinger vom 15. März 1898.
29 Zwei weitere Kinder, Adolf (1902) und Erna Valerie (1909), starben kurz nach Geburt.

in London wurde, studierte Luise Kolb Geschichte, Deutsch und Geographie, wurde 1929 zum Dr. phil. promoviert und legte 1931 zudem das Lehramtsexamen ab; 1939 wurde sie zur Dozentin an der Deutschen Volksbüchereischule in Leipzig ernannt.[30] Nach dem Zweiten Weltkrieg gründete Luise Kolb die Büchereifachschule Stuttgart, die in den Folgejahren zur größten Ausbildungsstätte des Bibliotheks- und Informationswesen ganz Deutschlands werden sollte, die heutige Hochschule der Medien.[31] Ob die für diese Zeit als äußerst fortschrittlich zu erachtende akademische Laufbahn Luise Kolbs ein Indiz dafür sein könnte, dass ihr Vater kein Anhänger eines traditionellen Frauenbildes war, mag hier offen bleiben.[32] Es darf spekuliert werden, inwieweit mit drei Schwestern aufgewachsen zu sein, für Gustav Kolb prägend gewesen sein mag. Über Kolbs Sohn Karl Adolf (1907–1944) konnte nichts in Erfahrung gebracht werden, vermutlich starb er 1944 bei einem Bombenangriff auf Nürnberg.

Mit seinem „*Sammel-Atlas für den Bau von Irrenanstalten, ein Handbuch für Behörden, Psychiater und Baubeamte*", dessen erste Lieferungen 1902 erschienen, zog Kolb erstmals überregionale Aufmerksamkeit auf sich. Die umfangreiche Publikation, die in Rezensionen als epochenmachend und unverzichtbares Nachschlagewerk bezeichnet wurde, begründete Kolbs Expertise hinsichtlich organisatorischer und baulicher Fragestellungen der praktischen Psychiatrie.[33] Auf seine Fähigkeiten vertrauend, übertrug die oberfränkische Kreisregierung dem jungen Psychiater im März 1905 als Oberarzt die Leitung der neu gegründeten Anstalt Kutzenberg, welche die überfüllte Anstalt Bayreuth entlasten sollte (1908 wurde Kolb offiziell Direktor). Für die weitere Entwicklung der im modernen Pavillonstil erbauten, ländlich situierten Anstalt sollte Kolb absolut maßgebend sein.[34] Gebäude wurden nach seinen Plänen errichtet, und die

---

30 Zu Gertrud Kolb vgl. MacLachlan Franks: extra-mural care 1933, S. 332.
31 Vodosek (Hg.): Bibliothek – Kultur – Information 1993, S. 315.
32 Zum Thema Frauenstudium vgl. Metzger/Derichs: Anfänge und Durchsetzung des medizinischen Frauenstudiums 2018, S. 47–65.
33 Hinsichtlich Rezensionen zu Kolbs Sammel-Atlas siehe Psychiatrische Wochenschrift Nr. 50 (1902), S. 498; Psychiatrisch-Neurologische Wochenschrift Nr. 30 (1907), S. 275 f.; Centralblatt für Nervenheilkunde und Psychiatrie Nr. 32 (1909); den Stellenwert des Sammel-Atlas in der psychiatrischen Fachliteratur wird zudem durch die Tatsache unterstrichen, dass die von Kolb darin aufgestellten Leitsätze maßgebend für die Umstrukturierung der Anstalt Iglau in Mähren waren. Vgl.: Hellwig: Nutzanwendung 1912.
34 Zur Geschichte der Heil- und Pflegeanstalt Kutzenberg siehe die hervorragende Arbeit von Alfons Zenk, vgl. Zenk: Kutzenberg 1995; zur baulichen Geschichte siehe auch Sandmeier: Reflexionen 2013; laut dem Nürnberger Fürsorgearzt Grimm war

psychiatrische Praxis orientierte sich ganz nach seinen von den Prinzipien des *open door* und *no restraint* geprägten Vorstellungen.[35] In Kutzenberg erprobte Kolb erstmalig Ansätze seines bereits im Sammel-Atlas beschriebenen Konzepts einer psychiatrischen Außenfürsorge und ließ entlassene, nunmehr in Pflegefamilien oder bei ihren Angehörigen untergebrachte Anstaltspatienten nachgehend durch Anstaltspfleger visitieren; falls sich hierbei Auffälligkeiten ergaben, wurde ein Arzt der Anstalt hinzugezogen. Ermutigt durch seine Erfolge in Kutzenberg, setzte sich Kolb im Rahmen seiner Vorträge vor dem Verein Bayerischer Psychiater in den Jahren 1908 und 1911 engagiert für die Implementierung der in Bayern noch kaum betriebenen familiären Versorgungsformen ein. Während der klassischen *Familienpflege (heterofamiliäre Familienpflege)* in Bayern allerdings, wie er bald erkennen musste, schwerwiegende strukturelle Hindernisse entgegenstanden, schienen ihm die Bedingungen für die von ihm entwickelte Variante der Familienpflege *(homofamiliäre Familienpflege)*, die er später als *offene Fürsorge* bezeichnen sollte, umso günstiger.[36] Das nun ausgearbeitete Konzept beruhte darauf, entlassene Anstaltspatienten bei ihren Familien und Angehörigen unterzubringen und von spezialisierten Psychiatern und Pflegekräften Beaufsichtigung, Unterstützung und Beratung zukommen zu lassen. Trotz seines großen Engagements sollten Kolbs Vorschläge in den Jahren vor dem Ersten Weltkrieg von den meisten Fachkollegen allgemeine Ablehnung erfahren. Viele Jahre später stellte er hierzu rückblickend fest: „Das war schmerzlich, aber gut. Denn ich war dadurch gezwungen, die Richtigkeit meiner Anschauungen durch die Tat zu beweisen."[37]

Kolb interessanterweise später als Berater beim Bau von psychiatrischen Anstalten in Jugoslawien tätig, vgl. PA Grimm, Nachlass Ewald Grimm: Memoiren, S. 9.

35 Das Prinzip des *no restraint* geht zurück auf die englischen Psychiater Robert Gardiner Hill (1811–1878) und John Conolly (1794–1866), die um 1840 in ihren Anstalten eine psychiatrische Praxis ohne mechanische Zwangsmittel begründeten. Obwohl Wilhelm Griesinger sich sehr um eine Umsetzung dieses Konzepts in Deutschland einsetzte, erfolgte diese erst mit einiger Verzögerung. Das *open door* Prinzip bedeutete Türen und Fenster, die in psychiatrischen Anstalten für gewöhnlich vergittert und verschlossen waren, nicht abzuriegeln, sodass den Patienten gestattet war sich frei zu bewegen. Vgl. Zenk: Kutzenberg 1995, S. 21, S. 33.

36 Bei der klassischen Familienpflege (heterofamiliäre Familienpflege) wurden Patienten bei Pflegefamilien untergebracht, die als Gegenleistung regelmäßig einen gewissen Geldbetrag ausgezahlt bekamen. Bei der offenen Fürsorge (homofamiliäre Familienpflege) wurden die Patienten zu ihren eigenen Familien bzw. Angehörigen untergebracht; hierbei erfolgte meist keine finanzielle Kompensation.

37 Kolb: Begründung 1928, S. 459.

Ende des Jahres 1911 wurde Kolb zum Direktor der Heil- und Pflegeanstalt Erlangen ernannt und begann dort, seine Vorstellungen einer in Anbindung an die Anstalt organisierten extramuralen psychiatrischen Versorgung zu verwirklichen.

Mit Ausbruch des Ersten Weltkrieges wurde die Entwicklung der offenen Fürsorge jedoch jäh unterbrochen; obwohl er bereits Mitte 40 war, wurde der Stabsarzt der Reserve Kolb zum Kriegsdienst eingezogen und kam als Chefarzt des Feldlazaretts Nr. 54 an die Westfront.

Als sogenannte bewegliche Sanitätsreinrichtungen befanden sich die Feldlazarette in unmittelbarer Nähe zur Front, Kolb erlebte somit den Krieg in seiner ganzen Brutalität und Härte. Von Oktober 1914 bis Oktober 1917 nahm er an Stellungskämpfen in Flandern und Artois, der Schlacht an der Somme und zahlreichen weiteren Gefechten teil.[38] Einen Eindruck vom Alltag im Feldlazarett Nr. 54 vermittelt ein bemerkenswerter Bericht eines im September 1914, unmittelbar vor Kolbs Ankunft, dort versorgten Arztes, der in der Schlacht an der Aisne einen Lungenschuss erlitten hatte:

> „Unaufhörlich dröhnte ja der Kanonendonner weiter. Und allmorgendlich schätzten wir erst, ob er näher käme oder weiter ging. [...] Es gab eben immer Ereignisse, die uns zu Gemüte führten, daß wir dem Tode zwar entronnen, ihm aber gleichwohl noch sehr nahe waren. So war z.B. nicht weit von meinem Zimmer der „Raum für Sterbende". Wie manches erschütternde Gebet habe ich von dort her durch die dünnen Holzwände gehört! Und alle Mittag, wenn nach dem Essen etwas Ruhe herrschte, hörte man eine Abteilung Soldaten anmarschiert kommen, die im Lazaretthof Halt machte und nach kurzem Aufenthalt in langsamerem Schritt wieder abzog: das Begleitkommando für die, die in der Nacht gestorben waren. Manchmal lag man nachmittags ahnungslos im Bett und las die Zeitung – plötzlich ein furchtbares Krachen, daß das Haus erbebte und die Scheiben klirrten: eine Fliegerbombe. Ein Mordshalloh [sic] in den Krankenzimmern, ein Rufen nach den Sanitätern, auf der Straße zusammenlaufende, schreiende Menschen [...] In Noyon hat jedenfalls zu meiner Zeit nie eine Schaden angerichtet, nur auf unser Nervensystem blieben derartige Scherze natürlich nicht ohne Rückwirkung. Auch des Nachts hatte man keinen richtigen Schlaf mehr, am ruhigsten war es nach dem Abendessen, dann hatte jeder sein Morphium bekommen und dann war es eine Zeit lang ganz ruhig. Aber schon nach zwei bis drei Stunden war die Morphiumwirkung vorüber und gegen 1 Uhr nachts begann wieder die Unruhe und steigerte sich bis gegen 3 Uhr. Dann fingen die Lungenschüsse an zu husten, die Schädelschüsse an zu kommandieren, die Bauchschüsse jammerten nach Wasser, andere riefen nach der Nachtwache, weil irgend ein Delirierender aus dem

---

38 Vgl. BayHStA (Kriegsarchiv), Offizierspersonalakte 42936, Gustav Kolb.

Bett gestiegen war. Am schrecklichsten aber klang es von den Sterbenden her. Und so ging es die ganze Nacht lang."[39]

In Anbetracht der Tatsache, dass ein solcher Ausnahmezustand für Kolb vier Jahre lang Alltag darstellte, waren die nervöse Anspannung und hartnäckigen Schlafstörungen, die im April 1916 diagnostiziert wurden, nicht weiter verwunderlich.[40] Seine Gesundheit befand sich ohnehin bereits seit längerem in einem

---

39 Birk: Vor einem Jahr 1915, S. 20–22; Birk berichtet bezüglich seiner Erlebnisse im Feldlazarett Nr. 54 darüber hinaus: „Es war, als ich ankam, gestrichen voll. In den drei Tagen der Schlacht von Noyon waren etwa 1300 Verwundete eingeliefert. [...] Mit meinem Zimmergenossen war aber nicht viel anzufangen, denn tagsüber lag er schwerbenommen da und nachts fing er an zu phantasieren und zu kommandieren, sodaß, wenn ich schlafen sollte, er Morphium bekommen mußte. [...] Wie im übrigen die Pflegeverhältnisse waren, will ich nicht weiter ausführen. Ich will nur erwähnen, daß wir alles Leute waren, die sich nicht selbst helfen konnten, und daß auf 80 von uns nur ein einziger Sanitäter kam. Da kann sich jeder selbst leicht ausmalen, wie die „Pflege" beschaffen war.

[...] Erst gegen Morgen wurde es wieder etwas ruhiger, bis um 6 Uhr früh eine gräßliche Bimmelei von einer in der Nähe gelegenen Kapelle her uns endgültig den Schlaf vertrieb. Zwischendurch kamen des nachts Verwundetentransporte in knatternden Autos in den Hof gefahren, und so gab es noch andere nächtliche Ruhestörungen. Dazu der Kanonendonner Tag für Tag: kein Wunder, wenn wir nervös wurden. Schon den Gesunden ging die Knallerei an die Nerven, täglich wurden damals schon Leute aus dem Schützengraben ins Lazarett geliefert mit der Diagnose: kann den Kanonendonner nicht mehr hören. Und schlimmer ging es natürlich uns, die wir schon vorher allerhand erlebt hatten. Wie wir mit unseren Nerven runter waren, merkten wir so recht, als wir eines nachts wieder einmal aus unserem Halbschlaf aufschraken durch ein gellendes Geschrei und klirrende Fensterscheiben, gefolgt von einem Hilferufen und Schreien nach Sanitätern. Zwei bayerische Hauptleute, die mit Armschüssen im Zimmer lagen, sausten aus ihren Betten zu ihren Revolvern und pflanzten sich vor der Türe auf. Ein Glück, daß kein Sanitäter eintrat, er wäre sicherlich niedergeschossen worden. Allmählich wurde es wieder ruhig und wir erfuhren die Ursache des Lärms: ein Fiebernder hatte seine Wasserflasche durchs Fenster in den Hof geschleudert. Am nächsten Morgen liefen die beiden Bayern, entsetzlich bajuwarisch fluchend im Zimmer umher und schimpften auf sich selber: sie hatten bei dem Scheibenklirren Turkos einbrechen sehen. So ging es den meisten von uns. Selbst Leute, die von Lüttich an tagtäglich im Feuer gestanden und alles glänzend überwunden hatten – sobald sie, auch nur leicht verwundet, ins Lazarett kamen, brachen sie mit ihren Nerven zusammen."

40 BayHStA (Kriegsarchiv), Offizierspersonalakte 42936, Gustav Kolb: Schreiben Kolbs an Divisionsarzt vom 6. April 1916; Ebd.: Militärärztliches Zeugnis des Stabsarztes vom 6. April 1916.

leidlichen Zustand: Eine kindskopfgroße Bauchwandhernie, die nach einer 1904 operativ versorgten Blinddarmentzündung entstanden war, verursachte Verdauungsbeschwerden und Bewegungseinschränkungen, zudem erlitt Kolb 1916 nach einer Tetanustoxin-Einspritzung einen anaphylaktischen Schock.[41] Im nächsten Jahr verschlimmerte sich Kolbs gesundheitlicher Zustand zunehmend, ein weiteres im Feld erstelltes ärztliches Gutachten urteilte im August 1917: „Es besteht neben den nervösen Störungen fast völlige Schlaflosigkeit". Zudem wurden ein deutlich reduzierter Ernährungszustand und eine erhöhte Reizbarkeit festgestellt. Das Eiserne Kreuz erster Klasse, das Kolb im Monat zuvor erhalten hatte, war angesichts seiner schwer angeschlagenen gesundheitlichen Verfassung wohl ein schwacher Trost. Im Dezember des Jahres 1917 wurde Kolb nach fast vier Jahren an der Front als nicht mehr kriegsverwendungsfähig eingestuft und zuerst nach München und einige Monate später nach Erlangen beordert.[42] Dort stellte sich allerdings keine Erholung ein, Kolb musste neben seiner Tätigkeit in der Anstalt zusätzlich als Chefarzt ein Reservelazarett leiten. Erst Ende November 1918 wurde Kolb nach vielen Bittschreiben offiziell vom Heeresdienst entbunden und von der Doppelbelastung befreit. Eine Untersuchung des Erlanger Oberarztes der Inneren Medizin, Erich Toenissen (1883–1958), ergab im August 1918:

> „Auf Anordnung des Herrn Chefarztes habe ich den Stabsarzt d.R. Kolb militärärztlich untersucht. K. klagt hauptsächlich über Schlaflosigkeit, die sich infolge angestrengter Arbeit in der letzten Zeit bei ihm entwickelt habe. Ausserdem sei er sehr gereizt, könne sich nicht mehr recht konzentrieren. Die Untersuchung ergibt: abgespannter, nervöser Gesichtsausdruck. Hie und da unwillkürliche Zuckungen im Gesicht. Stimmung entschieden abnorm erregt. Leichtes Zittern der Augenlider beim Lidschluss, gesteigerte Reflexe. Die inneren Organe gesund. Es bestehen sonach die Erscheinungen deutlicher nervöser Erschöpfung. Bei einer Verschlimmerung des Zustandes wäre längere Arbeitsunfähigkeit zu befürchten. Ein 4 wöchiger Erholungsurlaub zur Wiederherstellung der Gesundheit ist deshalb dringend angezeigt."[43]

---

41 Ebd.: Brief Kolbs an den stellvertretenden Chefarzt des Reservelazaretts Erlangen vom 30. Juli 1918.
42 Ebd.: Personalbogen; Ebd.: Brief Kolbs an das Sanitätsamt München vom 28. Dezember 1917.
43 Ebd.: Gutachten des Oberarztes der Medizinischen Klinik Erlangen, Dr. Erich Toenissen vom 1. August 1918; zu Toenissen vgl. Wittern-Sterzel: Dozenten 1999, S. 203; Kolbs Stellvertreter in Erlangen, Josef Klüber, berichtete Ähnliches: „Chef war vor ca. 14 Tagen 1 Tag zu Besuch hier auf der Durchreise zu seiner Familie an den Tegernsee. Man sieht ihm die 3 Kriegsjahre tüchtig an. Hoffentlich erholt er sich wieder gut." Vgl.: StANu, Bezirkskrankenhaus Erlangen, Personalakte 363,

Wie die Befunde nahelegen, war der Psychiater Kolb selbst an schweren Leiden psychischer Natur erkrankt. Für eine ausgedehnte Erholungsphase blieb allerdings keine Zeit. Kolb stürzte sich unmittelbar wieder in die Arbeit, die offene Fürsorge wurde erneut in Betrieb und deren Weiterentwicklung in Angriff genommen. Obwohl seine Reformvorschläge in den Jahren vor dem Ersten Weltkrieg wiederholt allgemeine Ablehnung erfahren hatten, trat Kolb im Jahre 1919 als Referent vor den Verein bayerischer Psychiater und im Jahre 1920 vor den Deutschen Verein für Psychiatrie, um sich erneut für eine Reformierung der praktischen Psychiatrie einzusetzen: Durch die offene psychiatrische Fürsorge, organisiert in Anbindung an die örtliche Anstalt, sollte einer möglichst großen Zahl an Anstaltspatienten die Rückkehr in ein Leben in der Gesellschaft ermöglicht werden. Dadurch, dass Fürsorgeärzte und Fürsorgepflegerinnen Patienten nach ihrer Entlassung aus der Anstalt betreuend, beratend und unterstützend zur Seite standen, würde sich die Beziehung zwischen Krankem und Psychiater grundlegend verändern, wie Kolb 1919 seinen Kollegen nahelegte. Während Kranke, ihre Angehörigen sowie weite Teile der Bevölkerung bislang den Psychiater für einen Feind und Kerkermeister der Kranken hielten, würde die offene Fürsorge das Image der Psychiater zum Positiven wandeln: durch sie würde der „Irrenarzt" zu dem, was jeder Arzt sein sollte, nämlich zum Freund und Helfer der Kranken.[44]

Im Anschluss an seine Referate im Jahre 1919 zeichnete sich unter den Fachkollegen Kolbs allmählich ein Stimmungswechsel ab; für die Erlanger Reformpsychiatrie begann ein neuer Abschnitt ihrer Geschichte.[45] Kolbs mittlerweile in Erlangen erprobtes Konzept einer von spezialisierten Fürsorgepsychiatern geleiteten Außenfürsorge in Anbindung an die Anstalt sollte sich infolge ab etwa Mitte der 1920er Jahre in ganz Deutschland ausbreiten, eine Entwicklung, bei der u.a. ökonomische Faktoren eine gewichtige Rolle spielten. Bis 1930 war an 80 von 111 deutschen Anstalten die offene Fürsorge eingerichtet oder im Aufbau begriffen.[46]

Während die offene Fürsorge auf nationaler Ebene begann Erfolge zu feiern, avancierte der ehemalige Außenseiter Kolb zu einem der einflussreichsten

---

Reserve-Personalakte Philipp Seisser, Anstaltsarzt, Laufzeit 1915–1927: Brief Klübers an Seißer vom 27. August 1917.
44 Kolb: Reform Irrenfürsorge 1919, S. 142.
45 Vgl. Ebd.; Kolb: Inwieweit Änderungen 1920.
46 Faltlhauser: Stand der offenen Fürsorge 1930, S. 174.

Psychiater auf dem Gebiet der praktischen Psychiatrie. Im Jahre 1925 wurde er in den Vorstand des Deutschen Vereins für Psychiatrie aufgenommen, ab 1927 in den des Deutschen Verbandes für psychische Hygiene. Darüber hinaus war er mehrmals Vorsitzender der Konferenz deutscher Anstaltsdirektoren.[47] 1928 nach dem Tod Friedrich Vockes (1865-1927) bot man Kolb zudem den Vorsitz des Vereins Bayerischer Psychiater an, den er aber zu Gunsten Friedrich Asts (1872-1956) ablehnte.

1927 erschien die gemeinsam mit Valentin Faltlhauser (1876-1961), dem Leiter der Erlanger offenen Fürsorge, und dem Reformpsychiater Hans Roemer (1878-1947) verfasste, als Standardwerk angesehene *„offene Fürsorge in der Psychiatrie und ihren Grenzgebieten. Ein Ratgeber für Ärzte, Sozialhygieniker, Nationalökonomen, Verwaltungsbeamte sowie Organe der öffentlichen und privaten Fürsorge"*.

Seine Arbeit an dieser Veröffentlichung wurde durch eine erneute schwere Erkrankung unterbrochen, sodass seine Mitautoren einige Beiträge übernehmen mussten;[48] gegen Ende des Jahres 1926 und zu Beginn des Jahres 1927 erlitt Kolb wiederholt Gallensteinanfälle und wurde drei Monate lang bis April krankgeschrieben.[49] Seine Schlafstörungen, an denen er bereits seit Jahren litt, raubten dem überarbeiteten Anstaltsdirektor viel Kraft. Ein ärztliches Gutachten im Sommer 1927 hielt fest: „Herr Obermedizinalrat Dr. Kolb macht einen müden, abgearbeiteten Eindruck; sein Ernährungszustand ist sichtlich zurückgegangen", er bekomme kaum 3 bis 4 Stunden Schlaf in der Nacht. Den Verlust seiner Schaffenskraft beklagend, äußerte sich Kolb selbst wie folgt dazu: „Nach 7 bis 8 Stunden angestrengter Arbeit fühle ich mich übermüdet im Gegensatz zu früher, wo ich 10 bis 12 Stunden leicht leistete."[50] Wohlgemerkt arbeitete Kolb dabei sechs Tage die Woche.

Wie seine Biografie vermuten lässt und Aussagen seiner Kollegen bestätigen, hat sich Kolb äußerst dienstbeflissen und mit großem Einsatz seiner Arbeit gewidmet, z.T. durchaus auch auf Kosten seiner Gesundheit. So erinnerte sich der Nürnberger Fürsorgearzt Ewald Grimm (1892-1974) in seinen Memoiren, dass Kolb sich auch in Urlaubszeiten keine Ruhe gönnte, „Stösse von Akten

---

47 StANu, Bezirkskrankenhaus Erlangen, Personalakte 365, Gustav Kolb Direktor, Laufzeit 1911-1941: Schreiben Kolbs an Kreisregierung Mittelfranken vom 28. März 1930; MacLachlan Franks: Kolb 1939, S. 75; Faltlhauser: Kolb 1930, S. 162.
48 Vgl. Kolb: Schlußwort 1927, S. 397.
49 StANu, Bezirkskrankenhaus Erlangen, Personalakte 365, Gustav Kolb Direktor, Laufzeit 1911-1941: Ärztliches Zeugnis Wilhelm Voit vom 2. Januar 1927.
50 Ebd.: Urlaubsanfrage Kolbs vom 22. Juli 1927 mit beigefügtem ärztlichem Gutachten.

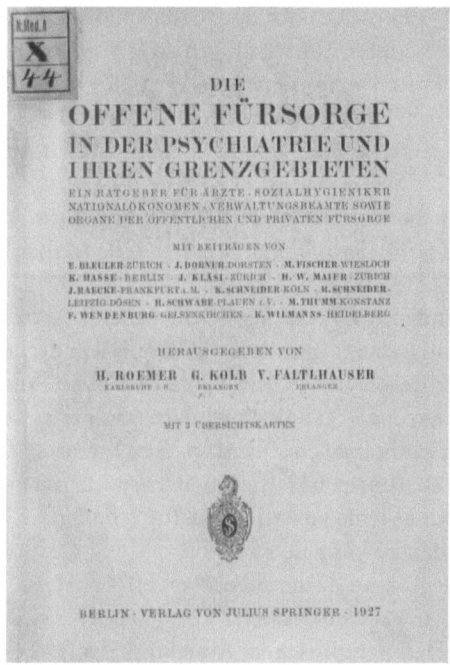

Abb. 1: Titelblatt der 1927 veröffentlichten „Offenen Fürsorge", für die einige renommierte Psychiater Beiträge verfassten. Das Buch wurde bereits kurz nach Veröffentlichung als Standardwerk angesehen (Kolb/Roemer/Faltlhauser (Hgg.): Offene Fürsorge 1927).

etc." mitnahm und darüber hinaus jeden Sonntag Dienst zu machen pflegte, um Patienten persönlich zu entlassen.[51] Valentin Faltlhauser, von 1922 bis 1929 Leiter der offenen Fürsorge und Kolbs engster Mitarbeiter, beschrieb seinen „Lehrmeister" als einen „nimmermüden, rastlos tätigen, immer von Plänen erfüllten Mann".[52] Kolbs ehemaliger Oberarzt und Stellvertreter während des Ersten Weltkriegs, der Direktor der Anstalt Klingenmünster, Josef Klüber (1873–1936), behauptete, Kolb habe für den Dienst allzeit gelebt und gewebt.[53]

---

51 PA Grimm, Nachlass Ewald Grimm: Memoiren, S. 3, S. 9.
52 Faltlhauser: Krankheitsformen 1927, S. 277; Faltlhauser: Kolb 1938, S. 175.
53 StANu, Heil- und Pflegeanstalt Erlangen, Patientenakten weiblich aus der Anstalt entlassen bis 1945: Brief Josef Klübers an eine Patientin der Anstalt Erlangen vom 8. April 1934.

Friedrich Ast (1872–1956), Direktor der Anstalt Eglfing-Haar stellte über Kolb posthum fest: „Als Beamter, Vorstand und Arzt von strengstem Pflichtgefühl beseelt und die höchsten Anforderungen an sich stellend, gab er nichts auf äußere Ehrungen und Titel. Persönliche und private Interessen schien es für ihn nicht zu geben. Sein Streben galt ausschließlich den Aufgaben und Zielen seines Berufes".[54]

Während in den Jahren 1902 bis 1920 Kolbs Reformbestrebungen davon geprägt waren, mit Hilfe der offenen Fürsorge eine freiheitlichere Versorgung von Psychiatriepatienten zu ermöglichen, näherte sich der Erlanger Reformpsychiater gegen Ende der 1920er Jahre zunehmend der erbbiologischen Forschung und psychiatrischen Eugenik an. In einem Rundschreiben Kolbs an die deutschen Anstaltsdirektoren aus dem Jahre 1930 bezeichnete er es als Schicksalsfrage für das deutsche Volk, die Fortpflanzung der geistig Vollwertigen zu fördern und die der pathologisch Veranlagten zu bremsen. Die offene Fürsorge sollte, wie er weiter ausführte, in Zusammenarbeit mit der erbbiologischen Forschung die wissenschaftliche Grundlage dafür schaffen, in Zukunft wirksame Maßnahmen ergreifen zu können, so Kolb.[55]

Ab 1929 verfolgte Kolb in Zusammenarbeit mit Ernst Rüdin (1874–1952) und Hans Luxenburger (1894–1976), ersterer Leiter, letzterer stellvertretender Leiter der Genealogisch-Demographischen Abteilung der Deutschen Forschungsanstalt für Psychiatrie in München, das Ziel, der erbbiologischen Forschung durch Erhebung umfangreichen statistischen Materials innerhalb und außerhalb der Anstalten eine auf Empirie beruhende Grundlage zu verleihen. Die offene Fürsorge sollte hierbei durch die ohnehin in ihrem Konzept von Anbeginn vorgesehene und seit 1923 im Fürsorgegebiet der Anstalt Erlangen erfolgende Erfassung und Registrierung aller außerhalb der Anstalten lebenden sogenannten psychisch Abnormen Wesentliches beitragen (zum Begriff „psychisch abnorm" vgl. S. 237). Die hierbei gewonnenen Erkenntnisse, so dachte Kolb, würden die Basis für zukünftig zu ergreifende eugenische Maßnahmen bilden. Letztlich wurden diese Bestrebungen allerdings nie in einem nennenswerten Ausmaß realisiert, die Nationalsozialisten legalisierten im Juli 1933 durch das *Gesetz zur Verhütung erbkranken Nachwuchses* (GzVeN) die Zwangssterilisation von Psychiatriepatienten ohne eine auf umfangreichem, epidemiologischem Datenmaterial sich stützende wissenschaftliche Begründung.

---

54 Ast: Kolb 1938, S. 401.
55 MPIP-DFA, HL3: Rundschreiben Kolbs an die Direktoren der Deutschen Heil- und Pflegeanstalten vom 7. April 1930.

Die bislang in der Forschung nicht ausreichend geklärte Beziehung Kolbs zum Nationalsozialismus wird an dieser Stelle nur knapp umrissen, eine ausführliche Analyse folgt im letzten Teil der Arbeit. Soweit das Quellenmaterial hierüber Aufschluss gibt, kann Kolbs Verhältnis zum NS weder als Anhängerschaft noch als oppositionell beschrieben werden. Die Sterilisation von sogenannten erbkranken Personen im Zuge der nationalsozialistischen Erbgesundheitspolitik unterstützte und förderte Kolb zwar, doch lassen die erhaltenen Quellen seine Ansichten bezüglich der Anwendung von Zwang bei derartigen Maßnahmen nicht eindeutig erkennen. Das u.a. vom späteren Direktor der Heil- und Pflegeanstalt Erlangen Werner Leibbrand (1896–1974) sowie seinem Anstaltsarzt Karl Walz vermittelte Bild Kolbs steht in einem deutlichen Spannungsverhältnis zu der rassenhygienischen Ausrichtung des Erlanger Reformpsychiaters. Leibbrand erinnerte im Jahre 1946, wohl auf Aussagen langjähriger Mitarbeiter und Patienten der Anstalt sich stützend, dass sein Vorgänger von den Patienten liebevoll „Vater Kolb" genannt wurde.[56] Kolb selbst bestätigte in einem Schreiben anlässlich seiner Ruhestandsversetzung, wieviel die Patienten und das Personal der Anstalt ihm bedeuteten und wie schwer ihm der Abschied von ihnen fiel.[57] Hinsichtlich der während der NS-Zeit erfolgenden Krankenmorde in der Heil- und Pflegeanstalt Erlangen zitierte der zuvor genannte Anstaltsarzt Karl Walz die Ehefrau Kolbs: Es sei „das größte Glück für ihn [gewesen], daß es ihm erspart blieb, die Tötungen der Geisteskranken, als deren „Vater" er in seiner Anstalt gegolten hatte, miterleben zu müssen."[58]

Diese Sicht auf Kolb wird von Aussagen des zuvor genannten Fachkollegen Kolbs, Friedrich Ast, gestützt. Dieser beschrieb Kolb einerseits als „markant kraftvolle Persönlichkeit", dessen „hohe Gestalt", „kühn geschnittenes Gesicht" und „kühl-sachliche, überlegene Haltung" imponierten, andererseits aber auch als beinahe schüchternen, zurückhaltenden Mann, dem schwer war nahe zu kommen war. „Nur wenige, wie seine Angehörigen und seine Kranken wußten, daß hinter dieser Zurückhaltung ein sehr weiches, empfindliches Gemüt sich verbarg", so Ast.[59]

---

56 Leibbrand: Naturrecht und Fürsorge 1946, S. 28.
57 StANu, Bezirkskrankenhaus Erlangen, Personalakte 365, Gustav Kolb Direktor, Laufzeit 1911–1941: Brief Kolbs an Verwaltungsamtmann Gottfried Herterich vom 15. Dezember 1933. Wörtlich steht dort: „Wie schwer es mir fällt von meinen Kranken u. von meinen Mitarbeitern scheiden zu müssen, brauche ich Ihnen nicht erst zu sagen."
58 Walz: System Irrenfürsorge Kolbs 1946, S. 101 f.
59 Ast: Kolb 1938, S. 402.

Die kanadische Psychiaterin Ruth MacLachlan Franks, die Kolb 1931 in Erlangen besuchte, vermittelte ein ähnliches Bild. Äußerlich großgewachsen und kräftig gebaut, war sein Verhalten eher schüchtern und reserviert. Kolb scheute Aufmerksamkeit und mochte es nicht fotografiert zu werden. MacLachlan stellte fest, dass von Kolb bei ihrem Besuch 1931 eine gewisse Traurigkeit ausging und die Jahre an ihm trotz seiner imposanten Statur sichtliche Spuren hinterlassen hatten. Bekam er aber Gelegenheit zu lächeln, dann glänzten seine blauen Augen und sein ganzes Gesicht leuchtete auf, wie die Psychiaterin in ihrer bildhaften Sprache schilderte.[60]

Nachdem Kolb bereits krankheitsbedingt seit August 1933 beurlaubt war, verschlechterte sich sein Zustand durch einen schweren Unfall im Oktober 1933 noch einmal deutlich.[61] Im Dezember beantragte er aufgrund seiner stark angeschlagenen Gesundheit die Versetzung in den Ruhestand, die im März 1934 erfolgte. Die letzten vier Jahre seines Lebens lebte er zurückgezogen und schwerkrank in Starnberg, wo er am 20. März 1938 verstarb. Das Anstaltspersonal und der Direktor der Anstalt Erlangen Wilhelm Einsle (1887–1961) schickten anlässlich der auf expliziten Wunsch Kolbs nur im engsten familiären Kreise abgehaltenen Beerdigung einen Kranz und brachten gegenüber der Ehefrau Kolbs zum Ausdruck, dem ehemaligen Direktor „ein ehrendes Andenken" bereiten zu wollen. In ihrer Dankesnachricht an Einsle schrieb Marie Kolb: „Niemand weiß wohl mehr wie ich, wie sehr meinem heimgegangenen Gatten seine Anstalt allzeit am Herzen lag".[62]

1.5 Kolbs Publikationen

Während seiner beruflichen Laufbahn (1896–1934) veröffentlichte Gustav Kolb mehrere Monographien und Mehrautorenwerke sowie eine Vielzahl an Referaten und Artikeln in diversen Zeitungen und psychiatrischen Fachzeitschriften (vgl. hierzu die Bibliographie im Anhang). Eine seiner ersten Publikationen war der umfangreiche „*Sammel-Atlas für den Bau von Irrenanstalten, ein Handbuch für Behörden, Psychiater und Baubeamte*", erschienen in mehreren Lieferungen in den Jahren 1902 bis 1907.[63] Mit diesem bedeutenden Werk

---

60 MacLachlan Franks: Kolb 1939, S. 74.
61 StANu, Spruchkammer Erlangen-Stadt E 35, Entnazifizierungsakte Wilhelm Einsle: Schreiben Kolbs an Einsle vom 24. Juli 1934.
62 StANu, Bezirkskrankenhaus Erlangen, Personalakte 365, Gustav Kolb Direktor, Laufzeit 1911–1941: Schreiben Marie Kolbs an Wilhelm Einsle vom 26. März 1938.
63 Kolb: Sammel-Atlas Teil A 1902; Kolb: Sammel-Atlas Teil B 1907.

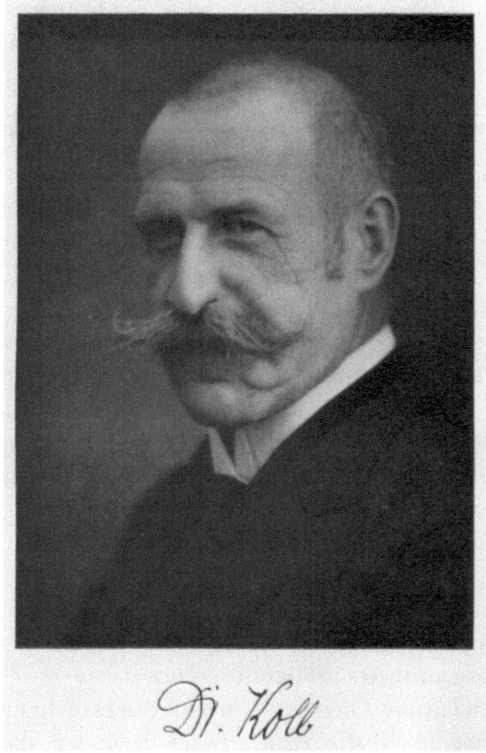

Abb. 2: Fotografie Gustav Kolbs (1870–1938) unbekannten Datums (Zeitschrift für psychische Hygiene Nr. 3 (1930), S. 160).

zog der junge Anstaltsarzt, wie zuvor erwähnt, bereits die Aufmerksamkeit einer überregionalen Leserschaft auf sich und profilierte sich als aufstrebender Reformpsychiater. In der Fachpresse fielen die Rezensionen des Sammel-Atlas fast ausschließlich positiv aus.[64] Eine weitere Monographie mit dem Titel *„Vorschläge für die Ausgestaltung der Irrenfürsorge und für die Organisation der Irrenanstalten"*, die auf seinem Vortrag vor der Jahresversammlung des Vereins bayerischer Psychiater basierte, erschien 1908.[65]

---

64 vgl. Psychiatrische Wochenschrift Nr. 50 (1902), S. 498; Psychiatrisch-Neurologische Wochenschrift Nr. 30 (1907), S. 275 f.; Centralblatt für Nervenheilkunde und Psychiatrie Nr. 32 (1909).
65 Kolb: Vorschläge für die Ausgestaltung 1908.

Nach dem Ersten Weltkrieg ließ Kolb seine Erfahrungen im Umgang mit psychisch kranken Soldaten als Chefarzt eines Feldlazaretts sowie eines in der Anstalt Erlangen eingerichteten Reservelazaretts und einer „Neurotiker-Station" in seine 1919 veröffentlichte Monographie miteinfließen: *„Die nervös Kriegsbeschädigten vor Gericht und im Strafvollzug. Nach einem Vortrag für Richter, Ärzte, Strafanstaltsbeamte".*[66]

Gemeinsam mit seinem Oberarzt Valentin Faltlhauser (1876–1961) und dem Reformpsychiater Hans Roemer (1878–1947), Obermedizinalrat im badischen Ministerium des Innern (und später Direktor der Anstalt Illenau), veröffentlichte Kolb im Jahre 1927 beim Springer Verlag in Berlin: *„Die offene Fürsorge in der Psychiatrie und ihren Grenzgebieten. Ein Ratgeber für Ärzte, Sozialhygieniker, Nationalökonomen, Verwaltungsbeamte sowie Organe der öffentlichen und privaten Fürsorge."*[67] Die schon bald als Standardwerk angesehene Publikation beinhaltete Beiträge von renommierten Psychiatern, wie beispielsweise Eugen Bleuler (1857–1939) und Kurt Schneider (1887–1967), die beide für ihre Forschung zur Schizophrenie weltweite Bekanntheit erlangten.

Mit dem angesehenen, ihm freundschaftlich verbundenen Münchener Professor für Psychiatrie Oswald Bumke (1877–1950), Hans Roemer und dem Professor für Psychiatrie und psychische Hygiene der Yale University Eugen Kahn (1887–1973) brachte Kolb im Jahre 1931 beim De Gruyter Verlag ein enzyklopädisch angeordnetes *„Handwörterbuch der psychischen Hygiene und der psychiatrischen Fürsorge"* heraus.[68] Auch für dieses Mehrautorenwerk konnten die Herausgeber namhafte Fachvertreter gewinnen, darunter Johannes Lange (1891–1938), ehemaliger Leiter der klinischen Abteilung der Deutschen Forschungsanstalt für Psychiatrie und zu dieser Zeit Direktor und Professor der Universitätsnervenklinik Breslau, Paul Nitsche (1876–1948), Direktor der Anstalt Sonnenstein (und später medizinischer Leiter der Aktion T4), und wiederum Kurt Schneider.

Die von Kolb in den letztgenannten beiden Mehrautorenwerken erfolgte Zusammenarbeit mit führenden Psychiatern auf den Gebieten der praktischen wie auch der wissenschaftlichen Psychiatrie zeigt zum einen seine Stellung als einer der wichtigsten Vertreter der praktischen Psychiatrie, zum anderen seine Fähigkeit zum *networking*, zum Knüpfen professioneller Beziehungen.

---

66 Kolb: Kriegsbeschädigten 1919; zur Geschichte der Psychiatrie im Ersten Weltkrieg vgl. Becker/Fangerau/Fassl/Hofer (Hgg.): Psychiatrie 2018.
67 Kolb/Roemer/Faltlhauser (Hgg.): offene Fürsorge 1927.
68 Bumke/Kolb/Roemer/Kahn (Hgg.): Handwörterbuch 1931.

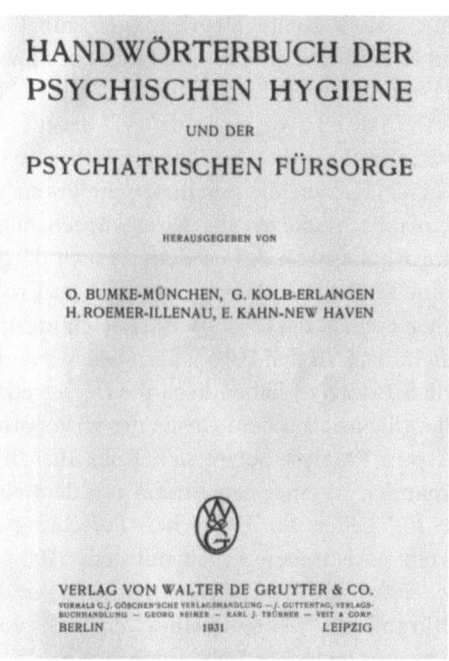

Abb. 3: Titelblatt des 1931 erschienenen Handwörterbuchs. Neben Kolb und Hans Roemer als herausragenden Vertretern der praktischen Psychiatrie gehörten Oswald Bumke (1877–1950), der Münchener Ordinarius für Psychiatrie und sein ehemaliger Oberarzt Eugen Kahn (1887–1973), der zu dieser Zeit als Professor an der Yale University (USA) tätig war, zu den Herausgebern. Mit Kahn hatte Kolb bereits 1919 bei der psychiatrischen Beurteilung von Mitgliedern der Münchener Räterepublik kooperiert. Kahn war ein ausgesprochener Verfechter rassenhygienischen Denkens (Bumke/Kolb/Roemer/Kahn (Hgg.): Handwörterbuch 1931).

Kolbs Veröffentlichungen befassen sich primär mit Fragestellungen der psychiatrischen Praxis und Versorgung von Psychiatriepatienten, insbesondere im Rahmen der psychiatrischen Außenfürsorge. Allerdings umfassten seine Interessen auch andere Themengebiete: Beispielsweise publizierte er im Jahre 1913 seine im Rahmen einer zweijährigen histopathologischen Forschungsarbeit gesammelten Erkenntnisse über das Phänomen zweikerniger Ganglienzellen, die er besonders häufig bei erwachsenen Patienten mit einer sogenannten progressiven Paralyse, d.h. einer bestimmten Verlaufsform der Neuro-Syphilis, festzustellen glaubte.[69] Kolb stellte Überlegungen zur Pathophysiologie an und formulierte die Hypothese, dass die Bildung eines zweiten Zellkerns ein Mechanismus sein könnte, um die Ernährung der Zelle sicherzustellen.

Nachdem Kolb zwei Jahre zuvor, im Jahre 1911 erneut eine bittere Niederlage auf der Jahresversammlung des Vereins bayerischer Psychiater hinnehmen musste, als seine Vorschläge, wie die psychiatrische Praxis zu reformieren sei, von nahezu allen seinen Fachkollegen abgelehnt wurden, mag die im Jahre 1913 veröffentlichte histopathologische Arbeit den Versuch dargestellt haben, sich neu zu orientieren und seinen beruflichen Ehrgeiz in andere Bahnen zu lenken. Hierfür würde auch sprechen, dass Kolb seine Forschungstätigkeit auf diesem Gebiet allem Anschein nach in den Folgejahren beendete, als seine Reformbemühungen allmählich Erfolg zu haben begannen. Die genannte Arbeit sollte seine einzige Veröffentlichung auf dem Gebiet der Histopathologie sein.

Mit der progressiven Paralyse setzte sich Kolb allerdings weiterhin wissenschaftlich auseinander. In einer gemeinsam mit dem einflussreichen Emil Kraepelin (1856–1926), Leiter der Deutschen Forschungsanstalt für Psychiatrie, durchgeführten statistischen Arbeit mit dem Titel *„Eine vergleichende internationale Paralysestatistik"* beschäftigte sich Kolb seit dem Jahre 1917 mit der Ätiologie der Erkrankung.[70] Anhand eines Vergleichs von Daten aus vielen verschiedenen Ländern untersuchte Kolb, inwiefern es einen Zusammenhang zwischen der progressiven Paralyse und der Kuhpockenimpfung gab; seine Vermutung war, dass die Impfung womöglich ein begünstigender Faktor bei der Ausbildung jener Verlaufsform der Syphilis war. Grund zu dieser Annahme hatte die vermeintlich geringe Zahl an Fällen von progressiver Paralyse in Populationen gegeben, in denen nur wenige die Kuhpockenimpfung erhalten hatten. Allerdings war sich Kolb wohl bewusst, dass die Impfung ungerechtfertigterweise in Verruf zu bringen, negative Auswirkungen haben könnte auf die Impfbereitschaft in der Bevölkerung, und veröffentlichte seine Forschungsergebnisse darum erst 1925, nachdem zwei weitere Wissenschaftler dieselbe Hypothese bereits publik gemacht hatten. Kolb hielt eine rasche Klärung der Thematik angesichts der potentiell schädlichen Auswirkungen der Hypothese für erforderlich. Letzten Endes ließ sich ein Zusammenhang zwischen Impfung und Paralyse nicht beweisen und Kolb stellte seine Forschungsarbeit hierzu ein.

---

69 Kolb: Ganglienzellen 1913; für eine Rezension von Kolbs Veröffentlichung vgl. Pfeiffer: Ganglienzellen 1928.
70 Kolb: Paralysestatistik 1925; Kolb: Rätsel Paralyse 1926; Kolb: Nil Nocere 1926.

1.6 Der Leiter der offenen Fürsorge Valentin Faltlhauser: Ein biografischer Abriss

Für Gustav Kolb, der Ende des Jahres 1911 die Leitung der Heil- und Pflegeanstalt Erlangen übernahm, wurde der bereits seit 1904 an der Anstalt tätige Valentin Faltlhauser (1876–1961) bald zum engen Vertrauten und zu seinem wichtigsten Mitarbeiter. Im Jahre 1920 ernannte Kolb ihn zum Fürsorgearzt, 1922 zum Leiter der offenen Fürsorge. Ihre Entwicklung sollte Faltlhauser in den Jahren bis zu seiner Ernennung zum Direktor der Anstalt Kaufbeuren-Irsee Ende des Jahres 1929 maßgeblich mitgestalten.

Auf Faltlhauser wirkten die reformpsychiatrischen Überzeugungen seines „Lehrmeisters" Kolbs in vielerlei Hinsicht formend. Der erfolgreichen Umsetzung und Verbreitung der offenen Fürsorge widmete er einen Großteil seines beruflichen Lebens und ihr Modell bildete, so der Faltlhauser-Biograf Ulrich Pötzl, die „Grundmatrix für Faltlhausers Denken in psychiatrischer Hinsicht" und wurde auch in seinem späteren Handeln als Direktor in Kaufbeuren erkennbar.[71] Seine Radikalisierung im Laufe der 1930er Jahre und seine zentrale Rolle bei der Ermordung von Psychiatriepatienten im Rahmen der NS-„Euthanasie" erhielten durch seine reformpsychiatrische Vergangenheit eine spezifische Prägung. Die Person Faltlhausers zeigt in eindrücklicher Weise, dass Reform und Radikalisierung, wie Hans-Ludwig Siemen treffend zum Ausdruck brachte, keine unvereinbaren Gegensätze darstellten (siehe hierzu S. 305).[72]

Da zahlreiche für diese Arbeit ausgewertete Quellen von Faltlhauser verfasst wurden, darunter Zeitschriftenartikel, Beiträge in Monographien, Referate und Vorträge sowie Korrespondenzen und Berichte in Verwaltungsdokumenten, folgt an dieser Stelle, vorab ein Abriss über seine Biografie.

Valentin Faltlhauser wurde am 28. November 1876 in Wiesenfeld, Niederbayern, geboren und studierte zunächst in München und später in Erlangen Medizin.[73] Nachdem er bereits während seines Studiums ein besonderes Interesse für die Psychiatrie entwickelt hatte, begann Faltlhauser seine ärztliche Laufbahn im Februar 1904 an der Kreisirrenanstalt Erlangen unter August Würschmidt (1853–1919); zwei Jahre später promovierte er beim Direktor der im nördlichen Trakt der Anstalt gelegenen Universitäts-Nervenklinik Gustav Specht (1860–1940) über die Chorea Huntington. Von seinem Doktorvater

---

71 Faltlhauser: Krankheitsformen 1927, S. 277; Pötzl: Faltlhauser 1995, S. 84.
72 Siemen: Reform Radikalisierung 1991, S. 191–200.
73 Pötzl: Faltlhauser 1993, S. 385.

lernte Faltlhauser u.a. die Wichtigkeit einer präzisen klinischen Beobachtung.[74] Bei den Patienten schien der junge Psychiater vergleichsweise beliebt gewesen zu sein, zumindest lässt die Schilderung des von 1903–1907 in der Anstalt untergebrachten Patienten Georg Wetzer (1878–1914), auf dessen Erfahrungsbericht an späterer Stelle Bezug genommen wird, selbiges vermuten (vgl. S. 81).

Faltlhauser begann wie Kolb bereits zu Studienzeiten eine militärische Ausbildung und diente bis zum Ausbruch des Ersten Weltkriegs in der Reserve; im Jahre 1914 wurden beide Männer zum Kriegsdienst an die Westfront beordert. Die Militärkarriere Faltlhausers wird einerseits auf die Persönlichkeit des jungen Mannes sicherlich formend gewirkt haben, andererseits sein Verhältnis zu dem ebenfalls vom Militärdienst geprägten und von dessen Bedeutung als Willensschule überzeugten Kolb positiv beeinflusst haben.[75] Während Gustav Kolb in den Jahren vor dem Ersten Weltkrieg zunächst noch persönlich als Fürsorgearzt tätig gewesen war und Hausbesuche abgestattet hatte, stieg die Zahl der zu versorgenden Fürsorgepatienten nach Ende des Krieges derartig rasant, dass er sich nunmehr auf die organisatorische Leitung der offenen Fürsorge konzentrierte und die ärztlichen Aufgaben ab Januar 1920 Valentin Faltlhauser anvertraute. Zwei Jahre später ernannte Kolb seinen Oberarzt, den er als „ebenso tüchtigen wie humanen Arzt" sehr schätzte, zum Leiter der offenen Fürsorge.[76]

In dieser Funktion bekam er von Kolb ein großes Maß an Selbstständigkeit eingeräumt: Er regelte eigenständig den Schriftverkehr, hielt Sprechstunden ab

---

74 Pötzl: Faltlhauser 1995, S. 96.
75 Kolb: Offene Fürsorge psychische Hygiene 1928, S. 41 f.
76 Zitat Kolbs siehe StANu, Bezirkskrankenhaus Erlangen, Personalakte 365, Gustav Kolb Direktor, Laufzeit 1911–1941: Brief Kolbs an Sanitätsamt vom 15. November 1918; Faltlhauser veröffentlichte zahlreiche Artikel zu Fragestellungen der extramuralen psychiatrischen Praxis sowie ein Lehrbuch für psychiatrische Pflegekräfte, das mehrfach neuaufgelegt wurde. Bezüglich der Publikationen Faltlhausers vgl. (Auswahl): Faltlhauser: Paraldehydismus 1913; Faltlhauser: Geisteskrankenpflege 1923; Faltlhauser: Geisteskrankenfürsorge 1923; Faltlhauser: Fürsorgetag 1924; Faltlhauser: Fürsorger 1925; Faltlhauser: Maria Breuer 1925; Faltlhauser: Erfahrungen 1925; Faltlhauser: externe Dienst 1925; Roemer/Kolb/Faltlhauser (Hgg.): offene Fürsorge 1927; Faltlhauser: offene Geisteskrankenfürsorge 1928; Faltlhauser: Schutzaufsicht psychische Hygiene 1929; Faltlhauser: Alkoholismus 1930; Faltlhauser: gegenwärtige Stand der offenen Fürsorge 1930; Faltlhauser: Sterilisation 1931; Faltlhauser: Hagen 1931; Faltlhauser: Unentbehrlichkeit 1932; Faltlhauser: Eugenik offene Geisteskrankenfürsorge 1932; Faltlhauser: Bestrebungen 1933; Faltlhauser: Erbpflege 1934; Faltlhauser/Ast: Außendienst 1934; Faltlhauser: nationalsozialistische Bevölkerungspolitik 1939.

und erstellte psychiatrische Gutachten über die von städtischen Ämtern und Behörden der Fürsorge zugewiesenen Patienten. Mit der Polizei, dem Wohlfahrtsamt und den diversen anderen in der Versorgung von Fürsorgepatienten involvierten Instanzen traf er Vereinbarungen, ohne mit der Anstaltsleitung zuvor Absprache halten zu müssen. Obwohl die offene Fürsorge an die Anstalt Erlangen angebunden war und ihre organisatorische Leitung dem Direktor unterlag, führte sie ihre eigenen Krankenakten und erhielt ein separates Kapitel im Anstaltsetat.[77] Die Autonomie Faltlhausers zeugt von Kolbs Vertrauen in seinen Oberarzt, der in seinen Augen „auf die Gedankengänge des Anstaltsvorstandes vollkommen eingearbeitet und für ihre praktische Durchführung geeignet [war] […] wie wohl kein zweiter Psychiater".[78]

Die Entwicklung der offenen Fürsorge konnte Faltlhauser aktiv mitgestalten. Dank seines diplomatischen Geschicks und klugen Taktierens im Umgang mit den Amtsärzten, den Stadträten Nürnbergs und Fürths sowie anderen städtischen Behörden und Ämtern konnte sich die offene Fürsorge neue Tätigkeitsbereiche erschließen und den Einfluss der Erlanger Psychiater auf außerhalb der Anstalt lebende Personen bedeutend erweitern. So wurde der offenen Fürsorge beispielsweise unter seiner Leitung im Jahre 1923 von den städtischen Behörden Nürnbergs und Fürths die Ausübung der Schutzaufsicht und Psychopathenfürsorge übertragen (vgl. ab S. 187, S. 234). Die hierbei unter Anwendung repressiver und disziplinierender Methoden angestrebte Umerziehung sich unangepasst verhaltender Personen hatte mit dem ursprünglichen sozialpsychiatrischen, auf Beratung und Unterstützung entlassener Anstaltspatienten ausgerichteten Ansatz der offenen Fürsorge nicht viel gemein. Für diese Neuausrichtung der offenen Fürsorge engagierte sich Faltlhauser, da er davon überzeugt war, dass die erfolgreiche Etablierung der offenen Fürsorge als Bestandteil öffentlicher Gesundheitsfürsorge und damit verbundene professionspolitische Errungenschaften von der erfolgreichen Ausübung dieser neuen Tätigkeitsbereiche abhingen (vgl. S. 189). Darüber hinaus trieb Faltlhauser die kontinuierliche Ausdehnung der Fürsorge in die ländlichen Teile Mittelfrankens energisch voran mit dem erklärten Ziel, alle sogenannten psychisch Abnormen des Fürsorgegebietes zu erfassen und in der Kartei der Fürsorge zu registrieren (vgl. S. 193 und S. 229). Obwohl sich die eugenische Wende der Erlanger Reformpsychiatrie erst ab etwa 1928 mit der Zusammenarbeit

---

77 Faltlhauser: externe Dienst 1925, S. 184; Faltlhauser: offene Fürsorge 1927, S. 28.
78 StANu, Regierung von Mittelfranken, Abg. 1952, V, Nr. 2058 e, Jahresberichte der Heil- und Pflegeanstalten Ansbach und Erlangen 1928–1932: Jahresbericht 1929.

Kolbs und der erbbiologischen Forschung zu vollziehen begann und Faltlhauser bereits 1929 als Anstaltsdirektor nach Kaufbeuren wechselte, hatte er mit der Implementierung der Schutzaufsicht und Psychopathenfürsorge sowie der Erstellung einer „Topographie der geistig Anormalen", wie er sie nannte, die Voraussetzungen für die effiziente Beteiligung der offenen Fürsorge an der Ausführung des 1934 in Kraft tretenden *Gesetzes zur Verhütung erbkranken Nachwuchses* (GzVeN) geschaffen.[79]

Faltlhauser setzte sich, nachdem er Ende 1929 zum Direktor der Anstalt Kaufbeuren-Irsee ernannt worden war, zwar weiterhin engagiert für den Erfolg der offenen Fürsorge auf nationaler Ebene ein, allerdings spielte hierbei das Bestreben, eine freiheitlichere Versorgung von Psychiatriepatienten zu erreichen, eine völlig untergeordnete Rolle; Faltlhauser hob vielmehr die Bedeutung der offenen Fürsorge für die Erhebung von Daten zur Untermauerung der u.a. von Ernst Rüdin (1874–1952) betriebenen erbbiologischen Forschung hervor und betonte die gewichtige Rolle, welche den Außenfürsorgediensten bei der Umsetzung der rassenhygienischen Bestrebungen des NS-Regimes zukam.

In den 1940er Jahren avancierte Faltlhauser zu einem Protagonisten der NS-„Euthanasie", bei der in Deutschland sowie in annektierten Gebieten insgesamt etwa 300.000 Psychiatriepatienten zunächst durch Verbringung in die Gaskammern der Tötungsanstalten ermordet wurden. Im September 1940 wurde er zum Gutachter der Aktion T4 ernannt und führte als erster Anstaltsdirektor im Jahre 1942 an seiner Anstalt eine Hungerkost als weitere Vernichtungsmaßnahme ein. Seinem Beispiel folgend, wurden an zahlreichen weiteren psychiatrischen Einrichtungen Bayerns, darunter die Heil- und Pflegeanstalt Erlangen, weitere Hungerstationen im Zuge der sogenannten dezentralen „Euthanasie" eingerichtet.[80]

Darüber hinaus ließ Faltlhauser in seiner Anstalt Kaufbeuren im Jahre 1941 eine sogenannte Kinderfachabteilung einrichten. Hier wurden geistig behinderten Kindern Luminal, Veronal oder Morphium-Scopolamin in tödlichen Dosen injiziert bzw. als Tablette verabreicht. Faltlhauser, der als Abteilungsarzt dieser Station fungierte, verrichtete auch persönlich solche Injektionen. Außerdem wurden Kinder zu Forschungszwecken wie etwa für die Erprobung eines

---

79 Zum Ausdruck „Topographie der geistig Anormalen" siehe StANu, Heil- und Pflegeanstalt Erlangen, Verwaltungsakten, III, Nr. 60, Valentin Faltlhauser: Fürsorgebericht 1926, S. 32 f.
80 Pötzl: Faltlhauser 1995, S. 235–241; das am Institut für Geschichte und Ethik der Medizin der FAU angesiedelte Forschungsprojekt widmet sich der Aufarbeitung der NS-„Euthanasie" in Erlangen.

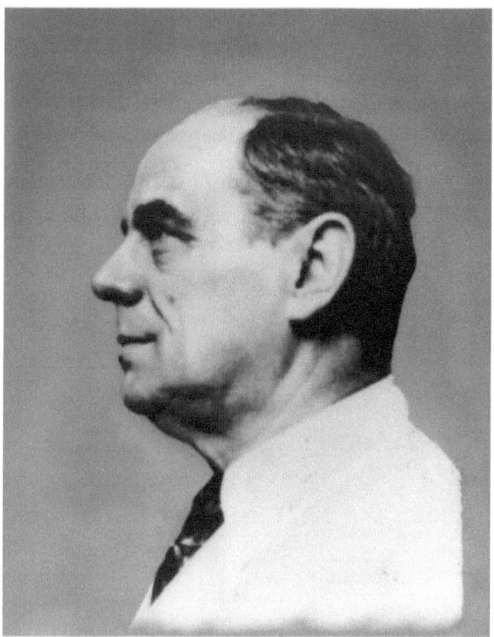

Abb. 4: Valentin Faltlhauser (1876–1961), Oberarzt und Leiter der offenen Fürsorge von 1922–1929. Datum unbekannt, vermutlich ca. 1930 (Historisches Archiv des Bezirkskrankenhauses Kaufbeuren).

Tuberkuloseimpfstoffs mit teilweise letalem Ausgang missbraucht. Die getöteten Kinder wurden seziert und ihre Gehirne für weitere Untersuchungen an die Universitätsklinik Heidelberg sowie an die Deutsche Forschungsanstalt für Psychiatrie in München verschickt.[81]

Valentin Faltlhauser entsprach, wie Ulrich Pötzl feststellte, nicht dem Typ des sadistischen Täters. Im Umgang mit Patienten zeigte er sich entsprechend seines sozialpsychiatrischen Hintergrunds freundlich, war fähig Empathie zu zeigen und zuzuhören.[82] Die von ihm veranlassten und durchgeführten Tötungen rechtfertigte er angesichts der gegen ihn gerichteten Anklage nach dem Krieg als Ausdruck von Mitleid:

---

81 Pötzl: Faltlhauser 1993, S. 394 f.; Pötzl: Faltlhauser 1995, S. 219–225.
82 Pötzl: Faltlhauser 1993, S. 400 f.; Pötzl: Faltlhauser 1995, S. 261 f.

"Mein Handeln geschah jedenfalls nicht in der Absicht eines Verbrechens, sondern im Gegenteil von dem Bewußtsein durchdrungen, barmherzig gegen die unglücklichen Geschöpfe zu handeln, in der Absicht, sie von einem Leiden zu befreien, für das es mit den heute uns bekannten Mitteln keine Rettung gibt, keine Linderung gibt, also in dem Bewußtsein, als wahrhafter und gewissenhafter (!) Arzt zu handeln."[83]

Der therapeutische Aktivismus des ehemaligen Reformpsychiaters Faltlhauser hatte im Zuge der NS-„Euthanasie" eine verhängnisvolle Dynamik entwickelt.

---

83 Valentin Faltlhauser zitiert nach Pötzl: Faltlhauser 1993, S. 399 f.; für eine ausführliche Analyse des Prozesses gegen Faltlhauser vgl. neben den genannten Veröffentlichungen Pötzls auch Schulze: Gnadentod 2019.

2 Die Ausgangslage: praktische Psychiatrie um 1900

2.1 Die Entwicklung der praktischen Psychiatrie von 1850-1914. Ein Überblick.

2.1.1 Einführung

Um die Entstehungsgeschichte der offenen Fürsorge und der Erlanger Reformpsychiatrie nachzuvollziehen, ist es erforderlich, sich ein Bild von der praktischen Psychiatrie um die Jahrhundertwende zu machen. Dabei sind einige Fragen von zentraler Bedeutung. Wie wurde Psychiatrie zu der Zeit, als Gustav Kolb seine ärztliche Laufbahn begann, praktiziert? Wie gestalteten sich die Lebensbedingungen der mehr als hunderttausend Psychiatriepatienten in den Anstalten? Was tat die wissenschaftliche Psychiatrie, um die Lebensverhältnisse der Kranken zu verbessern? Und wie wurde die sogenannte Anstaltspsychiatrie in der Öffentlichkeit wahrgenommen?

Im Rahmen dieses Kapitels der Arbeit soll diesen wichtigen Fragen nachgegangen werden. Zunächst wird die Geschichte der modernen Anstaltspsychiatrie seit dem Beginn des 19. Jahrhunderts kurz geschildert. Anschließend wird die im Laufe der zweiten Hälfte des 19. Jahrhunderts entstehende Überfüllungsproblematik, welche eine tiefe Krise für die praktische Psychiatrie bedeutete, thematisiert. Dabei werden zunächst die Hintergründe zur Entstehung dieser Problematik beleuchtet sowie die Entwicklung im gesamten Reich dargestellt. Im nächsten Abschnitt wird dann mit regionalgeschichtlichem Fokus die Situation an der Erlanger Anstalt in den Jahren vor Kolbs Ernennung zum Direktor genauer analysiert. Es folgt eine Betrachtung zur Diskrepanz innerhalb der psychiatrischen Fachwelt zwischen wissenschaftlicher Produktivität einerseits und Defiziten in der Versorgung andererseits, die sich als Spannungszustand zwischen wissenschaftlicher und praktischer Psychiatrie manifestierte. Schließlich wird auf die Bewegung der Psychiatriekritiker, die sich ca. in den 1880er Jahren zu formieren begann, näher eingegangen, sowie darauf, wie die Psychiater dieser Kritik begegneten.

Diese Übersicht der Entwicklungen innerhalb der praktischen Psychiatrie wird im zweiten Abschnitt dieses Kapitels durch einen Blick von innen komplementiert: Es folgt die Darstellung eines in vielerlei Hinsicht äußerst interessanten Zeitdokuments, der *„Erlangen'er Irrenhaus-Erlebnisse"* des Psychiatriekritikers und ehemaligen Anstaltspatienten Georg Wetzer (1878-1914). Ausgehend von dessen Erfahrungsbericht, der auf seinem fast vierjährigen Anstaltsaufenthalt von 1903 bis 1907 beruht, erfolgt der Versuch, einen Eindruck vom Leben in der Erlanger Anstalt aus der Patientenperspektive zu geben. Damit soll einerseits ein Bild der Anstaltspsychiatrie zu Beginn des 20. Jahrhunderts vermittelt werden, das aufzeigt was eine Anstaltsunterbringung für den einzelnen Patienten mitunter bedeutete, andererseits soll im Sinne eines regionalgeschichtlichen Fokus die spezifische Situation der Erlanger Anstalt unmittelbar vor der Ernennung Kolbs zum Direktor im Jahre 1911 beleuchtet werden.

2.1.2 Das Großasyl als primäres Versorgungskonzept

Die Eröffnung der ersten staatlich verwalteten Königlich Sächsischen Heil- und Verpflegungsanstalt Sonnenstein in Pirna (Sachsen) im Jahre 1811 kann als Beginn der Geschichte der modernen Anstaltspsychiatrie in Deutschland angesehen werden.[84] Im Laufe der nächsten zwei Jahrzehnte folgten weitere Anstalten in Schleswig, Siegburg, Heidelberg und Hildesheim, wenig später auch in Bayern. Mit der im Jahre 1837 gesetzlich veranlassten Bildung von sogenannten Kreisfonds wurden die bayerischen Kreise (die heutigen Bezirke) mit der Aufgabe betraut, für die Errichtung von öffentlichen psychiatrischen Anstalten zu sorgen.[85] Im Jahre 1846 erfolgte der Bau der Kreisirrenanstalt Erlangen, der ersten staatlich geleiteten psychiatrischen Anstalt in Bayern.[86] Nachdem psychisch kranke bzw. sich abseits der Norm verhaltende Menschen noch bis ins frühe 19. Jahrhundert in sogenannten Tollhäusern und Narrentürmen unter menschenunwürdigen Bedingungen leben mussten und z.T. furchtbarem Missbrauch ausgesetzt waren, stellte die Entstehung der modernen Anstaltspsychiatrie einen bedeutenden Fortschritt dar.

Die Entwicklung der Anstaltspsychiatrie wurde von einem sich allmählich durchsetzenden, naturwissenschaftlich geprägten Verständnis der Ursachen psychischen Krankseins antizipiert. Ältere Erklärungsmodelle, wie etwa, dass psychische Erkrankung auf das Wirken von Dämonen oder bösen Geistern zurückzuführen sei, waren bereits seit dem 18. Jahrhundert zugunsten naturwissenschaftlich-medizinischer Vorstellungen zunehmend aufgegeben worden. Die wissenschaftlich orientierten Betrachtungsweisen sahen die Grundlage psychischer Erkrankungen in pathologischen Prozessen innerhalb des Körpers begründet, die es zu erforschen galt. Die Versorgung und

---

84 Kolb: geschlossene Anstaltsfürsorge 1928, S. 13.
85 Hippius/Möller/Müller/Neundörfer: Psychiatrische Klinik München 2005, S. 7.
86 Griesinger: Pathologie Therapie 1861, S. 522.

Behandlung psychisch kranker bzw. sich normabweichend verhaltender Menschen wurde infolge im 19. Jahrhundert zunehmend zu einer ärztlich geführten, medizinischen Domäne. Die Anstalt bildete dabei für die noch junge medizinische Disziplin der Psychiatrie den zentralen Handlungsraum.[87]

Parallel zu der sich seit den 1820er Jahren im gesamten deutschsprachigen Raum entwickelnden Anstaltspsychiatrie entstand innerhalb der Ärzteschaft ein reger Diskurs darüber, wie institutionelle psychiatrische Versorgung gestaltet werden sollte.

Auf der einen Seite plädierte ein Großteil der psychiatrisch tätigen Ärzte dafür, die Kranken weiterhin in ländlich situierten Anstalten, sogenannten Großasylen, unterzubringen und auf diese Weise von der Gesellschaft abzusondern. Auf dieser Seite des Diskurses spielten vor allen Dingen zwei Motive eine zentrale Rolle: mitunter störende, sich abweichend von der Norm verhaltende und potentiell gemeingefährliche Kranke aus der Gesellschaft zu entfernen und die Kranken vor schädlichen, ihre Erkrankung aggravierenden Reizen abzuschirmen. Chronisch und akut Kranke sollten in derselben Einrichtung untergebracht werden. Christian Friedrich Wilhelm Roller (1802–1878), Direktor der nach seinen Vorstellungen 1842 errichteten und in ländlicher Abgeschiedenheit gelegenen Heil- und Pflegeanstalt Illenau in Baden, wirkte in dieser Hinsicht maßgebend. Das von Roller entwickelte Organisationsprinzip einer „relativ verbundenen Heil- und Pflegeanstalt", das auch der sogenannten Illenau zugrunde lag, sollte eine Trennung der als heilbar angesehenen von den für unheilbar gehaltenen Kranken verhindern und die Versorgung beider Gruppen innerhalb einer einzigen Institution gewährleisten. Damit begründete Roller einen Typus Musteranstalt, an dem sich später errichtete Anstalten orientierten.[88]

Auf der anderen Seite sprachen sich einige Ärzte, wie etwa Wilhelm Griesinger (1817–1868), einer der Begründer der modernen wissenschaftlichen Psychiatrie, für eine differenziertere und freiheitlichere Gestaltung psychiatrischer Versorgung aus. Ausgehend von der Unterscheidung zwischen chronischen und akuten Krankheitszuständen gedachte Griesinger zwei verschiedene Versorgungsmodi zu etablieren: für die eine längerfristige Behandlung benötigenden chronisch Kranken eine Unterbringung in ländlichen Asylen, die in vielerlei Hinsicht dem vorherrschenden Typus von Anstalt entsprachen; für

---

[87] Zur Entstehungsgeschichte der Heil- und Pflegeanstalten mit speziellem Fokus auf Erlangen vgl. Wittern-Sterzel: lange Weg zur Selbstständigkeit 2016, S. 131–137.
[88] Hippius/Möller/Müller/Neundörfer: Psychiatrische Klinik München 2005, S. 8, S. 10.

die akut Erkrankten bzw. nur unter einer vorübergehenden Exazerbation ihrer Erkrankung leidenden Patienten die Versorgung in sogenannten Stadtasylen, die mit circa 60 bis 80 Plätzen relativ kleine Einrichtungen darstellen sollten. Vom Stadtasyl aus, in dem die Behandlungsdauer auf maximal ein Jahr festgelegt war und die Möglichkeit der probeweisen Entlassung bestand, sollte den Kranken, so hoffte Griesinger, die Rückkehr in die Gesellschaft erleichtert sein.[89] Die Vorzüge dieser in unmittelbarer Nähe zu den Städten gelegenen Kleinanstalten mit Durchgangscharakter benannte Griesinger im Jahre 1868 wie folgt:

> „Die Nähe der grossen Stadt bietet den unschätzbaren Vortheil, dem ruhig gewordenen Kranken das Bewusstsein der Nähe seiner Familie und seiner Freunde und damit eines der wesentlichsten Mittel des psychischen Wohlbefindens, der Beruhigung, des inneren Haltes, des Sich-Wieder-Einlebens in das Alte zu gewähren und einen häufigen, natürlich ärztlich wohl regulirten Verkehr mit seiner Familie zu gestatten. Es kann ihm durch diese Nähe schon öfters eine Beschäftigung ausser dem Hause verschafft werden, und erwächst ihm durch sie vor allem der Nutzen, dass der beruhigte Kranke durch mehrtägige Besuche zu Hause die Probe seines Zustandes machen, dann bloß beurlaubt (und im Nothfalle sofort wieder aufgenommen) und längere Zeit von der Anstalt aus mit Leichtigkeit überwacht werden kann."[90]

Griesinger erkannte als einer der ersten Psychiater die Wichtigkeit, einer Entwurzelung der Kranken vorzubeugen, und gleichsam die therapeutische Wirkung einer frühen Resozialisierung. Die begrenzten Möglichkeiten institutioneller Psychiatrie hatte er dabei klar vor Augen. So sprach er sich weitergehend auch für eine Form der Familienpflege aus, die er sogar bei gewissen Kranken für die einzig richtige Versorgungsform hielt. Er begründete dies folgendermaßen:

> „Sie [die Familienpflege] gewährt, was die prachtvollste und bestgeleitete Anstalt der Welt niemals gewähren kann, die volle Existenz unter Gesunden, die Rückkehr aus einem künstlichen und monotonen in ein natürliches sociales Medium, die Wohlthat des Familienlebens."[91]

Beim Diskurs um die zukünftige Gestaltung der praktischen Psychiatrie kam es im Jahre 1868 bei einer Abstimmung innerhalb der Sektion Psychiatrie der Gesellschaft Deutscher Naturforscher und Ärzte zu einer wegweisenden Entscheidung. Gemäß dem Willen des Großteils der anwesenden Anstaltspsychiater

---

89 Griesinger: Irrenanstalten 1868, S. 10, S. 12, S. 33.
90 Ebd., S. 16.
91 Ebd., S. 36 f.

behauptete sich das System der Großasyle. Für die nächsten Jahrzehnte sollte, abgesehen von einzelnen lokalen Versuchen, die Familienpflege einzurichten, die psychiatrische Versorgung gleichbedeutend sein mit der Unterbringung in einer auf Verwahrung ausgerichteten Anstalt.[92]

Obwohl Griesinger relativ früh verstarb und seine Reformbestrebungen am Widerstand der Anstaltspsychiater scheiterten, bildeten seine Vorstellungen eine konzeptuelle Grundlage für spätere Reformer. Auch Gustav Kolb orientierte sich an Griesinger, besonders an dessen therapeutischem Leitprinzip „man soll vielmehr jedem [Patienten] gerade das Mass der Freiheit geben, welches ihm gelassen werden kann. Die Erfahrungen über dieses Mass sind immer fortzusetzen".[93]

2.1.3 Überbelegung und Anstaltsboom

Die Kernproblematik der praktischen Psychiatrie um die Jahrhundertwende war zweifelsohne der gewaltige Anstieg der Patientenzahlen und die daraus resultierende Überforderung des Systems Anstaltspsychiatrie.[94] Bereits gegen Ende des 19. Jahrhunderts waren Anstalten vielerorts aufgrund von chronischen Überfüllungszuständen am Rande der Funktionsfähigkeit, ein erfolgreiches therapeutisches Agieren war – abgesehen davon, dass die therapeutischen Möglichkeiten ohnehin äußerst begrenzt waren – meist nicht mehr möglich. Gleichzeitig bedeutete die Versorgung der enorm angestiegenen Anstaltspopulationen aber auch eine ungeheure finanzielle Belastung der Trägerinstanzen. Um neuen Raum für den schier nicht abebbenden Zustrom an Patienten zu schaffen, mussten zudem bestehende Anstalten stetig erweitert und zunehmend größere Anstalten errichtet werden. Diese Entwicklung ist in der Sekundärliteratur mitunter als sogenannter „Anstaltsboom" bezeichnet worden, ein Begriff, der zur Beschreibung der Veränderungen aber nur in gewisser Hinsicht passend ist. Denn der massive Ausbau des Anstaltswesens war tatsächlich nicht eine Erfolgsgeschichte des Versorgungskonzepts Anstaltspsychiatrie, wie die Bezeichnung eines „Booms" suggerieren möchte. Vielmehr war er

---

92 Haselbeck: Sozialgeschichte 1985, S. 177.
93 Griesinger: Irrenanstalten 1868, S. 41; bei Kolb heißt es später: „[…] dass es demnach ein Grundprincip der praktischen Psychiatrie sein muss jedem Kranken das mit seinem momentanen Zustande vereinbare [wohl: zu vereinbarende] Mass von Freiheit und Annäherung an die normalen Lebensverhältnisse zu gewähren." Vgl. Kolb: Sammel-Atlas Teil A 1902, S. 48 f.
94 Vgl. Dobrick: Videant 1911, S. 265.

Ausdruck des beharrlichen Strebens des Staates, das System Anstaltspsychiatrie, vereinfacht gesagt, sein Lösungskonzept für psychisches Kranksein und unangepasstes Verhalten, zum Erfolg zu führen. Letztlich ist die Bezeichnung Anstaltsboom aber insofern zutreffend, als sie die Dimensionen eines in dieser Form psychiatriegeschichtlich einzigartigen Großprojektes zum Ausdruck bringt.

Während in diesem Abschnitt die Entwicklungen innerhalb Preußens bzw. des ganzen Reiches dargestellt sowie die Hintergründe des Anstiegs der Patientenzahlen näher beleuchtet werden, folgt im nächsten Abschnitt eine detaillierte Betrachtung der Entwicklungen mit Fokus auf der Anstalt Erlangen.

Verschiedene Prozesse gesellschaftlicher, ökonomischer und politischer Natur sind als Ursachen für den ungeheuren Anstieg der Anstaltspopulationen benannt worden. An dieser Stelle seien exemplarisch einige der wichtigsten Thesen wiedergegeben.

Der Historiker Dirk Blasius sieht den Anstieg als Resultat einer „bürokratischen Reglementierungsstrategie", d.h. einer Verschärfung staatlicher Ordnungspolitik im Rahmen der sich entwickelnden industriellen Gesellschaft, die Ausdruck fand im immer zentraler werdenden Sicherheitszweck einer „Ordnungspsychiatrie".[95] Oder einfacher ausgedrückt: Aufgrund grundlegender gesellschaftlicher Veränderungen war die Anstaltspsychiatrie zu einer „notwendigen sozialen Interventionsstrategie" geworden.[96] Dabei bemerkt Blasius, könne das Bevölkerungswachstum allein den Zuwachs an Anstaltspatienten in der zweiten Hälfte des 19. Jahrhunderts nicht erklären, da letzterer in Relation überproportional groß war.[97] Anhand folgender Zahlen lässt sich die enorme Entwicklung der Anstaltspsychiatrie eindrucksvoll nachvollziehen: Während es 1877 im Deutschen Reich 93 öffentliche Anstalten mit insgesamt 33.202 Patienten gab, waren es 1904 bereits 180 Anstalten mit summa summarum 111.951 Patienten. Die Zahl der privaten Anstalten nahm indes im gleichen Zeitraum von 114 mit 7.173 Kranken auf 279 mit 41.531 Kranken zu.[98]

Der Historiker Helmut Hildebrandt sieht im Gegensatz zu Blasius die Bedeutung der Psychiatrie als Instrument staatlicher Kontrolle nicht als primäre Ursache an, da für ihn der sogenannte kontrolltheoretische Ansatz zu kurz greift.[99] Seiner Meinung nach wirkte vor allem ein vermehrter Aufnahmedruck, der

---

95 Blasius: Seelenstörung 1994, S. 64, S. 80 f.
96 Blasius: Unheilbaren 1986, 97; vgl. auch Ude-Koeller: Exklusionsmechanismen 2008.
97 Blasius: Seelenstörung 1994, S. 78.
98 Brink: Grenzen der Anstalt 2010, S. 109.
99 Hildebrandt: Bild der Psychiatrie 1987, S. 23 f. und S. 30.

durch die Entwicklung einer bürgerlichen Gesellschaft und Verstädterung seit Mitte des 19. Jahrhunderts entstanden war, ursächlich für die Zunahme der Anstaltspopulationen.[100] Staatliche Institutionen reagierten laut Hildebrandt lediglich auf Veränderungen durch die kapitalistische Produktionsweise, die er in Anlehnung an den Medizinaltstatistiker Albert Guttstadt (1840–1909) folgendermaßen beschreibt: Der Anstieg der Anstaltseinweisungen sei zum einen dadurch begründet gewesen, dass aufgrund der modernen Arbeitsanforderungen keine Zeit mehr verblieb, sich um psychisch kranke Verwandte zu kümmern, zum anderen erlaubten die hohen Mietpreise und beengten Wohnverhältnisse der Arbeiterklasse in den Städten keine Verpflegung von Geisteskranken im eigenen Haushalt, wie es im ländlicheren Milieu eher möglich gewesen sei.[101] Zwar betont auch Blasius die Bedeutung dieses „strukturellen Wandel[s] der Familienverfassung", vermerkt jedoch, dass eine erhöhte Bereitschaft, kranke Familienmitglieder in Anstalten einzuweisen, nicht ohne Weiteres hieraus abgeleitet werden kann.[102]

Weitgehend einig sind sich die Historiker darüber, welche fundamentale Bedeutung sozialpolitische Veränderungen, im Besonderen die 1893 in Kraft getretene Novelle zum preußischen Unterstützungswohnsitzgesetz, auf die Entwicklung der Anstaltspopulationen hatten. Diese Gesetzesänderung begründete die Trennung der Geisteskrankenfürsorge von der Armenpflege und machte diese so zur eigenständigen Entität innerhalb des Kontextes der sozialen Fürsorge.[103] Die Versorgung aller Anstaltspflegebedürftigen wurde nun den Landarmenverbänden als neuen Hauptträgern der Geisteskrankenfürsorge zugeteilt, womit sich eine Zentralisierung der Irrenfürsorge auf Ebene der Provinzialverbände vollzog.[104] Auch die Kosten für die Errichtung

---

100 Ebd., S. 39 und S. 30 f. Hildebrandt verweist auf zeitgenössische Statistiken, die aufzeigen, dass ein erheblich höherer Anteil der städtischen Bevölkerung in Irrenanstalten eingewiesen wurde.
101 Ebd., S. 30.
102 Vgl. Blasius: Seelenstörung 1994, S. 70 f., S. 78.
103 Walter: Überforderung Anstalt 1993, S. 78.; Krumm/Becker: Sozialpsychiatrie 2012, S. 42 f.
104 Hildebrandt: Bild der Psychiatrie 1987, S. 31, S. 39, S. 34; Walter: Überforderung Anstalt 1993, S. 77 f.; für Bayern galt zu dieser Zeit eine andere Gesetzgebung. Das Gesetz zum Unterstützungswohnsitz wurde dort 1913 eingeführt und trat erst 1916 in Kraft. Die Entwicklungen in Preußen werden hier aufgezeigt, da sie – wie Dirk Blasius vermerkte – für die Entwicklung der Anstaltspsychiatrie in ganz Deutschland von großer Bedeutung waren. Siehe auch: Blasius: Seelenstörung 1994, S. 65.

und den Unterhalt der Anstalten trug nun der Landarmenverband bzw. Provinzialverband.[105] Diese Kostenverschiebung auf breitere Schultern hatte eine grundlegende Veränderung der Einweisungspraktiken innerhalb Preußens zur Folge. Da nun die Kosten für Anstaltsverpflegung finanziell bedürftiger Patienten zu 2/3 vom Provinzialverband und nur noch zu 1/3 vom Ortsarmenverband gedeckt wurden,[106] konnten die Gemeinden durch eine Anstaltsunterbringung die Versorgung dieser Kranken an die Provinzialverbände bzw. Kreise abgeben und sich so finanzielle Abhilfe verschaffen.[107] Dies stellte für die Kommunen umso mehr eine willkommene Gelegenheit zur finanziellen Entlastung dar, da sie ohnehin, wie Dieter Langewiesche es ausdrückte, die sozialstaatliche Hauptlast als Folge der gesellschaftlichen Entwicklung zu tragen gehabt hatten.[108]

Mit Übernahme der Kosten durch den Provinzialverband verstärkte sich nun allerdings auch der behördliche Einfluss auf die Belegungsstruktur der Anstalten, was wiederum die These von Blasius stützt.[109] Die preußische Bürokratie erweiterte somit in den 1890ern ihren Einfluss auf die psychiatrische Versorgung und ebnete einer „bürokratische[n] Erfassung von Sozialpathologie" den Weg, was sich auch in der vermehrten Involvierung von Polizei und Justiz widerspiegelte. Die Irrenanstalt fungierte in diesem Kontext quasi als „Sanktionsmechanismus für nichtangepaßtes Verhalten". All dies wirkte aus Blasius' Sicht ausschlaggebend für den enormen Anstieg der Anstaltspopulationen um 1900.[110] Zeitgenössische Psychiater bewerteten diese Entwicklung z.T. allerdings als durchaus positiv, so schrieb beispielsweise der Psychiater Hermann Grunau im Jahre 1905:

> „Auch sonstige gefährliche Irre und solche, welche die öffentliche Ruhe und Ordnung stören oder den Anstand verletzen, und das große Heer der mittellosen, hilfsbedürftigen Geisteskranken gelangen jetzt in viel größerem Maße zur Aufnahme in

---

105 Walter: Überforderung Anstalt 1993, S. 77.
106 Kolb: Familienpflege bayerischen Verhältnisse 1911, S. 289 f.; Blasius: Seelenstörung 1994, S. 66.
107 Krumm/Becker: Sozialpsychiatrie 2012, S. 43.; es muss hinzugefügt werden, dass der Großteil der Anstaltspopulation aus unteren sozialen Schichten stammte, vgl. auch Blasius: Seelenstörung 1994, S. 62, S. 69 f.
108 Langewiesche: „Staat" und „Kommune" 1989, S. 623.
109 Krumm/Becker: Sozialpsychiatrie 2012, S. 43.
110 Blasius: Unheilbaren 1986, S. 61–63.

die Anstalten als früher, wo man es zuließ, daß diese Unglücklichen sich auf den Straßen herumtrieben, bettelten, allerlei Unfug trieben, Kindern und albernem Volk zur Kurzweil dienten und unbeachtet im Elend verkamen."[111]

Die Psychiatrie sollte auch nach der Transition des Jahres 1918 ihre gesellschaftspolitische Relevanz beibehalten; Gustav Kolb betonte in dem an die mittelfränkische Kreisregierung gerichteten Jahresbericht der Heil- und Pflegeanstalt Erlangen des Jahres 1928: „je grösser die finanziellen und politischen Nöte werden, desto mehr braucht man Plätze in Irrenanstalten".[112]

Die Entwicklungen in Preußen und den Staaten des Norddeutschen Bundes gegen Ende des 19. und zu Beginn des 20. Jahrhunderts sind in vielerlei Hinsicht repräsentativ und richtungsweisend für die Entwicklung der Anstaltspsychiatrie des gesamten Reiches. Ein wichtiger Unterschied zu Bayern bestand allerdings darin, dass die Umverteilung der Versorgungskosten zu Lasten des Provinzialverbandes eine im Vergleich zu Bayern weitflächigere Implementierung der Familienpflege erlaubte. Dieser Aspekt wird im späteren Abschnitt zum Diskurs über die Familienpflege in Bayern, den Kolb maßgeblich mitgestaltete, näher erörtert.

2.1.4 Überfüllungszustände in der Erlanger Anstalt zu Beginn des 20. Jahrhunderts

Zwar unterschied sich die bayerische Gesetzeslage von der preußischen, was sich z.B. in einer unterschiedlichen Verteilung der Versorgungskosten auf die Trägerinstanzen zeigte, doch auch im Königreich Bayern war gegen Ende des 19. und Anfang des 20. Jahrhunderts eine enorme Zunahme der Anstaltspopulationen zu verzeichnen.[113] Während im Jahre 1869 auf 10.000 Einwohner nur 4 Kranke kamen, waren es 1903 17,1 und 1908 bereits 20,4.[114] Der Münchener Psychiater Ernst Rehm (1860–1945) ging 1908 davon aus, dass in Bayern in den nächsten zehn Jahren 30 Plätze pro 10.000 Einwohner bereitgestellt werden müssten.[115] Die Entwicklungen in Mittelfranken spiegelten die

---

111 Grunau: Irrenanstalten 1905, S. 6 f. zitiert nach Walter: Überforderung Anstalt 1993, S. 78.
112 StANu, Reg. v. Mittelfranken, Abg. 1952, V, Nr. 2058 e, Jahresberichte der Heil- und Pflegeanstalten Ansbach und Erlangen 1928–1932: Jahresbericht 1928.
113 Vgl. Rehm: künftige Ausgestaltung Irrenfürsorge 1908, S. 601.
114 Kolb: Familienpflege bayerischen Verhältnisse 1911, S. 273.
115 Faltlhauser: Jahresversammlung 1908, S. 145.

ganz Bayerns wider. In der Kreisirrenanstalt Erlangen, der bis 1902 einzigen Anstalt des Bezirks, herrschten aufgrund der Überfüllung zunehmend katastrophale Zustände. Während sich Ende des Jahres 1888 510 Patienten in der Anstalt befanden, nahm die Anstaltspopulation im Zeitraum vom 1. Januar 1889 bis 31. Dezember 1898 um durchschnittlich 32 Kranke pro Jahr zu. Mit einer rückläufigen Entwicklung war, wie der Direktor der Erlanger Kreisirrenanstalt August Würschmidt (1853–1919) im Februar 1899 vermerkte, nicht zu rechnen; vielmehr war davon auszugehen, dass die Belegungszahlen im Verlauf der nächsten 20 Jahren kontinuierlich ansteigen würden.[116]

Die Anstalt Erlangen war laut Würschmidt für 774 Patienten gebaut und eingerichtet. Zwar hatte die in Bezug zur Belegfähigkeit durchgeführte Enquete eine Maximalkapazität von 800 Kranken ergeben, doch war dies nur unter Ausnutzung aller ehemals für Krankenzwecke gebauten, mittlerweile aber für administrative Zwecke genutzten Räumlichkeiten möglich. Würschmidt hielt dies für nicht zulässig und wies darauf hin, dass dem Zuwachs an Patienten entsprechend ja auch eine erhöhte Zahl von Pflegekräften nötig sei, die ihrerseits ebenfalls in der Anstalt Unterkunft finden musste.[117]

Zu Beginn des Jahres 1899 umfasste die Anstaltspopulation in Erlangen bereits 830 Kranke, aufgrund dessen tatsächlich alle zur Verfügung stehenden Räume genutzt werden mussten. Auch Zellen und Einzelzimmer, die im Sinne eines geordneten Betriebes und der Bewegungsfreiheit eigentlich nicht zweckentfremdet werden sollten, waren voll besetzt.[118] Der laut Würschmidt seit längerem gestiegene Anteil unruhiger und gefährlicher Kranker unter den Neuaufnahmen hatte ohnehin bereits für Schwierigkeiten gesorgt, doch im Rahmen verstärkter Zugänge bei zugleich verminderten Abgängen verschärfte sich die Lage noch einmal ungemein.

Trotz längst überschrittener Kapazitäten nahmen die Anfangsbestände in den nächsten Jahren von 875 (1900) auf 913 (1901) und 976 (1902) weiter zu. Die Anstaltspopulation hatte sich somit in etwas mehr als 10 Jahren nahezu verdoppelt.

„Die Verhältnisse auf allen Abteilungen, insbesondere auf den sechs Wachabteilungen des Hauses, begannen unerträglich zu werden", der Mindestraum inkl. Luftraum jedes einzelnen Patienten schrumpfte von 20 Kubikmeter auf 13m³ und vereinzelt sogar 11m³ und selbst die Korridore mussten zu Schlaf- und

---

116 Würschmidt: Allgemeines Programm Errichtung 1904, S. 372 f.
117 Würschmidt: Programm Errichtung 1904, S. 400.
118 Würschmidt: Kreisirrenanstalt Erlangen 1904, S. 71.

Wohnräumen umfunktioniert werden, so Direktor Würschmidt.[119] Vergleicht man hierzu die von Gustav Kolb in seinem 1902 veröffentlichten Sammel-Atlas beschriebenen Grenzwerte an erforderlichem Luftraum, so werden die beengten Verhältnisse in der Erlanger Anstalt noch deutlicher. Gemäß Grundsätzen der Hygiene waren laut Kolb in Wohnräumen für Gesunde 17–25m^3 und für körperlich Kranke pro Person 30–40m^3 notwendig. Schlafräume für ruhige, arbeitende Kranke bedurften min. 20m^3, bei Bettbehandlung waren je Patient min. 28m^3, bei infektiösen Kranken sogar je 50m^3 erforderlich. Festzuhalten gilt, die Zustände innerhalb der Erlanger Anstalt waren geradezu unhaltbar.[120] Obwohl Würschmidt die Belegungszahl für unzulässig hielt und sich über den üblen Einfluss der Überfüllung beklagte, scheint er nicht in der Lage gewesen zu sein, einen Aufnahmestopp zu verhängen, die Entscheidungsgewalt über Belegung und Überbelegung lag vielmehr allein bei der Kreisregierung.[121]

Mit der Eröffnung der zweiten mittelfränkischen Kreisirrenanstalt in Ansbach im Jahre 1902 erfolgte eine lange ersehnte Entlastung, die Erlanger Anstaltspopulation sank infolge auf 815 (1903) und 760 (1904) ab. Allerdings nahmen, wie von Würschmidt befürchtet, mit dem Jahre 1905 die Aufnahmezahlen wieder zu, sodass die Heil- und Pflegeanstalt Erlangen sehr bald erneut an die Grenzen ihrer Leistungsfähigkeit gelangte und bis zum Jahre 1914 einen Anfangsbestand von 873 Patienten aufwies.[122] Eine geradezu dramatische Entwicklung, bedenkt man, dass zum Zweck der Entlastung im Jahre 1906 bereits die Aufnahmebezirke Schwabach und das Amtsgericht Cadolzburg sowie 1908 die Bezirke Hersbruck, Lauf und das Amtsgericht Altdorf von der Anstalt Erlangen abgegeben worden waren. Bis 1913 waren die Aufnahmezahlen im Vergleich zum Jahre 1909 um 57 %, im Vergleich zum Jahre 1901 um 100 % angestiegen.[123]

Es drängte sich die Frage auf, wie der Überbelegung längerfristig wirksam zu begegnen war. Die Anstalt weiter auszubauen, so musste man bereits Ende des 19. Jahrhunderts erkennen, war schon aus räumlichen Gründen nicht mehr

---

119 Würschmidt: Kreisirrenanstalt Erlangen 1904, S. 72.
120 Kolb: Sammel-Atlas Teil A 1902, S.5 f; auch der Münchener Psychiater Ernst Rehm verwies im Rahmen seines Vortrags bei der Jahresversammlung bayerischer Psychiater 1908 auf die massive Überfüllung der Erlanger Anstalt hin, vgl. Rehm: künftige Ausgestaltung Irrenfürsorge 1908, S. 602.
121 Würschmidt: Programm Errichtung 1904, S. 400.
122 HA-BZK Erlangen: Jahresbericht 1933.
123 HA-BZK Erlangen: Bericht über die Heil- und Pflegeanstalt Erlangen für das Jahr 1913/1914, S. 1.

möglich: zum einen aufgrund ihrer Lage, da sie mittlerweile auf drei Seiten von Stadtgebiet umgeben und im Norden durch die Schwabach begrenzt war. Zum anderen befanden sich auf diesem nicht erweiterbarem Gelände bereits mehr Anstaltsgebäude als eigentlich zulässig war.[124] Vor diesem Hintergrund scheint es naheliegend, dass Gustav Kolb im Jahre 1908 auf der Jahresversammlung des Vereins bayerischer Psychiater in Erlangen den sofortigen Bau einer dritten mittelfränkischen Anstalt sowie die Schaffung einer eigenständigen psychiatrischen Klinik in Erlangen forderte.[125] Doch die Lösung der Überfüllungsproblematik erfuhr zunächst durch Ausbruch des Ersten Weltkriegs und im Verlauf durch das Hungersterben in den Anstalten in den Jahren 1917/1918 einen Aufschub bis in die 1920er Jahre.

Unter ihrer Aufsicht stehend, auf ihre Kooperation und finanzielle Unterstützung angewiesen sowie in persönlichen Karrierefragen abhängig, konnten die Anstaltspsychiater ihre Kritik an den Regierungsbehörden meist nur verhalten und in indirekter Form zum Ausdruck bringen. Als Gustav Kolb im Jahre 1902 an seine Fachkollegen mit den Worten appellierte „Noch schärfer muss aber unsere Opposition gegen die uns aufgedrängten Monstreanstalten werden [...]", brachte er dabei einerseits seinen Missmut gegenüber dem Konzept der Großasyle zum Ausdruck, wies aber andererseits darauf hin, dass sich die Psychiater anscheinend nicht freiwillig für diese Versorgungsform entschieden hatten.[126] Es ergibt sich somit die Frage, von wem die besagten „Monstreanstalten" den Psychiatern aufgedrängt worden waren? Kolb geht nicht weiter ins Detail, doch kann man schlussfolgern, dass er damit den staatlichen bzw. behördlichen Einfluss meinte, da dieser allein letztlich für die Planung und Errichtung der Anstalten verantwortlich war.[127] Wie Würschmidt auch, wehrte sich Kolb gegen den Druck von oben, eine sukzessive Mehrbelegung der Anstalten zu gestatten. So schrieb er im Jahre 1902 zur Frage der Überfüllung: „Man hört oft die Meinung: „Wo für 400 bis 500 Kranke Platz ist, wird es auf 10, 30, 50 mehr auch nicht ankommen", und ist diese Ueberzahl

---

124 Würschmidt: Kreisirrenanstalt Erlangen 1904, S. 60, S. 67 f.
125 Faltlhauser: Jahresversammlung 1908, S. 151.
126 Kolb: Sammel-Atlas Teil A 1902, S. 62.
127 Bei der Jahresversammlung bayerischer Psychiater 1911 äußerte sich Kolb in ähnlicher Weise: „Die Frage, wen das schwere Verschulden trifft, daß solche Anstalten [geschlossenen Charakters], welche vor Jahrzehnten unter ganz anderen Verhältnissen entstanden sind, trotz Änderung dieser Verhältnisse immer wieder erweitert wurden, steht hier nicht zur Diskussion." Vgl. Kolb: Familienpflege bayrischen Verhältnisse 1911, S. 277.

untergebracht, so heisst es: „Sehen Sie, es geht ja". Ja, es geht – aber wie gross der Schaden ist, den die Kranken erleiden, wie schwierig, aufreibend, verantwortungsvoll und gefährlich der Dienst für Aerzte und Personal geworden ist, das vermag nur der Fachmann zu beurtheilen."[128] Selbstbewusst reklamierte an dieser Stelle der gerade einmal 32jährige Kolb, wohl in Andeutung auf behördliche Einflussnahme, die alleinige Fachkompetenz der Anstaltspsychiater, in Fragen der Belegung urteilen zu können.[129]

Kolb war nicht gewillt, den therapeutischen Anspruch der Anstaltspsychiatrie aufzugeben. In seinen Augen war ein erfolgreiches therapeutisches Agieren abhängig von der Möglichkeit, Patienten auf andere Abteilungen verlegen zu können. So schilderte er beispielsweise in seinem Sammel-Atlas aus dem Jahre 1902, dass Überfüllungszustände den Psychiater dazu zwangen, bei routinemäßig anfallenden Verlegungen einzelner Patienten diese angesichts mangelnder Alternativen auf Abteilungen für Kranke mit höherem oder niedrigerem *socialen Niveau* zu verlegen, worunter entweder die ganze Abteilung oder der verlegte Kranke zu leiden hatte.[130] Die schwerwiegenden Folgen einer Überfüllung, die eine Dramatisierung der Hospitalisierungserscheinungen nach sich zog, erlebte Kolb noch zu Assistenzarztzeiten in Bayreuth aus allernächster Nähe.[131]

---

128 Kolb: Sammel-Atlas Teil A 1902, S. 48.
129 An dieser Stelle sei angemerkt, dass die Durchsetzung psychiatrischer Interessen gegenüber dem Staat, wie sie Kolb forderte, eine Thematik war, die auch nach dem Ersten Weltkrieg in einem veränderten politischen Kontext aktuell blieb. Angesichts einer zu erwartenden politischen Einflussnahme auf die Strukturen des Irrenwesens fühlte sich Kolb veranlasst, vor dem Deutschen Verein für Psychiatrie im Mai 1920 die Anstalt als Hoheitsgebiet der Psychiater und das Prinzip der „ärztlichen Leitung nach einheitlichen Gesichtspunkten" als bewährte Grundlage der Anstaltsorganisation zu affirmieren. Als alleiniger Garant dafür, „daß das Wohl der Kranken stets das oberste Gesetz in der Anstalt bleibt", müsse jenes Prinzip vor gesetzgeberischen und verordnungstechnischen Änderungen bewahrt werden. Angesichts einer in Aussicht stehenden Einführung des 8-Stunden Tags für Pflegekräfte, gegen den Widerstand der Psychiater, fand Kolb klare Worte und zeigte sich unbeugsam: „[...] eine solche Einschränkung kann uns aufgezwungen werden, aber keine Macht der Erde sollte uns zwingen, sie für ärztlich zulässig zu erklären, soferne wir sie nicht für ärztlich zulässig halten." vgl. Kolb: Inwieweit Änderungen 1920, S. 135 f., S. 176.
130 Kolb: Sammel-Atlas Teil A 1902, S. 48 f.; mit dem *socialen Niveau* beschrieb Kolb die Fähigkeit eines Patienten sich in einer sozial angepassten Form zu verhalten, d.h. mit seinem Umfeld in einer der gesellschaftlichen Norm entsprechenden Art und Weise zu interagieren.
131 Zenk: Heil- und Pflegeanstalt Kutzenberg 1995, S. 27–31.

Seine Überzeugungen prägte dies sicherlich nachhaltig. Als Assistenzarzt schrieb Kolb 1902, wie mit der Überfüllung ein „trauriger circulus vitiosus" in Gang kam: Je mehr Patienten sich auf einem Raum befanden, desto mehr wurden durch das störende Verhalten Einzelner irritiert und desto häufiger kamen zufällige oder beabsichtigte Belästigungen zustande, die Anlass für Konflikte boten. Als Folge dessen verschlechterte sich das Verhalten der Kranker, was wiederum ihre Verlegung auf Abteilungen für „insociale" Kranke notwendig machte, die sehr bald ebenso überbelegt waren und den Teufelskreis weiter vorantrieben. „Mit zunehmender Ueberfüllung stieg, bei im Uebrigen vollkommen unveränderten Verhältnissen, der Procentsatz der insocialen Kranken mit enormer Raschheit zu einer oft unglaublichen Höhe an", so Kolb.[132]

Würschmidt machte ähnliche Erfahrungen, sah jedoch andere Faktoren als ursächlich an. Im Februar 1899 stellte Würschmidt rückblickend eine stete Zunahme besonders schwieriger Patienten innerhalb der letzten Jahre fest, die Überwachung, Absonderung und dauerhafte ärztliche Behandlung bedurften. Ebenso wie Kolb beobachtete er, wie Abteilungen für unruhige Kranke und Abteilungen mit Überwachungscharakter stets am überfülltesten waren. Würschmidt beschrieb, wie einige von ihm besuchte Anstalten mit ganz ähnlichen Zuständen zu kämpfen hatten und zwecks Abhilfe sogar bereits Pavillons für ruhige Kranke zur Unterbringung von unruhigen oder pflegebedürftigen Kranken umfunktioniert bzw. für diese völlig neue Abteilungen errichtet hatten. Zwar gestand Würschmidt ein, dass gerade in Erlangen die Überfüllungszustände innerhalb der großen, räumlich beschränkten Anstalt eine Mitschuld an der Zunahme unruhiger und lärmender Kranker trugen. Anerkennend wies er diesbezüglich auf die besseren Heilresultate von Anstalten mit freierer Versorgung hin, die einen beruhigenden Einfluss auf das Verhalten der Geisteskranken ausübten. Doch betonte Würschmidt die Bedeutung exogener Faktoren, speziell die steigende Zahl schwieriger und prognostisch ungünstiger Fälle unter den Neuaufnahmen, sowie die immer häufiger werdende Einweisung aufgrund von Gemeingefährlichkeit nach Artikel 80, Absatz 2 des Polizeistrafgesetzbuches. Damit relativierte Würschmidt die Effekte des Hospitalismus und die Bedeutung von sogenannten Anstaltsartefakten, d.h. Krankheitserscheinungen bzw. Krankheits-Exazerbationen, die auf schlechte Lebensbedingungen in den Anstalten zurückzuführen waren.[133] Kolb hingegen betonte die Relevanz dieser Artefakte und verstand ihre

---

132 Kolb: Sammel-Atlas Teil A 1902, S. 49.
133 Würschmidt: Allgemeines Programm Errichtung 1904, S. 375.

Entstehung als unmittelbare Folge der Überfüllung und des in diesem Zuge vermehrten Gebrauchs von chemischen Beruhigungsmitteln und mechanischen Zwangsmitteln, wie z.B. Fixierungen, Zwangsjacken und Ledermuffen.[134] Das Aufkommen von sogenannten Anstaltsartefakten, die durch die Internierung in einer Anstalt hervorgerufen wurden, stand für Kolb dabei in „grellstem Widerspruch" zum Heilanspruch der Anstalt; als Folge einer Überfüllung kam es nicht nur zu einem Versagen aller therapeutischen Leistungen, der Anstaltsaufenthalt wirkte für einen beträchtlichen Teil der Kranken sogar direkt schädlich. Selbst die vortrefflichst angelegte, eingerichtete und geleitete Anstalt war unter solchen Bedingungen in Kolbs Augen „wenig besser als eine Rückkehr zu den „Narrenthürmen" und „Narrenhäusern" des Mittelalters."[135] Ein krasser Vergleich, mit dem Kolb zum Ausdruck brachte, wie sehr sich die Heil- und Pflegeanstalten seiner Meinung nach vom Humanitätsgedanken entfernt hatten, der für die Entstehung des Anstaltswesens zu Beginn des 19. Jh. angeblich so wichtig gewesen war.

2.1.5 Die Anstaltspsychiatrie zwischen wissenschaftlichem Ehrgeiz & Defiziten in der Patientenversorgung

Im vorigen Abschnitt ist dargelegt worden, wie das Konzept der Großanstalt entscheidend den Ausbau der psychiatrischen Versorgungslandschaft im Verlauf der zweiten Hälfte des 19. Jahrhunderts prägte. Des weiteren ist die aufgrund der Zunahme der Aufnahmen bei gleichzeitig geringer Zahl an Entlassungen entstehende Überfüllungsproblematik beschrieben worden, die eine Kernproblematik der Anstaltspsychiatrie um die Jahrhundertwende darstellte. War das Repertoire therapeutischer Möglichkeiten in der Psychiatrie zu dieser Zeit ohnehin äußerst begrenzt, führten jene Überfüllungszustände dazu, dass ein erfolgreiches therapeutisches Agieren innerhalb der Anstalten völlig unmöglich wurde. Ohne ihrem im ursprünglichen Selbstverständnis der *Heil- und Pflegeanstalt* niedergelegten therapeutischen Anspruch gerecht werden zu können, war die Anstaltspsychiatrie nurmehr eine Verwahrpsychiatrie, in der der Gebrauch von Zwangsmitteln an der Tagesordnung stand.

---

134 Unter derartigen Muffen sind aus festem Leder bestehende, grobe Handschuhe zu verstehen, die den Patienten beidseits übergestülpt und an den Handgelenken festgeschnallt wurden. Diese verhinderten, dass die Patienten ihre Hände gebrauchen konnten, um beispielsweise Gegenstände zu greifen.
135 Kolb: Sammel-Atlas Teil A 1902, S. 49.

Zwischen den sich stetig verschlechternden Bedingungen innerhalb der Anstaltspsychiatrie und der um ihr Renommee als Wissenschaft bemühten psychiatrischen Forschung entwickelte sich gegen Ende des 19. Jahrhunderts ein eigenartiger Spannungszustand, welcher u.a. von Kritikern der Anstaltspsychiatrie problematisiert wurde (vgl. hierzu ab S. 66). Während die Zustände in den Anstalten immer untragbarer wurden, beschäftigte sich die wissenschaftliche Psychiatrie, d.h. die psychiatrische Forschung im weiteren Sinne, allenfalls randweise mit den drängenden, noch immer ungelösten Fragen der sogenannten *praktischen Irrenfürsorge*. An den seit etwa Mitte des 19. Jahrhunderts gegründeten Universitätspsychiatrien beheimatet, fristete die wissenschaftliche Psychiatrie in vielerlei Hinsicht ein Dasein im Elfenbeinturm.

Als vergleichsweise junges medizinisches Fach war die wissenschaftliche Psychiatrie zunächst vor allen Dingen darum bemüht, sich als fundierte medizinische Disziplin zu etablieren.[136] Gemäß ihrem naturwissenschaftlichen Selbstverständnis orientierte sie sich dabei am medizinischen Krankheitsmodell und verstand psychische Erkrankungen als Hirnerkrankungen, ihre Symptome dementsprechend als Ausdruck einer neuroanatomischen bzw. neurophysiologischen Pathologie.[137] Als Leitbild fungierte hierbei die sogenannte progressive Paralyse, die aus heutigem Krankheitsverständnis am ehesten als Verlaufsform der Neurosyphilis betrachtet werden kann. In den Gehirnen sezierter Todesopfer dieser Erkrankung hatte man morphologische Veränderungen identifizieren können, welche die Hoffnung erweckt hatten, auch für andere Erkrankungen mit psychischen Symptomen derartige organische Korrelate ausmachen zu können.[138] Führende Vertreter dieser neuropathologisch orientierten Forschung waren beispielsweise Theodor Meynert (1833–1892) und Carl Wernicke (1848–1905). Wie der Psychiater und Medizinhistoriker Wolfram Schmitt treffend erkannte, erwiesen sich diese seit Wilhelm Griesinger vorherrschenden, von einem naturwissenschaftlichen Reduktionismus und Monismus charakterisierten Erklärungsversuche allerdings als zu einseitig und erfuhren in Folge eine Relativierung und Erweiterung durch geistes- und sozialwissenschaftliche Perspektiven.[139]

---

136 Vgl. Brückner: Modelle 2018, S. 291; vgl. auch Schott/Tölle: Geschichte Psychiatrie 2006, zitiert nach Krumm/Becker: Sozialpsychiatrie 2012, S. 44; Blasius: Seelenstörung 1994, S. 64.
137 Schmitt: Modell Naturwissenschaft 1983, S. 90 f.
138 Ebd., S. 89.
139 Obwohl Griesinger psychische Erkrankungen für Erkrankungen des Gehirns hielt, sprach er sich im Gegensatz zu späteren Vertretern der naturwissenschaftlichen

Im Zeitraum von 1890–1920 vollzog sich somit eine Wende zur klinisch-deskriptiven, psychopathologisch statt somatopathologisch orientierten Betrachtungsweise, begründet vor allem durch Emil Kraepelin (1856–1926), der die Nosologie psychischer Erkrankungen neu ordnete und in einen schizophrenen und manisch-depressiven Formenkreis eingruppierte. Weitere wichtige Impulse im Kontext dieser wissenschaftlichen Neuausrichtung gingen unter anderem von Sigmund Freud (1856–1939), Eugen Bleuler (1857–1939) und Karl Jaspers (1883–1969) aus.[140] Die Psychiatrie nahm Abstand vom Anspruch, eine erklärende Wissenschaft zu sein, und begriff sich nun mehr als eine beschreibende Wissenschaft, als Folge dessen die psychiatrisch Forschenden das Labor verließen und an das Krankenbett zurückkehrten, wie Cornelia Brink es pointiert formulierte.[141] Somit gelang es der klinischen Psychiatrie mit dem von Kraepelin vertretenen phänomenologischen Ansatz, Universitäts- und Anstaltspsychiatrie wieder näher zusammenzuführen, da durch das Leitprinzip der Patienten-Beobachtung auch die Anstaltspsychiater vermehrt die Möglichkeit erhielten, sich am wissenschaftlichen Diskurs zu beteiligen.[142] Bernd Walter konnte überzeugend darstellen, dass die gewaltige Zunahme der Anstaltspopulation Ende des 19. Jahrhunderts und der damit einhergehende Verlust des Heilungsanspruchs der Anstalt von den Anstaltspsychiatern vorrangig deswegen getragen wurden, da sie hierdurch in genügendem Maße neues „Krankenmaterial" zu Zwecken der wissenschaftlichen Beobachtung langjähriger Verläufe gewonnen hatten.[143] So führt Walter weitergehend aus: „Die Anstaltspsychiater entschieden sich für die Wissenschaft und übersahen die weitreichenden Folgen dieser Entscheidung für ihr Handeln und Verhalten als Arzt. Auch in der Anstalt wurde der Patient mehr zu einem

---

Psychiatrie für eine differenziertere Betrachtungsweise aus. Wolfram Schmitt beschrieb dies wie folgt: „Bei aller hirnanatomischen und hirnphysiologischen Determiniertheit des krankhaften Prozesses bleibt das führende nosologische Prinzip bei Griesinger also ein psychopathologisches und damit ein klinisch-deskriptives." Vgl. Schmitt: Modell Naturwissenschaft 1983, S. 90 f.; vgl. zu dieser Thematik auch Leubuscher: Gehirn-Krankheiten 1854.

140 Schmitt: Modell Naturwissenschaft 1983, S. 90; vgl. auch Walter: Überforderung Anstalt 1993, S. 85; vgl. bezüglich dieser Neuausrichtung der Psychiatrie außerdem: Engstrom: Clinical Psychiatry 2003, S. 121–136.
141 Brink: Grenzen der Anstalt 2010, S. 123.
142 Walter: Überforderung Anstalt 1993, S. 82; zur Bedeutung der klinischen Beobachtung in der Psychiatrie vgl. auch Engstrom: Clinical Psychiatry 2003, S. 121 f.
143 Walter: Überforderung Anstalt 1993, S. 82 f.; vgl. auch Weber: Anstaltspsychiatrie 1911, S. 437–440.

Objekt der Beobachtung und Untersuchung. Durch die Leitbildfunktion der wissenschaftlichen Psychiatrie vernachlässigte man ein zentrales Gebot der *ars medica*, das die Frage nach dem Nutzen psychiatrischen Denkens für den Kranken und die Verbesserung seines Zustandes zum handlungsbestimmenden Moment erhob."[144]

Die Tatsache, dass die Heil- und Pflegeanstalten nurmehr Verwahrinstitutionen waren und die wissenschaftliche Psychiatrie wenig Interesse daran bekundete, die Lebensbedingungen von Anstaltspatienten verbessern zu wollen, trug maßgeblich dazu bei, dass die Reputation der Psychiatrie in der breiten Öffentlichkeit Schaden nahm. Georg Wetzer, der Psychiatriekritiker und ehemalige Patient der Anstalt Erlangen, verwies hierauf, als er in seinen „*Erlangen'er Irrenhaus-Erlebnissen*" schrieb: „Und trotzdem die Psychiater mit allen Mitteln bestrebt sind, ihre „Wissenschaft" zur Anerkennung zu bringen und ihr zum Sieg zu verhelfen, können sie es doch nicht verhindern, daß dieselbe an Achtung im Volk immer mehr verliert."[145]

Noch vor Beginn des Ersten Weltkriegs geriet demnach die klinische Psychiatrie aus ähnlichen Gründen wie zuvor bereits die sogenannte Hirnpsychiatrie in eine Krise, da sie weder den erhofften therapeutischen Fortschritt noch eine Verbesserung der Lebensbedingungen psychisch Kranker ermöglicht hatte.[146] Georg Dobrick, Oberarzt an der Anstalt Kosten in Posen, gab in seinem 1911 erschienenen Artikel „*Ketzergedanken eines Psychiaters*" Zeugnis hiervon:

> „Wenn ein späterer Geschichtsschreiber die heutige psychiatrische Ära beschreibt, so muß er einen merkwürdigen Eindruck erhalten. Er findet eine außerordentliche Blüte der psychiatrischen Literatur neben einem Tiefstand greifbarer praktischer Erfolge, der sich in einem unaufhaltsamen Anwachsen von Anstalten und Kranken manifestiert.
> Wir wissen viel und können wenig! Das ist in der Tat das Motto unserer Generation. Dieser therapeutische Nihilismus und Pessimismus mit seinen Initiativen und Arbeitslust lähmenden Folgen muß vor allen Dingen verschwinden. Ein schwerer Vorwurf trifft diejenigen, die ihn uns eingepflanzt haben.
> Sehe ich einmal die psychiatrische Literatur der letzten Monate durch. Es sind 514 Arbeiten. Von diesen behandeln vier therapeutische Fragen, und zwar relativ unwichtige. Also 0,8 Prozent! Diese trostlose Zahl sollte zu denken geben und die Frage vorlegen: sind wir denn wirklich auf richtigem Wege? Ich glaube annehmen zu dürfen, daß viele unter uns diese Blüte für eine Pseudoblüte halten, daß wir in Wirklichkeit

---

144 Walter: Überforderung Anstalt 1993, S. 83.
145 Wetzer: Irrenhaus-Erlebnisse 1909, S. 31.
146 Walter: Überforderung Anstalt 1993, S. 84; Walter: Psychiatrie Gesellschaft 1996, S. 419; vgl. auch Brink: Grenzen der Anstalt 2010, S. 123.

im Zeichen der Stagnation stehen. Es war noch immer so. Eine stagnierende Wissenschaft gefällt sich in Kleinigkeitskrämerei. Gerade dieses Spintisieren, dieses Herausklügeln neuer Hypothesen, dieser Diagnosestreit, der schon ein sportmäßiges Gepräge angenommen hat, sind die besten Beweise für die obige Behauptung und erinnern geradezu an Scholastik. Als wenn es nicht ganz gleichgültig wäre, wie wir eine Krankheit nennen, deren Wesen uns rätselhaft ist. [...] Es werden also andere Wege eingeschlagen werden müssen, wenn Erfolge erzielt werden sollen. In der heutigen Zeit der Vorurteile und Animosität gegen Psychiatrie und Psychiater vergesse man doch nicht, daß die Wertschätzung einer Wissenschaft von ihren Erfolg abhängt. Und die Allgemeinheit hat die Berechtigung, eine Wissenschaft gering einzuschätzen, welche ihren Zweck, die Lebensverhältnisse zu verbessern, so schlecht erfüllt. Wo der Erfolg spricht, schweigt das Vorurteil!"[147]

In Anbetracht der massiven Kritik an der Anstaltspsychiatrie und dem grassierenden Misstrauen gegenüber den Psychiatern in der Bevölkerung, die im nächsten Unterkapitel näher betrachtet werden, appellierte Georg Dobrick an seine Fachkollegen, das Wohl der Patienten zur Richtschnur ihrer forschenden Tätigkeit zu machen und sich der Verbesserung der psychiatrischen Versorgung zu widmen. Die psychiatrische Krankenpflege, bauliche Gestaltung der Anstalten und praktische Irrenfürsorge stellten dabei nur einige Bereiche dar, die laut Dobrick der besonderen Aufmerksamkeit der Anstaltspsychiater bedurften.[148]

Wie im weiteren Verlauf dieser Arbeit dargestellt wird, machte sich Gustav Kolb wenige Monate, nachdem Dobrick seinen Appell in der Psychiatrisch-Neurologischen Wochenschrift veröffentlicht hatte, erneut für eine grundlegende Reform der praktischen Psychiatrie stark. Das zentrale Konzept auf dem seine Reformabsichten gründeten, eine ärztlich geleitete psychiatrische Außenfürsorge, erfuhr allerdings von den bayerischen Fachkollegen im Juni 1911 abermals allgemeine Ablehnung. Als Kolb Ende des Jahres in Erlangen seine Stelle als Direktor der Heil- und Pflegeanstalt antrat, begann er unmittelbar mit dem Aufbau der offenen Fürsorge. Mit dem Erfolg seines Konzeptes bewies er dessen Umsetzbarkeit und therapeutischen Nutzen und schaffte es, das von Dobrick beschriebene Desiderat ein Stück weit zu erfüllen, d.h. die Lebensverhältnisse der Psychiatriepatienten zu verbessern. Überspitzt gesagt, machte Kolb dadurch deutlich, dass es keiner ausgefeilten neuropathologischen

---

147 Dobrick: Ketzergedanken 1911, S. 393.
148 Ebd., S. 394; zur Auseinandersetzung innerhalb der Psychiatrie vgl. Walter: Überforderung Anstalt 1993, S. 84–86; Walter: Psychiatrie Gesellschaft 1996, S. 419.

Erkenntnisse oder ausgetüftelter Nosologien bedurfte, um eine grundlegende Besserung des Zustandes der Kranken zu realisieren.

2.1.6 Psychiatriekritiker und „Irrenbroschüren"

Rund 50 Jahre vor der gemeinhin als *Antipsychiatrie* bekannten Bewegung der 1960er und 1970er Jahre wurde der Begriff im Rahmen eines öffentlichen Diskurses bereits zu Anfang des 20. Jahrhunderts geprägt.[149] Diese frühe antipsychiatrische Bewegung, die mit der Bezeichnung psychiatriekritische Bewegung treffender umschrieben ist,[150] begann sich in den 1880er Jahren zu formieren und rekrutierte sich vornehmlich aus ehemaligen Anstaltspatienten, Journalisten, Juristen, Ärzten und Politikern.[151] Angestoßen durch die Veröffentlichung von Broschüren, Pamphleten und Artikeln dieser *Irrenreformer* – wie sie sich selbst zu bezeichnen pflegten – hatte sich eine hitzige Debatte um Missstände in den Anstalten, ungerechte Einweisungs- und Entmündigungspraktiken und die in Bezug auf das Irrenwesen als unbefriedigend wahrgenommene Gesetzeslage entwickelt.[152] Die von den Psychiatern seit Entstehung der modernen Psychiatrie im 18. Jahrhundert beanspruchte Deutungshoheit hinsichtlich psychischer Erkrankungen, d.h. ihre Macht, darüber entscheiden zu können welche psychischen Eigenschaften bzw. welches Verhalten als Äußerung einer Psychopathologie zu verstehen war, stellten die „Irrenreformer" in Abrede. Mit dieser Kritik trafen sie bei den Psychiatern einen empfindlichen Punkt. Denn obwohl die vergleichsweise junge medizinische Disziplin nach akademischer Anerkennung als veritable medizinische Fachrichtung strebte, hatte sie bislang kein überzeugendes, auf organischen Befunden beruhendes Verständnis von der Pathophysiologie psychischer Erkrankungen entwickeln können. Dementsprechend nahmen die Psychiater die Kritik der „Irrenreformer" vor allem als

---

149 Der Begriff Antipsychiatrie taucht in der Psychiatrisch-Neurologischen Wochenschrift im Zeitraum von 1909–1912 vermehrt auf, vgl. dazu Dieckhöfer: Antipsychiatrie 1984, S. 101; Beyer: Irrengesetzgebung 1909, S. 61.
150 Heinz-Peter Schmiedebach bemerkt, dass der Begriff *antipsychiatrisch* zur Charakterisierung der Bewegung unzureichend ist und schlägt die Bezeichnung *psychiatriekritisch* vor, vgl. Schmiedebach: „antipsychiatrische Bewegung" 1996, S. 156; auch Cornelia Brink bevorzugt die Bezeichnung Psychiatriekritiker vgl. Brink: psychopathologische Grenzfälle 2002, S. 27.
151 Schmiedebach/Schwoch: Psychiatriekritik 2001, S. 30, S. 32; für einen Überblick über die umfangreiche Forschung zur psychiatriekritischen Bewegung um 1900 vgl. Schwoch: Irrenbroschüren 2013, S. 77.
152 Vgl. Ebd., S. 72.

Angriff auf ihre Legitimität als medizinische Fachdisziplin wahr.[153] Die ebenfalls von den Reformern geäußerte Kritik an den Lebensverhältnissen von Psychiatriepatienten und der psychiatrischen Praxis im Allgemeinen wurde von den in einer Defensivhaltung versteiften Psychiatern zurückgewiesen.

Ein besonders wichtiges Medium im Rahmen des von Psychiatriekritikern angestoßenen Diskurses waren die sogenannten Irrenbroschüren, in denen ehemalige Anstaltspatienten über ihre als unrechtmäßig erlebte Entmündigung und Internierung sowie ihre bedrückenden Erfahrungen in den Anstalten berichteten. Mit eindrücklichen, ja reißerischen Titeln versehen, wie beispielsweise *„Leben und Schicksale des Julius Pfeiffer,* […] *Zwölf Jahre bei vollem Verstand im Irrenhaus Zwiefalten"* (1895), *„Drei Monate ohne Grund im Irrenhause"* (1898) und *„Zustände in der Heidelberger Universitäts-Irrenklinik oder 5 Tage lebendig begraben"* (1908), verdeutlichten die Autoren den Protest- und Appell-Charakter ihrer Schriften.[154] Sie verfehlten ihre Wirkung nicht; das in weiten Teilen der Bevölkerung ohnehin bereits bestehende Misstrauen gegenüber der Anstaltspsychiatrie wurde noch einmal bestärkt, die Reputation des noch relativ jungen medizinischen Fachs litt erheblich.[155]

Betrachtet man den Zeitraum von 1909–1912 näher, findet man in der als Fachzeitschrift bekannten und im Rahmen der „Irrenreformer"-Debatte als eine Art „psychiatrisches Nachrichtenbureau" fungierenden Psychiatrisch-Neurologischen Wochenschrift einige aufschlussreiche Äußerungen namhafter Psychiater in Reaktion auf die Psychiatriekritiker.[156] Einer der Meinungsführer, Bernhard Beyer (1879–1966), Oberarzt an der Anstalt Herzogshöhe bei Bayreuth, schlug vor, zum Zwecke der Aufklärung eine Kommission von drei Psychiatern zu beauftragen, die in den sogenannten Irrenbroschüren dargelegten Fälle anhand der Akten und Krankengeschichten überprüfen zu lassen.[157] Er selbst habe dies anhand einiger Fälle bereits getan und erkannt, dass die in den Broschüren verlauteten Behauptungen nicht den Tatsachen entsprächen.[158] Die

---

153 Vgl. Beyer: Irrengesetzgebung 1909, S. 61.
154 Cornelia Brink hat im Jahre 2002 etwa 200 solcher psychiatriekritischen Schriften recherchiert, vgl. Brink: psychopathologische Grenzfälle 2002, S. 22–24, Zitate siehe S. 23, S. 26, S. 40.
155 Beyer: Presse-Angriffe 1911, S. 314; Lomer: antipsychiatrisches Zentralorgan 1909, S. 275.
156 Der Begriff „psychiatrisches Nachrichtenbureau" wurde von Johannes Bresler verwendet, vgl. Bresler: Bemerkung 1909, S. 179.
157 Zu Beyer als führende Stimme im Rahmen der Debatte um die Psychiatriekritiker-Bewegung vgl. Bresler: „Irrenreform-Bewegung" 1911, S. 159 f.
158 Beyer: Antipsychiatrische Skizze 1909, S. 278.

Objektivität der in den Akten dokumentierten Sachverhalte stellte Beyer dabei anscheinend in keiner Weise in Frage. Beyer schlug desweiteren vor, aus den Krankengeschichten der ehemaligen Patienten Einzelheiten zu veröffentlichen, die über den Geisteszustand der Autoren Aufschluss gäben, um die Kritiker öffentlich zu diskreditieren. Dass dies für die früheren Anstaltspatienten unter Umständen recht unangenehm sein könne, müsse in Kauf genommen werden, denn mit „ewigen Rücksichtsnahmen" komme man nicht weiter. Kritische Broschüren und Pamphlete wollte er aus dem Buchhandel verschwunden bzw. beschlagnahmt sehen, auf diesem Wege sei es möglich, „die Presse schon bald ganz gut erziehen zu können".[159] Beyer sah in den Bestrebungen der „Irrenreformer" eine ernstzunehmende Bedrohung und glaubte, die meisten seiner Fachkollegen würden das Ausmaß der Bewegung und den Umfang psychiatriekritischer Literatur nicht recht erfassen.

Auch Georg Lomer (1877–1957), Oberarzt an der Landesanstalt Blankenhain in Thüringen, mahnte die Fachkollegen: „Der Gegner hat seine Kräfte zusammengezogen und ist aufmarschiert. Und wir? Findet man es immer noch nicht an der Zeit, ernstlich an eine wirksame Abwehraktion zu denken?"[160] „Die öffentliche Meinung [...] ist unser hauptsächlicher Gegner"[161] konstatierte Lomer und glaubte mit der Gründung eines „psychiatrischen Nachrichtenbureaus", bestehend aus Journalisten und Psychiatern als fachlichen Beratern, eine systematische Aufklärung der Presse vornehmen zu können.[162] Am bedeutendsten der psychiatriekritischen Verbände indes,[163] dem Heidelberger Bund für Irrenrechtsreform und Irrenfürsorge und seiner seit 1909 in 10.000 Exemplaren erscheinenden Volkstümlichen Zeitschrift,[164] übte Lomer harsche Kritik: Es gehe nicht um ernste Mitarbeit am Fortschritt der praktischen Psychiatrie, vielmehr um Sensation, „um eine noch weitere Vergiftung der uns so wie so verkennenden öffentlichen Meinung", denn der Verlag schlachte die Hefte „zu Agitationszwecken gegen unseren Stand" aus. Im Bund und dessen Zeitschrift sah Lomer eine Zentralstelle, „in der sämtliche Schlammströme, in denen man uns ersäufen möchte, sich zusammenfinden, um von da – darüber ist kein Zweifel möglich – ihren Weg in die z.T. nur allzu aufnahmewillige

---

159 Beyer: Presse-Angriffe 1911, S. 314 f.
160 Lomer: antipsychiatrisches Zentralorgan 1909, S. 275.
161 Lomer: Bedenken 1910, S. 383.
162 Lomer: psychiatrisches Nachrichtenbureau 1909, S. 178.
163 Schwoch: Irrenbroschüren 2013, S. 71.
164 Brink: psychopathologische Grenzfälle 2002, S. 27.

Gesamtpresse zu finden."[165] Albrecht von Kunowski (1864–1933), Oberarzt in Leubus, befürwortete eine offensive Haltung, da die „beste Deckung [...] der Hieb" sei.[166]
Die abschätzige Haltung gegenüber der Presse, die in den Stellungnahmen Beyers und Lomers anklingt, ist nahezu paradigmatisch für die konfliktreiche Beziehung der Psychiatrie zu einer sich seit 1880 vermehrt in psychiatrische Fragen einmischenden Öffentlichkeit.[167] Wie Lomer kritisiert hatte, beteiligten sich viele Psychiater tatsächlich nicht öffentlich an der Debatte, wobei sich einige auch aus Prinzip nicht auf die Presse einlassen wollten, denn „ein Hinabsteigen in diese Arena führt nur zu endlosem und unfruchtbarem Gezänk, bei dem der Verleumder regelmäßig mehr Glauben findet als der Angegriffene."[168] Die Vorschläge, wie man der Kritik am besten begegnen möge, beliefen sich neben Versuchen der Aufklärung vor allem auf Abwehr und Gegenwehr.[169] Viele Psychiater setzten auf Konfrontationskurs und

---

165 Lomer: antipsychiatrisches Zentralorgan 1909, S. 275; tatsächlich scheint Georg Lomer bei seinen Patienten wenig beliebt gewesen zu sein. Ein Aquarell eines Anstaltspatienten mit dem Titel „Dr. Lohmert untersucht Herrn Müllers Zähne" zeigt eine grob anmutende Szene: Der Arzt schiebt nahezu seine gesamte Hand in den Mund seines Patienten, während er mit der anderen Hand dessen rechten Arm fixiert. Dabei verkrümmt sich der Patient mit nach hinten geworfenem Kopf und reißt erschrocken die Augen auf. Zwei Wärter rahmen links und rechts das Bild ein. Das Aquarell ist vom Patienten mit der Notiz versehen: „von Liebe und Güte, Verständnis und Behandlung kann ja in d. Anstalten gar nicht die Rede sein: ich bin grob gestossen und angefahren worden, habe mit der Zeit an Lädirung zugenommen [,] Ärzte sind beim Volk unbeliebt, namentlich in kleinbürgerlichen Familien als hochmütig, kalt und stolz, nüchtern und eitel, unverträglich und strenge verhasst". Im Übrigen meldete Lomer den Direktor seiner Anstalt, Carl Serger (1864–1913), an die Ärztekammer wegen eines außerehelichen Verhältnisses, woraufhin dieser Suizid beging. Gegen Lomer erfolgte wenig später ein Disziplinarverfahren, als Folge dessen er nicht mehr an Anstalten des Landes praktizieren durfte. Vgl. von Beyme/Hohnholz (Hgg.): Arztrezeptionen 2018, S. 233 f.
166 von Kunowski: Abwehr 1909, S. 313.
167 Wie Schmiedebach und Schwoch beschrieben, entwickelte sich ab der zweiten Hälfte des 19. Jahrhunderts durch die enorme Ausweitung des öffentlichen Kommunikationsraumes eine zunehmend ausdifferenzierte Öffentlichkeit, die auch in Wechselwirkung zu den Wissenschaften trat. Vgl. Schmiedebach/Schwoch: Psychiatriekritik 2001, S. 43 f.
168 von Kunowski: Abwehr 1909, S. 313.
169 Vgl. von Kunowski: Abwehr 1909, S. 315; Rehm: Psychiatrie und Presse 1909, S. 180.

versteiften sich auf eine Abwehrhaltung gegenüber den Psychiatriekritikern, der als feindselig wahrgenommenen öffentlichen Meinung und der sie beeinflussenden Presse. Sehr wenige Psychiater stellten das bestehende System psychiatrischer Versorgung in Frage und betrachteten die Kritik der Irrenreformer als Anhaltspunkte zur Verbesserung des Anstaltswesens und der psychiatrischen Praxis.

Gustav Kolb, seit 1905 Leiter der neu errichteten Anstalt Kutzenberg, war einer der wenigen Psychiater, die wesentliche Kritikpunkte der sogenannten Irrenreformer aufgriffen.[170] Kolb bewies ein gutes Gespür für Stimmungslagen in der Bevölkerung bezüglich psychiatrischer Fürsorge und verstand, Defizite und Problembereiche innerhalb der praktischen Psychiatrie, die für Ressentiments mitursächlich waren, klar herauszuarbeiten. Sehr um die Verbesserung der Reputation seines Fachs bemüht, begriff Kolb diese Aufgabe nicht als ein Arbeiten *gegen* die Öffentlichkeit als vielmehr ein Arbeiten *mit* ihr. Auf die Verbindung zwischen der Kritik der Irrenreformer und den Reformbestrebungen Gustav Kolbs ist bereits hingewiesen worden, eine genauere Betrachtung möglicher Verbindungen und Zusammenhänge ist bislang allerdings noch nicht erfolgt.[171]

---

170 Ley: Psychiatriekritik 2006, S. 195.
171 Vgl. Schmiedebach/Priebe: Social Psychiatry 2004, S. 460 f.; Ley: Psychiatriekritik 2006, S. 195.

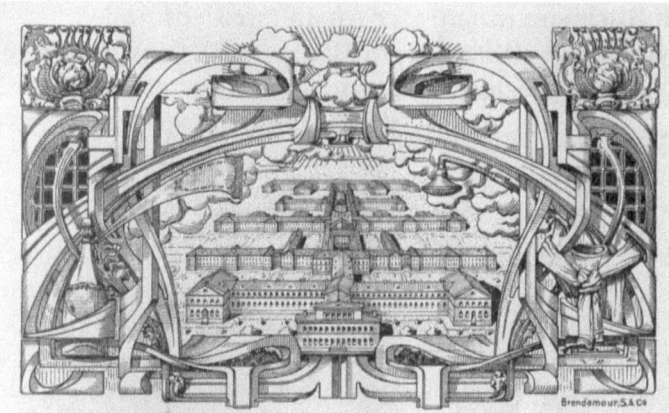

Die Kreisirrenanstalt Erlangen.

Von Direktor Dr. Würschmidt, k. Medizinalrat.

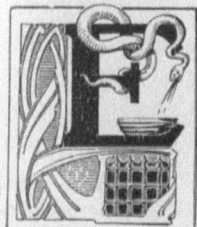s kann als geschichtliche Tatsache*) gelten, dass für die Errichtung des ersten Irrenhauses im heutigen Bayern in dem früher zum Fürstentum Ansbach-Bayreuth gehörigen Städtchen Schwabach die damals herrschenden Grundsätze massgebend waren, nach welchen man eine Verwahrung von Geisteskranken nur insoweit für veranlasst hielt, als dadurch die Gefahren beseitigt wurden, welche deren freie Bewegung für die öffentliche Ordnung und Sicherheit mit sich brachte. Eine auf Heilung der Geisteskranken gerichtete Bestrebung war damals in Deutschland noch nicht zu bemerken, trotzdem schon 30 Jahre früher eine Anstalt, Sct. Lucas in London, ausdrücklich und ausschliesslich für diesen Zweck errichtet worden war.

Auf dem Kontinent war erst Pinels, eines französischen Irrenarztes, Wirken für die Verbesserung des Loses der Irren entscheidend, der, angeregt von den grossen humanitären Ideen seiner Zeit, während der stürmischen Tage der französischen Revolution unter dem Widerspruch seiner Mitbürger und unter Gefahren für seine eigene Existenz dicht vor den Toren von Paris in Bicêtre seine grossen friedlichen Reformen damit begann, dass er den Kranken die Ketten abnahm. Pinels Bestrebungen

*) Koeberlin: Das Irrenhaus Schwabach.

Abb. 5: Titelseite eines Beitrags über die Geschichte der Kreisirrenanstalt Erlangen, verfasst von deren Direktor August Würschmidt (1853–1919). Die zu Beginn des 19. Jh. entstandenen Heil- und Pflegeanstalten stellten in den Augen der Anstaltspsychiater einen bedeutenden Fortschritt in der Versorgung psychisch kranker Menschen dar. Neben der Langzeitversorgung der sogenannten unheilbaren Kranken erhob man den Anspruch, die heilbaren Kranken kurativ behandeln zu können (Würschmidt: Kreisirrenanstalt Erlangen 1904, S. 23).

2.2 Ein Blick von innen: Der Anstaltspatient und Psychiatriekritiker Georg Wetzer und seine „Erlangen'er Irrenhaus-Erlebnisse"

2.2.1 Quellenlage & Perspektiven

Das Quellenmaterial medizinhistorischer Forschungsarbeiten zur Anstaltspsychiatrie, vornehmlich die Schriftdokumente der Ärzte, ihre Veröffentlichungen, Vorträge und Korrespondenzen sowie der Aktenbestand psychiatrischer Einrichtungen, bestehend aus Verwaltungs- und Patientenakten, spiegeln hauptsächlich die Perspektive des medizinischen Personals wider. Allein einzelne, in den Patientenakten mitunter noch enthaltene Ego-Dokumente, darunter Briefwechsel mit Angehörigen oder dem Personal, erlauben bruchstückhaft den Blickwinkel der Anstaltspatienten zu rekonstruieren. Die Lebensrealität vieler hunderttausender Anstaltsinsassen – darunter viele schwere Schicksale und mit Sicherheit auch ergreifende Leidensgeschichten – muss jedoch zwangsläufig in Vergessenheit bleiben.[172]

Auch in rein wissenschaftlicher Hinsicht ist das Fehlen der Patientenperspektive sehr zu bedauern. Ausgehend von der Prämisse, dass sich Medizin nur im Kontext einer Subjekt-Objekt-Beziehung zwischen *medizinisch Tätigem* und *Medizin-Erfahrendem* konstituieren kann, der Patient gewissermaßen sogar im Mittelpunkt des Geschehens steht, da sein Leiden die Grundlage und seine Besserung das Ziel medizinischen Wirkens darstellt bzw. darstellen sollte, lässt sich jene notgedrungene Einperspektivigkeit als Grundproblematik medizinhistorischer Forschung bezeichnen. Nachdem der Historiker Roy Porter im Jahre 1985 eine stärkere Berücksichtigung der „patient's view" in der Medizingeschichte gefordert hatte, versuchte man diesem Desiderat in der jüngeren Forschung nachzukommen.[173]

Man könnte argumentieren, die Darstellung der Patientenperspektive falle überhaupt in vielen Bereichen medizinhistorischer Forschung aufgrund fehlenden Quellenmaterials zwangsläufig bescheiden aus. Während dies durchaus zutreffen mag, ist zu bemerken, dass jene Einperspektivigkeit im Rahmen der Forschung zur Psychiatriegeschichte besonders eindrücklich zum Vorschein

---

172 Zum wissenschaftlichen Arbeiten mit psychiatrischen Patientenakten vgl. Ude-Koeller: Psychiatrische Krankenakten 2004; Rauh: Psychiatrische Krankenakten 2016.
173 Nolte/Fangerau: Einleitung 2006, S. 10.

tritt. Ein wichtiger Grund hierfür ist die in der Psychiatrie seit jeher besonders ausgeprägte Asymmetrie der Arzt-Patienten-Beziehung. Innerhalb der institutionellen Psychiatrie war das Gefälle zwischen den über Freiheit und Unfreiheit ihrer Patienten entscheidenden, mit erheblichen Machtbefugnissen versehenen Psychiatern und den ihnen unterstehenden, oftmals entmündigten Patienten bis in die jüngste Vergangenheit besonders groß. Von der Außenwelt abgeschnitten, waren die Anstaltspatienten den Ärzten und Pflegern, ihrem Urteil und bisweilen ihrer Willkür völlig ausgeliefert, von ihrem Wohlwollen geradezu abhängig. Eine unabhängige Instanz, an die sich Anstaltsinsassen wenden konnten, gab es lange Zeit nicht; so war überhaupt der Kontakt zur Außenwelt streng reglementiert, unterlagen die Briefe der Anstaltspatienten doch einer strengen Zensur und wurden größtenteils vom Personal zurückgehalten, weshalb sie sich auch oftmals in archivalisch erhaltenen Krankenakten finden lassen. Damit beraubte die Anstalt den zum „Irren" erklärten Menschen nicht nur seiner Freiheit, sondern auch seiner Stimme. Zwar stand das Anstaltswesen in Bayern offiziell unter Aufsicht der Kreisregierung, de facto hatte diese jedoch wenig Einblick in das alltägliche Anstaltsgeschehen und mischte sich in interne Angelegenheiten selten ein. Die autokratische Machtposition der Psychiater innerhalb des Systems Anstaltspsychiatrie blieb unangefochten und für den Patienten bittere Realität. Der Patient war, wie es in einem Zeitungsartikel aus dem Jahre 1907 so treffend beschrieben wurde, „zwar durch die Mauern der Anstalt gegen aussen geschützt, aber dieser Schutz fehlte ihm in Innern der Anstaltsräume."[174]

---

[174] Zitat des Staatsanwalt Michaelis im Berliner Tagblatt vom 17. April 1907, zitiert nach Wetzer: Irrenhaus-Erlebnisse 1909, S. 37; Ein erschreckendes Beispiel dafür, wie jahrelanger Missbrauch an Patienten durch einen Anstaltsdirektor ohne Konsequenzen blieb ist die Person Oskar Oetters (1870–1938), Nachfolger Kolbs in Kutzenberg. Angetrieben von obskuren Vorstellungen zur Pathologie von Geisteskrankheiten als Stoffwechselstörungen, führte Oetter jahrelang riskante Aderlasstherapien und restriktive Diäten bei seinen ihm hilflos ausgesetzten Kutzenberger Patienten durch. Die Mortalität innerhalb der Anstalt stieg als Folge deutlich an. Nach längerer Zeit verhängte die Regierung von Oberfranken endlich 1916 ein Verbot dieser Praktiken, die Oetter jedoch insgeheim bis zu seiner Pensionierung im Jahre 1922 weiter ausübte. Das Fehlen einer effektiven Beaufsichtigung von Anstaltsdirektoren wird an diesem Beispiel deutlich. Georg Wetzer hatte diesen Missstand wenige Jahre zuvor beklagt, als er sich mit der Feststellung mahnend an den Reichstag wandte, dass nicht jeder Direktor ein Philanthrop sei. Kolb erkannte das Problem, wurde aber für seinen Vorschlag, den Anstaltsdirektor einer Aufsicht zu unterstellen, von den

Vor diesem Hintergrund sind die wenigen schriftlichen Zeugnisse ehemaliger Anstaltsinsassen, die einen Blick aus der Patientenperspektive erlauben, von besonderem Interesse. Zum einen erlangt durch sie der mundtot-gemachte Mensch, dessen Urteilsvermögen und Ansichten als krankhaft erachtet und damit entwertet wurden, wieder eine Stimme. Zum andern gewähren diese Zeitdokumente einen ungeschönten Blick hinter die Anstaltsmauern, in das alltägliche Leben der Anstaltsbewohner. Freilich muss hier, wie bei den Schriftzeugnissen der Ärzte und Pfleger auch, ein nicht geringes Maß an Subjektivität berücksichtigt werden. Bei Betrachtung der Erfahrungsberichte ehemaliger Psychiatriepatienten ist es allerdings wichtig, diesen nicht von vornherein aufgrund ihrer Diagnose mit Skepsis zu begegnen und die Glaubwürdigkeit ihrer Aussagen als herabgesetzt zu betrachten, da sie ja angeblich psychisch krank gewesen seien. Eine in der Vergangenheit gestellte Diagnose kann retrospektiv weder validiert noch revidiert werden, denn zum einem beruhte diese auf einem Krankheitsverständnis, das sich von unserem heutigem deutlich unterscheidet, zum anderen können rückblickend keine objektivierbaren Befunde erhoben werden, ohne ins Spekulieren zu geraten.

Unabhängig davon steht jedoch auch dem retrospektiv mit ziemlicher Sicherheit als psychisch krank anzusehenden Menschen das Recht zu, gehört zu werden und seiner subjektiv empfundenen Realität Ausdruck zu verleihen. Die schriftlichen Zeugnisse von Anstaltspatienten gilt es mit der gleichen Offenheit und Unvoreingenommenheit zu betrachten, die man auch den Äußerungen der Ärzte entgegenbringt.

Fachkollegen z.T. heftig kritisiert. Vgl. Zenk: Heil- und Pflegeanstalt Kutzenberg 1995, S. 100–112; Wetzer: Petition Reichstag 1908, S. 337.

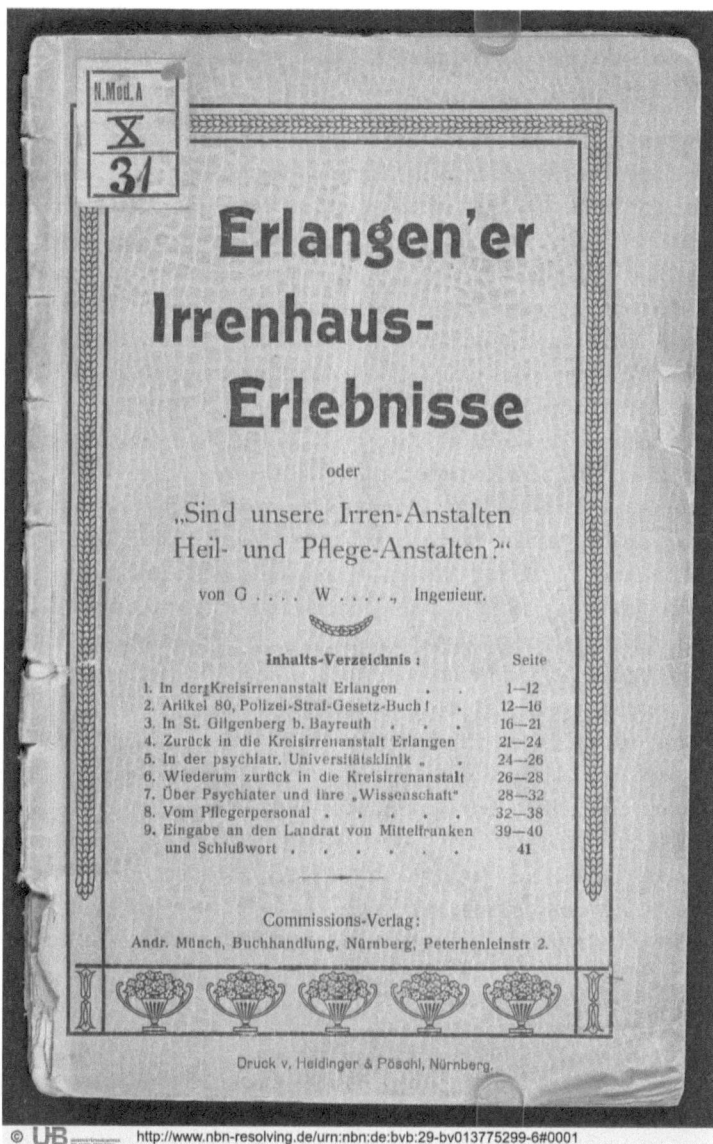

Abb. 6: Einband der 1909 erschienenen Denkschrift des ehemaligen Patienten der Kreisirrenanstalt Erlangen, Georg Wetzer (Universitätsbibliothek Erlangen-Nürnberg, N.MED.A-X 31).

2.2.2 Aus der Sicht des Patienten: Einblicke in die psychiatrische Praxis der Kreisirrenanstalt Erlangen zu Beginn des 20. Jahrhunderts

„Wenn ephemere Existenzen wie die Autoren und Autorinnen der »Irrenbroschüren« prominent werden, so ist das auch als Indikator für wissenschaftsgeschichtliche Veränderungen zu befragen", so kontextualisiert Cornelia Brink das Aufkommen der von ehemaligen Anstaltspatienten verfassten psychiatriekritischen Schriften zur Zeit des Kaiserreichs.[175] Auch in Erlangen steht die Veröffentlichung einer bis in Regierungskreise beachteten Denkschrift „*Erlangen'er Irrenhaus-Erlebnisse oder „Sind unsere Irren-Anstalten Heil- und Pflege-Anstalten?*" aus dem Jahr 1909 im Kontext einer sich ab 1911 unter der Direktion Kolbs grundlegend verändernden Erlanger Psychiatrie. Ihr Autor, der Maschineningenieur Georg Wetzer (1878–1914), war von September 1903 bis Juli 1907 (mit kurzem Zwischenaufenthalt in einer Privatklinik) gegen seinen Willen in der Erlanger Anstalt untergebracht worden.[176] Nach derzeitigem Forschungsstand ist es das einzige veröffentlichte Schriftzeugnis eines ehemaligen Patienten der Erlanger Anstalt, welches die Verhältnisse innerhalb der Anstalt aus Patientensicht beschreibt. Schon allein aufgrund dieser Tatsache ist dieses Zeitdokument von besonderem Interesse. In der Sekundärliteratur hat es bislang nur beiläufig Erwähnung gefunden, eine in die Tiefe gehende Analyse oder Kontextualisierung ist bislang nicht erfolgt.[177]

Für eine nähere Auseinandersetzung mit den Anfängen der Erlanger Reformpsychiatrie ab 1911 ist die Schrift Wetzers von besonderem Interesse. Obwohl nicht eindeutig belegt werden kann, dass Kolb die Denkschrift bekannt war, stellten tatsächlich zahlreiche von Wetzer beklagte Missstände innerhalb der Erlanger Anstalt und von ihm kritisierte Aspekte der psychiatrischen Praxis jener Zeit Problembereiche dar, die auch Kolb als solche erkannte und im Zuge seiner Reformtätigkeit zu verändern hoffte. Fest steht, wie weiter unten

---

175 Brink: psychopathologische Grenzfälle 2002, S. 44.
176 StANu, Reg. v. Mittelfranken Abg. 1968, Tit. Ib, Nr. 2072: Brief Würschmidts an Regierung von Mittelfranken, Kammer des Innern vom 2. November 1909.
177 In der Sekundärliteratur hat Wetzer bislang nur wenig Beachtung gefunden, wobei der von Bernd Ottermann und Ulrich Meyer im Jahre 1987 verfasste Artikel die bislang detaillierteste Auseinandersetzung mit Wetzer darstellt. Vgl.: Ottermann/Meyer: Irren-Reformer Georg Wetzer 1987, S. 311–321; kurze Erwähnung hat Wetzer zudem gefunden bei: Dieckhöfer: Antipsychiatrie 1984, S. 104; Killen: Berlin Electropolis 2006, S. 40 f.

ausgeführt wird, dass Wetzers Denkschrift dem bayerischen Innenministerium bekannt war, und dieses ein Exemplar des Erlebnisberichtes Kolbs Vorgänger, August Würschmidt, zuschickte. Kolb, der zu dieser Zeit Direktor der nahe Erlangen gelegenen, oberfränkischen Anstalt Kutzenberg war, wird die Denkschrift Wetzers mit ziemlicher Sicherheit bekannt gewesen sein, da Wetzers Veröffentlichungen zumal in der Psychiatrisch-Neurologischen Wochenschrift wiederholt thematisiert wurden. Wie im abschließenden Teil dieses Abschnitts dargelegt, scheint die Ernennung des bereits zu dieser Zeit für seine Reformbestrebungen bekannten Kolb zum Direktor der Heil- und Pflegeanstalt Erlangen kein Zufall gewesen zu sein. Der an eine breite Öffentlichkeit gelangte Erlebnisbericht der skandalös anmutenden Verhältnisse innerhalb der Anstalt Erlangen wird auf die Entscheidung des bayerischen Innenministeriums und der Kreisregierung Mittelfranken einen gewissen Einfluss gehabt haben. Die Wahl Kolbs kann somit durchaus als unausgesprochene Antwort jener Entscheidungsträger auf die von Wetzer thematisierten Missstände in der Erlanger Anstalt verstanden werden; die von Kolb in den Folgejahren veranlassten Veränderungen in der Anstalt scheinen darüber hinaus z.T. ebenso eine indirekte Antwort auf zahlreiche, von Wetzer angeprangerte Problembereiche darzustellen.

Wetzers Beschreibungen der Verhältnisse in der Anstalt Erlangen können durchaus als beispielhaft für die Zustände in der zeitgenössischen Anstaltspsychiatrie ganz Deutschlands angesehen werden, wie auch der Autor durch den Untertitel seiner Denkschrift *„Sind unsere Anstalten Heil- und Pflegeanstalten?"* suggerierte. Somit geben Wetzers Darstellungen zum einen Einblicke in die Situation der Erlanger Anstaltspsychiatrie unmittelbar vor Kolbs Ernennung zum Direktor, vermitteln aber zugleich auch einen beispielhaften Eindruck der Anstaltspsychiatrie zu Beginn des 20. Jahrhunderts.

Eine umfassende Betrachtung des historischen Kontextes ist für eine tiefergehende Analyse der Reformtätigkeit Gustav Kolbs von grundlegender Bedeutung. Erst vor dem Hintergrund der Ausgangssituation zeichnen sich die Ansatzpunkte seiner reformpsychiatrischen Bemühungen deutlich ab. Die weitere Entwicklung der Erlanger Psychiatrie von einer klassischen Verwahranstalt um 1910 zu einer Institution der Reformpsychiatrie mit internationalem Vorbildcharakter in den 1920er Jahren wird erst nachvollziehbar, wenn man sich mit dem Ausgangspunkt dieser Entwicklung, dem *status quo* der psychiatrischen Praxis in dieser Anstalt zu Beginn des 20. Jahrhunderts, vertraut macht. Schließlich ist die Vorgeschichte der Erlanger Anstaltspsychiatrie auch insofern von Relevanz, da aufgrund personeller Kontinuitäten bei Pflegern und Ärzten alte Praktiken und Einstellungen auch nach dem Direktorenwechsel weiterhin fortbestanden (vgl. S. 268–275). Es bedurfte der mühsamen Reformarbeit

Kolbs, um allmählich einen, wie er sagte, „frischen Geist" in den veralteten Betrieb einziehen zu lassen.[178]

Letztendlich sind die „*Erlangen'er Irrenhaus-Erlebnisse*" auch ein wichtiges Zeugnis der Psychiatriekritiker-Bewegung zu Beginn des 20. Jahrhunderts. So trat Wetzer nach seiner Entlassung als engagierter „Irrenreformer" hervor, dessen Veröffentlichungen bei Mitstreitern der Bewegung, namhaften Psychiatern wie auch in Regierungskreisen Beachtung fanden. An den Landtag in Ansbach und an den Reichstag in Berlin stellte er Petitionen für eine freiheitlichere Gestaltung der psychiatrischen Versorgung, die er mit zahlreichen eigenen Reformvorschlägen versah.[179] Zudem gründete er 1907 in Hersbruck (vgl. Abb. 15) die Zentrale für Reform des Irrenwesens, die allerdings aufgrund mangelnder Teilnahme bald darauf im zuvor erwähnten Heidelberger Bund für Irrenrechtsreform und Irrenfürsorge aufging.[180] Gegen den Direktor der Kreisirrenanstalt (ab 1910 Heil- und Pflegeanstalt) Erlangen, August Würschmidt, ging Wetzer juristisch vor und erhob wegen Freiheitsberaubung und Verstoß gegen die Anstaltssatzungen Klage beim Verwaltungsgerichtshof in München, der allerdings nicht stattgegeben wurde.[181] Bis zu seinem frühen Tod im Jahre 1914 blieb er ein leidenschaftlicher Aktivist der Psychiatriekritiker-Bewegung.[182]

Es folgt eine Darstellung und Analyse von Wetzers „*Erlangen'er Irrenhaus-Erlebnissen*". Dem primär chronologischen Verlauf sind an geeigneten Stellen kurze Exkurse beigefügt, die den jeweiligen Sachverhalt vertiefende Ein- bzw. Ausblicke geben sowie vorausgreifend einige Aspekte der Reformtätigkeit Kolbs verdeutlichen sollen.

---

178 Kolb: Sammel-Atlas Teil A 1902, S. 7 f.; Kolb: Familienpflege bayerischen Verhältnisse 1911, S. 278.
179 Beyer: Zentrale Reform Irrenwesens 1909, S. 337 f.
180 Ebd., S. 338.
181 August Würschmidt war zunächst Assistenzarzt, später Oberarzt an der Kreisirrenanstalt in Bayreuth (ab 1888 unter Direktor Karl Kraussold, dem Schwiegervater Gustav Kolbs). Im April 1897 wurde er als Nachfolger von Anton Bumm (1849–1903) zum Direktor der Heil- und Pflegeanstalt Erlangen ernannt. 1896 war die Trennung des Lehrauftrags vom Direktorenamt erfolgt. Gustav Specht übernahm die Lehrtätigkeit. Würschmidt trat 1911 in den Ruhestand und verstarb im Jahre 1919 in Forchheim. Vgl. Kreuter: Lexikon 1996, S. 1603.
182 Ottermann/Meyer: Irren-Reformer Georg Wetzer 1987, S. 319.

Aufnahme wider Willen

Laut eigener Beschreibung wurde Georg Wetzer unter falschem Vorwand, in dem Glauben, er sei auf dem Weg zu einem zahnärztlichen Gutachter, von seinem Bruder in die Kreisirrenanstalt Erlangen geführt. Die Notwendigkeit eines solchen Täuschungsmanövers deutet auf die enorme Abneigung vieler Menschen hin, psychiatrische Behandlung in Form von Anstaltsunterbringung zuzulassen bzw. in Anspruch zu nehmen. Wetzer jedenfalls fühlte sich hintergangen; seine mutmaßlich durch Täuschung erfolgte Unterbringung in der Anstalt belastete auch vorab das Verhältnis zu den Ärzten schwer und verdeutlicht, wie wenig dieses ein Vertrauensverhältnis war. Es waren vermutlich Situationen wie diese, aufgrund derer der Erlanger Ordinarius für Psychiatrie, Gustav Specht (1860–1940), seine Kollegen mahnte: Angehörige und Ärzte, die unter Vorspielen falscher Tatsachen Patienten in die Anstalt locken, haben es „bitter zu bereuen gehabt", fühlten sich doch die hintergangenen Patienten noch Jahre später überlistet und betrogen.[183] Für die weitere Beziehung zwischen Wetzer und seinen Ärzten sollte dies der Fall sein.

Wie seine Krankenakte zu erkennen gibt, war für Wetzer aufgrund eines Dringlichkeitszeugnis des Hersbrucker Bezirksarztes, der ein seit nunmehr zwei Jahren andauerndes, depressives Irresein und Melancholie diagnostizierte, eine Anstaltseinweisung verfügt worden, die am 7. September 1903 gegen den Willen des Kranken erfolgte.[184] Wie Wetzer bildhaft schilderte, wurde er unmittelbar nach Einweisung von zwei an „Metzgergesellen" erinnernde „Kerle mit weissen Schürzen" zunächst ins Bad gebracht und nach Abgabe seiner Privatgegenstände in die sogenannte Tobsuchtsabteilung geleitet. Seine Beschreibung der dortigen Verhältnisse ist so eindrücklich, dass sie hier in Gänze zitiert wird:

> „[...] dann ging der Marsch in den Wachsaal der Tobsüchtigen, in dem ca. 28 (!) Betten standen, die fast alle belegt waren. Als ich zu diesen Unglücklichen eintrat, herrschte ein paar Sekunden Ruhe, alles blickte mir entgegen. Und gerade so wie jene guckte auch ich. Der Anblick war geeignet, dem starknervigsten Menschen die Knie erzittern zu machen und man wird es mir glauben, dass mein Fuss stockte und nicht mehr weiter gehen wollte. Doch hinter mir standen einige Wärter und so gab's kein Zurück. Es war ein grosser Saal mit neun Fenstern, die sämtlich schwer vergittert waren, in vier Reihen zu je sieben standen die Betten drin, in der Mittelachse vor einem Fenster

---

183 Gustav Specht zitiert nach Davidson/Ude-Koeller: Kolb Faltlhauser Specht 2020, S. 39; Specht: Behandlung Geisteskrankheiten 1927, S. 861, S. 892.
184 StANu, Heil- und Pflegeanstalt Erlangen, Patientenakten männlich aus der Anstalt entlassen bis 1945: Georg Wetzer; Wetzer: Irrenhaus-Erlebnisse 1909, S. 3.

stand ein Nachtstuhl, wo jeder coram publico der Natur seinen Tribut zollte, – schon aus diesem Grund – und weil verschiedene ihre Bedürfnisse direkt in's Bett verrichteten, herrschte in diesem Saale eine entsetzliche Luft. Der Saal machte auch einen ganz düsteren Eindruck, weil er gegen Norden lag und nur in der Frühe und gegen Abend ein paar Sonnenstrahlen in ihn hineindrangen. Aussenstehende Bäume verhinderten überdies, dass nicht zuviel Licht in diese Folterkammer hineindrang, denn „Folterkammer" ist die richtige Bezeichnung dafür. Die Patienten lagen teils wie die Leichen umher, teils waren sie von einer Aufgeregtheit und Wildheit, wie man sie eben nur an einem solchen Ort antrifft. Zwei von letzteren befanden sich in Zwangsjacken und waren ausserdem noch an ihr Bett, das extra stark gebaut war, an den Armen und Oberschenkeln festgeschnallt, was mich entsetzlich grausam dünkte. Von dem Lärm, der zuweilen in diesem Saal herrschte, macht man sich keinen Begriff und vierzehn Tage musste ich zunächst Tag und Nacht in dieser Umgebung im Bett verweilen. Da die Unruhe und der Lärm bei Nacht nicht geringer waren wie am Tag, so haben meine Nerven sehr darunter gelitten, denn an einen regulären Schlaf war natürlich nicht zu denken."[185]

Die zweimal täglich stattfindende, laut Wetzer einer „militärischen Patrouille" ähnelnde ärztliche Visite auf der Tobsuchtsabteilung wurde vom Assistenzarzt Wilhelm Oppermann abgehalten, der „voll Würde und Grandezza" an den meisten Kranken kommentarlos vorbeiging. Oppermann war in den Augen Wetzers kein „Menschenfreund" und bei den Patienten angeblich „geradezu verhasst".[186] Zu Beginn der Visite soll er den von der Pflege gemeldeten „Hauptkrakehlern" Morphium-Injektionen verabreicht haben: „3 Pfleger hielten den Delinquenten wie in einem Schraubstock fest, und mit großer Umständlichkeit machte Dr. Oppermann in den Unterarm, manchmal in beide, seine Einspritzung. Die Dosen müssen wohl zu gross gewesen sein, denn im Verlauf der nächsten halben Stunde musste sich jeder der drei Unglücklichen übergeben."[187]

So brachial diese Methode zur Ruhigstellung unruhiger Patienten war, so wenig zeugt auch die ärztliche Dokumentation in der Patientenakte Wetzers von einem fürsorglichen Umgang mit den Patienten auf der Tobsuchtsabteilung. Entsprechend Wetzers Kritik, er sei weder bei Aufnahme noch im weiteren Verlauf untersucht worden, findet sich in der wohl von Oppermann erhobenen Anamnese tatsächlich eine nur äußerst knapp ausfallende körperliche Untersuchung. Im Vergleich zu der Ausführlichkeit klinischer Untersuchungen, wie sie Kolb von seinen Ärzten erwartete, zeigt sich ein grosser

---

185 Wetzer: Irrenhaus-Erlebnisse 1909, S. 5; unter der Leitung Kolbs wurden die Abteilungen für unruhige Kranke neugestaltet, vgl. S. 102.
186 Wetzer: Irrenhaus-Erlebnisse 1909, S. 6.
187 Ebd., S. 6 f.

qualitativer Unterschied.[188] Auf die Person Wilhelm Oppermanns, der noch bis 1928 in der Anstalt tätig sein sollte, und sein Verhältnis zu Gustav Kolb wird im Unterkapitel 3.5.1 (S. 268) näher eingegangen.

Eine Odyssee durch die Anstalt

Im weiteren Verlauf seines Erlebnisberichts schildert Wetzer seine Erfahrungen auf den verschiedenen Abteilungen der Anstalt. Einer gewissen therapeutischen Hilflosigkeit der behandelnden Ärzte geschuldet, scheint der bisweilen vermutlich durchaus schwierige Patient von einer Station zur nächsten weitergereicht worden zu sein; eine regelrechte Odyssee, bei der Wetzer letzten Endes im April 1907 auch in die psychiatrische Universitätsklinik gelangte.[189] Hoffnungserweckende Entlassungsversprechen wurden, so Wetzer, stets aufs Neue enttäuscht, die hierauf folgende Empörung des Patienten mit der Verlegung auf die Tobsuchts- oder Siechenabteilung geahndet.[190] Letztere Abteilung war, wie Wetzer beschrieb, „sozusagen die letzte Station der Anstalt, wo diejenigen hingeschleppt wurden, die diesem Jammertal Valet sagen wollten", und beherbergte vor allem körperlich schwer Erkrankte, an Tuberkulose leidende Patienten oder körperlich behinderte Menschen.[191] Ihr Abteilungsleiter war der damalige Assistenzarzt Valentin Faltlhauser (1876–1961), der später zu Gustav Kolbs wichtigstem Mitarbeiter werden sollte. Wetzer nannte ihn den „annehmbarsten" aller Erlanger Psychiater, der ihm entgegenkam, wie es sonst keiner der übrigen Ärzte getan hätte und ihm etwa in Bezug auf Essen und Lektüre manchen Wunsch erfüllte.[192]

Vergleichsweise gut war auch sein Verhältnis zum Leiter der psychiatrischen Klinik, Gustav Specht, der 1903 zum ersten Ordinarius der Erlanger Universitätspsychiatrie ernannt worden war und dessen vor einem manipulativen Umgang mit den Patienten mahnende Worte in diesem Abschnitt bereits zitiert wurden. Laut Wetzer sei Specht zwar nicht besonders freundlich gewesen, doch auch nicht ungerecht, und er pflegte im Gegensatz zu seinem Kollegen, dem Anstaltsdirektor Würschmidt, öfter, nämlich alle zwei bis drei Tage, Visite abzuhalten. Gleichwohl sei er auch in der psychiatrischen Universitätsklinik, so

---

188 StANu, Heil- und Pflegeanstalt Erlangen, Patientenakten männlich aus der Anstalt entlassen bis 1945: Georg Wetzer.
189 Wetzer: Irrenhaus-Erlebnisse 1909, S. 23.
190 Ebd., S. 12.
191 Ebd., S. 11.
192 Ebd., S. 22 f.

klagte der Patient, trotz mehrmaliger Bitte nicht untersucht worden; man habe sich diesbezüglich auf die Beobachtungen der Kollegen in der Anstalt verlassen. In diesem Zusammenhang zitierte Wetzer den Direktor der Universitätspsychiatrie: „Ich muss natürlich annehmen, dass die Eintragungen meiner Collegen richtig sind!"[193] Um Differenzen mit den Kollegen in der Anstalt zu vermeiden, habe man deren Diagnose nicht angezweifelt und sich folglich auch um keine eigene bemüht, mutmaßte Wetzer. Nach mehreren Wochen hielt Specht seinen Patienten zwar für entlassungsfähig, habe sich jedoch aus Furcht vor Direktor Würschmidt nicht getraut, die Entlassung selbst zu vollziehen.[194] Entgegen der Einschätzung Wetzers bedurfte Specht allerdings gemäß § 4 des Vertrages zwischen Klinik und Anstalt aus dem Jahre 1903 der Zustimmung des Anstaltsdirektors, um eine Entlassung vorzunehmen.[195] Erst in der Neubearbeitung des Vertrages im Jahre 1921, wurde dem Klinikdirektor hierbei ein eigenständiges Handeln ermöglicht.[196]

Wiederum in der Kreisirrenanstalt, wurde Wetzer auf die sogenannte Herrenabteilung gebracht, die er als das „Schatzkästlein" aller Abteilungen der Anstalt bezeichnete: „Es waren nett möblierte Zimmer da, ein eigener Speisesaal, ein geräumiger Tagessaal mit einem nagelneuen wertvollen Billard, eine stattliche Anzahl politischer und illustrierter Journale lag auf" und selbst der Abort war ansehnlich.[197] Der Garten dieser gehobenen Abteilung war mit schönen Bäumen, Springbrunnen und einem Pavillon ebenso ansprechend gestaltet. Daran vorbeigehende Bürger, so stellte sich Wetzer vor, mögen sich beim Anblick dieser Gärten gedacht haben: „Na diese Kranken haben es doch ganz schön!"[198]

Wie an diesen Beschreibungen ersichtlich wird, spiegelte die Anstalt als eine Art Mikrokosmos die gesellschaftliche Stratifizierung jener Zeit wider; auch in

---

193 Ebd., S. 25 f.
194 Ebd., S. 26.
195 Zu den allgemeinen Regelungen bezüglich Aufnahme und Entlassung in der Anstalt vgl. Satzungen der Kreis-Irrenanstalten 1904, S. 467–469 bzw. 471 f. und S. 473–475; bezüglich des komplizierten Verhältnisses von Klinik und Anstalt unter Specht vgl. Rössler: Geschichte Universitäts-Nervenklinik 1985, S. 19–36, bezüglich der vertraglichen Regelungen zwischen Anstalt und Klinik insbesondere S. 20–24; zu Gustav Specht vgl. Wittern-Sterzel: Dozenten 1999, S. 187; vgl. auch Lungershausen: Einführung 1985, S. 7.
196 Vgl. Rössler: Geschichte Universitäts-Nervenklinik 1985, S. 29.
197 Wetzer: Irrenhaus-Erlebnisse 1909, S. 26.
198 Ebd., S. 27.

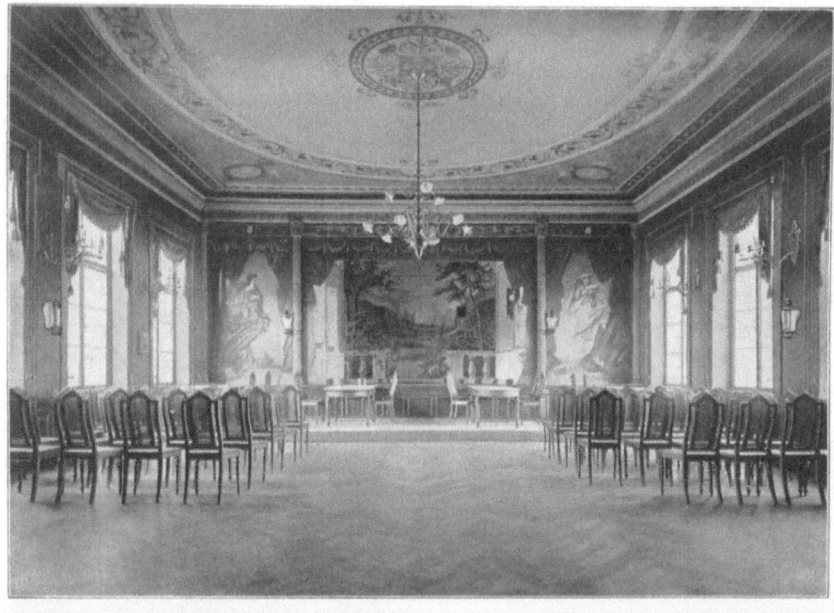

Nr. 9. Festsaal.

Abb. 7: Die schmuckreiche Ausstattung des Festsaals der Heil- und Pflegeanstalt Erlangen (bis 1910 Kreisirrenanstalt Erlangen) hob sich deutlich von den trostlosen Krankenabteilungen der unteren Verpflegungsklasse ab. Der Saal hatte eine repräsentative Funktion, hier fanden allerdings auch Tänze, Schauspielaufführungen, Konzerte, Filmvorführungen und Weihnachtsfeiern zur Unterhaltung der Patienten sowie der wöchentliche Lichtbildvortrag des sogenannten Anstaltslehrers statt. Fotografie um 1900 (Würschmidt: Kreisirrenanstalt Erlangen 1904, S. 43).

der Anstalt wurde ein gewisses Klassendenken gepflegt. Der spätere Direktor Gustav Kolb, so sei an dieser Stelle nebenbei bemerkt, kritisierte die Extravaganz dieser Abteilungen der teureren Verpflegungsklasse, die er mit Damenboudoirs verglich. Zum einen sah er die Kranken hierdurch zu übertriebenen Ansprüchen erzogen, die ihre Rückkehr in das Leben außerhalb der Anstalt erschwerten und sie lebensuntüchtig machten. Zum anderen war solcher Luxus für ihn sprichwörtlich eine Sünde in Anbetracht der vielen Kranken, die, wie er kritisierte, mit „minderwertiger Verpflegung dahinschmachteten", weil die Mittel fehlten, ihnen eine vollwertige Verpflegung bieten zu können. Obgleich Kolb meist wenig politisierend in Erscheinung trat, bringen diese Ansichten doch ein immer wieder zu Tage tretendes Bedürfnis nach sozialer Gerechtigkeit deutlich zum Ausdruck.[199] Mit Kolbs Ernennung zum Direktor im Jahre 1911 hielt ein z.T. auf humanitäre Beweggründe zurückzuführendes, neues Verständnis von Anstaltspsychiatrie und psychiatrischer Praxis Einzug in die Erlanger Anstalt.[200] Auch die soziale Stratifizierung der Anstaltspopulation, welche ein Abbild der Gesellschaft außerhalb der Anstalten darstellte, wurde im Zuge dessen in Frage gestellt.

Brachiale Pflege – Misshandlungen von Kranken durch das Pflegepersonal

In krassem Kontrast zu den Annehmlichkeiten der sogenannten Herrenabteilung standen die brutalen Misshandlungen von Anstaltspatienten durch das Pflegepersonal, die Wetzer miterlebte. Solche Vorfälle, so behauptete er, waren weit häufiger als die Bevölkerung ahnen würde und vor allem dem geringen Bildungsgrad und der mangelnden Ausbildung der Pfleger geschuldet, die in kritischen Fällen „mit ihrem geringen Verstand rasch zu Ende" waren und zu roher Gewalt griffen.[201] Zwar gab es unter den Patienten durchaus manche „rauflustige und rabiate Elemente", doch die von Seiten der Pflege angewandte Gewalt überstieg oftmals das Maß einfacher Notwehr, sodass „mit wahrer Berserkerwut" auf die Kranken eingeschlagen wurde.[202] Da die diesbezüglichen Schilderungen Wetzers besonders eindrücklich sind, werden sie im Folgenden umfassend wiedergegeben. An späterer Stelle wird in einem Abschnitt über den Widerstand gegenüber Reformen von Seiten der Pflege (vgl. S. 271) anhand einer weiteren Ausführung Wetzers der Umgang der Krankenpfleger mit den Anstaltsinsassen noch einmal eingehender problematisiert.

> „Da nun die durch Schlagen erzeugten Flecken zu sehen gewesen wären, hatten die Erlangen'er Pfleger einen ganz besonderen Trick – (ich weiß nicht, ob ihre eigene Erfindung oder auch anderswo üblich?) Sie legten, dazu mußten sie natürlich immer zu 2 oder 3 sein, ihr Opfer auf den Bauch, faßten seine beiden Arme und schoben dieselben rückwärts zu den Schulterblättern hinauf. Das nannten sie „schrauben" und dabei sollen auch Arme aus den Gelenken gedreht worden sein, was ich nicht

---

199 Kolb: Familienpflege bayrischen Verhältnisse 1911, S. 276, S. 281; vgl. diesbezüglich auch: Kolb: Entwurf Bestimmungen Familienpflege 1928, S. 344; StANu, Regierung von Mittelfranken, Abg. 1952, V, Nr. 2058 e, Jahresberichte der Heil- und Pflegeanstalten Ansbach und Erlangen 1928–1932: Jahresbericht 1931.
200 Kolb sprach von der Bedeutung des Geistes, in dem sich psychiatrische Praxis vollzog, vgl.: Sammel-Atlas Teil A 1902, S. 7 f.
201 Wetzer: Irrenhaus-Erlebnisse 1909, S. 34.
202 Ebd., S. 35.

bezweifle. Jedenfalls ist der Schmerz ungeheuer und je ärger der Patient schrie, um so größer war die Freude der Pfleger! So „schraubte" im Herbst 1905 der Vicepfleger Heigel den Patienten Schneider Kohl aus Nürnberg lediglich deshalb, weil letzterer ihm eine Tasse mit Brom aus der Hand geschlagen hatte. Ich war empört darüber und meldete den Vorgang dem Direktor – Bestrafung erfolgte natürlich wiederum keine. –
In besonderen Rohheiten zeichneten sich noch aus: Vicepfleger Knaus, Gardeoberpfleger Schilling, ein gewisser Pfleger Schramm, Pfleger Dennert, auch Vicepfleger Schoberth ging seinen Untergebenen in Gewaltakten mit gutem Beispiel voran. Einen anderen Vicepfleger L. hatten die Patienten im Verdacht, daß er sich durch falsche und aufgebauschte Meldungen bei den Aerzten beliebt zu machen suchte und straften ihn dafür mit Verachtung. – –
Aus dieser Aufzählung ist ersichtlich daß in der Erlangen'er Anstalt gerade jene Elemente avancierten, die „stramm im Dienst" waren und fest zugriffen (siehe Fall Beuschel!) – Herr Medizinalrat [Würschmidt] liebten dah [sic] und haben sich selbst einmal dahin geäußert: „er wundere sich nur, daß die Pfleger manchmal nicht stärker zugreifen!" Diesen Ausspruch hat mir ein Pfleger selbst berichtet, er ist also unter dem Pflegepersonal bekannt, die darin doch eine direkte Ermunterung zu Gewalttätigkeiten erblicken müssen!"[203]

Das von Wetzer beschriebene Verhalten des Pflegepersonals stand tatsächlich in völligem Widerspruch zu den Dienstanweisungen der Anstalt Erlangen. So ist bereits im ersten Paragraphen der allgemeinen Vorschriften davon die Rede, dass die Pflege der Geisteskranken ein „warmes Herz für die Leidenden" verlange. Da Geisteskrankheiten die „freie Selbstbestimmung" mehr oder weniger ausschließen, seien die Kranken nicht zurechnungsfähig. Auch bösartiges Verhalten sollte man als durch den Zwang der Krankheit verursacht betrachten. Gerade die am schwersten zu ertragenden Kranken seien oftmals die, welche am meisten unter ihrer Krankheit litten, folglich müsse das Pflegepersonal geduldig, freundlich und gefällig gegenüber jedem Kranken sein. Bei der Pflege von Geisteskranken komme es nicht so sehr auf körperliche Kraft an als vielmehr auf einsichtsvolles und wohlwollendes Verhalten.[204] Im Falle einer Klage von Patienten sollte das Pflegepersonal sich nicht dadurch verletzt fühlen, dass die Ärzte genau untersuchten, inwiefern die Klage berechtigt sei. Ebenso sei es Pflicht eines jeden Pflegers, Misshandlungen von Kranken sowie alle groben „Vergehungen gegen Hausordnung und Dienstesanweisung" sofort anzuzeigen. Schließlich bildeten alle Bewohner der Anstalt eine große Gemeinschaft, in der sich alle vom Bewusstsein der Zusammengehörigkeit durchdrungen fühlen

---

203 Wetzer: Irrenhaus-Erlebnisse 1909, S. 36.
204 Dienstes-Anweisung 1904, S. 520.

sollten. Das hohe Ziel der Anstalt sei, „die Förderung des Wohles der Kranken, in möglichst vollkommener Weise" zu erreichen.[205]

In Wetzers Augen sah die Realität allerdings völlig anders aus, von den hehren Vorstellungen der Dienstanweisungen blieb sie weit entfernt. Die Ursachen der Pflege-Problematik versuchte Wetzer dabei wie folgt zu erklären: Die geringe Entlohnung einerseits, die Freiheitsbeschränkung der in den Anstalten lebenden Pfleger andererseits, bewirkten, dass viele diesen Beruf letztendlich nur vorübergehend, etwa für ein bis zwei Jahre, ausübten. Dementsprechend fehlte auch der Wille zur professionellen Ausbildung, die Arbeit wurde mechanisch und ohne innere Teilnahme verrichtet. Eine freiere Gestaltung der Irrenfürsorge könnte dem entgegenwirken, denn dadurch würde die Anstalt ihren „zuchthausmäßigen Charakter" verlieren, was sowohl Pflegern wie Kranken zugute käme.[206] Maßgebliche Schuld an der schlechten Irrenpfleger-Ausbildung gab Wetzer den Ärzten. Diese seien immer nur kurze Zeit in den Krankensälen, die meiste Zeit verbrächten sie in ihren Bureaus beim Komponieren ihrer Akten: „wenn nur diese in Ordnung sind, alles andere ist Nebensache." Die Pflegekräfte erhielten durch sie keinerlei Anleitung, obwohl doch auch der Beruf des Irrenpflegers gelernt werden müsste wie jeder andere auch, konstatierte Wetzer.[207] Durch die fehlende Ausbildung bestand in seinen Augen bei den Pflegern eine gewisse Unsicherheit im Umgang mit den Patienten. So kam es immer wieder zu Missgriffen, Dummheiten und letztlich auch zu Misshandlungen.[208] Im Falle solchen Fehlverhaltens erfolgte von den Ärzten laut Wetzer jedoch nur selten eine Belehrung oder Zurechtweisung. Er erklärte sich dies dadurch, dass erstens die Ärzte auf die Pfleger angewiesen waren, da es schwer war, Ersatz zu finden. Zweitens wollten die Ärzte sich mit den Pflegern gut stellen, da diese regelmäßig Zeuge ärztlichen Fehlverhaltens waren. Und drittens, wie in obigem Zitat erkennbar, förderte Direktor August Würschmidt ein hartes Durchgreifen der Pflegekräfte. Wetzer ging sogar so weit in Würschmidt den Urheber eines von Ärzten und Pflegern ausgeübten Terrorismus zu sehen.[209]

---

205 Ebd., S. 521.
206 Wetzer: Irrenhaus-Erlebnisse 1909, S. 32, S. 34.
207 Ebd., S. 34.
208 Ebd., S. 32.
209 Ebd., S. 33, S. 36, S. 24.

Direktor Würschmidt, seine Anstaltsärzte und die Aufsicht durch die Kreisregierung

An August Würschmidt, dem Vorgänger Gustav Kolbs, übte Wetzer in seiner Denkschrift nachdrücklich Kritik und stellte den Anstaltsdirektor als selbstgefälligen Autokraten dar. In einem im März 1907 verfassten Schreiben an Regierungsbeamte des Kreises Mittelfranken, welche die Anstalt im Zuge ihrer Aufsichtsfunktion visitiert hatten, schilderte Wetzer, wie der Direktor es offensichtlich als ein „crimen laesae majestatis" erachtete, wenn Anstaltspatienten es wagten, an höhere Instanzen zu appellieren. Würschmidt habe ein krankhaft getrübtes Rechtsgefühl und angeblich die Aussage getätigt: „Hier bin ich der Zar!" – für Wetzer ein Beweis, dass der Direktor sich jenseits aller Gesetze wähnte. Wer es wagte, sich in seinem „Reich" aufzulehnen, flog umgehend in die Tobsuchtsabteilung, selbst wenn es tatsächlichen Grund zur Beschwerde gab. An die Regierungsbeamten richtete Wetzer die Frage: „Wie ist so etwas möglich, daß ein Irrenanstaltsdirektor sich in einen solchen Zäsarenwahnsinn verrennen konnte?"[210] Seine Beschreibung des Direktors Würschmidt als „Selbstherrscher", der bei guter Laune „Gnadenbeweise" erteile und dem gegenüber einzelne Patienten „einen Wunsch äussern" durften, entspricht dem vom Historiker Eric Engstrom so trefflich beschriebenen Typus des patriarchalischen Anstaltsdirektors, der zu seinen Patienten wie gegenüber Kindern als belohnender, aber auch strafender Vater in Erscheinung tritt.[211] Es handelte sich hier um ein hierarchisches Rollenverständnis, das im 19. Jahrhundert und um die Jahrhundertwende seine Parallelen in der klassischen Familienstruktur, aber auch im Bereich von Staat und Gesellschaft hatte. Auf privater Ebene stellte es eine Mimikry der klassischen Vaterfigur, des Patriarchen, dar, auf gesellschaftlicher Ebene entsprach es einem Bild des monarchischen Herrschers, der für seine Untertanen gewissermaßen den Vater der Nation darstellte.

An dieser Stelle sei nebenbei bemerkt, dass dieses Rollenverständnis trotz der politischen und gesellschaftlichen Umbrüche nach Ende des Ersten Weltkrieges in gewisser Weise bis in Kolbs Ära fortwirkte. Werner Leibbrand erinnerte 1946 daran, wie Erlanger Patienten den Direktor liebevoll „Vater Kolb" genannt hatten. In Hinblick auf die offene Fürsorge wandelte für Leibbrand diese Eigenschaft Kolbs als „Hausvater" den „sachlichen Kalkül der Krankenbehandlung

---

210 StANu, Heil- und Pflegeanstalt Erlangen, Patientenakten männlich aus der Anstalt entlassen bis 1945: Georg Wetzer: Brief Wetzers an die „Herren der Ansbach Kommission" aus der Kreisirrenanstalt Erlangen im März 1907.
211 Wetzer: Irrenhaus-Erlebnisse 1909, S. 27; Engstrom: Clinical Psychiatry 2003, S. 20 f.

in ein genetisches Prinzip im Schoße der Familie um." Die Sinnhaftigkeit der Versorgung Kranker in familiären Verhältnissen beruhte laut Leibbrand nur indirekt auf empirischer, exakter Medizin. Der Forschung feststellbar war allein ihr gutes Ergebnis.[212] Den nach 1918 sich in vielerlei Hinsicht verändernden gesellschaftlichen Strukturen zum Trotz legte Kolb die Rolle des Anstaltsdirektors als Vaterfigur somit vermutlich auch aus therapeutischen Gründen nicht ab.

Georg Wetzers Kritik an den Psychiatern fiel teilweise allerdings auch unsachlich aus, um nicht zu sagen, gehässig. Davon zeugt eine kleine Aphorismen-Sammlung mit dem Titel *„[Schwach-] Sinnsprüche eines armen Geisteskranken"*, die sich in seiner Patientenakte befindet. Wetzer, der zu diesem Zeitpunkt bereits fast zwei Jahre unfreiwillig in der Anstalt verbracht hatte, zieht darin auf zynische Art und Weise und mit Härte über seine Peiniger her: Es gebe keinen gemeingefährlicheren Menschen als den Psychiater, er sei ein „Egoist in der höchsten Potenz. Weichere Regungen sind ihm fremd: Grund genug ihn auszumerzen." Zudem behauptet Wetzer würden alle Psychiater letztlich in der „Hölle schmoren".[213] Die Aphorismen-Sammlung war wohl nie zur Veröffentlichung vorgesehen, sie lässt in dem womöglich zu Unrecht internierten Patienten aber eine befremdliche Seite erkennen, die das Verhalten seiner betreuenden Ärzte nachvollziehbarer erscheinen lässt.

In der wenige Jahre später verfassten Denkschrift, den „*Erlangen'er Irrenhaus-Erlebnisse*", zeigte sich Wetzer sachlicher und differenzierter: Schwer lastete er den Psychiatern den repressiven Umgang mit ihren Patienten an, denn durch das „Unterdrücken von wichtigen Nachrichten, Zurückhalten von Briefen, Fernhalten von Besuchen, falsche Aufklärungen, ungerechte und inhumane Behandlung etc. etc." sei es dem Patienten von vornherein unmöglich, Vertrauen zu fassen.[214] Die Befähigung zur Diagnostik sprach er den Psychiatern ab, denn diese waren nicht im Stande zwischen psychisch gesund und psychisch krank zu unterscheiden. In ständigem Umgang mit Schwer- und Leichtkranken sei ihnen der Maßstab für psychische Gesundheit völlig verloren gegangen, und so würden alle eingewiesenen Patienten auch für tatsächlich krank gehalten werden.[215] Zwangsläufig kämen so viele Menschen in die

---

212 Leibbrand: Naturrecht und Fürsorge 1946, S. 28.
213 StANu, Heil- und Pflegeanstalt Erlangen, Patientenakten männlich aus der Anstalt entlassen bis 1945: Georg Wetzer; Wetzer verfasste die Aphorismen unter dem Pseudonym Gregor Deutsch.
214 Wetzer: Irrenhaus-Erlebnisse 1909, S. 21 (im Original ganzes Zitat in Fettdruck).
215 Ebd., S. 29.

Anstalten, die überhaupt nicht krank bzw. nur vorübergehend krank waren. In Folge versuchten die Psychiater mit „einer Wichtigkeit und einem Eifer, als ob ihre Seligkeit davon abhinge", so Wetzer, ihre Patienten zum Eingeständnis ihrer „Geisteskrankheit" zu zwingen. Bestritt der Patient sein Kranksein, so wurde ebendies als Symptom seiner Erkrankung verstanden. „Es wird daher oft in den Irrenanstalten zwischen den Psychiatern und dem intelligenten Teil ihrer Patienten ein erbitterter Kampf geführt, der leider nur zu oft die Grenzen der Schicklichkeit und des Anstandes auf beiden Seiten überschreitet."[216] Wie eine Vielzahl anderer Autoren von „Irren-Broschüren" glaubte Wetzer, zur Feststellung von psychischer Krankheit bedurfte es keines Expertenwissens, es genügte allein „eine gute Dosis gesunder Menschenverstand und guter Wille."[217] Auf die fehlende Einheitlichkeit diagnostischer Kriterien und Definitionen deutete Wetzer hin, indem er beklagte, dass sich die Psychiater unter den immer neu auftauchenden Krankheitsbezeichnungen selbst nicht mehr zurechtfinden würden.[218] Zudem beanstandete er die Gewohnheit der Ärzte, Krankengeschichten und Diagnosen im Wesentlichen auf Aussagen des ungeschulten Pflegepersonals beruhend zu verfassen.[219] In Anbetracht der Skepsis, die Psychiatriekritiker wie Wetzer der ärztlichen Diagnostik und aktenbasierten Dokumentation entgegenbrachten, erscheint die zuvor beschriebene, von führenden Psychiatern, wie z.B. Bernhard Beyer, propagierte Aufklärung der Gesellschaft durch Veröffentlichung von Aktenmaterial als wenig erfolgsversprechend.

Wetzer beschloss seine Denkschrift mit einer Eingabe an den Landrat von Mittelfranken.[220] Neben einer Auflistung von beanstandeten Missständen fügte er einige recht trivial anmutende Punkte hinzu, wie etwa, dass man leicht ausrutsche auf den polierten Parkettböden, die Gärten zu klein seien, die Weihnachtsgeschenke sehr ungleichmäßig verteilt werden würden oder man doch Licht sparen könnte auf den Wachabteilungen, wenn man weniger Lampen brennen ließe.[221] Die zuvor beschriebenen Fälle von gewalttätigem Missbrauch

---

216 Ebd., S. 30 f.
217 Ebd., S. 30 (im Original steht „und guter Will" in Fettdruck); vgl. auch: Brink: psychopathologische Grenzfälle 2002, S. 39.
218 Wetzer: Irrenhaus-Erlebnisse 1909, S. 28.
219 Ebd., S. 33.
220 Die Eingabe ist datiert: Hersbruck, 3. November 1908.
221 Wetzer: Irrenhaus-Erlebnisse 1909, S. 39 f.; nebenbei bemerkt, beklagte auch Kolb das Problem der glatten Böden, auf die er zahlreiche Verletzungen und Knochenbrüche der Anstaltsinsassen zurückführte. Dem wurde Abhilfe geschaffen, indem

seitens der Pflege thematisierte er nicht, was durchaus seltsam erscheint. Erhoffte er sich durch eine milde ausfallende Kritik einen größeren Erfolg seiner Eingabe? Oder thematisierte er womöglich die Missbrauchsfälle indirekt, indem er eindrücklich die mangelhafte Oberaufsicht durch die Landesregierung beklagte?

Wetzer behauptete, er und einige andere Patienten hätten mehrfach versucht die „Herren der Kommission" anzusprechen, doch diese gingen „zumeist eiligen Fusses durch die Säle und Gärten, und machen es so den Patienten unmöglich, sie anzureden, abgesehen davon, dass letztere auch oft durch die Pfleger daran gehindert werden." Nur ein einziges Mal während seines 3½ jährigen Aufenthalts war es Wetzer möglich, den Medizinalrat Erwin Bruglocher und den Regierungsrat Ignaz Koerbling zu sprechen.[222] In dem bereits erwähnten, im März 1907 verfassten Schreiben, das sich in Wetzers Patientenakte mit dem Verweis „ad acta" befindet und vermutlich von Seiten des Anstaltspersonals zurückgehalten wurde, übte er an den Regierungsbeamten harsche Kritik. Damit ihre Visitation nicht zur „reinen Komödie ausarte", empfahl er ihnen, in eigenem Interesse seinen Brief durchzusehen. Wetzer beschuldigte sie vorab, „über die „Schreibereien der Geisteskranken" hinweg einfach zur Tagesordnung überzugehen" und dabei dem angeblich von Würschmidt geäußerten Grundsatz zu folgen: „Ein Geisteskranker hat kein Recht!" Ihre Pflichten nahmen sie in Wetzers Augen viel zu leicht, so sei der Direktor in einen Cäsarenwahn verrannt, gerade „weil die Aufsicht nichts taugte, ganz und gar mangelhaft war!" Den Wünschen und Klagen der Patienten hätten die Beamten mehr Beachtung schenken und nicht als „quantité négligeable" abtun sollen. Sie hatten sich ja gar nicht die Mühe gemacht zu überprüfen, inwiefern die Anliegen der Patienten berechtigt waren. Statt aus Angst davor, von Patienten angesprochen und behelligt zu werden, im Laufschritt durch die Krankensäle zu gehen, hätten sie sich korrekterweise vom begleitenden Arzte bzw. Oberpfleger vorstellen lassen sollen, um sich wie folgt an die Patienten zu wenden: „Meine Herren! Wir sind von der Kgl. Regierung in Ansbach abgesandt, um den Betrieb der hiesigen Anstalt zu revidieren & zu untersuchen, ob sich etwa Mißstände eingeschlichen haben. Vertrauen Sie uns, wenn Sie glauben, Anlaß zur Beschwerde zu haben,

---

die Böden nicht mehr gewachst und gebohnt, sondern nurmehr gewaschen und geölt wurden, vgl. HA-BZK Erlangen: Bericht 1913/1914, S. 33; Ebd.: Bericht über die Heil- und Pflegeanstalt Erlangen für das Jahr 1914, S. 41.
222 Wetzer: Irrenhaus-Erlebnisse 1909, S. 39 (die Worte „eiligen Fusses" sind im Original in Fettdruck).

diese an & seien Sie überzeugt, daß wir dieselben gewissenhaft prüfen werden & wenn es in unserer Macht liegt, Abhilfe schaffen werden!"[223]

In diesen Worten wird die Verzweiflung offenkundig, als Anstaltsinsasse keine Ansprechperson oder Instanz zu haben, an die man sich vertrauensvoll wenden konnte. Man war, insbesondere dann, wenn man auf die Unterstützung der Angehörigen nicht hoffen konnte, auf sich allein gestellt und dem Gutdünken der Ärzte und Pfleger vollkommen ausgeliefert. Eine gewisse Verbesserung der Aufsichtsfunktion erfolgte zwar 1919, als in Bayern unangemeldete jährliche Visitationen der Heil- und Pflegeanstalten unter Einbeziehung eines erfahrenen Psychiaters als psychiatrischen Sachverständigen eingeführt wurden.[224] Doch lebte der Anstaltsbewohner weiterhin in einem weitgehend rechtsfreien Raum; durch seine Einweisung in die Anstalt und seine in gegebenem Fall erfolgte Entmündigung verlor er de facto einen Großteil seiner bürgerlichen Rechte. Daran änderte sich auch im Laufe der 1920er Jahre im Zuge der Reformpsychiatrie nichts Wesentliches. In den ungeheuren Verbrechen der NS-Zeit zeigte sich die defizitäre rechtliche Lage der Psychiatriepatienten schließlich auf erschütternde Art und Weise.

Patientenrechte & Entmündigung – Wetzers Klage gegen Direktor Würschmidt

Im Oktober des Jahres 1909, zwei Jahre nach seiner Entlassung, erhob Wetzer Anklage gegen den Direktor der Kreisirrenanstalt August Würschmidt beim Verwaltungsgerichtshof in München.[225] Würschmidt habe ihn nicht, wie es die Anstaltssatzung vorschrieb, gemäß § 44 auf die Möglichkeit hingewiesen, ein gerichtliches Gutachten seines Geisteszustandes beantragen zu können, und infolge dessen sei die gegen seinen Willen erfolgte Festhaltung in der Anstalt als rechtswidrig zu betrachten.[226] Im Auftrag des Verwaltungsgerichtshofs initiierte daraufhin die Kammer des Innern der Regierung Mittelfranken eine Untersuchung.

---

223 StANu, Heil- und Pflegeanstalt Erlangen, Patientenakten männlich aus der Anstalt entlassen bis 1945: Georg Wetzer: Brief Wetzers an Ansbacher Kommission.
224 Zenk: Heil- und Pflegeanstalt Kutzenberg 1995, S. 109.
225 StANu, Regierung von Mittelfranken Abg. 1968, Tit. Ib, Nr. 2072, Vorentscheidung gegen den K. Direktor der Kreisirrenanstalt Erlangen, Medizinalrat Dr. Würschmidt, Laufzeit 1909–1910.
226 Der Paragraph 44 der Anstaltssatzungen lautete folgendermaßen: „Geisteskranken, welche wider ihren Willen über 3 Monate in der Kreisirrenanstalt untergebracht

In einer Stellungnahme gegenüber der Regierung Mittelfranken bestritt Würschmidt die Anschuldigungen, so sei Wetzer seit seiner Aufnahme am 7. September 1903 bis zu seiner endgültigen Entlassung am 15. Juli 1907 stets geisteskrank und erwerbsunfähig gewesen, wie in den Akten und Gutachten der letzten Jahre nachzulesen sei. Zwar habe man den Patienten auf besagten Paragraphen hingewiesen, doch habe dieser wohl aus Furcht vor einer Entmündigung, die als Konsequenz des Gutachtens erfolgten konnte, das Protokoll nicht unterschrieben. Wie in den Akten nachzuweisen sei, zogen sich Entschädigungsansprüche Wetzers „wie ein roter Faden durch die ganze Zeit seines Hierseins" und seien als Folge seiner Krankheit zu betrachten. Würschmidt konstatierte, er habe seine Pflichten als Irrenarzt gewissenhaft erfüllt und sei den Anforderungen seines „schweren Amtes als Anstaltsleiter in jeder Beziehung pflichtgemäss nachgekommen".[227] Auf Nachfrage der Regierung erklärte Würschmidt, dass die bei Neuaufnahme erfolgende Kundgabe des § 44 in der Regel nicht dokumentiert werde, außer der Kranke protestiere und äußere den Wunsch, tatsächlich ein gerichtliches Gutachten nach Ablauf der Frist von 3 Monaten zu beantragen. Zudem sah sich Würschmidt nicht verpflichtet allen Kranken, die unfreiwillig über 3 Monate untergebracht wurden, „zum Proteste etc. behilflich zu sein". Einem Patienten, der wie Wetzer auf Wunsch der

---

sind, hat der Direktor zur Erwirkung einer gerichtlichen Entscheidung über ihren Geisteszustand durch Vermittlung des Staatsanwalts auf Ansuchen behilflich zu sein. Auf letztere Möglichkeit sind die Geisteskranken, unter Umständen auch die unterbringenden Behörden, Kassen- und Anstalts-Verwaltungen besonders aufmerksam zu machen. Die einschlägigen Gesuche oder Protokollar-Erklärungen sind nebst den erforderlichen Belegen unter gleichzeitiger Berichterstattung an die Königliche Regierung sofort der zuständigen Staatsanwaltschaft zur weiteren Veranlassung mitzuteilen." Vgl. Satzungen der Kreis-Irrenanstalten 1904, S. 473; Gustav Kolb machte interessanterweise 1908 anlässlich der Jahresversammlung bayerischer Psychiater in Erlangen den Vorschlag, bei der mindestens einmal monatlich abzuhaltenden Konferenz des Ärztekollegiums einer Anstalt derartige Beschwerden und Gesuche im Kollektiv zu besprechen: „Gesuche von Angehörigen und Kranken um Entlassung aus Anstalt oder Anstaltskontrolle und Beschwerden über Zurückhaltung in der Anstalt mit der Verpflichtung, bei Beschwerden das Protokoll mit Motivierung dem zuständigen Staatsanwalt vorzulegen." In: Kolb: Vorschläge Ausgestaltung Irrenfürsorge 1908, S.37 f.

227 StANu, Regierung von Mittelfranken, Abg. 1968, Ib, Nr. 2072, Vorentscheidung gegen den K. Direktor der Kreisirrenanstalt Dr. Würschmidt, Laufzeit 1909–1910: Brief Würschmidts an Regierung von Mittelfranken, Kammer des Innern vom 2. November 1909.

Eltern eingewiesen wurde, stehe nach seinem Verständnis das Recht, gemäß § 44 Protest einzulegen, sowieso nicht zu. Der Paragraph beziehe sich – seiner Meinung nach – allein auf diejenigen Patienten, die nach Artikel 80 des Polizei-Strafgesetzbuches oder des Kranken-Unfall- und Invalidengesetzes in die Anstalt aufgenommen wurden. Dass dann doch allen Kranken die Möglichkeit des Protestes eingeräumt werde, geschehe allein auf Kulanz der Anstaltsdirektion hin.

Der mit der Vorentscheidung gegen Würschmidt betraute Medizinalrat Erwin Bruglocher widersprach dieser Deutung des Paragraphen 44, denn seiner Ansicht nach stand das Recht, Widerspruch einlegen zu dürfen, sehr wohl anderen Patientengruppen zu.[228] Dennoch vermochte Würschmidt sich trotz seiner falschen Auslegung der Anstaltssatzung erfolgreich zu exkulpieren; er wies darauf hin, dass eine Mitteilung des besagten Paragraphen an Wetzer, aufgrund dessen zunächst „depressiv-stuporöser Verfassung", in der er „kaum ein Wort sprach, stumpf und gleichgültig vor sich hinlebte" und einen „torpiden und schwachsinnigen Eindruck machte", sowieso sinnlos gewesen wäre. Der katatone Stupor Wetzers hätte sich erst im September darauffolgenden Jahres gelöst und rasch „einem neuen maniakalischen Paroxismus Platz" gemacht, so Würschmidt. Nachdem der Anstaltsdirektor auf etwaige Folgen eines von Wetzer beantragten Protestes hingewiesen hatte, nämlich einer Erklärung als gemeingefährlich sowie einer Entmündigung, habe der an paranoiden Wahnvorstellungen leidende Patient maßlos, unsagbar brutal und auch gewalttätig reagiert. Würschmidt zitierte daraufhin eine vermeintliche Äußerung Wetzers: „Geh' weiter, du Mistbub, mit deinem Protest, auf den scheiss ich; du zahlst mir täglich 1000 Mark Entschädigung oder kommst in's Zuchthaus."

Tatsächlich legte Wetzer erst im Januar 1905 offiziell Protest ein, womit er eine unabhängige Beurteilung seines Geisteszustands beantragte.[229] Im Februar 1905 erstellte dann der Bezirksarzt Dr. Bischoff, der laut Wetzer ein „Duzfreund" des Anstaltsdirektors August Würschmidt war, das Gutachten.[230] Dies wirkte sich negativ für Wetzer aus. Dem Gutachten zufolge litt Wetzer unter „jugendlichem Irresein", äußere „Schwachsinnszeichen" verbunden mit Größen- und Verfolgungswahnideen und sei entsprechend Artikel 80 des Polizei-Strafgesetzbuches als „gemeingefährlich" zu erachten. Seltsamerweise erfuhr

---

228 Ebd.: Anmerkung Bruglochers vom 18. November 1909.
229 Ebd.: Brief Würschmidts and Regierung von Mittelfranken, Kammer des Innern vom 13. November 1909.
230 Wetzer: Irrenhaus-Erlebnisse 1909, S. 13.

der Patient, laut seiner eigenen Aussage, erst zwei Jahre später vom Ergebnis der Untersuchung; zu diesem Zeitpunkt war er aber bereits entlassen und die Möglichkeit des Widerspruchs längst verstrichen.[231]

Der Münchener Psychiater und Direktor der Privatanstalt Neufriedenheim, Ernst Rehm (1860-1945), kritisierte im Begleitartikel seines Referats auf der Jahresversammlung des Vereins bayerischer Psychiater 1908 in Erlangen jene zwickmühlenartige Situation, in der sich Anstaltspatienten wie Wetzer befanden: „Entweder verzichtet der Kranke, wenn er über die Folgen seines Schrittes aufgeklärt wird, auf die Anrufung des Gerichtes – dann ist ihm eben der Rechtsweg abgeschnitten –, oder er tut es doch, dann wird er dafür mit der Entmündigung bestraft. Statt seines Rechtes wird ihm eine Strafe; das ist nicht bloß eine Ungehörigkeit, das ist auch für viele Kranke schädlich und verbitternd, abgesehen davon, daß es für Kranke, die bald wieder gesund werden, durchaus nicht gleichgültig ist für ihr späteres Fortkommen, ob sie entmündigt wurden oder nicht."[232]

Nach Einsicht der Patientenakten Wetzers sowie der Akten des Amtsgerichts resultierten die Ermittlungen der Kammer des Innern in dem Entschluss, dass Würschmidt sich keiner Verletzung seiner Pflichten schuldig gemacht habe. Sich hierauf stützend, fiel dann die Entscheidung des Verwaltungsgerichtshofs demgemäß aus.[233] Interessanterweise waren bei den Untersuchungen der Kammer des Innern die beiden Mitglieder der Aufsichtskommission über die Kreisirrenanstalt, Koerbling und Bruglocher, federführend. Auch wenn sich Würschmidt tatsächlich keines Rechtsbruchs schuldig gemacht hatte, war die Unbefangenheit der Untersucher nicht gegeben, denn beide standen durch ihre Aufsichtspflicht in einem klaren Interessenskonflikt. Durch die im Jahr 1907 verfassten Schreiben sowie der 1908 gegenüber dem Landtag geäußerten expliziten Kritik an den beiden Herren der Kommission (sie würden ihre Aufsichtspflicht über die Anstalt vernachlässigen) hatte sich Wetzer zudem sicherlich keine Sympathie verschafft.

Der Verwaltungsgerichtshof in München verließ sich in seiner Urteilsfindung auf die Untersuchungen der Regierung von Mittelfranken. Erstaunlicherweise

---

231 Brief des Königlichen Bezirksamts vom 22. Februar 1905 an die Direktion der Kreisirrenanstalt Erlangen, in: StANu, Heil- und Pflegeanstalt Erlangen, Patientenakten männlich aus der Anstalt entlassen bis 1945: Georg Wetzer.
232 Rehm: künftige Ausgestaltung Irrenfürsorge 1908, S. 605.
233 StANu, Regierung von Mittelfranken, Abg. 1968, Ib, Nr. 2072, Vorentscheidung gegen den K. Direktor der Kreisirrenanstalt Dr. Würschmidt, Laufzeit 1909-1910: Entscheidung des Königlichen Verwaltungsgerichtshof vom 22. April 1910.

verschickte er noch vor Abschluss der Untersuchungen ein Exemplar von Wetzers Denkschrift „Erlangen'er Irrenhaus-Erlebnissen" an die Kammer des Innern „zur Einsicht gegen Rückvorlage". Es kann als ein Wink der höherstehenden Institution an die Kreisregierung verstanden werden, zukünftig die Geschehnisse innerhalb der Erlanger Anstalt besser im Blick zu haben, zumindest aber zeigt es, dass Georg Wetzers schriftliche Zeugnisse von den Verhältnissen innerhalb der Erlanger Anstalt auch von offizieller Seite Beachtung fanden.[234]

Forderung nach Reformen – Wetzers Eingaben an den Landtag und Reichstag

In einem auf die Urteilsverkündung verfassten Antwortschreiben an die Kammer des Innern beharrte Wetzer weiterhin auf seinem Standpunkt, man habe weder ihn noch einige andere Kranke auf ihre Rechte entsprechend § 44 aufmerksam gemacht. Um künftigen „Unterlassungssünden" vorzubeugen und die Patienten über ihre Rechte und die Entmündigungs- und Entlassungsbestimmungen in Kenntnis zu setzen, schlug er vor, man solle diese in den Krankensälen gemeinsam mit den Statuten der Anstalt aufbringen lassen.[235] Bezüglich dieses Vorschlags befragte die Kammer des Innern die Direktionen der beiden Kreisirrenanstalten Mittelfrankens. Direktor Adolf Herfeldt der Anstalt Ansbach reagierte abweisend: Die Satzungen seien allein als Richtschnur für die Direktion und nicht für die Weitergabe an die Patienten gedacht; „es würde – bei der meist vorhandenen, krankhaft bedingten Einsichtslosigkeit unserer Patienten – das Streiten und Rechten kein Ende mehr nehmen." Patienten, die wie Wetzer unter „dem Einflusse schwachsinnigen Eigendünkels" immer alles besser zu verstehen meinen, würden auch durch solche Maßnahmen kein Vertrauen zu den Anstaltsvorständen fassen können, vielmehr würde es solchen querulierenden Kranken nur neue vermeintliche Angriffspunkte bieten.[236] Die Direktion der Anstalt Erlangen pflichtete Herfeldt bei, „es hiesse den eigentlichen Zweck der Kreisirrenanstalten in sein Gegenteil zu verkehren, wollte man den Wetzer'schen Vorschlag zur Ausführung bringen."[237] Bruglocher schloss sich den Einschätzungen an, die Kammer des Innern verwarf den Vorschlag Wetzers.[238]

---

234 Ebd.: Verwaltungsgerichtshof an Regierung von Mittelfranken, Kammer des Innern vom 24. Februar 1910.
235 Ebd.: Brief Georg Wetzers an Kammer des Innern vom 21. Mai 1910.
236 Ebd.: Brief Adolf Herfeldts an Kammer des Innern vom 30. Mai 1910.
237 Ebd.: Brief des Oberarztes Robert Neupert an Kammer des Innern vom 6. Juni 1910.
238 Ebd.: Notiz Erwin Bruglochers.

Interessanterweise hatten Wetzers Reformvorschläge 1908 beim Reichstag in Berlin bedeutend mehr Anklang gefunden. Im Unterschied zu seiner Eingabe an den Landtag, kritisierte Wetzer gegenüber dem Reichstag nachdrücklich die Misshandlungen in den Anstalten:

> „Die Mißhandlungen in den Irrenanstalten finden nur in den allerseltensten Fällen gesetzliche Sühne, und was den Schutz der persönlichen Freiheit der Geisteskranken oder der dafür Erklärten betrifft, so kann man ruhig sagen, daß er in praxi so gut wie nicht vorhanden ist! Wer heutzutage in eine Irrenanstalt als „geisteskrank" eingeliefert wird, kann sich selbst nicht mehr helfen, auch wenn er intellektuell dazu imstande wäre. Erkennt er die Suprematie und Kompetenz der Psychiater nicht freiwillig an, so werden von letzteren so viele „Krankheiten" und „Krankheits-Symptome" an ihm festgestellt, daß aktenmäßig kein Zweifel an seiner Unzurechnungsfähigkeit und damit an der Zuständigkeit des Psychiaters besteht."[239]

Wetzer problematisierte hier zu Recht die Subjektivität der Akten-Dokumentation in der Psychiatrie, die allein den Blickwinkel der Ärzte wiedergab. Damit zeigte er den eingeschränkten Wert dieser Dokumente als Tatsachenbefund bzw. Beweisquelle, als welche sie in seinem späteren Verfahren gegen Würschmidt dienen sollten. Die Vorschläge einiger Psychiater, die Öffentlichkeit anhand einer Offenlegung von Patientenakten über die vermeintlich doch so guten Verhältnisse in den Anstalten aufzuklären, erscheint damit als wenig probates Mittel, gegen das Misstrauen in der Bevölkerung anzukommen.

Der in der Reichstagspetition formulierte Forderungskatalog umfasste neben der bereits als nötig befundenen Verbesserung der Pfleger-Ausbildung auch das Ersetzen des Vormunds durch einen „Krankenanwalt" sowie eine Versicherung für Nervenkrankheiten als „würdige Ergänzung der Alter- und Invaliditätsversicherung".[240] Wetzer untermauerte seine Forderungen mit der Feststellung, dass kein Mensch Garantie dafür besitze, nicht selbst einmal anstaltsbedürftig zu sein. Er setzte sich damit für eine Entstigmatisierung psychischer Krankheit ein, wie auch in einem „Aufruf" seiner 1907 gegründeten Organisation „Zentrale für Reform des Irrenwesens" deutlich wird:

---

239 Wetzer: Petition an Reichstag 1908, S. 337.
240 Vgl. hierzu Wetzers Feststellung in der Reichstagspetition: „ebenso könnte das Pflegepersonal eine höhere Gesamtausbildung und bessere Ausbildung in der Kranken-Irren-Pflege sehr nötig brauchen! Heute kann einer, der gestern noch hinter dem Pflug herging und Mist fuhr, heute schon „Irrenpfleger" sein. Dieses Übel der ganz unzureichenden Ausbildung wird durch den beständigen Wechsel des Personals noch vergrößert!" In: Ebd.

„Denn kein Mensch, vom Bettler angefangen bis hinauf zum König, ist davor sicher, nicht selbst einmal von einer Seelenstörung, einem Irresein befallen zu werden. Wie froh wäre er da, ein Asyl zu wissen, wohin er sich vertrauensvoll wenden kann in der Hoffnung, bald sich zu erholen und bald zu gesunden."[241]

Für nervöse Leiden erhoffte sich Wetzer ein von den Geisteskranken, Epileptikern und Gemeingefährlichen separates Asyl und schlug die Schaffung von „Volksnervenheilanstalten" vor. Der Psychiater und Rassenhygieniker Ernst Ritterhaus (1881–1945) hielt noch 1927 diese Idee Wetzers für durchaus vernünftig, allein finanzielle Bedenken sprächen dagegen.[242]

Am 28. April 1909 wurden die Forderungen in der Petitionskommission diskutiert. Das Hersbruck-Laufer Wochenblatt berichtete, dass auch Regierungskommissare hierbei anwesend waren, was darauf hindeutet, dass die Petition durchaus ernst genommen wurde. Die Kommission beschloss die Petition an den Reichskanzler weiterzureichen. Im Plenum wurde dann am 13. Juli 1909 der Antrag der Kommission angenommen. Verhandlungen zwischen der Reichsregierung und den Bundesstaaten über ein Reichsgesetz für das Irrenwesen wurden im Anschluss neu aufgenommen.[243] In Anbetracht seiner Reichstagspetition sieht der Historiker Andreas Killen in Wetzer einen neuen Typus, den *nervous citizen*, begründet, der seine eigene Nervenkrankheit nicht als Einzelphänomen, sondern als Ausdruck eines gesellschaftlichen Phänomens begreift und hieraus eine Verantwortlichkeit des Staates zur Versorgung seiner nervenkranken Bürger ableitet.[244]

Gestattet man die spekulative Überlegung, so mag Georg Wetzer womöglich auch nach heutigem Verständnis zumindest zeitweilig psychisch krank gewesen sein: Die damalige Diagnose des „manisch-depressiven Irreseins" würde man gegenwärtig vermutlich als bipolare Störung bezeichnen.[245] Bernd Ottermann und Ulrich Meyer versteigen sich allerdings in ihrem Aufsatz über Wetzer zu retrospektiver Diagnostik, wenn sie in seinen Briefen eine „cyclothyme Veranlagung" und einen sich anbahnenden, erneuten psychotischen Schub deutlich zu erkennen glauben.[246] In seiner Erlanger Krankenakte werden manische Zustände, aggressives, zeitweise auch stumpf und schwachsinniges Verhalten beschrieben. Das von den Psychiatern als querulatorisch bewertete

---

241 Ebd., S. 336.
242 Ritterhaus: Irrengesetzgebung 1927, S. 18.
243 Beyer: Zentrale Reform Irrenwesens 1909, S. 338.
244 Killen: Berlin Electropolis 2006, S. 40 f.
245 Bezüglich der Diagnose vgl. Beyer: Zentrale Reform Irrenwesens 1909, S. 335.
246 Ottermann/Meyer: Irren-Reformer Georg Wetzer 1987, S. 318.

Verhalten Wetzers charakterisierte Faltlhauser, obgleich er es als Vorwurf verstand, treffend, als er ihn als „Anwalt der Kranken" bezeichnete. Als das kann Wetzer durchaus gelten. Vielleicht (und man verzeihe hier die erneute Spekulation) bedurfte es einer durch die Manie gewonnenen Durchsetzungskraft, um gegen die Autorität des Personals aufbegehren und bestehendes Unrecht anklagen zu können. Ob Wetzer dabei die Begebenheiten übermäßig dramatisierte, lässt sich nicht eindeutig sagen, dennoch scheinen tatsächlich Missstände geherrscht zu haben, sah doch auch Kolb eindeutigen Handlungsbedarf und hielt grundlegende Veränderungen im Anstaltsbetrieb für dringend notwendig. Bereits vor seinem Dienstantritt in Erlangen wies er etwa bei der Jahresversammlung des Vereins bayerischer Psychiater 1911 in kritischer Weise auf den völlig geschlossenen Charakter der Erlanger Anstalt als Ursache für die mangelnde Eignung dortiger Patienten für die Familienpflege hin.[247] Auch die zuvor benannte Rückständigkeit des Pflegepersonals war Kolb wohl bewusst. Wie eine humanere Psychiatrie auszusehen hatte, darin waren die Ansichten Wetzers und Kolbs sich sehr nahe, nannte doch Wetzer die auf Prinzipien des *open door* und *no restraint* beruhenden reformpsychiatrischen Bemühungen Kolbs in Kutzenberg als Beweis dafür, dass eine progressivere Psychiatrie möglich war. So schreibt Wetzer in seinen „*Erlangen'er Irrenhaus-Erlebnissen*":[248]

> „Dr. Specht betonte immer, dass man beim besten Willen nicht mehr für die Geisteskranken tun könne und dass sich die Psychiater förmlich im Dienst derselben aufrieben, worüber ich freilich lachen musste. Herr Dr. Specht sollte einmal die neuerrichtete II. oberfränkische Heil- und Pflegeanstalt Kutzenberg besichtigen, um zu sehen, was auf dem Gebiet der Irrenpflege und Heilkunde geleistet werden kann!"[249]

Kolbs Bemühungen in Kutzenberg hatten offenbar auch außerhalb von Fachkreisen Beachtung gefunden.

2.2.3 Der Direktorenwechsel 1911 – Veränderungen innerhalb der Anstalt Erlangen

Angesichts der bis in Münchener Regierungskreise vorgedrungenen Kritik Georg Wetzers an den Zuständen innerhalb der Erlanger Anstalt scheint die Ernennung Kolbs zum Direktor im November 1911 kein Zufall gewesen zu

---

247 Zur Diskussion im Anschluss an die Referate Kolbs und Spechts über die Familienpflege in Bayern vgl. Kluge: Jahresversammlung 1912, S. 103.
248 Zenk: Heil- und Pflegeanstalt Kutzenberg 1995, S. 68; Zu den Prinzipien des *no restraint* und *open door* vgl. Fußnote auf S. 27.
249 Wetzer: Irrenhaus-Erlebnisse 1909, S. 24 f.

sein.²⁵⁰ Es steht frei zu spekulieren, ob Wetzer mit seinem 1909 veröffentlichten Erlebnisbericht einen Einfluss auf die Entscheidung des bayerischen Innenministeriums und der mittelfränkischen Kreisregierung hatte, Kolb zum Direktor der Heil- und Pflegeanstalt Erlangen zu ernennen. Dass die Wahl der Entscheidungsträger dabei bewusst auf jemanden fiel, der sich als Reformpsychiater bereits einen Namen gemacht hatte, lässt sich zwar nicht eindeutig belegen, ist aber sehr wahrscheinlich. Kolb hatte in den vergangenen sechs Jahren in Kutzenberg nicht nur bewiesen, dass er imstande war eine psychiatrische Anstalt zu leiten, sondern auch, dass seine Reformvorstellungen realisierbar und vorteilhaft für Anstalt und Patienten waren.

Mit der Übernahme Kolbs hielt ein im Vergleich zur Leitung Würschmidts völlig anderes Verständnis von psychiatrischer Praxis Einzug in Erlangen, gleichwohl gestaltete sich die Reformierung des Anstaltsbetriebs letztlich als ein langwieriger Prozess.

Beispielsweise sorgten personelle Kontinuitäten auf ärztlicher und pflegerischer Seite sicherlich dafür, dass problematisches Verhalten gegenüber den Patienten auch nach dem Direktorenwechsel teilweise fortbestand (vgl. S. 268–275), doch führten Kolbs progressive Vorstellungen psychiatrischer Praxis, die er in zahlreichen seiner Veröffentlichungen und Referaten zum Ausdruck brachte, dennoch einen graduellen Wandel in Erlangen herbei. Feststellbar wird dies z.B. an der Einführung der Familienpflege und der aktiveren Krankenbehandlung nach Hermann Simon (1867–1947); vor allen Dingen aber war es der Aufbau der offenen Fürsorge und damit verbunden die gesteigerte Zahl an Entlassungen, die, wie Kolb bemerkte, auch den Alltag in der Anstalt zu verändern begann.²⁵¹ Den bislang meist jahre- bzw. lebenslang in der Anstalt untergebrachten Kranken eröffnete die offene Fürsorge die Perspektive auf ein Leben jenseits der Anstaltsmauern. Ein Aspekt, der sich auch auf die Praxis der behandelnden Ärzte positiv ausgewirkt haben wird: Denn nun bestand ihr Auftrag nicht mehr allein darin, Patienten ruhig zu stellen und zu verwahren, sondern möglichst vielen Kranken zu einem Grad der Besserung zu verhelfen,

---

250 StANu, Bezirkskrankenhaus Erlangen, Personalakte 365, Gustav Kolb Direktor, Laufzeit 1911–1941: Brief des Regierungspräsidenten Mittelfrankens Julius von Blaul (1853–1930) zur Ernennung Kolbs an Direktion Heil- und Pflegeanstalt Erlangen vom 30. November 1911; Anm.: Der Verwaltungsgerichtshof in München, der die Denkschrift Würschmidt zuschickte, gehörte zum Geschäftsbereich des Innenministeriums.
251 StANu, Reg. v. Mittelfranken, Abg. 1952, V, Nr. 2058 e, Jahresberichte der Heil- und Pflegeanstalten Ansbach und Erlangen 1928–1932: Jahresbericht 1929.

bei dem ihre Weiterbehandlung außerhalb der Anstalt möglich war. Ein wichtiger Bestandteil dieser neuen psychiatrischen Praxis in Erlangen war die oben genannte, im Laufe der 1920er Jahre entgegen des Widerstands von Seiten des Pflegepersonals (vgl. S. 275) implementierte Beschäftigungstherapie nach Simon, im Rahmen derer bis 1933 rund 86 % aller Patienten einer regelmäßigen Tätigkeit nachgingen.[252]

Das *open door* Prinzip, das Kolb in Kutzenberg zuvor mit viel Erfolg realisiert hatte, konnte er in Erlangen nicht in dem Ausmaß umsetzen, wie er es sich erhofft hatte. Während zwar Fenstergitter entfernt und Türen fortan nicht mehr abgeschlossen wurden, blieb der Raum, in dem sich Patienten frei bewegen konnten, im Gegensatz zu Kutzenberg letztlich durch die – noch heute erhaltene – zwei Meter hohe Anstaltsmauer begrenzt. Erst mit dem Ausbau des seit Februar 1914 gepachteten Gut Eggenhofs vermochte Kolb, die aus seiner Sicht notwendigen, völlig offenen Abteilungen zumindest für einen Teil der Patienten zu schaffen.[253] Seine Absicht, dort Ende der 1920er Jahre für insgesamt 160 Patienten (40 sogenannte Grenzfälle und 120 ruhige Patienten) derartige Abteilungen einrichten zu lassen, konnte aufgrund fehlender finanzieller Unterstützung durch den Kreis nur in Ansätzen verwirklicht werden. Gemessen an ihrer Gesamtkapazität hatte die Heil- und Pflegeanstalt Erlangen bis zu Kolbs Pensionierung vergleichsweise wenige Betten auf offenen Abteilungen, die meisten auf Gut Eggenhof.[254]

Während sich die baulichen und strukturellen Veränderungen in der Anstalt anhand von Verwaltungsdokumenten und Jahresberichten nachweisen lassen, bleibt es letztlich schwierig, den tatsächlichen Wandel der psychiatrischen Praxis, d.h. vereinfacht gesagt, die Art und Weise, wie sich die Behandlung der Patienten durch Pflege und Ärzte vollzog und wie mit Kranken umgegangen

---

252 Vgl. HA-BZK Erlangen: Jahresbericht 1933, S. 24.
253 StANu, Reg. v. Mittelfranken, Abg. 1952, V, Nr. 2058 e, Jahresberichte der Heil- und Pflegeanstalten Ansbach und Erlangen 1928–1932: Jahresbericht 1928; man könnte einwenden, dass Kolb die Mauer zumindest teilweise hätte einreißen lassen können, doch muss hier ein weiterer Unterschied zu Kutzenberg konstatiert werden: die Anstalt Erlangen befand sich im Unterschied zur Anstalt Kutzenberg mitten in der Stadt. Zwangsläufig wäre die Erlanger Stadtbevölkerung als Folge dessen in direkten Kontakt mit zahlreichen, mitunter unangepassten Anstaltspatienten gekommen; zu Gut Eggenhof vgl. StANu, Regierung von Mittelfranken, Abg. 1968, V, Nr. 76, Anstaltskolonie Eggenhof der Heil- und Pflegeanstalt Erlangen Band IV, Laufzeit 1914–1924; StANu, Regierung von Mittelfranken, Abg. 1968, V, Nr. 77, Anstaltskolonie Eggenhof der Heil- und Pflegeanstalt Erlangen Band V, Laufzeit 1925–1932.
254 Vgl. HA-BZK Erlangen: Jahresbericht 1933, S. 17.

wurde, greifbar zu machen. Berichte von Zeitzeugen, anhand derer man die Entwicklung nachverfolgen könnte, fehlen bedauerlicherweise. Eine Quelle, welche die Situation rückblickend zu beschreiben versucht, ist der vom späteren Anstaltsarzt Karl Walz (1912–?) im Jahre 1946 verfasste Artikel über Kolb. Woher genau der Autor seine Informationen bezog, bleibt unklar; vermutlich stützte er sich auf Aussagen von Zeitzeugen, die im Jahre 1946 noch in der Anstalt tätig waren. Die Schilderungen des jungen Psychiaters, der selbst kein Zeitzeuge des Direktorenwechsels war, müssen jedoch wie einige andere von ihm aufgestellte, in Kapitel 4 analysierte Behauptungen als verklärend bezeichnet werden. In der Sekundärliteratur zu Kolb sind sie dennoch vielfach zitiert sowie unhinterfragt übernommen worden. Obwohl die Beschreibungen von Walz nur einen eingeschränkten Quellenwert besitzen, lassen sich einzelne Aussagen anhand von Verwaltungsakten verifizieren; an dieser Stelle eine kurze Wiedergabe genannter Schilderung:

> „Vollkommen beherrscht von dem Fürsorgegedanken für die Kranken wirkte der Einzug Kolbs [im Jahre 1911] hier fast revolutionierend. Die alte, 1846 errichtete, geschlossene Erlanger Anstalt mit ihrem Korridorsystem führte noch einen „Dornröschenschlaf". Die Kranken wurden hier lediglich verwahrt, Behandlung durch Krankenbeschäftigung wurde kaum betrieben. Familienpflege gab es nicht. Von der Isolierung in den zahlreichen Zellen, von leichten Zwangsmitteln, wie feste[n] Handschuhe[n], Ledermuffe[n], Zwangsjacken wurde noch weitgehend Gebrauch gemacht. Dies alles verschwand. Die Kranken bekamen alle nur möglichen Freiheiten. Die Zellen wurden geleert, Leute, die bisher als „überaus gefährlich" dauernd isoliert waren, kamen ins Freie und wurden sogar bei Arbeitsgruppen im Garten beschäftigt. Die Zellen verschwanden und machten zum großen Teil lichten und sauberen Schlafsälen Platz. Außerdem wurden die Abteilungen im Laufe der Zeit, soweit es überhaupt möglich war, umgebaut, wie es den hygienischen und praktischen Gesichtspunkten, die Kolb in seinem Sammelatlas forderte, entsprach."[255]

---

255 Walz: System Irrenfürsorge Kolbs 1946, S. 95; bezüglich der von Walz erwähnten hygienischen Gesichtspunkte, sei folgendes nebenbei bemerkt: Aufgrund der chronischen Überfüllungszustände wurde 1885 beschlossen, die ursprünglich als ungeeignet für die Unterbringung von Patienten erachteten und seither für administrative Zwecke genutzten Räume im Souterrain doch für insgesamt 76 Kranke freizumachen. Wetzer schrieb 1908 in seiner Eingabe an den Landtag Mittelfranken allerdings, dass die im Souterrain gelegene Abteilung US3 (unbewachte Sieche) geschlossen werden müsste, da die Zustände dort gesundheitsschädlich seien. Ganztäglich ohne Einfall von Sonnenlicht, mit niedrigen Decken war es dort feucht; laut Wetzer waren diese Räume ein Brut-Herd für Bazillen und menschenunwürdig. Kolb ließ die Räume im Untergeschoss zu Werkstätten umwandeln, die er angesichts

Dass unter der Leitung Kolbs mechanische Zwangsmittel, wie die Zwangsjacke und Ledermuffe (vgl. Fußnote auf S. 61), nicht mehr zur Anwendung kamen, sondern nurmehr sogenannte feuchte Packungen, d.h. das Einbandagieren von Körperteilen mit feuchten Tüchern, ist in den Jahresberichten belegt.[256] Ebenso nahm Kolb tatsächlich eine Vielzahl baulicher Veränderungen vor, die sich, wie oben erläutert, ebenso anhand archivalischer Quellen nachweisen lassen. Ein Beispiel für eine derartige bauliche Neugestaltung war der komplette Umbau der Abteilung WU3 (Wachabteilung für Unruhige) im Jahre 1914. Im Zuge dessen wurden die einzelnen Räume mit dem Korridor zusammengelegt, um fünf größere Krankensäle zu schaffen. Das Bad wurde bedeutend vergrößert und mit Badewannen und einem Klosett ausgestattet. Am Eingang wurde eine weitere Toilette eingerichtet. Die Fenster wurden erneuert und verbreitert sowie eine neue Fernwarmwasserheizung installiert.[257] Darüber hinaus lässt sich eine Vielzahl weiterer baulicher Veränderungen in den Jahresberichten nachweisen, die auf eine Verbesserung der Lebensbedingungen der Anstaltspatienten abzielten.[258]

Kolbs andauernde Bemühungen um eine Optimierung der hygienischen Bedingungen in der Anstalt belegen die Zahlen zur Tuberkulose-Sterblichkeit: Während in den Jahren 1900–1911 durchschnittlich jährlich 1,66 % der behandelten Anstaltspatienten an Tuberkulose verstarb, war es in den Jahren 1920–1931 nurmehr 0,37 % (vgl. Abb. 13). Eine innovative Maßnahme zur Verbesserung der Hygiene war die im April 1928 fertiggestellte, dreigeschossige, der Isolierung von bis zu 34 ansteckenden Patienten dienende Infektionsabteilung mit Desinfektionsanlage, vier großen Wachsälen, zahlreichen Einzelzimmern, Liegeveranden und Arbeitsräumen für das Personal. Es zeugt von Kolbs organisatorischem Geschick, dass dieses ehrgeizige Vorhaben

---

der schlechten hygienischen Bedingungen in Folge allerdings auch auslagerte. Vgl. Würschmidt: Kreisirrenanstalt Erlangen 1904, S. 51; Wetzer: Irrenhaus-Erlebnisse 1909, S. 40; StANu, Regierung von Mittelfranken, Abg. 1952, V, Nr. 2058 e, Jahresberichte der Heil- und Pflegeanstalten Ansbach und Erlangen 1928–1932: Jahresbericht 1928; StANu, Regierung von Mittelfranken, Abg. 1952, V, Nr. 2058 d, Jahresberichte der Heil- und Pflegeanstalten Ansbach und Erlangen 1919–1932: Jahresbericht 1930; Vgl. hierzu auch Kolbs Aussagen zu Luftraum und Hygiene in: Kolb: Sammel-Atlas Teil A 1902, S. 5 f.

256 Vgl. HA-BZK Erlangen: Jahresbericht 1933, S. 21.
257 HA-BZK Erlangen: Bericht über die Heil- und Pflegeanstalt Erlangen für das Jahr 1914.
258 Vgl. beispielsweise HA-BZK Erlangen: Jahresberichte 1913 und 1914.

trotz knapper finanzieller Mittel verwirklicht werden konnte. Während das alte Kesselhaus als Quelle für Baumaterialien diente, wurde ein Großteil der Bauarbeiten von Angestellten und ausgewählten Patienten der Anstalt durchgeführt. Obwohl die Infektionsabteilung sich zunächst trefflich bewährte, musste sie aufgrund der Bettennot ab etwa 1930 zweckentfremdet und fortan für die reguläre Unterbringung von Patienten verwendet werden.[259]

Aus den Erinnerungen des zu Beginn seiner Laufbahn, Mitte der 1920er Jahre, zunächst in der Anstalt Erlangen tätigen Fürsorgearztes Ewald Grimm wird ersichtlich, dass Isolierkammern (im Anstaltsjargon als Zellen bezeichnet) entgegen der Behauptung von Walz sehr wohl unter der Leitung Kolbs weiterhin existierten. Seine Eindrücke der Anstalt während der 1920er Jahre schilderte Grimm folgendermaßen:

„Einzelzimmer, auch kurzweg Zellen genannt, gab es meist im Anschluss an die grossen Wachsäle genügend. Dort wurden die besonders Unruhigen isoliert, die Zellen waren vollkommen kahl und enthielten nur einen Strohsack mit unzerreisbarem Segeltuchüberzug, die Fenster lagen in Augenhöhe eng vergittert, schwere Türen mit Sehloch, kurzum die Zellen von Gefangenen waren wohnlich dagegen. Natürlich änderte sich im Laufe der Jahre vieles, und wenn man jetzt moderne Anstalten besichtigt kann man nur staunen und erfreut sein, wie sich gerade in der Pflege Geisteskranker alles gewandelt hat. Mir ist z.B. aus den Anfangsjahren in der Anstalt Erlangen ein Saal auf der unruhigen Männerabteilung noch in sehr schlechter Erinnerung, wo die Mehrzahl der Kranken Paralytiker im Endstadium waren. Schon ausserhalb des Saales hörte man ein mahlendes Dauergeräusch, es kam von den Kranken, die tief verblödet ständig mit ihren Kiefern mahlten und wiederkäuende Bewegungen machten."[260]

Kolbs Bestrebungen, die baulichen Strukturen der veralteten Anstalt zu verbessern, waren zwangsläufig bestimmte Grenzen gesetzt. So war z.B. der Baustil des massiven Anstaltsapparats ein limitierender Faktor: Das Korridorsystem, in dem die Anstalt in mehreren Abschnitten im Laufe des 19. Jahrhunderts errichtet worden war, galt aus psychiatrischer Sicht bereits um 1900 als veraltet und für die Krankenversorgung ungünstig (vgl. Abb. 11 auf S. 175 und Abb. 12 auf S. 176). Kolb selbst betonte diese Tatsache in den Jahresberichten an die Kreisregierung wiederholt; hätten finanzielle Mittel zu Genüge zur Verfügung

---

259 Zum Bau der Infektionsabteilung vgl. StANu, Regierung von Mittelfranken, Abg. 1952, V, Nr. 2058 e, Jahresberichte der Heil- und Pflegeanstalten Ansbach und Erlangen 1928–1932: Jahresbericht 1927; zur Statistik bezüglich Tuberkulose-Erkrankungen und -Todeszahlen vgl. HA-BZK Erlangen: Jahresbericht 1933, S. 27.
260 PA Grimm, Nachlass Ewald Grimm: Memoiren, S. 10. Rechtschreibfehler und falsche Zeichensetzung des original Schreibmaschinenskripts wurden verbessert.

gestanden, wäre es in den Augen Kolbs die psychiatrisch gesehen optimale Lösung gewesen, die veraltete Anstalt Erlangen „abzustossen" und dafür zwei gänzlich neue, kleinere Anstalten zu errichten.[261]

Zusammenfassend ist zu sagen, dass sich mit Kolbs Ernennung zum Direktor tatsächlich vieles in der Anstalt Erlangen zum Vorteil der Kranken zu ändern begann. Während gewisse problematische Aspekte der Anstaltsfürsorge weiterhin ungelöst blieben, wie z.B. die nach wie vor unzureichende Behandlung schwerkranker Patienten, die nicht für die Arbeitstherapie geeignet waren, vermochte es Kolb dennoch, eine im Vergleich zu Würschmidt progressivere psychiatrische Praxis in Erlangen zu etablieren. Kern der Bemühungen Kolbs bildete die offene Fürsorge, denn um „die gesamte Irrenfürsorge auf eine freiere Grundlage" zu stellen, war in Kolbs Augen die Einrichtung einer Außenfürsorge von absolut entscheidender Bedeutung.[262] Mit ihr kam, wie Kolb im Jahresbericht 1929 bemerkte „frisches Leben" in die Anstalt.[263] In der Anstalt Erlangen waren im Gegensatz zu Kutzenberg bis 1911 keinerlei Möglichkeiten zur extramuralen Versorgung psychisch Kranker geschaffen worden. Jahre später erinnerte sich Valentin Faltlhauser (1876–1961), der seit 1904 an der Anstalt Erlangen tätig war: „In Erlangen fand er [Kolb], was Fürsorge betrifft, nur ödes Brachland; man kannte die offene Fürsorge kaum dem Namen nach. Und gerade in Erlangen war angesichts der veralteten Anstalt offene Fürsorge doppelt wichtig."[264] Sie war deshalb von großer Wichtigkeit, weil gemäß Kolbs Erfahrung gerade die leichteren Formen psychischer Erkrankung durch den Aufenthalt in einer rückständigen Einrichtung besonders zu Schaden kamen; dieses Patientenkollektiv bedurfte nur einer vorübergehenden Unterbringung in einer Anstalt und sollte alsbald in die offene Fürsorge entlassen werden, so Kolb.[265]

Abschließend eine interessante Nebenbemerkung: Entgegen der Vorstellung von Kolb und Würschmidt als Vertreter entgegengesetzter Auffassungen psychiatrischer Praxis, stellt Alfons Zenk in seiner ausgezeichneten Arbeit über die Heil- und Pflegeanstalt Kutzenberg die Vermutung an, Würschmidt

---

261 Vgl. StANu, Regierung von Mittelfranken, Abg. 1952, V, Nr. 2058 e, Jahresberichte der Heil- und Pflegeanstalten Ansbach und Erlangen 1928–1932: Jahresbericht 1927
262 Kolb: Reform Irrenfürsorge 1919, S. 141.
263 StANu, Regierung von Mittelfranken, Abg. 1952, V, Nr. 2058 e, Jahresberichte der Heil- und Pflegeanstalten Ansbach und Erlangen 1928–1932: Jahresbericht 1929.
264 Faltlhauser: offene Fürsorge 1927, S. 24.
265 Kolb: allgemeinen und besonderen Gründe 1927, S. 159.

Ein Blick von innen

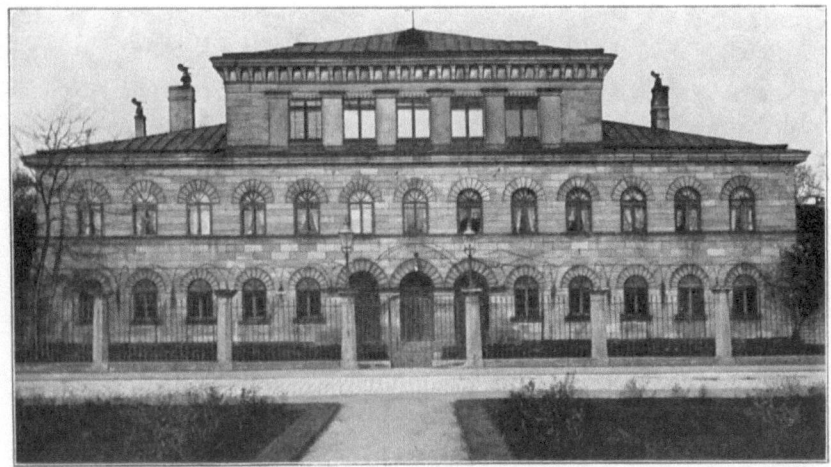

Nr. 1. Ansicht des Verwaltungsgebäudes.

Abb. 8: Das Direktionsgebäude der Heil- und Pflegeanstalt Erlangen um 1900. Neben der Verwaltung befand sich hier bis zum Bau der Direktorenvilla im Jahre 1935 die Wohnung des Anstaltsdirektors (Würschmidt: Kreisirrenanstalt Erlangen 1904, S. 25).

könnte sich aktiv für Kolb als seinen Nachfolger eingesetzt haben. Schließlich war Würschmidt ein langjähriger Weggefährte des Bayreuther Direktors Karl Kraussold (1840–1915), der auch Kolbs früherer Chef und seit 1901 sein Schwiegervater war.[266]

---

266 Zenk: Heil- und Pflegeanstalt Kutzenberg 1995, S. 95.

3 Das Erlanger Modell der offenen Fürsorge: „dass wir nicht ihre Kerkermeister, sondern ihre Freunde sind"

3.1 Wege aus der Krise

3.1.1 Das Dilemma der praktischen Psychiatrie – Kolbs Analyse der Lage

Seit 1896 an der Kreisirrenanstalt Bayreuth ärztlich tätig, begann Gustav Kolb seine berufliche Laufbahn in einem System, das zur Zielsetzung primär die Verwahrung und Abschottung psychisch kranker bzw. sich im Vergleich zur gesellschaftlichen Norm aberrant verhaltender Menschen hatte. Von chronischen Überfüllungszuständen geplagt, befand sich die Anstaltspsychiatrie, wie im vorherigen Kapitel dargestellt, in einer tiefen Krise. Friedrich Ast (1872–1956), um 1930 einer der einflussreichsten Vertreter der praktischen Psychiatrie, stellte fest, dass Kolb als einer von nur wenigen Ärzten schon um 1900 die Grenzen und Gefahren dieses Versorgungssystems klar erkannte.[267] Sein an verschiedenen Problembereichen ansetzendes Reformprogramm, dessen Herzstück die offene Fürsorge bildete, sollte die in der Krise befindliche praktische Psychiatrie aus ihrer einer Sackgasse ähnelnden Situation herausführen.

In diesem Abschnitt wird zunächst noch einmal zusammenfassend der *status quo* der praktischen Psychiatrie um die Jahrhundertwende, als Kolb seine ärztliche Laufbahn begann, umrissen. Es folgt eine komprimierte Darstellung der Problemanalyse Kolbs und seiner Lösungsansätze. Im Anschluss an diesen Abschnitt, werden dann in den nachfolgenden Abschnitten die Problemanalyse Kolbs und seine Reformvorschläge in ihrem historischen Kontext präsentiert und im Detail betrachtet sowie der Diskurs innerhalb der psychiatrischen Fachwelt näher beleuchtet.

Wie bereits erwähnt, hatten eine äußerst restriktive Entlassungspraxis und stetig ansteigende Patientenzahlen gegen Ende des 19. Jahrhunderts zu katastrophalen Überfüllungszuständen in den Anstalten geführt. Unter den prekären Lebensbedingungen verschlechterte sich das Verhalten der Kranken enorm, woraufhin das Anstaltspersonal vermehrt repressive Maßnahmen ergriff, wie z.B. die Absonderung in Isolierkammern und die Anwendung

---

267 Ast: Kolb 1938, S. 401 f.

von mechanischen Zwangsmitteln wie Zwangswesten, Muffen und Fixierungen mittels Stricken und Seilen. Von der Zielvorstellung der psychiatrischen Reformbewegung des frühen 19. Jahrhunderts, eine humanere Versorgung psychisch kranker Menschen zu realisieren, hatte sich die Anstaltspsychiatrie entfernt. Den Anspruch zu heilen, gaben die Anstalten auf und wurden sehr zu Lasten ihres Ansehens in der Öffentlichkeit zu Verwahrinstitutionen. Eine psychiatrische Versorgung jenseits der Anstaltsmauern gab es nur in Form vereinzelter, lokaler Einrichtungen der sogenannten Familienpflege.[268] Im Verhältnis gesehen, war diese Verpflegungsform für die praktische Psychiatrie um die Jahrhundertwende allerdings keineswegs repräsentativ, eine repressive Form von Anstaltsfürsorge stellte vielmehr den vorherrschenden Behandlungsmodus dar und prägte auch das Bild der Psychiatrie in der Öffentlichkeit. In der Bevölkerung herrschte demnach ein Gefühl des Misstrauens gegenüber der Psychiatrie, und es fehlte die Bereitschaft, im Erkrankungsfalle psychiatrische Versorgung für sich selbst oder für Angehörige in Anspruch zu nehmen.

Mit seinen erstmals 1902 veröffentlichten Reformideen versuchte Kolb, zu dieser Zeit noch Assistenzarzt der Kreisirrenanstalt Bayreuth, der Anstaltspsychiatrie einen Weg aus der Krise zu ebnen und neue Perspektiven aufzuzeigen.[269] Kolb war bewusst, dass sich die praktische Psychiatrie in einer Art Sackgasse befand und dem nicht abebbenden Zustrom an Patienten und den zunehmend unhaltbaren Zuständen in den Anstalten nicht beizukommen war, indem man wie bislang auf Neubau und Ausbau von Anstalten setzte. Das System Anstaltspsychiatrie war an seine Grenzen gelangt.

Zur Thematik des Anstaltsbaus lieferte der im Jahre 1902 veröffentlichte *„Sammel-Atlas für den Bau von Irrenanstalten, ein Handbuch für Behörden, Psychiater und Baubeamte"* wichtige Impulse zur Verbesserung psychiatrischer Versorgungsstrukturen.[270] Unter Berücksichtigung therapeutischer, ökonomischer und bautechnischer Aspekte versuchte Kolb dabei psychiatrische Einrichtungen optimal den Bedingungen und Bedürfnissen des Versorgungsgebietes anzupassen, ihnen zugleich aber auch Raum für zukünftige Entwicklungsmöglichkeiten zu lassen. Die Planung zukünftiger Bauten sollte

---

268 Zu Familienpflege und Konrad Alt vgl. S. 119.
269 Vgl. auch Walter: Überforderung Anstalt 1993, S. 90; Walter: Psychiatrie Gesellschaft 1996, S. 419.
270 Kolb: Sammel-Atlas Teil A 1902; Kolb: Sammel-Atlas Teil B 1907; Mehrere Entwürfe für psychiatrische Bauten hatte Kolb bereits zuvor verfasst, vgl. Kolb: Wachabteilung 1901, S. 63; eine Kritik dieser Veröffentlichung findet sich bei Frank: Bemerkungen 1901.

dabei auf einer wissenschaftlich-empirischen Vorgehensweise und auf Grundlage umfangreicher statistischer Daten beruhen. Kolbs Ansicht nach sollte die Anstaltsfürsorge der natürlichen Umgebung des Kranken möglichst ähnlich gestaltet sein. Er sprach sich gegen den vorherrschenden Anstaltstypus des Großasyls mit seinem weitläufigen Einzugsgebiet und für ein Netzwerk kleinerer, von den Prinzipien des *open door* und *no restraint* geprägten Normalanstalten aus.[271] Eindrücklich legte er dar, wie eine derartige Umstrukturierung der Versorgungslandschaft die Grundlage dafür bilden sollte, progressive psychiatrische Versorgungskonzepte auf breiter Basis implementieren zu können. Das Großasyl, auch als *Mammut-* oder *Monstreanstalt* (vom französischen *monstre*, auf Deutsch Monster) bezeichnet, übte laut Kolb einen vergiftenden Einfluss auf die Kranken aus, deren Bedürfnis nach persönlicher Rücksichtnahme dort nicht entsprochen werden konnte. In großen Anstalten war der Kranke nicht mehr als eine Nummer.[272]

Im Sammel-Atlas veröffentliche Kolb auch erstmalig seine Vorstellungen einer modernen psychiatrischen Praxis, deren zugrundeliegendes Leitprinzip war, „jedem Kranken das mit seinem momentanen Zustande vereinbare [wohl: zu vereinbarende] Mass von Freiheit und Annäherung an die normalen Lebensverhältnisse zu gewähren."[273] Das Herzstück seiner Reformvorstellungen bildete die psychiatrische Außenfürsorge in Anbindung an die Anstalt, die entlassene Kranke, wie auch letztlich alle außerhalb der Anstalt lebenden geistig Abnormen, in ihr Versorgungsnetz einbinden sollte. Dieser von Psychiatern geleitete, externe Dienst, den er später als *offene Fürsorge* bezeichnete, sollte die Versorgung der Kranken in fremden bzw. der eigenen Familie beaufsichtigen und dabei unterstützend und beratend wirken. Wie Kolb immer wieder betonte, versprach eine durch die offene Fürsorge veränderte psychiatrische Versorgungslandschaft vielerlei Vorzüge zu haben, insbesondere in therapeutischer und ökonomischer Hinsicht. Laut Kolbs Rechnung kamen die Versorgungskosten eines Anstaltspatienten pro Woche denen von 50 Patienten in offener Fürsorge pro Woche gleich.[274] Zudem glaubte er, durch eine liberaler gestaltete psychiatrische Versorgung dem wachsenden Misstrauen in der Bevölkerung wirksam begegnen zu können.

---

271 Zu *open door* und *no restraint* siehe Fussnote auf S. 27.
272 Kolb: ärztliche Dienst 1920, S. 32.
273 Kolb: Sammel-Atlas Teil A 1902, S. 48 f.
274 Kolb: Schlußwort 1927, S. 393.

Schließlich setzte sich Kolb auch konsequent für eine verbesserte Ausbildung und Professionalisierung psychiatrischen Pflegepersonals ein, in dem Bewusstsein, dass der Erfolg seiner sozialpsychiatrischen Reformen im Wesentlichen von geschulten, kompetenten Pflegekräften abhängen würde.

Eine wesentliche Errungenschaft Kolbs war es, dass er die Wechselbeziehungen zwischen den verschiedenen Problembereichen innerhalb und außerhalb des Irrenwesens analysierte und aufzeigte, wie die therapeutische Krise, die Überlastung des Anstaltswesens und der Reputationsverlust der Psychiatrie ineinander verflochten waren und einander gegenseitig bedingten. Als einer der ersten Psychiater seiner Zeit erkannte er klar, wie die Anwendung repressiver Maßnahmen und der Gebrauch mechanischer Zwangsmittel zu einer steten Verschlechterung des Verhaltens der Patienten und Entstehung neuer Krankheitserscheinungen, sogenannter Anstaltsartefakte, führte, die man im heutigen Sprachgebrauch wohl am ehesten als eine Form von Hospitalisierungseffekt bezeichnen würde. Dass auf jene Verschlechterung des Verhaltens dann wiederum von Seiten der Ärzte und Pfleger mit repressiven Mitteln reagiert wurde, setzte einen Teufelskreis in Gang, aus dem nur schwer auszubrechen war. Auf dieses Phänomen machte Kolb bei der Jahresversammlung des Vereins bayerischer Psychiater im Jahre 1911 mit folgenden Worten aufmerksam: „Je geschlossener der Betrieb, je größer die Beschränkung, desto insozialer die Kranken, desto größer die Zahl der Anstaltsartefakte, der in der Anstalt, vielfach nicht ohne Schuld der Anstalt, verblödeten, zu Schmierern, zu Gewalttätigen depravierten Menschen."[275]

Praktische Erfahrungen aus der offenen Fürsorge der 1920er Jahre bestätigten später die damalige Aussage Kolbs. So erinnerte sich der Fürsorgearzt Ewald Grimm (1892–1974) in seinen Memoiren an das besondere Interesse der Anstaltsärzte für die Fürsorgeberichte ihrer ehemaligen Patienten, die sich in Freiheit oft völlig anders verhielten als unter dem Zwang des Anstaltsaufenthaltes.[276]

Hieraus lässt sich ein wichtiger Punkt schlussfolgern. Dadurch, dass die offene Fürsorge den Kranken die Rückkehr in die Gesellschaft ermöglichte und sich hierdurch das Verhalten der Kranken als zentraler Indikator psychischen Wohlbefindens und geistiger Gesundung besserte, kann der offenen Fürsorge durchaus eine therapeutische Wirkung zugesprochen werden. Der Reformpsychiater Hans Roemer (1878–1947) sprach daher auch bewusst vom

---

275 Kolb: Familienpflege bayrischen Verhältnisse 1911, S. 275.
276 PA Grimm, Nachlass Ewald Grimm: Memoiren, S. 4.

therapeutischen Charakter der Entlassungstherapie, den er auch in der sogenannten Beschäftigungstherapie erkannte.[277] Letztere von Hermann Simon (1867–1947) im Jahre 1905 entwickelte *aktivere Krankenbehandlung* eröffnete wie die offene Fürsorge den Psychiatern eine Möglichkeit, den therapeutischen Nihilismus und Pessimismus innerhalb der praktischen Psychiatrie zu überwinden.[278]

So praxisnah diese Ansätze waren, so unmittelbar erschienen auch die zu erwartenden Resultate. Wie der Historiker Bernd Walter bemerkte, vermochte sich die aktive Krankenbehandlung infolge eines Wechselspiels von Beobachten, Überlegen und Handeln zu einem therapeutischen Konzept zu entwickeln, das ohne spekulative Theorie auskam.[279] Dabei stütze sich auch die offene Fürsorge nicht auf spekulative Theorie, hatte sie doch bereits 1902 durch die von Eugen Bleuler beobachteten günstigen Auswirkungen einer frühen Entlassung bei Patienten mit „Dementia praecox" eine empirische Grundlage erhalten. Kolb sprach dementsprechend von handfesten therapeutischen Gründen, welche die Entwicklung der offenen Fürsorge dringend notwendig machten; Hans Roemer wiederum bezeichnete den Entlassungsversuch sogar als psychotherapeutische Maßnahme, als ein Mittel der Behandlung.[280] Die Historikerin Astrid Ley betont die „greifbaren Behandlungsresultate"[281], welche die offene Fürsorge liefern konnte. Zusammenfassend ist zu sagen, dass der therapeutische Erfolg der pragmatischen Reformkonzepte Kolbs und Simons das allzu verkopfte Theoretisieren einer wissenschaftlichen Psychiatrie entgegenwirkte, die über Jahrzehnte hinweg keinen therapeutischen Fortschritt ermöglicht hatte.

Kolb verwies auf das allzu begrenzte Repertoire psychiatrischer Therapeutika, als er sich an seine Fachkollegen mit den Worten richtete: „Die Psychiatrie ist nicht so reich an therapeutischen Mitteln, daß wir auf einen Faktor von anerkanntem Werte verzichten dürfen", welchen die Pflege im familiären Rahmen darstellte.[282]

Abgesehen von den günstigen therapeutischen Effekten, versprach die Frühentlassung von Patienten mit Dementia praecox schließlich auch eine veritable

---

277 Roemer: offene Geisteskrankenfürsorge wissenschaftliche Psychiatrie 1927, S. 382.
278 Walter: Simon 2002, S. 1047.
279 Ebd., S. 1048.
280 Bleuler: Frühe Entlassungen 1905; Kolb: allgemeinen und besonderen Gründe 1927, S. 155 f.; Roemer: offene Geisteskrankenfürsorge wissenschaftliche Psychiatrie 1927, S. 381.
281 Ley: Psychiatriekritik 2006, S. 210.
282 Kolb: Familienpflege bayrischen Verhältnisse 1911, S. 275.

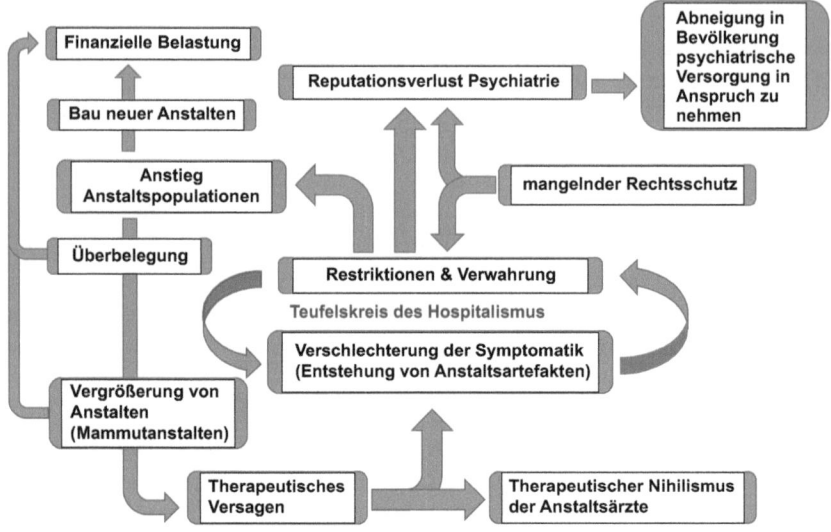

Abb. 9: Eine von den Analysen Gustav Kolbs ausgehende schematische Darstellung des circulus vitiosus in dem sich die praktische Psychiatrie befand (Schaubild v. Robert Davidson).

Entlastung der Anstalten, machten diese Patientengruppe doch laut Kolbs Rechnung mit 50–70 % den Großteil der Anstaltspopulation aus. Voraussetzung für eine Frühentlassung war allerdings bei diesen mitunter schwierig zu behandelnden und von Zustandsschwankungen betroffenen Kranken eine fachärztliche Fürsorge außerhalb der Anstalt.[283]

Im beigefügten Schaubild ist Gustav Kolbs Problemanalyse der zwickmühlenartigen Lage der praktischen Psychiatrie zu Beginn des 20. Jahrhunderts veranschaulicht. Einige Aspekte des Schaubilds, besonders der Reputationsverlust der Psychiatrie in der Öffentlichkeit, werden im nächsten Abschnitt eingehend erläutert.

Mit seinen Reformideen, allen voran seinem Konzept der offenen Fürsorge, glaubte Kolb, an verschiedenen Problembereichen zugleich ansetzen und die verkrusteten, festgefahrenen Strukturen aufbrechen zu können. Seine

---

283 HA-BZK Erlangen: Kolb: offene Fürsorge 1926.

Reformen, so hoffte Kolb, sollten den *circulus vitiosus* innerhalb der praktischen Psychiatrie lösen.

3.1.2 „ein freundschaftliches Verhältnis zwischen Anstalt, Kranken und deren Angehörigen" – Kolbs Reformkonzepte als Mittel gegen das Misstrauen

Wie im vorigen Unterkapitel (S. 66) erläutert, hatte sich mit dem Aufkommen der Psychiatriekritiker-Bewegung das Misstrauen gegenüber der Psychiatrie in der Bevölkerung verstärkt. Kolb war sich dieser Entwicklung, die das Bestreben der Psychiater, ihre Wissenschaft zu Anerkennung zu führen, konterkarierte, wohl bewusst. Wie viele seiner Fachkollegen hielt er zwar einerseits eine Aufklärungsarbeit für wichtig, die er mit dem erklärten Ziel, „große Kreise des Volkes zum Verständnis und zur Mitarbeit" zu erziehen, in Form von populär gehaltenen Publikationen und unentgeltlichen öffentlichen Vorträgen verwirklichen wollte.[284] Doch wusste er andererseits auch, dass dem Misstrauen nicht allein durch Aufklärungsarbeit beizukommen war, da die Missstände, auf welche die Psychiatriekritiker hingewiesen hatten, real und auf tiefgreifende Defizite und repressive Praktiken in der Versorgung von Psychiatriepatienten zurückzuführen waren.

Auf diesen Aspekt wies Kolb bereits im Jahre 1902 hin, als er die Entwicklung offener Abteilungen, einer Arbeitstherapie im Freien und familiärer Verpflegungsformen als die beste Art und Weise bezeichnete, das Misstrauen und die Abneigung gegenüber den Anstalten zu verringern.[285] Die zu dieser Zeit gängige Praxis, Patienten allein aus Sorge vor mutmaßlicher Gemeingefährlichkeit in der Anstalt zurückzuhalten, obwohl eine weitergehende Anstaltsbehandlung den Kranken keinerlei therapeutischen Nutzen mehr brachte, ließ „die Irrenanstalt als ein Mittelding zwischen Zuchthaus und Krankenhaus erscheinen", so Kolb. Schutz und Sicherheit der Allgemeinheit konnten seiner Ansicht nach nicht allein durch eine Anstaltsverwahrung gewährleistet werden, sondern mussten vielmehr durch eine zweckmäßig abgestufte, fachärztliche Beaufsichtigung außerhalb der Anstalt komplementiert werden.[286]

Dass Kolb die Verwahrpsychiatrie mit ihrer Priorisierung des Sicherheitsaspekts problematisierte, veranlasste einige Anstaltspsychiater dazu, ihn scharf zu kritisieren: Die Oberärzte der Anstalt Landsberg, Friedrich Baumann und

---

284 Kolb: Sammel-Atlas Teil A 1902, S. 52; Kolb: Reform Irrenfürsorge 1919, S. 151.
285 Kolb: Sammel-Atlas Teil A 1902, S. 52.
286 Kolb: Reform Irrenfürsorge 1919, S. 141.

Oskar Rein, ersterer in den 1930er Jahren Direktor der Heil- und Pflegeanstalt Sorau in Brandenburg, warfen Kolb vor, durch seine Kritik an der gängigen psychiatrischen Praxis das Misstrauen gegenüber den Anstalten noch weiter zu schüren.[287] Was in dieser, für einen Großteil der Psychiater durchaus repräsentativen Haltung letztlich zum Ausdruck kam, war einerseits die durchaus paradoxe Überzeugung, durch eine strikte Verleugnung der öffentlichen Meinung diese negieren zu können; andererseits zeigte sich darin auch das Widerstreben vieler Psychiater, einen öffentlichen Diskurs über die Gestaltung psychiatrischer Praxis auf breiter gesellschaftlicher Basis zuzulassen.

Neben seiner Kritik an der restriktiven Entlassungspraxis der Anstalten, verdeutlichte Kolb, dass auch eine restriktivere Aufnahmepraxis, wie sie bisher mancherorts versucht worden war, keinen gangbaren Weg darstellte. Den weitverbreiteten Ressentiments gegenüber der Psychiatrie konnte man auf diese Weise nicht entgegenwirken, da eine Erschwerung der Aufnahme naturgemäß zu einer Erschwerung der Entlassung führen musste und damit die ganze Problematik verstärkte.[288]

Kolb war davon überzeugt, dass vielmehr eine Erleichterung der Aufnahme sowie eine hierzu komplementäre Erleichterung der Entlassung nötig waren, um dem Misstrauen wirksam begegnen zu können. Die Anstalt musste einen Wandel von der Verwahrungsanstalt zur Durchgangsstation vollziehen, so Kolb.[289] Um jene Erleichterung der Aufnahmen zu ermöglichen, d.h. die Bereitwilligkeit in der Bevölkerung zu erhöhen, sich selbst oder Angehörige einer Anstaltsfürsorge anzuvertrauen, bedurfte es allerdings einer Verbesserung des rechtlichen Schutzes psychisch kranker Menschen.

Die Verbesserung des rechtlichen Status von Psychiatriepatienten war bereits seit längerer Zeit von Seiten der Psychiatriekritiker gefordert worden. Eine verstärkte Kontrolle der Anstalten, etwa durch die Schaffung von mit Laien besetzten Kontrollinstanzen, sowie die Durchsetzung einer reichseinheitlichen Irrengesetzgebung, die Entmündigungs-, Einweisungs- und Entlassungsverfahren neu regelte, stellten, wie Cornelia Brink schreibt, zentrale Forderungen jener „Irrenreformer" dar.[290] Unrechtmäßige Internierungen etwa sollten auf diese Weise verhindert werden.

---

287 Baumann/Rein: Reform Irrenfürsorge 1920, S. 122 f.
288 Kolb: Schlußwort 1927, S. 394.
289 Ebd.
290 Brink: psychopathologische Grenzfälle 2002, S. 27.

Auch Kolb hielt die rechtliche Lage für defizitär und forderte im Jahre 1919 einen „möglichst vollkommenen Rechtsschutz" für Psychiatriepatienten, vor, während und nach ihrem Anstaltsaufenthalt.[291] Es sei nur möglich, dem Misstrauen gegenüber der Anstalt entgegenzuwirken, „wenn durch die Einrichtung von Schutzgerichten auch im Volksbewußtsein volle Sicherheit gegen widerrechtliche Anstaltsaufnahme und widerrechtliche Anstaltsverwahrung gegeben scheint."[292] Hierdurch glaubte Kolb die Bereitwilligkeit zur Inanspruchnahme von Anstaltsbehandlung erhöhen zu können, denn „Kranke und Angehörige suchen nur dann rechtzeitig die Anstalt [auf], wenn sie wissen, daß man auch leicht wieder herauskommt."[293] Die sogenannten *Irrenschutzgerichte*, mit Psychiatern, Richtern und einer Mehrheit von Laien besetzt, sollten gemeinsam mit sogenannten Landespsychiatern und Kreispsychiatern eine effektive Kontrolle der Anstaltsbetriebe ermöglichen.[294] Ein erfolgreiches Wirken der Schutzgerichte war Kolbs Ansicht nach wiederum nur in Zusammenarbeit mit einer gut organisierten Außenfürsorge möglich.[295] Allein auf diese Weise könnten die auf Anordnung des Gerichts entlassenen Kranken außerhalb der Anstalt Unterstützung und Hilfestellung in medizinischer, rechtlicher, familiärer oder sonstiger Beziehung erhalten.[296] Kolb hatte begriffen, dass sich eine freiheitlichere psychiatrische Praxis und der Abbau von Misstrauen gegenüber der Psychiatrie gegenseitig bedingten. Ohne das Eine war das Andere unmöglich.[297]

---

291 Kolb: Reform Irrenfürsorge 1919, S. 143; „Die Forderungen eines besseren Rechtschutzes für Geisteskranke erscheint berechtigt; es muß ohne Rückhalt zugegeben werden, daß die bisherigen Verhältnisse Mängel zeigten". Zitat Kolbs in: Ebd., S. 144.
292 Ebd., S. 144 f.
293 Ebd., S. 144; Kolb: Entwurf Richtlinien Außenfürsorge 1928, S. 451.
294 Kolb: Reform Irrenfürsorge 1919, S. 152; detaillierte Ausführungen Kolbs zu den Schutzgerichten finden sich in Ebd., S. 165 f.
295 Ebd., S. 143; Kolbs Vorschlag wurde allerdings nicht angenommen. Zwar waren sich die bayerischen Psychiater über die Notwendigkeit einer Verbesserung des Rechtsschutzes einig, sie bevorzugten aber den Vorschlag Kraepelins, einem Gericht ohne Beteiligung von Laien aber mit Hinzuziehen von Sachverständigen die Entscheidung über Anstaltsbedürftigkeit zu übertragen. Kraepelin behauptete in England seien keine guten Erfahrungen mit Laiengerichten gemacht worden. Vgl. Kolb: Reform Irrenfürsorge 1919, S. 263–265.
296 Faltlhauser: offene Fürsorge 1927, S. 26.
297 Anlässlich seines Vortrags vor dem Deutschen Verein für Psychiatrie im Mai 1920 betonte Kolb nachdrücklich die Bedeutung dieses Aspekts: „Das Vertrauen, dessen wir zur Erfüllung dieser Aufgaben bedürfen, bringt die Öffentlichkeit uns und unseren Anstalten noch nicht allgemein entgegen. Um dieses unentbehrliche Vertrauen uns zu erwerben, müssen wir ein möglichst großes Maß von Annäherung

Kolb lieferte der psychiatrischen Fachwelt wichtige Impulse, die in Aussicht stellten, den *circulus vitiosus*, in dem sich die Anstaltspsychiatrie befand, die verkrusteten Strukturen des 19. Jahrhunderts aufbrechen zu können.[298] Im Gegensatz zu vielen seiner Fachkollegen plädierte Kolb dafür, auf die sogenannten Irrenreformer bzw. Psychiatriekritiker, auf die Kranken und ihre Angehörigen zuzugehen, anstatt sich auf eine Abwehrhaltung zu versteifen. Im Sinne dieses *Aufeinander-Zugehens* vermochte die offene Fürsorge in Kolbs Augen, eine dauernde Beziehung zwischen Anstalt, Kranken und Angehörigen zu formen und ihr Verhältnis zueinander neu zu gestalten. Anstaltsvorstand und Ärzte konnten dadurch erfassen, welche Gefühle die Kranken gegenüber Personal und Einrichtung entwickelten, welche Beobachtungen und Erfahrungen sie und ihre Angehörigen während des Anstaltsaufenthaltes bzw. Besuches gemacht hatten. Kolb behauptete diese Form von unbeeinflusster Kritik würde „eine tatsächlich wirksame Kontrolle des Geistes in der Anstalt" erlauben und mehr als gesetzliche Maßnahmen dazu beitragen, „den Betrieb der Anstalten so human und freiheitlich zu gestalten als möglich ist".[299]

Dass Kolbs Vorstellung, „Familie und Anstalt zu beiderseitigem Nutzen menschlich näherzubringen", keine realitätsferne Utopie darstellte, davon zeugt ein Bericht in der Psychiatrisch-Neurologischen Wochenschrift über die von Kolb geleitete oberfränkische Anstalt Kutzenberg aus dem Jahre 1911.[300] Dort heißt es, dass die Aufsichtspersonen bei ihren zahlreichen Besuchen beurlaubter und entlassener Kranker oft mit Freude von den Angehörigen empfangen wurden: „Das Resultat der reichlichen Entlassungen ist, fast möchte man sagen ein freundschaftliches Verhältnis zwischen Anstalt, Kranken und deren Angehörigen, wovon zahlreiche Briefe mit Anfragen sowie häufige Besuche Zeugnis ablegen." In dem Falle, dass sich Angehörige und Ärzte über die Internierung eines Kranken uneinig waren, wurde den Angehörigen die Möglichkeit geboten, einige Tage mit ihrem Familienmitglied zu verbringen. Zwar erforderte diese Rücksichtnahme einiges an Arbeit und Mühe, doch stellte sie den besten Weg dar, bestehende Vorurteile gegen die Anstalten dauernd und gründlich zu beseitigen, so der Verfasser des Artikels.[301] Ein weiterer Ausdruck dieser vertrauensvolleren Beziehung war Kolbs Bestreben, die

---

an die Verhältnisse eines Krankenhauses anstreben, vor allem die Aufnahmen und Entlassungen möglichst erleichtern." Vgl. Kolb: Inwieweit Änderungen 1920, S. 165.
298 Gast: Alternativen Anstaltspsychiatrie 1986, S. 17, S. 29.
299 Kolb: Reform Irrenfürsorge 1919, S. 141 f., S. 157.
300 Ebd., S. 157; Werner: Fortschritte des Irrenwesens 1911, S. 345 f.
301 Ebd., S. 345 f.

Beteiligung der Polizei in psychiatrischen Angelegenheiten auf das absolute Minimum zu beschränken.[302]

Wie zuvor in Kutzenberg veränderte sich auch in Erlangen das Verhältnis zwischen Psychiatern und Kranken dank der offenen Fürsorge. Bereits im zweiten Jahr ihres Bestehens gab Kolb im Jahresbericht zu Protokoll, dass die auf Probe entlassenen Kranken in den Wochen ihrer Beurlaubung, „in denen sie von uns Aerzten beraten, unterstützt und in jeder Weise gefördert worden sind, erkennen lernen, dass wir nicht ihre Kerkermeister, sondern ihre Freunde sind; sie und ihre Angehörigen haben in der Regel einen guten Teil des Misstrauens abgelegt, das uns Irrenärzten den Beruf erschwert und einen Teil unserer Tätigkeit lahm gelegt [sic]."[303] Der stellvertretende Direktor, Oberarzt Josef Klüber (1873–1936), machte ein Jahr nachdem die Nürnberger Fürsorgestelle gegründet worden war, ähnliche Beobachtungen (vgl. S. 182). Im März des Jahres 1914 vermerkte Kolb, dass die Entlassenenfürsorge zwar eine unendliche Fülle von Arbeit und Verantwortung gebracht habe, „aber sie hat – das darf wohl ohne Uebertreibung gesagt werden – das Verhältnis zwischen den Kranken und uns Aerzten in der günstigsten Weise beeinflusst. Die Feindseligkeit, unter der wir früher zu leiden hatten, ist fast ausnahmslos geschwunden; unsere früheren Pfleglinge bringen uns fast ausnahmslos ein erhebliches Mass von Vertrauen und Anhänglichkeit entgegen; sie gewöhnen sich in zunehmendem Masse daran, in schwierigen Lagen unseren Rat und unsere Hilfe zu suchen" (zu dieser Thematik im Kontext der sozialen Aufgaben der offenen Fürsorge vgl. auch S. 212).[304]

3.2 Von der Familienpflege zur offenen Fürsorge

3.2.1 Die „Wiederentdeckung" der Familienpflege Ende des 19. Jahrhunderts

Obwohl einiges dafürspricht, dass viele Anstaltspsychiater die Entwicklung hin zu immer größeren Verwahranstalten aufgrund eigener professionspolitischer Interessen, wie beispielsweise der Teilhabe an der psychiatrischen Forschung,[305]

---

302 Kolb: Reform Irrenfürsorge 1919, S. 141, S. 152; Die Polizei kam z.B. bei der Zwangseinweisung nach Art. 80 Abs. 2 des Polizeistrafgesetzbuches regelmäßig zum Einsatz.
303 HA-BZK Erlangen: Auszug aus dem Jahresberichte der Heil- und Pflegeanstalt Erlangen vom Jahre 1912.
304 HA-BZK Erlangen: Auszug aus dem Jahresberichte der Heil- und Pflegeanstalt Erlangen vom Jahre 1913.
305 Dieser Aspekt wird im Unterkapitel 2.1.5 näher erläutert.

mitgetragen haben, gab es in ihren Reihen gleichwohl auch kritische Stimmen. Sogar Befürworter der Großasyle, wie Christian Friedrich Wilhelm Roller (1802–1878), der sich noch in den 1860ern gegen die Reformbestrebungen Wilhelm Griesingers gestellt hatte, erkannte 1874 in seinen „*Psychiatrischen Zeitfragen*" die Notwendigkeit eines Ausbaus der Lokalversorgung, d.h. der Versorgung psychisch kranker Menschen in ihren Familien und Gemeinden. Zwar sah Roller die Angehörigen in einer Verantwortung gegenüber ihren kranken Familienmitgliedern stehen, doch hielt er es für wichtig, ihnen in Form von Hilfsvereinen Unterstützung zukommen zu lassen.[306] Zudem schlug Roller vor, regelmäßig Ärzte der Anstalt zu entsenden, um den gesundheitlichen Zustand sowie die Wohnbedingungen von Kranken zu kontrollieren, die außerhalb der Anstalt bei ihren Familienangehörigen lebten. Abgesehen davon, dass bei Roller die Beaufsichtigung durch Anstaltsärzte erfolgte, ähnelte diese Form extramuraler Versorgung bereits in Grundzügen der Jahrzehnte später von Kolb entwickelten offenen Fürsorge.[307]

Auf der Suche nach Wegen aus der krisenhaften Lage der praktischen Psychiatrie, griffen einige Anstaltspsychiater seit den 1880er Jahren auf die bereits von Wilhelm Griesinger Jahrzehnte zuvor propagierte Familienpflege zurück.[308] Diese Form der extramuralen Versorgung wurde zu diesem Zeitpunkt allerdings nicht wie später bei Kolb als Zwischenglied in Vorbereitung auf die Entlassung in ein eigenständiges Leben verstanden; die Familienpflege diente zunächst noch vorrangig als Mittel zur Entlastung der Anstalten.[309]

Was genau ist unter Familienpflege zu verstehen? Das Prinzip dieses Versorgungskonzeptes, das die praktische Psychiatrie gewissermaßen für sich wiederentdeckt hatte, basierte darauf, geeignete Anstaltspatienten, einzeln, zu

---

306 Haselbeck: Sozialgeschichte 1985, S. 180; Vgl. auch Roller: Psychiatrische Zeitfragen 1874, S. 39–48.
307 Fischer: Aufgaben 1912, S. 52; die Reformpsychiater der 1920er Jahre verorteten rund 50 Jahre später tatsächlich auch die Wurzeln der offenen Fürsorge bei Roller, vgl. Faltlhauser: offene Fürsorge 1928, S. 138.
308 Blasius: Seelenstörung 1994, S. 105 f.
309 Söhner: Familiäre psychiatrische Versorgung 2016, S. 100; Schmiedebach/Priebe: social psychiatry 2004, S. 456; Vgl. auch: Gast: Alternativen Anstaltspsychiatrie 1986, S. 18. Allerdings beschrieb Paul Matthies, Anstaltsarzt in Dalldorf, bereits im Jahre 1907 die Aufgabe der Familienpflege dahingehend den Pfleglingen den Übergang zu einem eigenständigen oder zumindest nicht die ärztliche Fürsorge bedürftigen Leben zu ermöglichen, vgl. Matthies: Familienpflege Dalldorf 1907, S. 422.

zweit oder zu dritt, gegen Vergabe eines Entgelts in die Pflege fremder Familien zu geben. Dies bezeichnete man als sogenannte *heterofamiliäre Familienpflege.* Dabei handelte es sich meist entweder um Familien von Irrenpflegern, die in Häusern auf dem Anstaltsgelände wohnten oder um Familien in umliegenden Gemeinden, deren Supervision von der Anstalt aus leicht zu bewerkstelligen war.[310] Wie Faltlhauser schrieb, zeichneten sich die Pflegefamilien, die sich in den Dienst der Anstalt stellten, durch besondere Erfahrung und Geschicklichkeit im Umgang mit psychisch Kranken aus.[311] Je nach Arbeitsfähigkeit konnten die Pfleglinge auch zur Arbeit herangezogen werden, was dann mit dem an die Pflegefamilie gezahlten Entgelt verrechnet wurde.

Ein Wegbereiter dieser Verpflegungsform in Deutschland war der Direktor der Anstalt Ilten bei Hannover, Ferdinand Wahrendorff (1826–1898), der ab dem Jahre 1880 Patienten in Pflegefamilien unterbrachte und eigens hierfür in Anstaltsnähe ein Pflegerdorf errichtete.[312] Bis 1900 folgten dreizehn weitere Anstalten, darunter die neu errichtete Anstalt Uchtspringe in Sachsen unter Konrad Alt (1861–1922), der zunehmend als Autorität auf dem Gebiet der Familienpflege hervortrat und sich sehr für deren Verbreitung einsetzte.[313] Nachdem Alt zunächst Kranke in Familien von Pflegern untergebracht hatte, richtete er in Gardelegen und im Jahre 1900 in Jerichow außerhalb der Anstalt gelegene Zentralen ein, von denen aus die Familienpflege weiterausgebaut werden konnte.[314] Diese kleinen, extramuralen Stützpunkte, wie auch die von Carl Moeli in Berlin eingerichteten Beratungsstellen, bildeten die konzeptionellen Vorläufer der Fürsorgestellen Kolbs, die als Zentren der offenen Fürsorge dienten und in den späten 1920ern ebenso den Ausbau der heterofamiliären Familienpflege unterstützten.[315] Nach zehnjähriger Entwicklung war die

---

310 Bufe: Familienpflege 1931, S. 113 f.
311 Faltlhauser: externe Dienst 1925, S. 170.
312 Söhner: Familiäre psychiatrische Versorgung 2016, S. S. 98.
313 Bufe: Familienpflege 1931, S. 115.
314 Trenckmann: Familienforschung 1982, S. 12.
315 In der 1908 im Anschluss an die Jahresversammlung in Erlangen publizierten Monographie propagierte Kolb die Schaffung „von Zentralen für familiäre Verpflegung nach dem Typus Jerichow (Provinz Sachsen)". Vgl. Kolb: Vorschläge für die Ausgestaltung 1908, S. 41; Im Abdruck seines Referats 1911 nannte er Gardelegen (eine weitere Zentrale im Anschluss an die Anstalt Uchtspringe) als klassisches Beispiel für einen Außenstützpunkt der Familienpflege, vgl. Kolb: Familienpflege bayrischen Verhältnisse 1911, S. 278 f.; Faltlhauser: externe Dienst 1925, S. 172.

Uchtspringer Familienpflege im Jahre 1906 auf 475 Pfleglinge angewachsen und stellte damit eine überaus relevante Entlastung der Anstalt dar.[316]

Trotz dieser Erfolge ist es durchaus bezeichnend, dass seitens der wissenschaftlich orientierten Psychiatrie nahezu keine theoretisch-wissenschaftliche Reflexion über das Konzept bzw. die positiven Auswirkungen der Familienpflege in der zweiten Hälfte des 19. Jahrhunderts erfolgte; die wissenschaftliche bzw. universitäre Psychiatrie bekundete damit abermals ihr fehlendes Interesse für Themata der sogenannten praktischen Irrenfürsorge.[317]

Für Gustav Kolb hatte Konrad Alt Vorbildcharakter; er würdigte ihn als Pionier progressiver Anstaltsfürsorge und als erste Autorität auf dem Gebiet der Familienpflege, auf die letztlich alle Bestrebungen dieser Art in Deutschland zurückgingen.[318] Als eigentliche Vorläufer-Organisation der offenen Fürsorge galt allerdings nach Faltlhausers Meinung die Familienpflege, wie sie Carl Moeli (1849–1919) in Berlin von der Anstalt Herzberge aus entwickelt hatte. Moeli hatte mit einigen Konventionen der Familienpflege gebrochen, so ließ er Kranke nicht allein in fremden Familien, sondern in geeigneten Fällen auch in der eigenen Familie pflegen. Darüber hinaus brachte er der Lage seiner Anstalt entsprechend Kranke bei großstädtischen Pflegefamilien unter, was insofern ein Novum war, da anderorts ländlich situierte Familien favorisiert wurden. 1909 gründete er eine Beiratsstelle für entlassene Kranke in Anbindung an die Anstalt Herzberge, die als direkter Vorläufer der beratenden Fürsorgestelle im Sinne Kolbs betrachtet werden kann. Die als „Durchgangsstation zum vorläufigen Schutz Entlassener und Besserungsfähiger" konzipierte Familienpflege Moelis wies bereits wesentliche Züge der späteren offenen Fürsorge Kolbs auf.[319]

Seit seiner Bayreuther Assistenzarztzeit setzte sich Gustav Kolb engagiert für eine Umsetzung der Familienpflege in Bayern ein.[320] Bereits in den ersten Lieferungen seines Sammel-Atlas aus dem Jahre 1902 plädierte er für eine Pflege psychisch kranker Menschen in fremder bzw. eigener Familie unter Aufsicht der Anstalt und stellte innovative Konzepte dieser Versorgungsformen vor. Im Jahre 1905 zum Leiter der neueröffneten Anstalt Kutzenberg in Oberfranken

---

316 Alt: Familienpflege 1906, S. 67–68.
317 Trenckmann: Familienforschung 1982, S. 12; das fehlende Interesse der wissenschaftlich orientierten Psychiatrie an Fragestellungen der praktischen Psychiatrie wird ab S. 61 thematisiert.
318 Kolb: Alt-Uchtspringe 1902, S. 485 f.; Kolb: Familienpflege bayrischen Verhältnisse 1911, S. 280; Kolb: Entwurf Bestimmungen Familienpflege 1928, S. 343.
319 Faltlhauser: externe Dienst 1925, S. 171 f.
320 Vgl. auch Alt: Entwickelungsgeschichte 1902, S. 452.

ernannt, begann Kolb dort alsbald, seine Vorstellungen einer Familienpflege und Entlassenenfürsorge umzusetzen.[321] Diese entwickelte er im Laufe der nächsten Jahre, durch praktische Erfahrungen bereichert, stetig weiter und propagierte seine Reformideen als Referent bei den Jahresversammlungen des Vereins bayerischer Psychiater 1908 und 1911. Angesichts der für die Pflege in fremder Familie ungünstigen Bedingungen in Bayern setzte sich Kolb dann im Verlauf vermehrt für die Pflege in eigener Familie unter der Aufsicht beratend und unterstützend agierender Fürsorgepsychiater ein; ein Versorgungskonzept, das er später als offene Fürsorge bezeichnen sollte. Der Medizinhistoriker und Psychiater Felix Böcker hat erstmals die Entwicklung der offenen Fürsorge aus der Familienpflege in seinem 1985 in der Festschrift zur Eröffnung des Neubaus der psychiatrischen Universitätsklinik Erlangen erschienenen Artikel beschrieben.[322] In den folgenden Unterkapiteln ist der Entwicklungsprozess der offenen Fürsorge aus der klassischen Familienpflege Gegenstand einer eingehenderen Analyse.

3.2.2 Die Normalanstalt als Voraussetzung für die Familienpflege

Während die Entwicklung der Familienpflege in Preußen um 1900 stattliche Ausmaße annahm, steckte sie in Bayern noch in den Kinderschuhen.[323] Angesichts dessen ist Kolbs seit 1902 andauerndes Engagement naheliegend, eine weitflächige Implementierung der Familienpflege unter der Kontrolle „specialwissenschaftlich gebildeter Ärzte" zu realisieren.[324] Er begriff diese als Teil des natürlichen Entwicklungsprozesses einer freiheitlichen Irrenfürsorge, der mit der Verpflegung in offenen Abteilungen, der Beschäftigung im Freien und der Abschaffung mechanischer Zwangsmittel seinen Anfang genommen hatte.[325]

---

321 Zur Entwicklung der Familienpflege in Bayern sowie Kolbs Bemühungen in Kutzenberg vgl.: Zenk: Heil- und Pflegeanstalt Kutzenberg 1995, S. 84–94.
322 Vgl. Böcker: offene Irrenfürsorge 1985; vgl. zu selbiger Entwicklung auch Zenk: Heil- und Pflegeanstalt Kutzenberg 1995, S. 84–94.
323 Zum Vergleich des Entwicklungsstandes der Familienpflege in unterschiedlichen Teilen Deutschlands siehe Kolbs Berechnungen auf S. 131.
324 Kolb: Sammel-Atlas Teil A 1902, S. 24, S. 62; vgl. auch bezüglich der Aufsicht durch die Anstalt: „Die Anstalt entscheidet darüber, ob die Verhältnisse der Familie resp. des betr. Gebäudes den an sie zu stellenden Anforderungen entsprechen und bethätigt eine direkte oder indirekte, je nach Bedarf mehr oder minder intensive und häufige Controle dieser Verhältnisse, des Zustandes, der Behandlung und Verpflegung der Kranken." In: Ebd., S. 66
325 Kolb: Sammel-Atlas Teil A 1902, S. 17; unter mechanischen Zwangsmitteln sind beispielsweise Zwangsjacken und Ledermuffe zu verstehen. Letztere waren aus

Die ähnliche Art und Weise, in der sich dieser Wandlungsprozess vielerorts, unabhängig von lokalen Verhältnissen vollzog, war für Kolb ein Anzeichen dafür, dass er einer „inneren Notwendigkeit" entsprach.[326]

Entschieden stellte sich Kolb gegen die den Psychiatern seiner Ansicht nach aufgedrängten „Monstreanstalten", weil sie den „logischen Fortschritten einer organischen Entwicklung der Irrenfürsorge" hin zur Familienpflege im Wege standen.[327] Einerseits waren die ihrer Größe entsprechenden, weitläufigen Einzugsgebiete der Großasyle für die Einrichtung einer Familienpflege besonders ungünstig, da diese Verpflegungsform der regelmäßigen Kontrolle durch die Anstalt und damit ihrer Nähe bedurfte. Je grösser die Anstalten, desto größer waren auch die Abstände zwischen den Anstalten und desto kleiner war die Fläche, welche für die Entwicklung der Familienpflege in Frage kam.[328] Andererseits erschöpfte der Betrieb solcher Großasyle das Personal bis an die Belastungsgrenze: Ihre Leitung war derart kompliziert und aufreibend, dass eine zusätzliche Herausforderung, wie die Einrichtung einer Familienpflege nur schwer durchführbar war, und ohnehin waren die ärztlichen Kräfte solcher Anstalten schon mit dem alltäglichen Aufgaben überfordert. In einem solchen System endeten die Aufgaben der Psychiater fürwahr, wie Kraepelin nüchtern festgestellt hatte, mit der Entlassung des Kranken aus der Anstalt.[329] Zusammenfassend ist zu sagen, dass die Großasyle zugleich Teil des Problems wie auch ein Hindernis zu seiner Lösung waren.

Als Alternative plädierte Kolb für die Schaffung eines Versorgungsnetzes aus kleineren *Normalanstalten* und einer damit größeren Zahl von Zentren, die als Ausgangspunkte für eine flächendeckende Einrichtung der Familienpflege genutzt werden konnten.[330] Die Vorteile eines solchen Versorgungsnetzes benannte er wie folgt: aufgrund ihres geringeren Einzugsgebietes würden die kleineren Normalanstalten kürzere Versorgungswege aufweisen, was auch eine durchschnittlich bedeutend frühere Einweisung akut Erkrankter ermöglichen würde. Gemäß dem Grundsatz, dass sich eine Psychose umso rascher bessere

---

festem Leder bestehende, über die Hand gestülpte Lederbeutel, die es dem Patienten unmöglich machten seine Hände zu verwenden, um beispielsweise Gegenstände zu greifen.
326 Kolb: Familienpflege bayrischen Verhältnisse 1911, S. 274.
327 Kolb: Sammel-Atlas Teil A 1902, S. 62, S. 66.
328 Ebd., S. 68.
329 Ebd., S. 66 f.; auch Hans Roemer bezeichnete die übermäßige Inanspruchnahme des Personals als ein wesentliches Hindernis bei der Einführung der Familienpflege, vgl. Roemer: Geschichte Irrenpflege 1927, S. 4.
330 Kolb: Sammel-Atlas Teil A 1902, S. 109 f.

je frühzeitiger sie behandelt wurde, vermochten kleinere Anstalten ihre Patienten wesentlich schneller auf ein soziales Niveau zu bringen, das deren Weiterbehandlung in Pflegefamilien gestattete.[331] Die Fähigkeit, einen beträchtlichen Teil ihrer Patienten in Familienpflege zu geben, würde es den kleineren Anstalten wiederum erlauben, ihre Patientenbestände auszutarieren und so einer Überfüllung vorzubeugen. Die extramurale Versorgung fungierte dabei als „ein kaum versagendes Abzugsventil", wie Kolb es später ausdrückte.[332] Der geringere Umfang des Versorgungsgebiets einer solchen Normalanstalt hatte laut Kolb einen weiteren Vorteil, nämlich, dass er es der Anstalt erleichterte, mit ihren Patienten nach Entlassung in Verbindung zu bleiben. Dadurch wagte man auch die Entlassung bzw. Beurlaubung solcher Kranken probeweise zu versuchen, die noch nicht völlig genesen erschienen und einer weitergehenden Aufsicht benötigten – eine Gruppe Patienten, die in einer Großanstalt wohl dauerhaft der Anstaltsverpflegung anheimgefallen wären.[333]

Schließlich stellte die weitläufige Einrichtung der Familienpflege angesichts der gewaltigen Kosten, die durch den massiven Ausbau des Anstaltswesens und kontinuierlichen Zustrom an Patienten zustande kamen, ganz erhebliche, nationalökonomisch ins Gewicht fallende Einsparungen in Aussicht.[334] Kolb erwartete, dass eine für 500 Kranke ausgerichtete Normalanstalt mindestens 25 % ihres Patientenbestandes in Familienpflege unterbringen konnte und damit wesentliche Ersparnisse im Bau von Kranken- und Nebengebäuden sowie den dauernden Betriebskosten zuließ.[335]

3.2.3 Von der heterofamiliären zur homofamiliären Familienpflege – neue Perspektiven für die Psychiatrie

Interessanterweise stand Kolb einer Verpflegung von Kranken in der eigenen Familie zunächst durchaus kritisch gegenüber. Noch in der dritten Lieferung

---

331 Ebd., S. 68.
332 Ebd., S. 121; Kolb: Familienpflege bayrischen Verhältnisse 1911, S. 281.
333 Kolb: Sammel-Atlas Teil A 1902, S. 72, S. 109.
334 Ebd., S. 68.
335 Ebd., S. 40, S. 109; An anderer Stelle sprach Kolb von mindestens 30 %, die von einer kleinen Normalanstalt ausgehend in Familienpflege untergebracht werden konnten, vgl. Ebd., S. 71; damit widersprach Kolb der Mehrheit seiner Fachkollegen. Johannes Bresler, Herausgeber der Psychiatrisch-Neurologischen Wochenschrift war zwar der Familienpflege zugetan, glaubte aber, dass sich maximal 15 % einer Anstaltspopulation für diese Versorgungsform eigneten. Vgl. Bresler: Familienpflege 1910, S. 137.

des Sammel-Atlas' sprach er sich deutlich gegen eine *homofamiliäre Familienpflege* aus, denn es sei „eine unbestreitbare Thatsache, dass die eigene Familie für die weitaus überwiegende Mehrzahl der Geisteskranken das denkbar ungeeignetste Element ist, selbst wenn durch den Zustand des Kranken und durch die Gunst äusserer Verhältnisse die Möglichkeit einer Verpflegung in der eigenen Familie gegeben wäre."[336] In einer Fußnote räumte er ihr zwar eine begrenzte Indikation bei chronischen Psychosen und einigen wenigen akuten Zuständen ein, doch listete er eine Reihe an Argumenten auf, weshalb er sie nicht für therapeutisch sinnvoll hielt.

Zunächst führte eine größere Anteilnahme der Angehörigen am Leid des Kranken seiner Ansicht nach dazu, dass sie den Krankheitsverlauf in einer weitaus emotionaleren Art und Weise verfolgten und die Pflege sich letztendlich umso aufreibender gestaltete. Der eigenen Familie fehlte Kolbs Ansicht nach eine objektive und konsequente Haltung gegenüber dem Kranken; führte die Therapie des Arztes nicht zu unmittelbarer Besserung, drängte sie ihr Bestreben zu helfen in einen Aktionismus hinein: Durch Zureden versuchte man dem Kranken die „dummen Ideen" auszureden, durch Reisen ihn abzulenken. Es folgten oftmals weitere verzweifelte Versuche, den Verlauf der Krankheit zu beeinflussen, wie etwa eine „perverse Wasserbehandlung", Aderlass oder Heirat.[337] Bei ausbleibendem Erfolg kamen die Angehörigen laut Kolb schließlich zu der Überzeugung, „dass das Verhalten des Kranken ganz oder zu einem Theile auf „Ungezogenheit", auf „Bosheit", auf „Arbeitsscheu", auf „Bequemlichkeit" beruhte: „Er kann, wenn er will", und man sucht den Willen durch Ermahnungen, Drohungen, Strafen zu stärken, um schliesslich dann, abgestumpft, den ganz verwilderten und insocial gewordenen Kranken, für den bei sofortiger entsprechender Behandlung eine absolute oder relative Heilung möglich gewesen wäre, in die Anstalt zu senden." Des Weiteren erachtete Kolb die Verpflegung von Kranken in der eigenen Familie als riskant, da es gerade in Familien, in denen „ethische Begriffe" fehlten bzw. diese aufgrund schwieriger sozialer Umstände abhanden gekommen waren, oftmals zu den „unglaublichsten Rohheitsakten" und „traurigster Verwahrlosung" der Kranken kam.[338]

---

336 Kolb: Sammel-Atlas Teil A 1902, S. 34.
337 Im Jahre 1911 vermerkte Kolb bezüglich seiner in Kutzenberg gesammelten Erfahrungen mit der homofamiliären Familienpflege, dass ein unangebrachter Betätigungsdrang seitens der Angehörigen fast nie zu beobachten sei, vgl. Kolb: Familienpflege bayrischen Verhältnisse 1911, S. 297.
338 Kolb: Sammel-Atlas Teil A 1902, S. 34 f.

Kolb befand sich mit dieser Haltung gegenüber der Pflege in eigener Familie im Konsens mit der Mehrheit der Psychiater.[339] Der modernen Anstaltsfürsorge gab er im Vergleich noch klar den Vorzug, konnte sie dem Kranken doch angeblich dank Überwachung durch geschultes Personal und besondere Vorkehrungen ein größeres Maß an Bewegungsfreiheit erlauben. Wollte die eigene Familie dergleichen bieten, müsste sie das „Wohl und die Sicherheit des Kranken wie seiner Umgebung auf das Gröblichste vernachlässigen", so Kolb noch zu diesem Zeitpunkt.[340] Mit diesen Äußerungen vertrat der 32-jährige Assistenzarzt das jahrzehntealte Credo einer Anstaltspsychiatrie, welche die Entfernung des Kranken aus einem krankmachenden Milieu und seine Unterbringung in einen von schädlichen Reizen geschützten Raum zur therapeutischen Handlungsrichtlinie erhoben hatte.[341]

Ohne besonderen Vermerk vollzog Kolb dann kurz darauf, in der nächsten Lieferung des Sammel-Atlas, die entscheidende Kehrtwende. Gemäß dem Leitprinzip einer „zunehmenden Annäherung an die gewohnten Lebensverhältnisse" verstand Kolb die Entwicklung der Anstaltspsychiatrie als organischen Entwicklungsprozess: von der modernen Pavillonbauweise, den Systemen des *no restraint* und *open door* und der Arbeitstherapie zum weiteren Ausbau der Familienpflege, dem sich dann – und nun der entscheidende Punkt – die Verpflegung in der eigenen Familie als letztes Glied und „maximale Annäherung an die gewohnten Lebensverhältnisse" anschloss.[342]

Mit dem scheinbar kleinen gedanklichen Schritt, von der *heterofamiliären* zur *homofamiliären Familienpflege*, hatte Gustav Kolb 1902 die Grundlage für die offene Fürsorge gelegt und der praktischen Psychiatrie einen enormen Raum für Entwicklung eröffnet, wie im Folgenden in komprimierter Form umrissen wird.

Die extramurale psychiatrische Versorgung, die mit der heterofamiliären Familienpflege ihren Anfang genommen hatte und sich in der anstaltsgebundenen Außenfürsorge weiterentwickelte, erschloss den Psychiatern neue Betätigungsfelder und erweiterte ihren Wirkungsbereich. Mit der Einrichtung der freien Versorgungsformen erfolgte gleichsam eine Öffnung der Anstalten, die

---

339 Böcker: offene Irrenfürsorge 1985, S. 71.
340 Kolb: Sammel-Atlas Teil A 1902, S. 50.
341 Auch wenn Kolb seine Meinung zur Unterbringung von Kranken in ihren eigenen Familien später grundlegend änderte, hielt er die Anstaltsfürsorge dennoch in manchen Fällen für die geeignetere Versorgungsform und die Rückkehr zur eigenen Familie nicht immer für therapeutisch zielführend.
342 Kolb: Sammel-Atlas Teil A 1902, S. 65.

nicht allein eine grundlegende Veränderung für viele Patienten bedeutete, sondern auch für die Psychiater und die Pflegekräfte. Nun öffnete sich die Psychiatrie selbst nach außen hin und griff, wie Rudolf Leubuscher (1821–1861) im Jahre 1848 gefordert hatte, aus den engen Mauern der Irrenhäuser hinaus ins Leben.[343] Valentin Faltlhauser, Leiter der Erlanger offenen Fürsorge, fand ähnliche Worte, als er sich in provozierender Weise an die Fachkollegen wandte: „Sollen wir ewig eingesperrt bleiben in die engen Mauern unserer Anstalten, ferne jeder lebendigen frischen Betätigung, ferne von der Berührung mit dem Leben?"[344]

Astrid Ley hat in detaillierter Weise herausgearbeitet, wie Kolb und Faltlhauser mit den neuen Betätigungsfeldern außerhalb der Anstalt auch dezidiert professionspolitische Absichten verfolgten.[345] Die Tätigkeit als Fürsorgearzt versprach im Vergleich zum Anstaltsdienst interessanter, abwechslungsreicher und befriedigender zu sein; als Fürsorgearzt gehörte man einer professionellen Elite an, die Kolb auch bewusst als solche bezeichnete.[346] So wie die Psychiater durch jene Öffnung mit den „realen Verhältnissen und Bedürfnissen" außerhalb der Anstalt in Fühlung kommen würden, geriet auch die Bevölkerung mit Anstalt und Kranken näher in Berührung. Misstrauen konnte auf diesem Weg abgebaut werden, da das Meinungsbild der Öffentlichkeit nun vielmehr auf eigenen Erfahrungen beruhte.[347]

Ein anderer Aspekt der offenen Fürsorge sollte aber von weitaus bedeutenderer Tragweite sein und das Narrativ einer freiheitlicheren Versorgung ein Stück weit konterkarieren. Den Psychiatern gestattete die extramurale Tätigkeit, ein noch nie zuvor realisiertes Maß an Kontrolle über die außerhalb der Anstalten lebenden Kranken auszuüben und den Wirkungskreis der Psychiatrie bedeutend auszudehnen. Während die Psychiater zuvor fast nie den Mikrokosmos

---

343 Leubuscher: Vorwort 1848, S. 4; vgl. Schmiedebach/Beddies: Diskussion Familienpflege 2001, S. 82; vgl. Kolb: Vorschläge für die Ausgestaltung 1908, S. 27; Der Historiker Bernd Walter beschrieb jene Öffnung der Psychiatrie durch die offene Fürsorge wie folgt: „Die Anstalt büßte in diesem Konzept ihr Monopol als psychiatrische Versorgungsinstanz und Versorgungsform ein, das die Geisteskranken, die Pflegekräfte und Ärzte letztlich aber auch in die räumliche und gesellschaftliche Isolierung geführt hatte." In: Walter: Psychiatrie Gesellschaft 1996, S. 299.
344 Faltlhauser: externe Dienst 1925, S. 206.
345 Vgl. Ley: Psychiatriekritik 2006; vgl. auch Walter: Überforderung Anstalt 1993, S. 94.
346 PA Grimm, Nachlass Ewald Grimm: Memoiren, S. 3.
347 Faltlhauser: externe Dienst 1925, S. 206; Kolb, Sammel-Atlas Teil A 1902, S. 52.

der Anstalten verlassen hatten, sollten sie durch die offene Fürsorge mitten ins gesellschaftliche Leben hineinkatapultiert werden.

Kolb antizipierte bereits im Jahre 1902 zukünftige Entwicklungen, als er schrieb, dass die Aufsicht über die in eigener Familie verpflegten Kranken den Psychiatern ermöglichen sollte, „eine gewisse Controle über sämmtliche im Bereiche ihres Versorgungsgebietes befindliche Geisteskranke durchzuführen, in dessen Bereiche aufklärend, berathend, belehrend zu wirken und dadurch ihren Einfluss auszudehnen auf die zu Psychosen besonders disponirten Menschen und auf diejenigen Geisteskranken (Imbecille, Minderwerthige) welche einer eigentlichen Anstaltsbehandlung nicht bedürfen."[348] Sechs Jahre später, im Jahre 1908, präzisierte Kolb seine Vorstellungen eines „externen ärztlichen Dienstes" und steckte dessen Aufgabengebiet noch schärfer ab: den Tätigkeitskreis der Anstaltspsychiater über den gesamten Aufnahmebereich zu erweitern und mittels der Pflege in fremder wie eigener Familie die „Feststellung, Behandlung und Kontrolle aller Geisteskranken im weitesten Sinne des Wortes" zu ermöglichen.[349] Mit diesen 1902 und 1908 respektive festgehaltenen Vorstellungen legte Kolb bereits die Grundlage für den späteren Entwicklungsweg der offenen Fürsorge in den 1920er Jahren: die Erfassung aller geistig Anomalen außerhalb der Anstalt, inklusive der sogenannten psychiatrischen Grenzfälle und einem damit einhergehenden Anspruch, prophylaktisch bzw. rezidiv-prophylaktisch zu wirken.

Diesen Wunsch nach einer psychiatrischen Fürsorge aller außerhalb der Anstalt lebenden Abnormen benannte Faltlhauser später als den eigentlichen zündenden Moment hinter Kolbs Konzeption der offenen Fürsorge. Es wäre falsch, so Faltlhauser, ihr Entstehen als Lösungsversuch der Überfüllungszustände zu verstehen, vielmehr war sie „die Frucht einer logischen Erfassung der letzten Ziele einer Irrenfürsorge überhaupt."[350]

Dennoch kann nicht in Abrede gestellt werden, dass jene Erweiterung des Wirkungsbereiches der Psychiatrie ein probates Mittel in Aussicht stellte, der Überlastung des Anstaltswesens entgegenwirken zu können: Denn während die Entlassenenfürsorge eine Rezidivprophylaxe zu betreiben erlaubte, eröffnete die Erfassung der noch nicht anstaltspflichtig gewordenen sogenannten „Geisteskranken" die Möglichkeit, in weitgefasstem Kreise eine Prophylaxe

---

348 Ebd., S. 70.
349 Faltlhauser: Jahresversammlung 1908, S. 148.
350 Faltlhauser: offene Fürsorge 1928, S. 139.

bzw. Prävention zu betreiben.³⁵¹ Die Normalanstalten, so stellte sich Kolb vor, sollten diesem Vorhaben als Zentren dienen.³⁵²

Um die Ausbreitung der Psychosen zusätzlich einzuschränken, erachtete Kolb bereits 1902 eine Aufklärung über die Gefahren hereditärer Belastung für wichtig und sprach sich dafür aus, ursächliche bzw. auslösende Faktoren wie Lues (Syphilis), Alkohol, Überlastung und Exzesse wirksam zu bekämpfen.³⁵³ Mit diesen der *psychischen Hygiene* so naheliegenden Überzeugungen offenbarten sich auch hier bereits früh die Ansätze späterer Entwicklungen.

3.2.4 Ein Plädoyer für die Familienpflege in Bayern: Kolbs Vortrag auf der Jahresversammlung des Vereins bayerischer Psychiater 1908

Nachdem sich Kolb mit seinem überaus positiv rezensierten Sammel-Atlas bereits als Assistenzarzt einen Namen machen konnte, stieg er mit der Ernennung zum Leiter der neu errichteten oberfränkischen Kreisirrenanstalt Kutzenberg im Jahre 1905 in die obere Riege der bayerischen Psychiater auf. Zu der in Erlangen stattfindenden Jahresversammlung des Vereins bayerischer Psychiater im Juni 1908 war Kolb nun neben dem Münchener Psychiater Ernst Rehm (1860–1945), Direktor der Privatanstalt Neufriedenheim, eingeladen worden, um über die „künftige Ausgestaltung der Irrenfürsorge in Bayern" zu referieren. Den Vorsitz der im Hörsaal des Instituts für Pathologie in der Krankenhausstraße stattfindenden Versammlung, hatten Friedrich Vocke (1865–1927), August Würschmidt und Gustav Specht inne; der damalige Assistenzarzt der Kreisirrenanstalt Erlangen, Valentin Faltlhauser, der später zu Kolbs wichtigstem Mitarbeiter werden sollte, war Schriftführer.

Einen besonderen Platz in den Debatten dieser Tagung nahm die Umsetzung der Familienpflege in Bayern ein. Rehm sprach sich dafür aus, die Etablierung der Familienpflege unmittelbar in Angriff zu nehmen, und betonte dabei die gewichtige Rolle, die den *Hilfsvereinen für Geisteskranke* in der Nachbetreuung von Angehörigen und Kranken zukam.³⁵⁴ Kolb hingegen war der Meinung, dass eine Familienpflege ohne Kontrolle durch Psychiater nicht viel wert war und propagierte in seinem Vortrag die Einrichtung eines „externen Dienstes", d.h. einer anstaltsgebundenen Außenfürsorge mit dem Anspruch, letztlich alle

---

351 Kolb: Sammel-Atlas Teil A 1902, S. 67.
352 Ebd., S. 70–72.
353 Ebd., S. 29.
354 Faltlhauser: Jahresversammlung 1908, S. 147 f.

außerhalb der Anstalt befindlichen psychisch Kranken zu betreuen. Den Amtsärzten, die bislang für die außerhalb der Anstalten lebenden Kranken zuständig waren, fehlte laut Kolb die Expertise und schlichtweg die nötige Zeit, dieser Aufgabe gerecht zu werden, da sich ihr Tätigkeitsbereich zunehmend zur Hygiene und Bakteriologie hin entwickelt hatte. Im psychiatrischen Bereich sollten sich die Amtsärzte fortan auf medizinal-polizeiliche Tätigkeiten beschränken, etwa die Einweisung gemeingefährlicher psychisch Kranker.[355] War die Leitung der extramuralen Fürsorge organisatorisch in der Hand der Anstaltsdirektion, so würde laut Kolb eine Kontinuität der Behandlung möglich sein, welche die wichtigste Voraussetzung für eine „wirklich individualisierende Behandlungsmethode" war. Die Zersplitterung und die fehlende Einheitlichkeit der „Irrenfürsorge" könnte auf diesem Wege ein Stück weit überwunden werden.[356]

Während sich beide Referenten mit großem Engagement dafür einsetzten, die Entwicklung einer bayerischen Familienpflege voranzutreiben, verblieben viele ihrer Fachkollegen skeptisch und äußerten Zweifel an der Umsetzbarkeit dieser Versorgungsform in Bayern. Der Ordinarius für Psychiatrie in Erlangen, Gustav Specht, kritisierte Kolbs Forderung, durch eine Übergabe von Patienten in Familienpflege den vermehrten Zugängen die Waage halten zu wollen, indem er behauptete, das Prinzip der möglichst frühzeitigen Entlassung sei mit der von den Psychiatern empfohlenen frühzeitigen Aufnahme nicht in Einklang zu bringen. Der Laie würde darin einen Widerspruch sehen, so Specht.[357] Zudem mahnte der Erlanger Professor, solle man bei der Befürwortung der Familienpflege nicht übertreiben. Kolb konterte, es wäre keine Übertreibung zu fordern, dass man in Bayern allmählich mit der Umsetzung der Familienpflege anfange und sie zumindest zu dem Stand ausbaue, der andernorts bereits erreicht worden sei. Der Direktor der neu errichteten Kreisirrenanstalt Ansbach, Adolf Herfeldt (1858–1928), brachte das wenig überzeugende Argument hervor, die Familienpflege scheitere speziell in Mittelfranken vor allem daran, dass es an Familien fehle, die ausreichend Räumlichkeiten und die nötige Reinlichkeit in ihrer Lebensführung aufwiesen.[358]

---

355 Kolb: Vorschläge für die Ausgestaltung 1908, S. 16–20; Gustav Specht stellte 1926 fest, dass die Amtsärzte entgegen ihrer anfänglichen Skepsis sehr bald mit der Umstrukturierung der Aufgabenbereiche durchaus zufrieden waren und mit der offenen Fürsorge eine produktive Zusammenarbeit eingingen. In: Specht: Behandlung Geisteskrankheiten 1927, S. 870.
356 Kolb: Vorschläge für die Ausgestaltung 1908, S. 9 f., S. 25.
357 Faltlhauser: Jahresversammlung 1908, S. 154.
358 Ebd., S. 156.

Eduard Kundt (1868–1926), Direktor der Anstalt Deggendorf, verwies hingegen auf einen äußerst relevanten Punkt, als er die Unterschiede zwischen Bayern und Preußen bezüglich der Finanzierung der Anstaltsunterbringung betonte: „In Preußen haben die Gemeinden ein Interesse daran, ihre Kranken in Anstalten zu bringen, da sie ihnen dort weniger Kosten verursachen; in Bayern geht das finanzielle Interesse der Gemeinden dahin, die Kranken möglichst spät in Anstalten unterzubringen und sie möglichst früh daraus zu entnehmen." Er schlussfolgerte, wenn man unter der geltenden Gesetzeslage eine Familienpflege in Bayern einrichtete, würden die Gemeinden und Familien alsbald ihre Kranken zu sich nach Hause nehmen.[359]

Die meisten bayerischen Psychiater teilten die Einschätzung Kundts. Auch Gustav Kolb erachtete eine Umverteilung der Kosten auf „breitere Schultern" als wichtige Voraussetzung für den Erfolg der Familienpflege in Bayern und betonte des weiteren die Wichtigkeit, die Frist bis zum Erwerb des Heimatrechts zu verkürzen.[360] Der rechtliche Hintergrund hierzu war, dass das im Gegensatz zu Preußen nach wie vor geltende Heimatprinzip des bayerischen Armenrechts insbesondere für kleinere ländliche Gemeinden eine große finanzielle Belastung bedeutete. So musste die Armenpflege der Heimatgemeinde für die gesamten Verpflegungskosten sogenannter mittelloser Kranker (die den Großteil der Anstaltspopulation ausmachten) aufkommen, während ca. 1/3 aller Anstaltspatienten ihre Unterbringung aus eigenem Vermögen bzw. das der Familie finanzierten.[361] In Preußen hingegen herrschte das auf dem Aufenthaltsprinzip beruhende Gesetz zum Unterstützungswohnsitz, durch das die Anstaltsverpflegungskosten von finanziell schwächeren Kranken zu höchstens einem Drittel von den unterstützungspflichtigen Gemeinden getragen werden musste, da die Provinzialverbände den Löwenanteil übernahmen.[362]

Die lange Frist bis zum Erwerb eines neuen Heimatrechtes in Bayern führte indes zu einer zusätzlichen finanziellen Belastung der Heimatgemeinden, da

---

359 Ebd., S. 153; Die in Familienpflege untergebrachten Kranken galten nach wie vor als Anstaltspatienten, dementsprechend war deren Unterhalt weiterhin von der Gemeinde bzw. den Angehörigen zu zahlen. Die unterschiedliche Aufteilung der Versorgungskosten auf die Trägerinstanzen in Preußen ist bereits thematisiert worden, vgl. S. 53 f.
360 Specht: familiale Verpflegung 1911, S. 306; Faltlhauser: Jahresversammlung 1908, S. 153 f.
361 Specht: familiale Verpflegung 1911, S. 307; vgl. auch Böcker: offene Irrenfürsorge 1985, S. 71.
362 Specht: familiale Verpflegung 1911, S. 307.

diese oftmals für die Anstaltsbehandlung von Bürgern aufkommen mussten, die bereits Jahre zuvor im Rahmen der Urbanisierung weggezogen waren und seitdem andernorts gearbeitet und Steuern gezahlt hatten. Eine besondere Belastung der kleinen ländlichen Gemeinden zugunsten der größeren städtischen war die Folge.[363]

Kolb subsumierte: „Kurz gesagt liegen die Verhältnisse so, daß in Preußen Angehörige und Heimatgemeinden in der überwältigenden Mehrzahl der Fälle ein direktes finanzielles Interesse daran haben, daß der Kranke in der Anstalt bleibt, in Bayern ein wahrhaft vitales Interesse daran, daß er möglichst rasch wieder herauskommt."[364] Die unterschiedliche Finanzierung der Verpflegungskosten spiegelte sich direkt im Erfolg bzw. Misserfolg der Familienpflege wider. So gab es laut Kolbs Rechnung im Jahre 1911 in ganz Deutschland insgesamt 3519 Kranke in Familienpflege, wobei sich allein 3015 davon in Preußen befanden, während in Bayern nur 7 Kranke in fremden Familien verpflegt wurden.[365]

Obwohl sich Gustav Kolb in den Jahren vor dem Ersten Weltkrieg mit großem Engagement für die Etablierung der heterofamiliären Familienpflege einsetzte, war er sich darüber im Klaren, dass die Verhältnisse in Bayern, insbesondere das ungünstige Finanzierungsprinzip zu Lasten ökonomisch schwacher Gemeinden und Eigenzahler, einer weitflächigen Implementierung dieser Versorgungsform entgegenstanden. In Anbetracht dieser für die heterofamiliäre Familienpflege widrigen Bedingungen erkannte er allerdings das große Potential für die Versorgung in eigener Familie unter Aufsicht des externen Dienstes: „Denn das, was für die Entwicklung der Pflege bei fremden Familien eminent ungünstig ist: das Bestreben der Versorger, die Kranken nach eingetretener Besserung sofort wieder aus der Anstalt zu nehmen, das ist eminent günstig für die Entwicklung der Pflege in der eigenen Familie".[366] Während Kolbs Mitreferent auf der Jahresversammlung 1908 Ernst Rehm noch vor allem der Wichtigkeit psychiatrischer Hilfsvereine in der Nachsorge und

---

363 Kolb: Familienpflege bayrischen Verhältnisse 1911, S. 292; Specht: familiale Verpflegung 1911, S. 307; die Versorgungskosten für einen Großteil der Anstaltsinsassen wurden in Bayern von kleineren Gemeinden gezahlt: 1907 beispielsweise trugen Gemeinden mit unter 2000 Einwohnern die Versorgungskosten für 52 % aller in Bayern untergebrachten Anstaltspatienten. Vgl. hierzu Kolb: Familienpflege bayrischen Verhältnisse 1911, S. 291.
364 Kolb: Familienpflege bayrischen Verhältnisse 1911, S. 293; auch Gustav Specht betonte diesen für die Familienpflege so gravierenden Unterschied zu Preußen, vgl. Specht: familiale Verpflegung 1911, S. 309.
365 Kolb: Familienpflege bayrischen Verhältnisse 1911, S. 275.
366 Ebd., S. 294.

Betreuung Entlassener das Wort redete,[367] konzentrierte Kolb seine Forderungen bereits auf sein Konzept eines externen Dienstes, mit dem die Versorgung in der eigenen Familie unter Kontrolle der Anstalt ermöglicht werden konnte. So argumentierte Kolb: „Die Einführung des externen Dienstes entspricht den spezifischen bayerischen Verhältnissen. Sie gestattet die spezialärztliche Behandlung und Kontrolle aller Geisteskranken ohne finanzielle Belastung der Kreise, ja unter nachweisbaren erheblichen Einsparungen."[368] Kolb war überzeugt, die Anstalten könnten auf diesem Wege bedeutend mehr Entlassungen vornehmen und die so dringend benötigte Entlastung herbeiführen.[369]

Die bayerischen Psychiater reagierten auf Kolbs Vorschläge allerdings zum größten Teil abweisend. Zu seinen wenigen Unterstützern zählten der Münchener Professor für Psychiatrie, Emil Kraepelin (1856–1926), und der außerordentliche Professor für Psychiatrie in Würzburg, Wilhelm Weygandt (1870–1939), der später mit Kolb im Vorstand des Deutschen Verbandes für psychische Hygiene eng zusammenarbeiten sollte.[370] Er sah durch den externen Dienst eine „qualitative Differenzierung" des Psychiater-Berufs bewirkt, welche die „Arbeitsfreudigkeit" hebe.[371] Auch der Direktor der Anstalt Kaufbeuren-Irsee, Alfred Prinzing (1864–?), der bis 1905 Kolbs Oberarzt in Bayreuth war, zeigte seine Sympathien für Kolbs Reformkonzepte. Seine Haltung zur offenen Fürsorge sollte sich allerdings umgekehrt zu der vieler anderer Psychiater entwickeln: In den 1920er Jahren war Prinzing trotz seiner einstigen Fürsprache nurmehr wenig vom Nutzen der offenen Fürsorge überzeugt.[372]

---

367 Rehm: künftige Ausgestaltung Irrenfürsorge 1908, S. 623 f.
368 Faltlhauser: Jahresversammlung 1908, S. 149; der Kreis hatte für den Anstaltsplatz zu sorgen und finanzierte die Bau- und Betriebskosten der Anstalten, vgl.: Kolb: Vorschläge für die Ausgestaltung 1908, S. 10 f.
369 Kolb: Vorschläge für die Ausgestaltung 1908, S. 15.
370 So schrieb Kolb 1927: „Wenn ich die Ärzte nennen soll, die sich um die „Mutterstelle" der offenen Fürsorge, um die Erlanger Fürsorge, besonders verdient gemacht haben, so ist dies […] in erster Linie Kraepelin, der 1908 meine Pläne freudig aufnahm und unbekümmert um die damalige Ablehnung immer wirksam unterstützte." In: Kolb: Schlußwort 1927, S. 397; außerhalb Bayerns trafen Kolbs Vorschläge z.T. auf positive Resonanz. Hans Schroeder (1864–1918), Oberarzt in Lüneburg, später Direktor in Hildesheim beschrieb die Vorschläge zum externen Dienst als besonders interessant und bezeichnete auch die übrigen Vorstellungen Kolbs als beachtenswert. Allerdings räumte Schroeder ein, stehe es leider zu befürchten, dass Kolbs Plänen eine baldige Verwirklichung nicht beschieden sein wird. In: Schroeder: Anstaltswesen und Statistik 1909, S. 238 f.
371 Faltlhauser: Jahresversammlung 1908, S. 155.
372 Pötzl: Faltlhauser 1995, S. 88–90.

Als es bei der Jahresversammlung 1908 zur Abstimmung über die in den beiden Referaten hervorgebrachten Vorschläge kam, wurden die Leitsätze Rehms von der Versammlung in vollem Umfang und einstimmig angenommen, sodass man sich dazu entschied, Ausschüsse zu wählen, um die Durchführung der Postulate Rehms anzugehen. Über die Vorschläge Kolbs blieb sich die Versammlung indessen uneinig. Während man sich beim weiteren Ausbau der psychiatrischen Versorgungsstrukturen in Bayern an den Leitsätzen Rehms orientieren wollte, beschloss man, auf die Vorstellungen Kolbs lediglich Bedacht zu nehmen.[373] In der Presse kam es zu ähnlichen Reaktionen. So schrieb ein Kritiker in der Psychiatrisch-Neurologischen Wochenschrift, seien die Forderungen Kolbs mehr oder minder noch „schöne Zukunftsmusik", während Rehm auf „realerem Boden" stehe.[374] Für Kolb bedeutete dies eine dröhnende Abfuhr.

Ursula Gast äußert die Vermutung, die allgemeine Ablehnung bei der Jahresversammlung 1908 habe nicht so sehr dem Konzept des externen Dienstes gegolten, als vielmehr der Kritik Kolbs an den „übergroßen, der Irrenfürsorge und den Dienstverhältnissen der Ärzte so abträglichen Anstalten", welche die Stellung des Direktors hob, die der übrigen Ärzte aber heruntergedrückte, sowie Kolbs Favorisierung kleiner Anstalten mit bis zu 500 Kranken.[375]

Inwiefern die bei der Jahresversammlung anwesenden Anstaltsärzte und insbesondere die Direktoren Kolbs Abneigung gegenüber den Großasylen und den Praktiken der Verwahrpsychiatrie als Kampfansage aufgefasst haben mögen, ist schwer festzustellen. Denkbar wäre beispielsweise, dass sich der Gründer und Vorsitzende des Vereins, der Direktor der Anstalt Eglfing, Friedrich Vocke (1865–1927), von Kolbs Kritik angegriffen gefühlt haben könnte. Die von ihm geleitete Anstalt war die größte Bayerns und eine von jenen übergroßen Mammutanstalten, die nicht zuletzt aufgrund ihrer enormen Kapazität (Ende 1908 befanden sich dort 1154 Patienten) ihrem Direktor gewissen Einfluss auf staatlicher Ebene verschaffte; als Direktor der Anstalt war Vocke auch Mitglied des Obermedicinalausschusses des bayerischen Innenministeriums und an wichtigen Entscheidungen, etwa der Besetzung von Direktorenstellen, beteiligt (zum Konflikt zwischen Kolb und den Direktoren Eglfings vgl. S. 146).[376]

---

373 Faltlhauser: Jahresversammlung 1908, S. 157.
374 Plesch: Referat Rehms 1909, S. 422.
375 Gast: Alternativen Anstaltspsychiatrie 1986, S. 30; vgl. Kolb: Vorschläge für die Ausgestaltung 1908, S. 27 f.
376 vgl. zur Anstaltspopulation Eglfing: Schroeder: Anstaltswesen und Statistik 1910, S. 280.

Der Überlegung Gasts widerspricht allerdings einerseits Kolbs eigene Einschätzung, nach der die Ablehnung seinem Konzept der Außenfürsorge galt, sowie auch der Faltlhausers, der 1908 bei der Jahresversammlung Schriftführer war und sich später an die „offene Ablehnung" und „lähmende Gleichgültigkeit" gegenüber der offenen Fürsorge erinnerte.[377] Andererseits zeichnete sich bereits zu diesem Zeitpunkt in Bayern und besonders in Franken eine Abkehr vom Typus des Großasyls geschlossenen Charakters ab. Zu Beginn des 20. Jahrhunderts waren in Bayern bereits vermehrt kleinere Anstalten in aufgelöster Bauweise mit dem Charakter einer agrikolen Kolonie errichtet worden. Beispiele hierfür sind die Anstalten in Ansbach (1902), Kutzenberg (1905), Mainkofen (1911), Wöllershof (1911) und Lohr (1912).

3.2.5 Differenzen zwischen Kolb und Specht: Kolbs Vortrag auf der Jahresversammlung des Vereins bayerischer Psychiater 1911

Bei der Jahresversammlung des Vereins bayerischer Psychiater 1909 fehlte Kolb demonstrativ und schickte auch kein Begrüßungsschreiben an die Kollegen, wie es Usus gewesen wäre. Die im Vorjahr gewählten Kommissionen zur Ausgestaltung der „Irrenfürsorge" gemäß den Vorschlägen Ernst Rehms stellten ihre in gemeinsamer Konferenz beschlossenen Postulate vor, eines derer war, Gustav Kolb im übernächsten Jahr erneut ein Referat über die Familienpflege halten zu lassen. Die Versammlung willigte dem ein, setzte ihm jedoch mit Gustav Specht als Mitreferenten einen, was die Realisierbarkeit einer bayerischen Familienpflege betraf, ausdrücklichen Skeptiker zur Seite.[378] Im Gegensatz zur Versammlung 1908, bei der Kolb und Rehm als Korreferenten gemeinsam im Schulterschluss die Einrichtung familiärer Verpflegungsformen propagiert hatten, wandelte sich die Versammlung nun zur Arena zweier konträr positionierter Referenten. Kolb sollte kurioserweise gerade einmal ein halbes Jahr nach der Jahresversammlung 1911 Spechts Kollege in Erlangen werden.[379] Über die nächsten 23 Jahre würden beide wortwörtlich unter einem Dach tätig sein, wobei sich ihr Verhältnis sehr zum Negativen entwickelte.

Neben der kritischen Auseinandersetzung mit dem von Kolb gehaltenen Referat auf der Jahresversammlung wird im folgenden Abschnitt auch auf

---

377 Zu Kolb bezüglich der Ablehnung seiner Reformkonzepte vgl. Kolb: offene Geisteskrankenfürsorge Ausland 1927, S. 94 f.; Kolb: Schlußwort 1927, S. 397; Kolb: Begründung 1928, S. 459; Faltlhauser: offene Fürsorge 1928, S. 140.
378 Brandl: Jahresversammlung 1909, S. 919 f.
379 Wittern-Sterzel: lange Weg zur Selbstständigkeit 2016, S. 138 f.

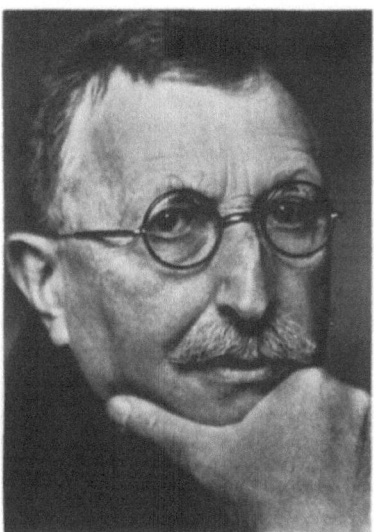

Abb. 10: Gustav Specht (1860–1940) war von 1903 bis 1934 Ordinarius für Psychiatrie in Erlangen und Direktor der Psychiatrischen und Universitäts-Nervenklinik (Zeitschrift für die gesamte Neurologie und Psychiatrie Nr. 171 (1940), S. 607).

die Ausführungen, Motive und Überzeugungen seines Kontrahenten Gustav Specht ein besonderes Augenmerk gelegt. Specht, seit 1903 Direktor der im nördlichen Trakt der Kreisirrenanstalt Erlangen (ab 1910 Heil- und Pflegeanstalt) gelegenen psychiatrischen Universitätsklinik und erster Ordinarius für Psychiatrie der dortigen Medizinischen Fakultät, prägte die Entwicklung der Erlanger Universitätspsychiatrie für mehr als drei Jahrzehnte. Über Specht und sein Wirken sind bereits aufschlussreiche Beiträge verfasst worden, so beispielsweise von Renate Wittern-Sterzel und Susanne Ude-Koeller.[380] Einige im Zuge dieser Arbeit zum ersten Mal ausgewertete Quellen, wie z.B. eine von Specht verfasste Geschichte der Psychiatrie in Erlangen und seine Korrespondenz mit

---

380 vgl. Wittern-Sterzel: lange Weg zur Selbstständigkeit 2016, S. 131–141; Ude-Koeller: Krieg und Geistesstörung 2016, S. 154; Ude-Koeller/Davidson: Kolb Faltlhauser Specht 2020.

dem NS-Oberbürgermeister Nürnbergs, geben neue Einblicke in seine Person und zu seinem Verhältnis zu Gustav Kolb (vgl. S. 280).

Zu Beginn seines Vortrags behauptete Specht, im Grunde ein Befürworter der Familienpflege zu sein und bereits mehrere Versuche unternommen zu haben, geeignete Kranke in Pflegefamilien unterzubringen, die jedoch allesamt gescheitert waren. Sobald Specht einen Patienten für die Familienpflege ausgewählt hatte, nahmen ihn die Heimatgemeinden freudigst in ihre Obhut und organisierten seine Unterbringung selbst, um den Verpflegungssatz an die Anstalt fortan nicht zahlen zu müssen. Versuchte Specht dies zu unterbinden, verwiesen die Gemeinden auf sein eigenes Gutachten, das den Patienten ja für eine extramurale Versorgung bereit erklärt hatte.[381]

Trotz der behaupteten Fürsprache liest sich Spechts Referat über die Familienpflege wie eine einzige Auflistung aller Faktoren, die gegen ihre Etablierung in Bayern sprechen; beispielsweise die mangelnde Eignung aller unter § 80 (d.h. aufgrund Gemeingefährlichkeit) Eingewiesenen oder die Tatsache, dass die geeignetsten Patienten für Familienpflege, die sogenannten „Idioten" und „Epileptiker", in Bayern meist nicht in psychiatrischen Anstalten verpflegt wurden.[382] Specht thematisierte darüber hinaus auch das Bemühen vieler Angehöriger, alsbald psychiatrische Betreuung aufgrund erlebter sozialer Degradierung bzw. bei Selbstzahlern aufgrund finanzieller Probleme beenden zu wollen.[383] Für die Familienpflege geeignet waren in Spechts Augen unter den Selbstzahlern allein diejenigen ohne familiäre Bindungen und unter den Mittellosen allein die ungefährlichen, vereinsamten Kranken, die so sonderbar waren, dass eine völlige Entlassung keine Möglichkeit darstellte. Mit einem

---

381 Specht: familiale Verpflegung 1911, S. 309 f.
382 Die sogenannten Idioten bzw. Imbezillen und die sogenannten Epileptiker wurden in Bayern im Gegensatz zu Sachsen oder Preußen in sogenannten kirchlichen Wohltätigkeitsanstalten untergebracht, die nicht unter ärztlicher Leitung standen. In psychiatrische Anstalten wurden diese Patientengruppen nur eingewiesen, wenn zusätzlich eine Gemeingefährlichkeit im Sinne des § 80 Absatz 2 des Polizei-Strafgesetzbuches bestand. Rehm vermutete, dass es in Bayern ca. 10.000 anstaltsbedürftige Idioten und Epileptiker gab. Im Unterschied zu Sachsen und Preußen, wo diese Patientengruppen einen Großteil der Familienpfleglinge ausmachten, konnten sie in Bayern nicht für die Familienpflege gewonnen werden, da sie sich wie beschrieben zu diesem Zeitpunkt nicht in psychiatrischer Behandlung befanden. Skeptiker einer Umsetzung der Familienpflege in Bayern verwiesen gerne auf diese Tatsache. Vgl. Rehm: künftige Ausgestaltung Irrenfürsorge 1908, S. 606 f.
383 Specht: familiale Verpflegung 1911, S. 310–313.

solchen Material, so Spechts Wortwahl, konnte man „keine Familienpflege großen Stils gründen oder eine bescheidene in die Höhe bringen".

Spechts Auffassung davon, wie unbequem und störend ein Kranker sein durfte bzw. wieviel man der Gesellschaft an Unangepasstheit zumuten konnte, differierte sicherlich deutlich von der Kolbs. Specht beanstandete etwa das Fehlen von „Lockvögeln" und meinte damit Patienten, die als relativ angenehm empfunden wurden und mit der sich für die Familienpflege indirekt Werbung machen ließ.[384] Unter den 214 Patienten seiner Klinik befanden sich seiner Meinung nach nur wenige, die er für Familienpflege geeignet hielt.[385] Zwar würde ein anderer Kollege aus seinem Patientengut womöglich die doppelte oder dreifache Zahl geeigneter Patienten herauslesen, allein ob für „tiefstuporöse Katatoniker, weltfremde schimpfende Halluzinanten und gebrechliche blöde Greise" die Familienpflege einen „therapeutischen oder humanen Fortschritt bedeutet, muß man mir erst noch beweisen", so Specht.[386]

Letztendlich drückte Specht damit die aus dem 19. Jahrhundert tradierte Überzeugung aus, dass für einen Großteil der chronisch Kranken bzw. sogenannten „Unheilbaren" die Anstalt der optimale Versorgungsort sei. Die negativen Auswirkungen einer Anstaltsunterbringung und Effekte eines Hospitalismus einerseits und den positiven Einfluss einer Pflege in familiärem Milieu andererseits, stellte er damit in Abrede. War Specht tatsächlich ein Befürworter der Familienpflege, dann doch ein recht leidenschaftsloser und von ihrer therapeutischen Wirkkraft nicht vollends überzeugter. Dass er den *status quo* innerhalb der Anstalt für ausreichend hielt, wird auch in der zuvor bereits erwähnten, von Georg Wetzer überlieferten Äußerungen des Erlanger Ordinarius deutlich: „Dr. Specht betonte immer, dass man beim besten Willen nicht mehr für die Geisteskranken tun könne und dass sich die Psychiater förmlich im Dienst derselben aufrieben". Wetzer widersprach der Behauptung Spechts und verwies auf die nahegelegene Anstalt Kutzenberg (unter der Leitung Gustav Kolbs), die gezeigt hatte, wieviel mehr eine moderne psychiatrische Fürsorge zu bewirken imstande war.[387]

---

384 Ebd., S. 311; Kolb scheint hingegen derartige Patienten in Erlangen vorgefunden zu haben. Nachdem sich die Versorgung von sechs Patienten mit Dementia praecox in Familienpflege als erfolgreich herausgestellt hatte, erklärten sich weitere Familien dazu bereit, Anstaltspatienten aufzunehmen. Vgl. Pollock: Family Care 1933, S. 34.
385 Specht: familiale Verpflegung 1911, S. 311 f.
386 Ebd., S. 312 f.
387 Wetzer: Irrenhaus-Erlebnisse 1909, S. 24 f.

Gustav Kolb stand den Ansichten Spechts diametral entgegen, sah er doch gerade in den angeblich chronisch bzw. unheilbar Kranken eine für die Familienpflege ideale Patientengruppe. Dabei berief er sich auf praktische Erfahrungen aus Uchtspringe, Jerichow, Göttingen und aus Ilten, die gezeigt hatten, „wie manche in der Anstalt anscheinend ganz verblödete Kranke zu neuem Leben erwacht sind, wie manche anscheinend gefährliche Kranke sich zu friedfertigen Kinderwärterinnen entwickelt haben."[388] Und gerade die an Schizophrenie Erkrankten, die den Großteil der Anstaltsbevölkerung ausmachten, waren in Kolbs Augen für die familiären Versorgungsformen prädestiniert.[389] Die zunehmende Erfahrung habe gezeigt, dass gerade diese als chronisch bzw. unheilbar krank geltende Patientengruppe „geistig um so regsamer und um so eher erwerbsfähig" blieb, je eher man sie wieder in Verhältnisse zurückversetzte, die ihren früheren Lebensumständen entsprachen. Dies konnte jedoch angesichts ihres oft eigenartigen Verhaltens und ihrer von periodischen Schwankungen charakterisierten Erkrankung nur mit Hilfe einer spezialärztlichen Aufsicht ermöglicht werden.[390]

In Anbetracht dessen ist die kritische Behauptung des Historikers Bernd Walter unzutreffend, die offene Fürsorge Kolbs habe die chronisch-kranken, pflegebedürftigen Kranken ausgespart und keine Lösung des strukturellen Problems der psychiatrischen Langzeitpatienten aufgezeigt.[391] Vielmehr war das Gegenteil der Fall, da Kolb der Überzeugung war, die Anstalten gerade von den chronischen Fällen, diesem, wie Alfons Zenk schreibt, alteingesessenen Patientenstamm, für den ein Leben außerhalb der Anstalt undenkbar schien, durch die Familienpflege in fremder wie eigener Familie entlasten zu können.[392] Natürliche Lebensverhältnisse, ein familiäres Umfeld und ein Leben in relativer Freiheit vermochten das sogenannte „chronische Anstaltsmaterial" zu mobilisieren und auf ein höheres „sociales Niveau" zu heben. Wer unter den Bedingungen einer Verwahrpsychiatrie als chronisch krank und unheilbar galt, war dies im Rahmen einer freiheitlicheren, „an normale

---

388 Kolb: Familienpflege bayrischen Verhältnisse 1911, S. 274.
389 Kolb: Vorschläge für die Ausgestaltung 1908, S. 20; Kolb: Familienpflege bayrischen Verhältnisse 1911, S. 282, S. 295; Kolb: Entwurf Richtlinien Außenfürsorge 1928, S. 437.
390 Kolb: allgemeinen und besonderen Gründe 1927, S. 155 f.
391 Walter: Überforderung Anstalt 1993, S. 94; Walter: Psychiatrie Gesellschaft 1996, S. 299.
392 Kolb: Familienpflege bayrischen Verhältnisse 1911, S. 281; Zenk: Heil- und Pflegeanstalt Kutzenberg 1995, S. 26; vgl. auch Kolb: Anstalt Erlangen 1931, S. 571.

Lebensverhältnisse" heranreichenden Versorgung womöglich nicht mehr. Kolb brachte diesen Aspekt bei der Jahresversammlung eindrücklich auf den Punkt, als er seinen Kollegen sagte: „Sie [die Versorgung in eigener/fremder Familie] ist diejenige Verpflegsform, in welcher bei vielen Kranken die geistige und körperliche Leistungsfähigkeit am besten erhalten, ja vielfach wieder neu geweckt wird, in Fällen, in denen alle anderen Mittel vergebens versucht worden waren. Sie hat vor allem vielfach einen überraschend günstigen Einfluß auf die sog. Unheilbaren, die unheilbar sind nur unter den für sie ungünstigen Verhältnissen der geschlossenen Anstalten oder der Pflegeanstalten."[393] Unter den unnatürlichen Bedingungen veralteter, geschlossener Einrichtungen gewann man Kolbs Überzeugung nach von den Kranken einen falschen Eindruck; Spechts Argumentation, sein Erlanger „Krankenmaterial" eigne sich nicht für Familienpflege, war für Kolb somit geradezu „verwerflich".[394]

Es ist wichtig anzumerken, dass Kolb mit den familiären Versorgungsformen keinen grundsätzlich kurativen Ansatz verfolgte. Vielmehr ging es darum, Patienten die Rückkehr in ein Leben außerhalb der Anstalt zu ermöglichen; für Kolb bildete die Verbesserung des Wohlbefindens und Verhaltens der Kranken die therapeutische Handlungsrichtlinie der familiären Versorgungsformen.[395]

Specht begnügte sich bei der Jahresversammlung 1911 nicht damit, die Realisierbarkeit einer bayerischen Familienpflege anzuzweifeln, sondern übte auch an den Propagandisten der Familienpflege scharfe Kritik. Zu dem von Konrad Alt, der führenden Autorität auf dem Gebiet der Familienpflege, im Jahre 1902 aufgestellten Axiom nahm Specht wie folgt Stellung: „Man hat sie bekanntlich die natürlichste, freieste, beste und billigste Verpflegungsform für einen mehr oder minder erheblichen Teil unserer Kranken genannt. Das ist entschieden zu viel gesagt", man solle „die Kirche beim Dorf" lassen, so Specht.[396] Bereits drei Jahre zuvor, bei der Jahresversammlung 1908, habe er vor solchen Übertreibungen gewarnt (und von Kolb prompt Widerspruch erhalten). Nun mahnte er erneut vor dieser „Mode der Übertreibung", die einen „wunden Punkt" für alle zukünftigen Bestrebungen, die Familienpflege einzuführen, bedeutete. Specht

---

393 Kolb: Familienpflege bayrischen Verhältnisse 1911, S. 281.
394 Kolb: Sammel-Atlas Teil A 1902, S. 17.
395 Ein Zitat Kolbs hierzu: „Die Entwicklungshöhe der familiären Therapie läßt sich beurteilen nach der Zahl der durch sie hindurch dem Leben zurückgegebenen Kranken und nach dem Niveau, auf welches die Familienpflege die Kranken gehoben hat." In: Kolb: Familienpflege bayrischen Verhältnisse 1911, S. 282.
396 Specht: familiale Verpflegung 1911, S. 323.

forderte „mehr nüchterne Kritik und weniger Blenden mit Zahlen!"[397] Aufgrund allzu einfacher Berechnungen und blanker Rechenfehler seien die von Befürwortern (wie Kolb) in Aussicht gestellten Ersparnisse unzutreffend. Die Verpflegungskosten gestalteten sich im Vergleich zur Anstalt nur wenig niedriger und, „wenn man mit seinen Ersparnisprognosen kein schlimmes Fiasko erleben will", müsse „man sich ein für allemal klar sein", dass der künftig erforderliche Ausbau der Anstaltsfürsorge und Familienpflege nicht Einsparungen, sondern höhere Ausgaben bedeute. Es sei ein „prinzipiell falsches Rechenexempel", wenn man wie Kolb „mit den in einigen preußischen Provinzen erreichten Prozentzahlen der Familienpflege unsere gegenwärtige bayrische Irrenfürsorge korrigieren und bei Projekten von Neubauten eine erhebliche Ersparung von Anstaltsplätzen herausrechnen will."[398]

Die Vorstellungen Kolbs, mittels einer weitflächigen Implementierung der Familienpflege an Bau- und Betriebskosten sparen zu können, kritisierte Specht aufs Schärfste, da er die Versorgungsbedürfnisse Bayerns noch bei weitem nicht als erfüllt erachtete. So rechnete er vor, dass im Jahre 1908 in Brandenburg (ohne Berlin) mit einer Bevölkerung von 3,8 Millionen Menschen insgesamt 6294 Patienten in 9 Anstalten untergebracht waren, sich in Bayern hingegen mit einer Bevölkerung von 6,8 Millionen nur 8535 Patienten in 12 Anstalten befanden.[399] Das sich hieraus ergebende Versorgungsverhältnis in Bayern von ca. 1:800 (Anstaltspatient pro Einwohner) differierte tatsächlich auch deutlich von dem im Sammel-Atlas postulierten Idealverhältnis von 1:400.[400] Im Gegensatz zu Kolb und Rehm ließ Specht bei seinen Berechnungen jedoch die privaten Anstalten, Universitätskliniken und speziellen Anstalten für „Idioten" und „Epileptiker" außer Acht, mit denen sich ein Versorgungsverhältnis von 1:490 ergab.[401] Zwar herrschte bei fast allen Psychiatern Einigkeit darüber, dass Bayern eine enorme Zunahme des Bedarfs an psychiatrischer Versorgung erfahren

---

397 Ebd., S. 325.
398 Specht: familiale Verpflegung 1911, S. 323 f; Specht erwähnte in seinen Äußerungen Kolbs Namen zwar nicht explizit, doch richtete sich seine Kritik genau gegen jene von Kolb bei der Jahresversammlung 1908 und im Sammel-Atlas behaupteten Vorzüge der Familienpflege. Der Bezug erschien offensichtlich, Kolb wird sich mit ziemlicher Sicherheit „angesprochen" gefühlt haben.
399 Statistik nach dem Direktor der Heil- und Pflegeanstalt Kaufbeuren Alfred Prinzing, vgl.: Specht: familiale Verpflegung 1911, S. 316.
400 Kolb: Sammel-Atlas Teil A 1902, S. 26, S. 70.
401 Vgl. Rehm: künftige Ausgestaltung Irrenfürsorge 1908, S. 602.

würde oder, wie Ernst Rehm es formulierte, sich in Bayern noch eine „große Reservearmee von unkontrollierten und unverpflegten Kranken" befand.[402] Allerdings divergierten die Vorstellungen, wie dem Bedarf am besten entsprochen werden konnte, eklatant. Für Kolb war ein Ausbau der Familienpflege gleichbedeutend mit einem Ausbau der psychiatrischen Versorgungskapazitäten; er unterschied in dieser Hinsicht also nicht zwischen Familienpflege und Anstaltsfürsorge, was auch insofern sinnvoll war, da bei beiden Versorgungsformen die Verpflegungskosten mittelloser Kranker den Gemeinden oblagen.[403] Im Gegensatz zu Specht war Kolb der Überzeugung, dass die steigende Zahl von Anstaltspatienten in einer entsprechend ausgeweiteten Familienpflege versorgt werden konnte. Bei den nun vermehrt den Anstalten zugeführten Kranken handelte es sich nämlich vor allem um leichte bzw. leichtere Fälle, die neben den zuvor benannten chronisch Kranken zum Hauptklientel der Familienpflege gehören sollten.[404] Bedenken, den Anstalten könnten ihre offenen Abteilungen und ihr freundliches Image abhanden kommen, sollten sie ihre „besten Kranken" an die Familienpflege abgeben müssen, sah Kolb allein da berechtigt, wo das Versorgungsverhältnis von Anstaltsplätzen zu Einwohnern ein sehr niedriges war.[405] Und ohnehin, konstatierte Kolb, sei die Freiheit der offenen Abteilungen für viele Kranke noch nicht frei genug, man könne und müsse weitergehen, man könne und müsse zur Familienpflege übergehen.[406]

Auf die von Kolb propagierte, der rechtlichen Lage Bayerns besonders entsprechende Pflege in eigener Familie unter Aufsicht und Betreuung eines externen psychiatrischen Dienstes nahm Specht weder in seinem Vortrag bei der Jahresversammlung noch im zeitgleich erschienenen Artikel mit auch nur einem Wort Bezug. Und obwohl er sich darum bemühte, die bisherige Entwicklung der Familienpflege an jeder einzelnen bayerischen Anstalt in seinem Vortrag darzustellen, tat er die „in eigenartiger Weise" entwickelte Kutzenberger Familienpflege mit wenigen Worten ab, ohne auf Kolbs Methode oder seine

---

402 Ebd., S. 602.
403 Kolb: Sammel-Atlas Teil A 1902, S. 70; vgl. auch Kolb: Entwurf Bestimmungen Familienpflege 1928, S. 344.
404 Kolb: Familienpflege bayrischen Verhältnisse 1911, S. 273 f., S. 282; quantitativ gesehen, stellten die sogenannten Imbezillen und Idioten auch für Kolb die bedeutendste Patientengruppe für die Familienpflege dar. Wie sein Kollege Ernst Rehm forderte er, ihre Versorgung in psychiatrische Hand zu geben, um sie in Folge auch in Familienpflege unterbringen zu können.
405 Ebd., S. 276.
406 Ebd.

erzielten Erfolge näher einzugehen; diesbezüglich verwies er lediglich auf den Vortrag seines Mitreferenten.[407]

Nachdem Kolbs Vorschläge bereits bei der Jahresversammlung 1908 nahezu keine Zustimmung erfahren hatten, reagierten die bayerischen Kollegen 1911 abermals ablehnend. Alfred Prinzing, der Direktor der Anstalt Kaufbeuren-Irsee, gehörte mit Emil Kraepelin zu den wenigen Unterstützern Kolbs und fühlte sich am Ende der Diskussion veranlasst, dem Außenseiter Kolb seine Sympathien mitzuteilen: „Wir dürfen Herrn Kollegen Kolb dankbar sein, und ich empfinde es als ein Bedürfnis, ihm dies auszusprechen, daß er die ideale Seite der Frage in den Vordergrund gestellt und einen energischen Appell an unsere Mitarbeit bei der Einführung der Familienpflege in Bayern gerichtet hat." Kraepelin versuchte nach beendeter Diskussion eine Abstimmung über die Leitsätze Kolbs anzustoßen, doch der Vorsitzende Friedrich Vocke entgegnete, eine Abstimmung sei von den Kollegen nicht gewünscht. Kolb sah das ein und stimmte zu.[408]

Nach der 1908 erfahrenen Zurückweisung bedeutete dies für den Außenseiter Kolb eine weitere, bittere Niederlage. Im Jahre 1928 stellte er über diesen Moment rückblickend fest:

> „Es sind fast genau 20 Jahre, daß ich hier in München als Referent des bayrischen psychiatrischen Vereins zum ersten Male den Kollegen die offene Fürsorge vorgeschlagen habe. Außer Kraepelin, der von Anfang an ein warmer Freund der offenen Fürsorge gewesen ist, trat damals nur mein verehrter Kollege Dr. Prinzing-Kaufbeuren an meine Seite, sonst aber begegnete ich allgemeiner Ablehnung. Das war schmerzlich, aber gut. Denn ich war dadurch gezwungen, die Richtigkeit meiner Anschauungen durch die Tat zu beweisen."[409]

Mit seiner Ernennung zum Direktor der Heil- und Pflegeanstalt Erlangen im November 1911, rund ein halbes Jahr nach seinem Misserfolg bei der Jahresversammlung, begann Kolb seine Vorstellungen Schritt für Schritt zu realisieren. Im August 1919 sollte Kolb mit einem vollends ausdifferenzierten Konzept einer psychiatrischen Außenfürsorge abermals vor seine bayerischen Kollegen treten und im Mai 1920 vor dem Deutschen Verein für Psychiatrie in Hamburg

---

407 Specht: familiale Verpflegung 1911, S. 319; Kolb: Familienpflege bayrischen Verhältnisse 1911, S. 298.
408 Kluge: Jahresversammlung 1911, S. 106 f.
409 Kolb: Begründung 1928, S. 459; tatsächlich schlug Kolb seinen bayerischen Kollegen erstmals bei der Jahresversammlung 1908 (nicht 1911) in Erlangen sein Konzept einer Außenfürsorge vor. Vgl. Kolb: Familienpflege bayrischen Verhältnisse 1911, S. 296; Kolb: Schlußwort 1927, S. 397.

referieren. Ab etwa Mitte der 1920er Jahre begann sich die offene Fürsorge deutschlandweit auszubreiten.

3.2.6 Bedrohte die Familienpflege die Interessen der Universitätspsychiatrie?

Gustav Kolb war zwar nicht aus Prinzip gegen einen Ausbau des Anstaltswesens, doch hielt er, wie an obiger Stelle dargelegt, eine Abkehr vom Konzept des *Großasyls* hin zu einer aus kleineren Anstalten bestehenden Versorgungslandschaft für erforderlich.[410] Aus dieser Haltung Kolbs ergab sich womöglich – wenn auch nicht direkt verbalisiert – ein weiterer Konfliktpunkt mit Gustav Specht, da es das System jener Großanstalten war, das der psychiatrischen Forschung die für ihre langjährigen klinischen Beobachtungen nötige Menge an „Krankenmaterial" (um einen Ausdruck Gustav Spechts zu verwenden) liefern konnte. Eine möglichst große Zahl an Patienten versprach den positivistisch geprägten Forschenden aus Gründen der Empirie größere wissenschaftliche Genauigkeit und Objektivität.[411]

Um die Motive hinter Spechts Favorisierung der Anstaltsfürsorge nachvollziehen zu können, ist es wichtig sie im Kontext der Veränderungen innerhalb der wissenschaftlichen Psychiatrie zu betrachten. Wie bereits zuvor (S. 63) erläutert, waren sich die Universitäts- und die Anstaltspsychiatrie im Zuge des durch Emil Kraepelin herbeigeführten Paradigmenwechsels innerhalb der wissenschaftlichen Psychiatrie, bei dem die somatopathologische Herangehensweise durch das klinisch-deskriptive Beobachtungsprinzip verdrängt wurde, bedeutend näher gekommen.[412] In gewisser Weise war hierdurch eine Art symbiontische Beziehung zwischen der auf dem Typus der Großanstalt beruhenden Anstaltspsychiatrie und der phänomenologisch ausgerichteten, auf klinischer Beobachtung beruhenden psychiatrischen Forschung entstanden. In Erlangen zeigte sich diese Zweckbeziehung auf kuriose Art und Weise in der Gemeinschaft von psychiatrischer Universitätsklinik und Heil- und Pfleganstalt „unter einem Dach", die zwar von beiden Seiten als notgedrungenes Provisorium wahrgenommen wurde, aber gleichwohl auch Ausdruck eines pragmatischen

---

410 Vgl. Kolb: Familienpflege bayrischen Verhältnisse 1911, S. 302.
411 Walter: Überforderung Anstalt 1993, S. 82 f.; Engstrom: Clinical Psychiatry 2003, S. 121 f.
412 Walter: Überforderung Anstalt 1993, S. 82.

Kompromisses auf Basis überschneidender Interessen war.[413] Vor dem Hintergrund dieser Interessengemeinschaft von Universitäts- und Anstaltspsychiatrie ist Spechts ablehnende Haltung gegenüber Kolbs Kritik am Anstaltswesen und dem Ruf nach einer Verbringung großer Patientengruppen in eine Familienpflege jenseits der Anstaltsmauern nachvollziehbar. Gerade für Spechts Forschungsarbeiten zur chronischen Manie und Paranoia, die für sein Schaffen von zentraler Bedeutung waren, müssen länger währende Beobachtungen dieser chronisch Kranken von großer Wichtigkeit gewesen sein.[414]

Die Interessen der Forschung kamen verständlicherweise für Specht an alleroberster Stelle; als der erste Ordinarius für Psychiatrie der Friedrich-Alexander-Universität waren die Konsolidierung und der Ausbau der Erlanger Universitätspsychiatrie sein Hauptanliegen. In Anbetracht dessen ist es durchaus denkbar, dass Specht die Forderungen Kolbs nach kleineren Anstalten und Einrichtung der Familienpflege zunächst als Bedrohung wissenschaftlicher Interessen wahrnahm. Letztlich brachte die Außenfürsorge Kolbs der Erlanger Universitätspsychiatrie allerdings gewisse Vorteile. Denn die offene Fürsorge erlaubte es der Anstalt, die Zahl der Aufnahmen und Entlassungen signifikant zu steigern und der psychiatrischen Klinik somit vermehrt Patienten in frühen Erkrankungsstadien und sogenannte psychopathische Grenzzustände zuzuführen; beides Patientengruppen, die Specht zu Zwecken der Forschung und Lehre bedurfte.[415]

Eine indirekte Kritik an die Propagandisten der Familienpflege richtete Specht, als er bedauerte, dass manche Psychiater angeblich die Familienpflege als „eminent praktische Sache nicht mit Wissenschaft beschweren" wollten. Und überhaupt vermisste er in der Fachliteratur zur Familienpflege die Berücksichtigung wissenschaftlicher Interessen. Sollte sich, wie im Jahre 1911 absehbar schien, die rechtliche Lage in Bayern zu Gunsten eines Ausbaus der Familienpflege ändern, so wollte Specht den Kollegen den Wunsch ans Herz legen, das

---

413 Ulrich Pötzl sieht Specht an der Schnittstelle zwischen universitärer Psychiatrie und Anstaltspsychiatrie/Grundversorgung stehen. Vgl. hierzu Pötzl: Faltlhauser 1995, S. 22.

414 Specht: Manie und Paranoia 1905, S. 595; Kolb hielt Kranke mit sogenannten paranoischen Symptomen gut für die homofamiliäre Familienpflege geeignet, da diese Versorgungsform angeblich in der Regel einen günstigen Einfluss auf diese Patientengruppe hatte. In: Kolb: Familienpflege bayrischen Verhältnisse 1911, S. 295; zur herausragenden Bedeutung der chronischen Manie für das Wirken Spechts vgl. Ewald: Nachruf Specht 1940, S. 609.

415 Wittern-Sterzel: lange Weg zur Selbstständigkeit 2016, S. 139.

„klinische Studium auch bei den Familienpfleglingen ja nicht zu vernachlässigen", sonst drohe man in eine „Art Oberpflegerpsychiatrie" abzudriften. Die Wissenschaft habe der Praxis noch nie im Wege gestanden und habe sich ihr stets als förderlich erwiesen, und ohnehin müsse die Familienpflege sich an das „altbewährte Prophylaktikum der wechselseitigen Befruchtung" halten, um sich vor „Stagnation und Degeneration" zu bewahren, so Specht.[416] Vergegenwärtigt man sich die zu Beginn selbigen Jahres veröffentlichte Kritik Georg Dobricks an jener psychiatrischen Wissenschaft, die so wenig dazu beitrug, die Lebensverhältnisse der Kranken zu verbessern (siehe S. 64), so erscheint Spechts zuvor erwähnter Vorwurf der Übertreibung vielmehr auf seine eigenen Behauptungen von der angeblich so förderlichen, die Praxis befruchtenden psychiatrischen Forschung zuzutreffen.

In Rücksicht auf das fortwährende Konfliktpotential zwischen psychiatrischer Wissenschaft und einer freiheitlicheren Gestaltung der praktischen Versorgung betonte Kolb 1927 die Notwendigkeit großzügiger Zusammenarbeit und gegenseitiger Förderung als ein „Gebot der Stunde". Der psychiatrischen Wissenschaft sei jede Förderung zu gewähren, für Kompetenzkonflikte war in der offenen Fürsorge kein Platz.[417] Kolb wies bewusst auf die Vorzüge der offenen Fürsorge für die psychiatrische Forschung hin, wie etwa der Möglichkeit, den Kranken in seiner „natürlichen Umgebung" studieren zu können. Dies kann durchaus als Zugeständnis Kolbs angesehen werden, um auch die vornehmlich wissenschaftlich orientierten Kollegen für die Sache der offenen Fürsorge gewinnen zu können. Allerdings reichte er damit nicht so sehr der klinisch-theoretischen Forschung eines Gustav Specht die Hand als vielmehr der erbbiologischen Forschung Ernst Rüdins.[418]

Im späteren Unterkapitel über die Aufgaben der offenen Fürsorge (S. 225) wird näher auf die wissenschaftlichen Ziele eingegangen, die Gustav Kolb mit der offenen Fürsorge verfolgte. Darüber hinaus wird im Unterkapitel 4.1.5 auf S. 323 Kolbs Zusammenarbeit mit Ernst Rüdin eingehend beleuchtet, die darauf abzielte, mit Hilfe der offenen Fürsorge, empirische Daten zur Untermauerung erbbiologischer Forschungshypothesen zu erheben.

---

416 Specht: familiale Verpflegung 1911, S. 325.
417 Kolb: Schlußwort 1927, S. 396.
418 Kolb: Congress Mental Hygiene 1930, S. 231.

3.2.7 „Der wichtigste Faktor ist die Persönlichkeit des leitenden Arztes" – Kolbs Konflikt mit den Anstaltsdirektoren

Wie Ursula Gast und Astrid Ley feststellten, fühlten sich einige Anstaltsdirektoren durch Kolbs Kritik am gegenwärtigen Stand der Anstaltspsychiatrie sehr wahrscheinlich persönlich angegriffen. Angesichts der Tatsache, dass zahlreiche Direktoren bei der Jahresversammlung des Vereins bayerischer Psychiater 1911 den mangelnden Erfolg der Familienpflege an ihren Anstalten mit Verweis auf diverse Faktoren zu rechtfertigen suchten bzw. ihre Rechtfertigungen in Spechts Referat zitiert worden waren, musste Kolbs Aussage, der wichtigste Faktor für den Erfolg der Familienpflege sei die Persönlichkeit des leitenden Arztes, als direkte Anschuldigung wahrgenommen werden. Indirekt kritisierte Kolb zudem die Riege anwesender Direktoren, als er behauptete, ein Führungswechsel an so mancher Anstalt hätte bereits gezeigt, wie eine Familienpflege realisierbar war, obwohl die vorherige, rückständige Leitung „nicht genug die mangelnde Eignung der Bevölkerung, des Krankenmaterials usw. zu betonen wußte".[419] Es ist naheliegend, dass diese Aussagen Kolbs wohl von manchen Direktoren als Angriff auf ihre Person aufgefasst wurden.

Ohnehin scheint Kolb im Laufe seiner Erlanger Zeit wiederholt mit den Direktoren anderer Anstalten in Konflikt geraten zu sein. Ewald Grimm, seit Mitte der 1920er Jahre Nürnberger Fürsorgearzt, schilderte in seinen Memoiren wie Kolb mit jenen immer wieder Meinungsverschiedenheiten hatte, worüber er dann in vertrautem Kreise „harte Worte" verlor. Besonders mit den Kollegen der Anstalt Eglfing-Haar war es oftmals zu Konflikten gekommen, da diese aufgrund ihrer Nähe zum Ministerium in München bei der Besetzung von Direktorenstellen bestimmend sein wollten.[420] Dies lief Kolbs eigenen Bestrebungen zuwider, auf die Vergabe solcher Stellen Einfluss zu nehmen. Sein Motiv hierbei war vor allem ein strategisches, nämlich sich bei der Neubesetzung von Anstaltsdirektorenstellen für Psychiater einzusetzen, die seine Reformvorhaben zu unterstützen gedachten. Auf diese Weise hoffte Kolb die Verbreitung der offenen Fürsorge voranzutreiben.

---

419 Kolb: Familienpflege bayrischen Verhältnisse 1911, S. 279; Argumente wie sie z.B. der Direktor in Frankenthal, Wilhelm Eccard (?–1921), der Direktor in Deggendorf, Eduard Kundt, aber auch der einflussreiche Friedrich Vocke, Direktor in Eglfing, äußerten. Vgl. hierzu die Diskussion der Jahresversammlung bayrischer Psychiater 1911 in: Kluge: Jahresversammlung 1911, S. 104–106.

420 PA Grimm, Nachlass Ewald Grimm: Memoiren, S. 9.

So setzte sich Kolb beispielsweise engagiert für seinen Oberarzt und Leiter der offenen Fürsorge Valentin Faltlhauser ein, als dieser sich Ende der 1920er Jahre um eine Direktorenstelle bemühte; während er den lange Zeit dienstältesten Oberarzt Wilhelm Oppermann, der eine psychiatrische Praxis im alten Stil repräsentierte, bezeichnenderweise nie für einen solchen Posten empfahl.[421] Nach erfolglosen Bewerbungen Faltlhausers in Eglfing und Werneck fruchteten die Bemühungen schließlich im Jahre 1929, als dieser zum Direktor der Anstalt Kaufbeuren-Irsee ernannt wurde. Damit hoffte Kolb, wie er der Regierung Mittelfranken in einem Schreiben mitteilte, könne der für die Irrenfürsorge ganz Deutschlands bedeutungsvolle Beweis erbracht werden, dass die erfolgreiche Entwicklung einer offenen Fürsorge auch unter anderen Verhältnissen als den vermeintlich so günstigen in Mittelfranken möglich war. Örtliche Verhältnisse waren in Kolbs Augen nicht entscheidend, sondern vielmehr, wie bei der Umsetzung der Familienpflege, die Persönlichkeit des leitenden Arztes. In dieser Hinsicht stellte Faltlhauser für ihn „die am besten geeignete Persönlichkeit, vielleicht die einzige geeignete Persönlichkeit in Bayern" dar.[422]

Josef Klüber (1873–1936), Oberarzt und stellvertretender Direktor der Heil- und Pflegeanstalt Erlangen während des Ersten Weltkrieges, war ein weiterer Schüler Kolbs, der sich erfolgreich für eine Direktorenstelle bewarb und ab 1922 die Anstalt Klingenmünster leitete. Sowohl Klüber als auch Faltlhauser führten in ihrem neuen Wirkungskreis die offene Fürsorge ein und machten sie zu einem festen Bestandteil der psychiatrischen Versorgung ihrer Anstalten.[423] Der Karrieresprung von Kolbs Ärzten war demnach von strategischer Bedeutung, da hierdurch neue Zentren der offenen Fürsorge entstanden, von denen aus die weitere Ausbreitung des Reformkonzepts vorangetrieben werden konnte.

---

421 Ebd., S. 2.
422 StANu, Regierung von Mittelfranken, Abg. 1952, V, Nr. 2058 e, Jahresberichte der Heil- und Pflegeanstalten Ansbach und Erlangen 1928–1932: Jahresbericht 1929.
423 Steinberg/Pritzel (Hgg.): Klingenmünster 2012, S. 20; Auch die Fürsorgeärzte Hubert Schuch und Ewald Grimm mit denen Kolb eng zusammenarbeitete, erhielten Direktorenposten. Schuch wurde 1938 Direktor in Ansbach und war dort an „Euthanasie"-Verbrechen maßgebend beteiligt. Grimm wurde 1954 Nachfolger Werner Leibbrands in Erlangen. Vgl. Weisenseel: Ansbach 2012, S. 143–157.

3.2.8 Familienpflege und offene Fürsorge als Bestandteile eines Progressivsystems

Kolbs Bestrebungen, eine freiheitlicher gestaltete Irrenfürsorge in Bayern zu verwirklichen, hatten ihren Anfang in der klassischen (heterofamiliären) Familienpflege genommen, im Zeitraum von 1902 bis 1911 aber eine stete Wandlung hin zur Verpflegung in eigener Familie unter Kontrolle der Anstalt vollzogen. Angesichts der ungünstigen Bedingungen für eine weitflächige Implementierung der Familienpflege in Bayern hatte Kolb geschlussfolgert: „Wo einer Form besondere Schwierigkeiten entgegenstehen, ist es Pflicht, die anderen Formen zu entwickeln".[424]

Obwohl Koryphäen der Familienpflege wie Ferdinand Wahrendorff oder Konrad Alt die Pflege in eigener Familie nicht als Familienpflege anerkannten, ging Kolb entschlossen seinen Sonderweg: „Ob man das, was ich in Kutzenberg durchzuführen versuche, ganz oder nur zu einem Teile oder gar nicht Familienpflege nennen will – darauf lege ich wenig Gewicht", wichtig war ihm vielmehr, dass es eine „segensreiche Einrichtung" darstellte, d.h., dass sich im Rahmen einer derart gestalteten Versorgung die Krankheitserscheinungen und das Verhalten der Kranken deutlich besserten und sich das Verhältnis zwischen den Ärzten und Pflegern einerseits und den Patienten und ihren Angehörigen andererseits zum Positiven hin veränderte.[425] Die von Kolb in Kutzenberg als Abwandlung der klassischen Familienpflege entwickelte Versorgungsform, sollte er einige Jahre später als offene Fürsorge bezeichnen. Die Anstalt Kutzenberg fungierte für Kolb in diesem Zeitraum als eine Art Erprobungsstelle, in der er seine theoretischen Überlegungen zu Fragen psychiatrischer Praxis in einem kleinen, geschützten Rahmen verwirklichen konnte. Auf diese Weise war es ihm möglich, praktische Erfahrungen darüber sammeln zu können, welche Schwierigkeiten sich beispielsweise bei der Umsetzung ergaben bzw. wie sich eine psychiatrische Betreuung außerhalb der Anstalten auf die Kranken und ihre Einstellung zu den Ärzten und Pflegern auswirkte. Seine Vorstellungen einer psychiatrischen Außenfürsorge passte er anhand dieser Erfahrungen an, sodass er in den Jahren 1908 und 1911 bis ins Detail ausgearbeitete Konzepte vorzustellen imstande war.

---

424 Kolb: Familienpflege bayrischen Verhältnisse 1911, S. 280.
425 Ebd., S. 280, S. 298; Wie Felix Böcker richtigerweise feststellte begab sich Kolb damit in Widerspruch zur gängigen Praxis, die den Angehörigen einen angemessenen Umgang mit den Kranken nicht zutraute. In: Böcker: offene Irrenfürsorge 1985, S. 71.

Trotz seiner Erfolge mit der neuen Versorgungsform bemühte sich Kolb weiterhin auch um die klassische, heterofamiliäre Familienpflege. Denn für Kolb bildeten Fremdfamilienpflege und offene Fürsorge ein komplementäres Gefüge und wirkten in Einrichtung und Ausbau synergistisch. Gemeinsam mit der modernen Anstaltsfürsorge konstituierten sie ein *Progressivsystem*, das sich von der geschlossenen Anstaltsabteilung bis zur vollkommenen Freiheit aufspannte. Die Familienpflege wurde dabei, wie der Uchtspringer Oberarzt Ernst Bufe es 1931 subsumierte, zum Bindeglied zwischen Anstalt und offener Fürsorge.[426] Valentin Faltlhauser betrachtete dementsprechend die Familienpflege als Teil der offenen Fürsorge, die sich allen gegebenen Verhältnissen anzupassen vermochte und individuell für den einzelnen Patienten die optimale Versorgungsform heraussuchte, war es in eigener oder fremder Familie.[427]

Der Psychiater und Medizinhistoriker Felix Böcker erkennt im Progressivsystem bzw. Stufensystem Kolbs erste Ansätze einer *therapeutischen Kette* stationärer und ambulanter Versorgungssysteme.[428] In anderen Worten, es bestand eine therapeutische Kontinuität: Die behandelnden Ärzte in der Anstalt und die in der Fürsorge standen in engem Konnex und tauschten relevante Informationen über ihre Patienten untereinander aus (zur wöchentlich stattfindenden Konferenz vgl. S. 265 ff.). Der Nürnberger Fürsorgearzt Ewald Grimm konnte sogar dank seiner Anstaltsdienste an den Wochenenden eine Vielzahl seiner Fürsorgepatienten bereits persönlich in der Anstalt kennenlernen, was für seine fürsorgeärztliche Tätigkeit von großem Nutzen war.[429] Auch die Tatsache, dass alle Behandlungsmodi, ob intra- oder extramural, durch die Anstaltsdirektion verwaltet wurden, gewährleistete eine Einheitlichkeit und Kontinuität der Behandlung. Die therapeutische Kette stellte für die Zeit Kolbs ein äußerst modernes Therapieprinzip dar, das die Fortschrittlichkeit des Erlanger Systems attestiert. Auch heute ist dieses Prinzip von Bedeutung, beispielsweise hat es im innovativen Track-System der international renommierten Behandlungs- und Forschungseinrichtung des Zentralinstituts für Seelische Gesundheit in Mannheim eine Fortsetzung gefunden.[430]

Das mit Kolbs offener Fürsorge entstandene Erlanger Progressivsystem war dem von Emil Bratz (1868–1934), Direktor der Wittenauer Heilstätten, etwa

---

426 Bufe: Familienpflege 1931, S. 116.
427 Faltlhauser: Maria Breuer 1925, S. 154.
428 Böcker: offene Irrenfürsorge 1985, S. 62.
429 Vgl. PA Grimm, Nachlass Ewald Grimm: Memoiren, S. 2.
430 Vgl. Hirjak/Leweke/Deuschle u.a. (Hgg.): ZI-Track Konzept 2020.

zeitgleich entwickelten Wittenauer Staffelsystem konzeptionell sehr ähnlich. Auch das Staffelsystem sollte eine stufenweise Wiedereingliederung des Kranken ermöglichen: ausgehend von der Anstaltsfürsorge über teilstationäre und ambulante Einrichtungen bis zu einem selbstständigen Leben außerhalb der Anstalt.[431] Bei der Jahresversammlung des Deutschen Vereins für Psychiatrie im Mai 1929 würdigte Kolb das Konzept indem er seine Umsetzung zur Notwendigkeit erklärte.[432]

3.2.9 Die weitere Entwicklung der Familienpflege in Erlangen und ganz Deutschland von 1911–1945

Obwohl sich Gustav Kolb bereits vor Ausbruch des Ersten Weltkrieges mit großem Engagement für die Etablierung der Familienpflege in Bayern eingesetzt hatte, konzentrierte er sich in Erlangen zunächst auf den Aufbau der offenen Fürsorge. Die Entwicklung der Familienpflege in Erlangen nahm erst Ende der 1920er Jahre Fahrt auf.

Nach dem tragischen Massensterben in der Anstalt in den Jahren 1917–1919 waren die Belegzahlen über mehrere Jahre vergleichsweise niedrig. Erst Mitte der 1920er war die Anstaltspopulation erneut auf über 800 Patienten angestiegen und hatte damit beinahe ihr Vorkriegsniveau erreicht – das alte Schreckgespenst der Überfüllung war zurückgekehrt. Um dieser Entwicklung gegenzusteuern, wurde neben dem massiven Ausbau der offenen Fürsorge und der Verbringung von Patienten auf das anstaltseigene Gut Eggenhof ab Ende des Jahres 1927 eine von der Anstalt ausgehende Familienpflege angestrebt. Um geeignete Unterkünfte sicherzustellen, wurden verschiedene Wohnhäuser in der Umgebung der Anstalt angemietet, wie beispielsweise die für Zwecke der Familienpflege gut geeignete Villa Degel. Obwohl man in Erlangen mit Studenten um den begrenzten Wohnraum konkurrieren musste, konnten bis zum Jahr 1930 im ganzen Erlanger Stadtgebiet etwa 50 Wohnungen für die Familienpflege gewonnen werden.[433]

---

431 Vgl. Schmuhl: Grenzüberschreitungen 2005, S. 128; Schmuhl: Gesellschaft 2016, S. 37.
432 Kolb: künftige Gestaltung 1930, S. 5; zum Staffelsystem vgl. Burleigh: Death and Deliverance 1994, S. 35 f.
433 StANu, Regierung von Mittelfranken, Abg. 1952, V, Nr. 2058 d, Jahresberichte der Heil- und Pflegeanstalten Ansbach und Erlangen 1919–1932: Jahresbericht 1930; StANu, Regierung von Mittelfranken, Abg. 1952, V, Nr. 2058 e, Jahresberichte der Heil- und Pflegeanstalten Ansbach und Erlangen 1928–1932: Jahresbericht 1928.

Mit Gustav Reinhardt (1893–?), der zuvor an der Anstalt Klingenmünster unter Kolbs Schüler Josef Klüber (1873–1936) tätig war, erhielt die Heil- und Pflegeanstalt ab September 1929 einen Psychiater, der sich fortan dezidiert der Versorgung der Familienpfleglinge widmete. Reinhardt besuchte seine Patienten wöchentlich, zwischenzeitlich fanden außerdem Besuche durch Pfleger und Pflegerinnen statt. Im März 1929 war die Entwicklung der Familienpflege in Erlangen vorläufig abgeschlossen, es erfolgte nun in Neustadt a. A. ein weiterer Ausbau ausgehend von dortiger, im Juni 1928 gegründeten Fürsorgestelle. Dabei dachte Kolb die um Neustadt akquirierten Pflegeplätze gerade denjenigen Kranken zu, die für kleinstädtische und ländliche Verhältnisse besonders geeignet erschienen. Wünsche der Kranken und ihrer Versorger wollte er dabei nach Möglichkeit berücksichtigen.[434]

Über das Vertragsverhältnis zwischen den Pflegefamilien und der Erlanger Anstalt gewährt Kolbs 1928 veröffentlichter Entwurf zu Bestimmungen der Familienpflege in Erlangen interessante Einblicke. Nahm man einen Pflegling in seine Familie auf, hatte man ihn gleich einem Familienmitglied zu behandeln, ernähren, beaufsichtigen und auf seine Körperhygiene zu achten. Der Kranke hatte ein Anrecht darauf, sich untertags im Aufenthaltsraum der Familie zu befinden. Ein „gütiges und gerechtes Verhalten gegenüber den Kranken" war verpflichtend, es bestand kein Recht, den Kranken zu strafen oder Zwang an ihm auszuüben. Allein der Arzt durfte entscheiden, welches Maß an Bewegungsfreiheit dem Pflegling zukam. Beachteten die Pflegefamilien diese Regelungen nicht, konnte die Direktion das Vertragsverhältnis ohne jegliche Entschädigung aufkündigen.[435] Falls sich ein Patient in Familienpflege derart besserte, dass er nicht mehr länger pflegebedürftig erschien, wurde die betreuende Familie mit einer besonderen Prämie belohnt, die bei ehemals langjährigen Anstaltsinsassen noch einmal höher ausfiel.[436]

1930 strebte Kolb einen weiteren Ausbau der Familienpflege an und beabsichtigte ihren Durchgangscharakter, d.h. ihre transiente Funktion, stärker zu entwickeln, sodass mehr Patienten aus der Familienpflege in die Pflege der eigenen Familie übergeben werden konnten. Um eine kontinuierlichere Betreuung zu gewährleisten, stellte Kolb dem Oberarzt Reinhardt zwei Pflegekräfte zur Seite, die fortan ausschließlich im Bereich der Familienpflege tätig waren.[437]

---

434 Ebd.
435 Kolb: Entwurf Bestimmungen Familienpflege 1928, S. 345.
436 Ebd., S. 344.
437 StANu, Regierung von Mittelfranken, Abg. 1952, V, Nr. 2058 d, Jahresberichte der Heil- und Pflegeanstalten Ansbach und Erlangen 1919 – 1932: Jahresbericht 1930.

Während Ende des Jahres 1927 insgesamt 11 Patienten in fremden Familien untergebracht waren, stieg ihre Zahl bis 1930 auf 80 Patienten und bis Ende des Jahres 1932 auf 129 Patienten.[438] In Relation zu den 4485 in offener Fürsorge betreuten Patienten des Jahres 1930 blieb sie jedoch von vergleichsweise geringer Bedeutung.[439] Auch auf nationaler Ebene war die klassische Familienpflege im Vergleich zur offenen Fürsorge von geringerer Relevanz für die praktische Psychiatrie. Allein in Erlangen befanden sich im Jahre 1930 mehr Patienten in offener Fürsorge als es Familienpfleglinge in ganz Deutschland gab.[440]

Betrachtet man die Entwicklung der Familienpflege auf nationaler Ebene im Zeitraum von 1900–1945 zeigt sich ein wechselvolles Bild. Vom Beginn des 20. Jahrhunderts bis zum Ausbruch des Ersten Weltkriegs richteten insgesamt 45 öffentliche Anstalten in Deutschland eine Familienpflege ein. Im April 1915 konnte mit 3815 Patienten der bislang höchste Stand in fremden Familien verpflegter Kranker verzeichnet werden. Allerdings wurde die Familienpflege in den Kriegs- und Nachkriegsjahren stark zurückgefahren. Dabei spielten viele unterschiedliche Aspekte eine Rolle, etwa eine geringere Belegung aufgrund des Hungersterbens während des Krieges, ein Bedürfnis der Anstalten, ihre arbeitskräftigen Patienten zu behalten, und das Aufkündigen von Vereinbarungen seitens der Pflegefamilien. So befanden sich 1924 deutschlandweit nurmehr 1511 Kranke in Familienpflege. Im Verlauf der 1920er Jahre erfolgte allerdings eine erneute Ausdehnung, sodass 1931 an 85 Anstalten insgesamt etwa 4300 Kranke in heterofamiliärer Familienpflege untergebracht waren.[441]

Angesichts der enormen ökonomischen Zwänge in Folge der Weltwirtschaftskrise und des starken Anstiegs der Anstaltspopulationen setzte sich Kolb bis zu seinem Ausscheiden aus dem Dienst Mitte des Jahres 1933 für einen Ausbau der Familienpflege ein, die seiner Meinung nach eine im Vergleich zur Versorgung in der Anstalt günstigere Unterbringung von Patienten ermöglichte und therapeutisch gesehen erfolgversprechender war.[442] Im NS-Staat war der Familienpflege allerdings keine Zukunft beschieden. Nachdem das Gesetz zur Verhütung erbkranken Nachwuchses in Kraft trat, war die Unterbringung

---

438 Vgl. Ebd.; HA-BZK Erlangen: Jahresbericht 1933, Bericht zur Familienpflege.
439 StANu, Regierung von Mittelfranken, Abg. 1952, V, Nr. 2058 d, Jahresberichte der Heil- und Pflegeanstalten Ansbach und Erlangen 1919 – 1932: Jahresbericht 1930
440 Bufe: Familienpflege 1931, S. 115; Faltlhauser: gegenwärtige Stand der offenen Fürsorge 1930, S. 174.
441 Bufe: Familienpflege 1931, S. 115.
442 StadtAN, C 29 Dir A Nr. 156: Bericht Kolbs über die Besprechung mit NS-Kreisrat Benno Kuhr vom 28. Juni 1933.

von erbkranken Anstaltspatienten in Pflegefamilien nur nach deren Sterilisation möglich. Viele in Familienpflege befindliche Patienten wurden darum in die Anstalten zurückgenommen und gegen ihren Willen sterilisiert bzw. derart unter Druck gesetzt, dass sie hierzu scheinbar einwilligten.[443] In Anbetracht steigender Belegungszahlen bei zugleich abnehmender Versorgungskapazitäten plädierte Ernst Bufe noch im Jahre 1940 für einen Ausbau der Familienpflege, ohne Erfolg. Die NS-„Gesundheitspolitik" hatte kein Interesse an derartigen Versorgungskonzepten. Im Jahre 1939 war die Ermordung psychisch und körperlich kranker bzw. in den Augen der Machthaber sich aberrant verhaltender Menschen bereits beschlossen worden. Dem Problem der Überbelegung wurde auf diese Art und Weise begegnet.[444] Nach dem Zweiten Weltkrieg verlor die Familienpflege in beiden deutschen Staaten nahezu völlig an Bedeutung.[445]

3.2.10 Familienpflege in Erlangen – ein Beispiel aus der Praxis

Im Folgenden soll beispielhaft die Krankengeschichte einer langjährigen Patientin der Heil- und Pflegeanstalt einen lebensnahen Einblick in die Praxis der Erlanger Familienpflege gewähren.[446] Um einen Eindruck ihres Krankheitsbildes vermitteln zu können und aufzuzeigen, dass auch chronisch Kranke, die mitunter schwer führbar waren, für die Familienpflege in Betracht kamen und tatsächlich erfolgreich auf diese Weise außerhalb der Anstalt verpflegt werden konnten, wird auch der Verlauf ihrer Krankengeschichte innerhalb der Anstalt eingehend beschrieben.

Die Geschichte dieser Patientin lässt überdies einige interessante Schlussfolgerungen hinsichtlich Kolbs Handhabung herausfordernder Fälle zu. Obwohl der erste nach drei Jahren Anstaltsunterbringung erfolgte Versuch, die Patientin zu beurlauben rasch gescheitert war, ließ sich Kolb davon nicht entmutigen und entschied sich nach einigen Jahren erneut dafür, die Patientin außerhalb der Anstalt unterzubringen. Die Erfahrung hatte ihm gezeigt, dass, wenngleich erste Bemühungen, Patienten an ein Leben außerhalb der Anstalt zu gewöhnen, bisweilen scheiterten, eine Anpassung der Kranken an ihre neuen Lebensverhältnisse nach wiederholtem Versuche dennoch gelang.[447] Bei einer Patientin,

---

443 Schmiedebach/Beddies: Diskussion Familienpflege 2001, S. 99 f.
444 Ebd., S. 100.
445 Ebd., S. 102.
446 StANu, Heil- und Pflegeanstalt Erlangen, Patientenakten weiblich in der Anstalt verstorben bis 1945: Charlotte B.
447 StANu, Regierung von Mittelfranken, Abg. 1952, V, Nr. 2058 e, Jahresberichte der Heil- und Pflegeanstalten Ansbach und Erlangen 1928–1932: Jahresbericht 1931.

die bereits viele Jahre in der Anstalt gelebt und dort mitunter stark wahnhaftes Verhalten gezeigt hatte, den Schritt zur Familienpflege zu wagen, kann als durchaus mutige therapeutische Entscheidung angesehen werden. Der Versuch glückte und es gelang, die Patientin über mehrere Jahre außerhalb der Anstalt zu versorgen. Die Krankengeschichte der Charlotte B. stellte dabei keineswegs einen Sonderfall dar, vielmehr entsprach sie mit der Diagnose *Dementia praecox* einer Patientengruppe, die Kolb ungeachtet der teils heftigen und beängstigend imponierenden Symptomatik als geradezu prädestiniert für eine extramurale Versorgung erachtete.

Die verwitwete Mutter zweier kleiner Kinder, Charlotte B., wurde Anfang der 1920er Jahre auf Antrag des Landgerichtsarztes Fürth mit der Diagnose *Dementia praecox* in die Heil- und Pflegeanstalt Erlangen eingewiesen. Laut Dringlichkeitszeugnis hatte Frau B. Versuche der Brandstiftung unternommen sowie suizidale Tendenzen gezeigt und stellte somit für ihre Umgebung wie auch sich selbst eine Gefahr dar. Seitdem ihr Mann zwei Jahre zuvor bei einem Bahnunfall verunglückt war, ginge es ihr schlecht, berichtete sie dem Arzt während der Anamnese. Den ersten Monat verbrachte sie auf der Station WS4 (die sogenannte Wachabteilung für Sieche) in Bettbehandlung, wie es bei neuaufgenommenen Patienten üblich war. Dort verhielt sie sich ruhig und achtete auf ihre Körperhygiene. Das Pflegepersonal beschrieb sie als still, einsilbig und gefühlsarm, sie lebe „stumpf und gleichgültig vor sich hin" und zeige dabei kein Interesse für ihre Umgebung. Bei der Hausarbeit lobte man ihren Fleiß und bald wurde sie auch mit zur Arbeit in die Wäscherei genommen.

Wegen guter Führung verlegte man sie auf die Abteilung R4 für ruhige Patienten. In den Schilderungen der Ärzte erschien sie nun allerdings zunehmend geistig zerfahren: „Still, zurückgezogen und ganz unzugänglich bisher. Heute kommt Pat plötzlich auf Ref [Referent] zu, bittet ihn um Verzeihung. Sie wolle sagen, daß die Sache wieder rückgängig gemacht wird (welche Sache?) „Wissen Sie es nicht?" (nein) „Ja ich auch nicht" (Haben Stimmen Ihnen davon gesagt?) „Ich bin eben eine geistig und körperlich zerrüttete Person"." Ihr Zustand verschlechterte sich abermals. Sie halluzinierte, verspürte körperliche Missempfindungen, nahm wenig Nahrung zu sich und ging nicht mehr zur Arbeit. Eine Verlegung auf die Ruhige Wachabteilung WR2 erschien den Ärzten nun angebracht. Jedoch verschlechterte sich ihr Zustand dort noch weiter, sodass sie auf die Wachabteilung für Unruhige gebracht werden musste. Nach einigen Monaten hatte sie sich soweit stabilisiert, dass sie auf die Station R4 zurückkehren konnte, wo man sie wiederum für ihre fleißige Mitarbeit lobte. Dem Arzt gegenüber behauptete sie, mit ihrem hiesigen Aufenthalt zufrieden zu sein.

Nachdem Charlotte B. drei Jahre in der Anstalt verbracht hatte, stellte ihr Vormund einen Antrag auf probeweise Entlassung bzw. Beurlaubung. Kolb stimmte dem zu und gab die Patientin in Familienpflege zu einer Frau und deren dreiköpfiger Familie, die einen landwirtschaftlichen Betrieb führten. In regelmäßigen Abständen wurde Charlotte B. nun vom Fürsorgedienst besucht. Günstig schien vorab, dass ihre eigenen Kinder nur etwa eine Viertelstunde entfernt vom Wohnsitz ihrer neuen Pflegefamilie lebten. Vormund und Pflegerin verpflichten sich, im Falle von Auffälligkeiten, insbesondere eines Erregungszustandes sowie bei jeder unerlaubten Entfernung der Kranken, die Anstaltsdirektion umgehend telefonisch zu benachrichtigen. Dabei behielt sich die Direktion das Recht vor, die Patientin falls notwendig jederzeit wieder zurücknehmen zu können. Binnen kurzer Zeit war dies unglücklicherweise auch der Fall. Die Krankengeschichte spricht von erneut stark hervortretenden Beeinträchtigungsideen, die es notwendig machten, Charlotte B. nach etwas mehr als zwei Monaten in Familienpflege wieder in die Anstalt zurückzuverlegen. Über die Hintergründe gibt die Dokumentation des betreuenden Personals keinerlei Auskunft. Denkbar ist, dass das Verhältnis zwischen Charlotte B. und ihrer Pflegefamilie sich problematisch gestaltete, oder vielleicht auch die Nähe der eigenen Kinder für die Patientin allzu emotional belastend war.

Zurück in der Anstalt wurde Charlotte B. als unverändert stumpfsinnig, affektarm und verschroben beschrieben. Immer wieder halluzinierte sie und hörte z.B. Stimmen jammernder Kinder, die sie nachts nicht zur Ruhe kommen ließen. Ihr Zustand verschlechterte sich, woraufhin sie auf Station He verlegt wurde. In der Krankenakte zitierte man die Patientin mit der Aussage: „Ich seh es an meinen Händen, dass schon wieder einer umgebracht wird. Euer Menschenfleisch könnt ihr selber essen. Meine Stimmen gehen euch nichts an." Aufgrund einer zunehmenden Verschlechterung der Symptomatik beschloss man Charlotte B. zu separieren. In ihrer Akte wurde notiert: „Nach wie vor sehr unruhig, spricht andauernd verworren vor sich hin. Kam deshalb versuchsweise in ein Einzelzimmer, macht darin alles durcheinander, verunreinigte das Zimmer mit Kot. Kommt stundenweise ins Bad. Halluziniert stark. „Die Leitung hängt an meinem Hirn – heute Nacht hab ich einen Brand gespürt – Christus ist unser Herr, reitet nachts herum – mein Gehirn läuft – ihr werdet enthauptet." ".

Auch Monate später war keine sichtliche Besserung eingetreten. Die Patientin war andauernd unruhig, schrie die Nachtwachpflegerin mit den Worten „Ich bring dich um" an und halluzinierte ununterbrochen lautstark. Frau B. musste nun zeitweilig auf die Wachabteilung für Unruhige verlegt werden, wo sie bei Visite in einen so hochgradigen Erregtheits- und Verwirrtheitszustand geriet, dass man ihr zur Beruhigung eine Morphininjektion verabreichte. In der kommenden Zeit beruhigte sich die Patientin wieder etwas, die Halluzinationen hielten aber weiterhin an. Das Personal dokumentierte: „Immer von ihren Halluzinationen erfüllt, spricht sie ständig in ganz verworrener Weise vor sich hin „Die Ärzte u. Pflegerinnen fressen von meinem Herzen und von meinem Gehirn und betätigen sich an meinen Geschlechtsteilen.["] In Bezug auf die Halluzinationen im Bereich ihrer Genitalsphäre gebraucht sie die gemeinsten u. gröbsten Ausdrücke." Allerdings lobte das Personal sie wenig später auch für ihre wertvolle Mitarbeit in der Wäscherei.

Obwohl sie wenige Wochen zuvor wortwörtlich als störendste Patientin der ganzen Abteilung bezeichnet wurde und insgesamt bereits über 8 Jahre in der Anstalt verbracht hatte, beschloss Kolb nun erneut, eine Unterbringung außerhalb der Anstalt zu riskieren und Charlotte B. beim Bürgermeister von Röttenbach in Familienpflege zu geben. Für die Entscheidungsfindung Kolbs haben hier vermutlich zwei Faktoren eine Rolle gespielt. Einerseits der Arbeitswille der Kranken, der sie für eine Familienpflege besonders geeignet erschienen ließ. Andererseits war das behandelnde Personal in der Anstalt sprichwörtlich mit seinem „Latein am Ende", hatte sich das Verhalten der Patientin im Lauf der Jahre doch eher verschlechtert als gebessert. Von einem grundlegenden Milieuwechsel versprach man sich vermutlich, die Symptomatik der Patientin positiv beeinflussen zu können. Die Verschlechterung ihres Verhaltens in der Anstalt schien nämlich genau dem Phänomen zu entsprechen, was Kolb unter Hospitalisierungserscheinungen verstand. Eine Verschlechterung des Verhaltens führte zur zeitweiligen Separation und infolge zur Unterbringung in der Wachabteilung für Unruhige, was im Sinne einer positiven Rückkopplungsschleife allerdings eine abermalige Verschlechterung der Symptomatik zur Folge hatte.

Nach ihrer ersten Woche außerhalb der Anstalt wurde Charlotte B. das erste Mal vom Fürsorgearzt visitiert, der sie bereits in der Anstalt kennengelernt hatte. Er stellte fest, dass die Patientin zwar noch immer in zerfahrener Weise sprach, doch tat sie das nicht mehr so laut und eindringlich wie noch zuvor in der Anstalt. Ihre Pflegerin vor Ort war mit ihr in jeglicher Hinsicht zufrieden. Im Laufe des nächsten Monats erfolgten bei der Patientin wöchentlich Kontrollbesuche, danach in einem unregelmäßigen Rhythmus von zwei bis vier Wochen. Frau B. hatte zwar immer mal wieder ihre „Schimpftage" und einmal auch einen Stein nach einem Auto geworfen, betätigte sich aber stets fleißig bei der Feldarbeit. In der kälteren Jahreszeit, in der die Patientin nicht auf dem Feld beschäftigt werden konnte, pflegten die Schimpfereien und Halluzinationen zuzunehmen. Interessanterweise schien besonders der Anblick des visitierenden Arztes in Charlotte B. dieses Verhalten zu provozieren. Es steht frei zu mutmaßen, ob dies in der Patientin womöglich unangenehme Erinnerungen an die Anstalt hervorrief und als Residuum eines Hospitalisierungseffekts gewertet werden könnte.

Nach mehr als 1½ Jahren in Familienpflege kam es zu einem Zwischenfall, bei dem die Patientin in Anwesenheit des Bezirksamtsvorstandes von Höchstadt an der Aisch inakzeptables Verhalten zeigte und sich angeblich durch Hochziehen ihres Rocks entblößte. Die Pflegefamilie stellte daraufhin einen Antrag auf Rücknahme in die Anstalt, ließ sich aber vom Fürsorgearzt von einer Verlängerung der Probezeit um 8 Tage überzeugen. Nachdem sich Frau B. wieder etwas beruhigt hatte, entschloss sich die Familie, es weiter mit ihr zu versuchen. Mit vermehrter Arbeitstätigkeit schien sich das Verhalten laut der Pflegefamilie zu bessern.

Im Laufe des zweiten Jahres ihrer Unterbringung außerhalb der Anstalt erwog die Pflegefamilie dennoch weiterhin, die immer wieder störende Patientin zumindest zeitweise in die Anstalt zurückbringen zu lassen. Charlotte B. hatte damit angefangen verschiedene Gegenstände der Pflegefamilie zu verbrennen, wie etwa Kartoffelsäcke, deren Wert von der Anstalt jedoch erstattet wurde. Auch vertrug sich Frau B. mit einer neu hinzugekommenen Patientin oftmals nicht.

Bei den Visiten wurde festgestellt, dass die Patientin zwar weiterhin paranoide und halluzinatorische Gedankengänge äußerte, dies aber im Vergleich zu früher in weitaus dezenterer Weise tat. Als die Schwiegermutter der Pflegefrau verstarb, verhielt sich Charlotte B. bis zur Beerdigung ruhig und in keiner Weise störend – eine einfühlsame Rücksichtnahme, die vom beaufsichtigenden Personal bei der Dokumentation hervorgehoben wurde. Im Mai klagte die Patientin zunehmend über Unterleibsschmerzen. Ihr Appetit war geringer geworden und ihr Allgemeinzustand verschlechterte sich. Beim Versuch des Fürsorgearztes, sie zu untersuchen, verließ sie allerdings fluchtartig und heftig fluchend den Raum. Daraufhin wurde beschlossen, die Patientin nach 8 Tagen zur Beobachtung in die Anstalt zurückzunehmen, sollte bis dahin keine Besserung eingetreten sein. Zwar fühlte sich die Patientin tatsächlich zunächst besser, doch nachdem die Pflegefamilie von blutigem Erbrochenem mitsamt Spulwürmern berichtete, wurde Charlotte B. zur Beobachtung und Behandlung in die Anstalt zurückgenommen. Dort verschlechterte sich ihr Zustand zunehmend und sie verlor deutlich an Gewicht. Anfang August verstarb die Patientin schließlich in der Anstalt. Als Todesursache wurde in der Sektion ein ulzerierendes, im gesamten Oberbauch metastasiertes Magenkarzinom angegeben.

Charlotte B. war nahezu 4 Jahre erfolgreich außerhalb der Anstalt bei einer Pflegefamilie untergebracht. Dass dramatische Verschlechterungen, wie sie die Patientin in der Anstalt erlebt hatte, ausblieben und im Allgemeinen eine eindeutige Besserung der Symptome ihres Krankheitsbildes zu beobachten war, lässt Rückschlüsse zu auf den Grad ihres Wohlbefindens außerhalb der Anstalt. Dies kann als konkreter Beweis für die von Kolb immer wieder hervorgehobene These angesehen werden, dass eine an natürliche Lebensverhältnisse heranreichende Versorgung psychisch kranker Menschen äußerst positive Auswirkung auf deren Verhalten und Gesundheit hatte. Gustav Spechts im Jahre 1911 geäußerte kritische Behauptung, man müsse ihm erst noch beweisen, dass für „tiefstuporöse Katatoniker, weltfremde schimpfende Halluzinanten und gebrechliche blöde Greise" die Familienpflege einen „therapeutischen oder humanen Fortschritt bedeutet", wird durch den beispielhaften bei Charlotte B. erzielten therapeutischen Erfolg, widerlegt. Für Charlotte B., die von Specht wohl als „weltfremde" und „schimpfende Halluzinantin" beschrieben worden wäre, bedeutete die Familienpflege tatsächlich einen therapeutischen und humanen Fortschritt.[448]

3.2.11 Reform der Irrenfürsorge 1919 – Ein deutschlandweiter Diskurs kommt ins Rollen

Das Ende des Ersten Weltkrieges stellte in vielerlei Hinsicht eine tiefgreifende Zäsur in der deutschen Geschichte dar. Auf politischer wie auch gesellschaftlicher Ebene vollzogen sich nun Veränderungen, die auch auf die Gestaltung psychiatrischer Versorgungsstrukturen einen maßgebenden Einfluss nehmen sollten.[449] Die von der Psychiatrie seit Entstehung des Anstaltswesens zu Beginn des 19. Jahrhunderts ausgeübte Funktion, störende, unangepasste, sich von der sozialen Norm abweichend verhaltende Personen zu psychopathologisieren und infolge von der Gesellschaft abzusondern, sollte in den ersten Jahren des Weimarer Wohlfahrtsstaates zumindest ansatzweise zu Gunsten einer auf Wiedereingliederung von Psychiatriepatienten ausgerichteten Fürsorge in den Hintergrund treten. Wie im Verlauf gezeigt wird, behielt die Psychiatrie allerdings ihre traditionelle, an den sicherheitspolitischen Interessen des Staates sich orientierende Rolle auch in der Weimarer Republik weiterhin bei; im Verlauf der 1920er Jahre sollte diese für die innerhalb und außerhalb der Anstalten tätigen Psychiater erneut richtungsweisend sein.

---

448 Specht: familiale Verpflegung 1911, S. 312 f.
449 Zur Geschichte der Psychiatrie im Ersten Weltkrieg vgl. Becker/Fangerau/Fassl/Hofer (Hgg.): Psychiatrie 2018.

Im Anschluss an die Novemberrevolution 1918 erfolgte am 19. Januar 1919 die Wahl zur Deutschen Nationalversammlung, aus der die Sozialdemokraten als stärkste Kraft und Wahlsieger hervorgingen. Gustav Kolb, zeitlebens parteilos, war zwar einerseits sozialistischen Strömungen gegenüber durchaus kritisch eingestellt, wie in den Tagebucheinträgen des anarchistischen Schriftstellers, Publizisten und Gründungsmitglieds der Münchener Räterepublik Erich Mühsam (1878–1934) deutlich wird (zu Kolbs Verhältnis zur Politik vgl. S. 289), für die SPD bekundete er allerdings Sympathien.[450] So schrieb er am Folgetag der Niederschlagung der Münchener Rotgardisten durch die Truppen der bayerischen und Berliner SPD-Regierung in einem Artikel der sozialdemokratischen Münchener Post: „Ich selbst bin nicht Sozialdemokrat, aber ich halte es für ein Gebot der Notwendigkeit zur Entwicklung eines wissenschaftlichen, menschenfreundlichen, arbeitsfreudigen und gerechten Deutschlands, daß der deutschen Sozialdemokratie ein mächtiger Einfluß eingeräumt ist."[451] Kolb wusste das sich wechselnde politische Klima dafür zu nutzen, seinen Reformvorstellungen Stoßkraft zu verleihen, und trat unmittelbar nach dem Wahlsieg der SPD, im Februar 1919 mit dem umfassenden Artikel *„Reform der Irrenfürsorge"* in der renommierten *Zeitschrift für die gesamte Neurologie und Psychiatrie* vor eine breite wissenschaftliche Öffentlichkeit.[452] Dieser Artikel bildete wiederum die Grundlage für sein im August 1919 vor dem Verein bayerischer Psychiater gehaltenes Referat.[453] Hans-Ludwig Siemen stellt zu Recht fest, dass die hier erkennbare reformerische Haltung Kolbs für die Psychiatrie der Weimarer Republik einzigartig ist.[454]

Kolb richtete in seinem Aufsatz vorab einen Appell an seine psychiatrischen Kollegen: Durch den Erfolg der Sozialdemokraten sei in absehbarer Zeit eine Diskussion zu erwarten über die Umsetzung „gewisser Grundsätze, die der sozialistischen Lehre und Weltanschauung entsprechen". Seinen Fachkollegen riet Kolb darum, sich einerseits gewisser Probleme im Bereich psychiatrischer Praxis bewusst zu werden, andererseits, sich noch vor den bevorstehenden Auseinandersetzungen mit der Politik darüber einig zu werden, inwiefern die von Politikern erhobenen Forderungen den Interessen der Psychiatrie entsprachen.[455] Themenbereiche die laut Kolb in Zukunft von besonderer Relevanz

---

450 Mühsam: Tagebücher.
451 Kolb: Diktatur und Psychiatrie 1919.
452 Kolb: Reform Irrenfürsorge 1919.
453 Siehe Brandl: Jahresversammlung 1919.
454 Siemen: Psychiatrie Reform Nationalsozialismus 1987, S. 35.
455 Kolb: Reform der Irrenfürsorge 1919, S. 137.

sein würden, waren etwa die unentgeltliche Behandlung psychisch Kranker, ein freiheitlicher Ausbau des Irrenwesens, eine Verbesserung des Rechtsschutzes von Kranken, die Einführung des Achtstundentags für das Pflegepersonal sowie die Aufklärung der Bevölkerung durch unentgeltliche, öffentliche Vorträge.[456] Kolb gelang es dabei, auf geschickte Art und Weise seine bislang zurückgewiesenen Reformvorstellungen mit den Postulaten einer von den Sozialdemokraten geprägten Politik zu verknüpfen. Damit versuchte er einen Diskurs anzustoßen und die Schwungkraft politischer Veränderung für das Vorankommen seiner eigenen Reformagenda zu nutzen.

Kolb mag sich zwar nicht als Sozialdemokrat verstanden haben, doch zeigte er bereits vor dem Ersten Weltkrieg ein ausgeprägtes Interesse für die Belange sozial benachteiligter Gruppen. Bei der Jahresversammlung des Vereins bayerischer Psychiater im Jahre 1908 hatte er sich für eine finanzielle Unterstützung der sogenannten Selbstzahler eingesetzt, welche für die langjährigen Anstaltsaufenthalte ihrer Angehörigen selbst aufkommen mussten und infolge oftmals in den finanziellen Ruin getrieben wurden.[457] Auch für die finanziell schwächeren Kranken der III. Verpflegungsklasse wollte Kolb schon damals eine, an die Aufenthaltsdauer angepasste Übernahme der Verpflegungskosten durch die Fürsorgeverbände erreichen.[458] In der im Jahre 1919 veröffentlichten *„Reform der Irrenfürsorge"* wiederholte er selbige Forderungen, gab jedoch zu bedenken, dass eine unentgeltliche Versorgung aller in der untersten Verpflegungsklasse befindlichen Kranken nur dann finanziell tragbar wäre, wenn man einer übermäßigen Zunahme der Anstaltspopulationen vorzubeugen wusste.[459]

Eine der zentralen Forderungen in Kolbs Artikel war die Ausdehnung der psychiatrischen Fürsorge auf alle außerhalb der Anstalten lebenden „Geisteskranken im weitesten Sinne des Wortes", d.h. auf die sogenannten Schwachbegabten, Schwachsinnigen, Psychopathen, Nervensieche, Alkoholisten und Epileptiker.[460] Kolb verwies auf die Limitationen der Anstaltspsychiatrie, als er an seine Kollegen appellierte von der Vorstellung abzulassen, die Anstaltsfürsorge sei die alleinige Versorgungsform für geistig Abnorme, und anzuerkennen, dass für die große Mehrheit der Fälle eine solche überhaupt nicht bzw. nur vorübergehend indiziert war. Notwendig war laut Kolb vielmehr eine fachärztlich geleitete Außenfürsorge des gesamten Aufnahmegebiets mit der

---

456 Ebd.
457 Kolb: Vorschläge für die Ausgestaltung 1908, S. 13 f.
458 Ebd.
459 Kolb: Reform Irrenfürsorge 1919, S. 139.
460 Ebd., S. 151.

Anstalt als natürlichen Mittelpunkt, die den Kranken Beratung, Förderung und Unterstützung zukommen ließ, aber auch als deren Aufsicht fungierte, um den Schutz der Allgemeinheit sicherzustellen.[461] Die offene Fürsorge agierte somit von Anfang an in einem gewissen Spannungszustand, da sie zwischen den Interessen der Kranken und den Interessen der Mehrheitsgesellschaft bzw. des Staates abwägen musste. Felix Böcker wies bereits 1983 auf die Dichotomie der offenen Fürsorge zwischen Hilfe und Kontrolle hin, bei der die therapeutische Kette, d.h. die ambulante Versorgung in Anbindung an die Anstalt, jederzeit zur Fußfessel des Kranken degradiert werden konnte.[462]

Der Kontrollaspekt der offenen Fürsorge darf allerdings auch nicht überbewertet werden und muss in Relation zur bis dato vorherrschenden Anstaltspsychiatrie gesehen werden, die den Sicherheitsaspekt und den Schutz der Gesellschaft dem Patientenwohl klar voranstellte. Es gilt festzuhalten, dass humanitäre Beweggründe Kolbs durchaus eine gewichtige Rolle spielten. So hatte er bereits im Jahresbericht 1912 von der „Freude, einen Menschen dem Leben wieder gegeben zu haben" gesprochen, welche den durch die Fürsorgearbeit bedingten Zuwachs an Arbeit in seinen Augen mehr als wettmachte.[463] In unmissverständlicher Weise betonte er darüber hinaus im Jahre 1919, mit der offenen Fürsorge „die gesamte Irrenfürsorge auf eine freiere Grundlage" stellen zu wollen und den „Schwerpunkt der Irrenfürsorge [...] in das Leben außerhalb der Anstalt" zu verlegen.[464] Eine Forderung mit der Kolb zwar einerseits professionspolitische Ziele verfolgte, andererseits aber auch der Verwahrpsychiatrie und ihren inhumanen Praktiken unweigerlich eine Kampfansage machte. Dass für Kolbs Selbstverständnis als Arzt und Psychiater gewisse humanitäre Überzeugungen von zentraler Bedeutung waren, kommt besonders prägnant im folgenden Zitat aus seinem 1919 veröffentlichten Aufsatz zum Ausdruck:

> „Dadurch, daß der Irrenarzt sich auch nach der Entlassung noch um den Kranken annimmt, ihm mit Rat und Tat zur Seite steht, ihm Arbeitsgelegenheit verschafft, ihm im Notfalle Unterstützung gewährt, wird auch der Irrenarzt dem Kranken gegenüber und schließlich auch im Bewußtsein des Kranken, der Angehörigen, im Volksbewußtsein zu dem, was jeder Arzt sein soll: zum Freund und Helfer, während bisher

---

461 Ebd., S. 140 f.
462 Böcker: offene Irrenfürsorge 1985, S. 79; vgl. auch Siemen: Psychiatrie Reform Nationalsozialismus 1987, S. 142.
463 HA-BZK Erlangen: Auszug aus dem Jahresberichte der Heil- und Pflegeanstalt Erlangen vom Jahre 1912.
464 Kolb: Reform Irrenfürsorge 1919, S. 141.

Kranke, Angehörige und Volk in dem Irrenarzte vielfach noch den Feind, den Kerkermeister der Kranken erblicken."[465]

Im August 1919 wiederholte Kolb seine Forderung nach einer Reform der psychiatrischen Praxis im Rahmen der Jahresversammlung des Vereins bayerischer Psychiater in München, bei der auch Vertreter der Kreisregierungen von Mittelfranken, Oberbayern und Schwaben anwesend waren.[466] Nachdem die bayerischen Psychiater Kolbs Vorschlägen vor dem Ersten Weltkrieg mit „offener Ablehnung" und „lähmender Gleichgültigkeit" begegnet waren, zeichnete sich nun ein Stimmungswandel ab.[467] Ernst Rehm, der bereits 1908 Kolbs Korreferent auf der Jahresversammlung war, schloss sich den Vorschlägen größtenteils an und sprach sich ausdrücklich für eine psychiatrische Außenfürsorge nach den Vorstellungen seines Kollegen aus.[468] Auf Anregung des Vorsitzenden Friedrich Vocke und des Direktors der Anstalt Deggendorf, Eduard Kundt, beschloss die Mehrheit der Versammlung, eine Ausarbeitung der Vorschläge Kolbs zur Außenfürsorge durch eine Kommission erfolgen zu lassen. Kolb stimmte dem zu und empfahl, diese aus Vertretern verschiedener psychiatrischer Tätigkeitsbereiche zusammenzusetzen: der Anstaltsdirektoren, des wissenschaftlichen Vereins und Standesvereins, der Privatanstalten und Privatirrenärzte ebenso wie der Ober- und Anstaltsärzte. Vocke wollte überdies noch die klinische, d.h. die Universitätspsychiatrie, vertreten sehen.[469] Nach Vockes Vorschlag wurden im Anschluss Emil Kraepelin (Deutsche Forschungsanstalt Psychiatrie München), Ernst Rehm (Privatanstalt Neufriedenheim), Kolb und Wilhelm Oppermann (Direktor und Oberarzt Anstalt Erlangen) sowie Josef Lothar Entres und Vocke selbst (Oberarzt und Direktor Anstalt Eglfing) in die Kommission gewählt.

Im Vorfeld der Veröffentlichung des Artikels über die Reform der Irrenfürsorge hatte Kolb eine komprimierte Abhandlung seiner Vorstellungen bereits an zahlreiche Anstaltsdirektoren und -ärzte mit der Bitte um Stellungnahme versandt.[470] Die Ergebnisse dieser Umfrage, die Kolb im Mai des Folgejahres anlässlich der Tagung des Deutschen Vereins für Psychiatrie in Hamburg veröffentlichte, lassen auch auf nationaler Ebene einen Stimmungswandel erkennen.

---

465 Ebd., S. 142.
466 Brandl: Jahresversammlung 1919, S. 252.
467 Faltlhauser: offene Fürsorge 1928, S. 140.
468 Spatz: Referat Reform Irrenfürsorge 1919, S. 944 f.
469 Brandl: Jahresversammlung 1919, S. 265 f.
470 Kolb: Reform Irrenfürsorge 1919, S. 169–172.

Insgesamt 250 Psychiater aus 44 Anstalten hatten sich zurückgemeldet, darunter 67 Anstaltsdirektoren: Während Kolbs Vorschlag, von Laien besetzte Schutzgerichte zu gründen, einiges an Widerspruch erhielt, gaben 83,6 % der Direktoren und 94,9 % der Ärzte einer psychiatrischen Außenfürsorge ihre Zustimmung bzw. bedingte Zustimmung.[471]

Zu Kolbs im Februar 1919 veröffentlichten Artikel und seinem im August abgehaltenen Referat zur Reform der Irrenfürsorge nahmen renommierte Psychiater im gesamten deutschsprachigen Raum Stellung. In Österreich fiel die Resonanz auf Kolbs Referat verhalten positiv aus. Josef Berze (1866–1957), Regierungsrat, Direktor der Niederösterreichischen Landesirrenanstalt und Vizepräsident des Vereins für Psychiatrie und Neurologie in Wien, sprach sich zwar vor letztgenanntem Verein für die offene Fürsorge aus; allerdings hielt er ein im Detail ausgearbeitetes Programm nicht für allgemeingültig, da die Eigenheiten lokaler Verhältnisse berücksichtigt werden müssten.[472] Um Kolbs Modell der offenen Fürsorge näher zu studieren, begab sich der Wiener Professor im Sommer 1924 eigens nach Erlangen.[473]

Kurt Schneider (1887–1967), klinischer Oberarzt in Köln und später einer der einflussreichsten Wissenschaftler auf dem Gebiet der Schizophrenie-Forschung, äußerte folgende Kritik am Artikel Kolbs: Zum einen sei die von Kolb vorgeschlagene Zusammensetzung der Schutzgerichte und der erweiterte Einfluss des Anstaltsdirektors auf ihm völlig fremde Problembereiche bedenklich, zum anderen erwartete er, dass die Aufsicht und Kontrolle Entlassener und Psychopathen durch die Außenfürsorge lebhaften und auch teilweise berechtigten Widerstand erfahren würde. Es stünde laut Schneider zu befürchten, dass gewisse üble Psychopathen, wie insbesondere die Kriegsneurotiker, die Fürsorgedienste ausnutzen würden. Darüber hinaus habe Kolb versäumt, auf die bereits recht ausgedehnte poliklinische Fürsorge für Entlassene Bezug zu nehmen und ohnehin sei die Stellung der Kliniken und ihrer Leiter viel zu wenig berücksichtigt worden.[474] In diesem Kritikpunkt wird das im vorigen Unterkapitel 3.2.6 (S. 143) bereits thematisierte Konfliktpotential zwischen der Universitätspsychiatrie und den Reformvorhaben Kolbs deutlich.

Interessanterweise sollte Schneider trotz seiner anfangs kritischen Haltung einen Beitrag in dem 1927 von Kolb herausgebrachten Standardwerk „Die

---

471 Kolb: Inwieweit Änderungen 1920, S. 134.
472 Berze: zum Referate Kolbs 1919, S. 273–274.
473 Faltlhauser: externe Dienst 1925, S. 206.
474 Schneider: Rezension Reform Irrenfürsorge 1920, S. 64–65.

offene Fürsorge in der Psychiatrie und ihren Grenzgebieten" verfassen. Schneider berichtete darin über die primär als Beratungsstelle fungierende Kölner Außenfürsorge, die bereits im November 1921 auf Verfügung des preußischen Ministers für Volkswohlfahrt gegründet worden war.[475] Dabei pries er die Kölner Fürsorgestelle dafür, durch ihre prophylaktische Wirkung ein Übermaß an Aufnahmen vorbeugen zu können und somit der Stadt Köln wesentliche Ersparnisse zu ermöglichen.[476]

Friedrich Baumann und Oskar Rein, die bei Kolbs Vortrag bei der Jahresversammlung des Deutschen Vereins für Psychiatrie im Mai 1920 anwesend waren, rezensierten Kolbs Reformideen in der Allgemeinen Zeitschrift für Psychiatrie. Beide waren als Oberärzte an der Landes-Irrenanstalt Landsberg in Brandenburg tätig; Baumann zudem Vorsitzender des Reichsverbandes beamteter deutscher Irrenärzte, ein Psychiater von einigem Einfluss also. In ihrer kritischen Auseinandersetzung versuchten Baumann und Rein die Vorschläge Kolbs den preußischen Verhältnissen anzupassen. Sie befürworteten die sogenannten Irrenschutzgerichte sowie die Versorgung aller außerhalb der Anstalten lebenden psychisch kranken bzw. abnorm sich verhaltenden Personen durch eine psychiatrische Außenfürsorge.[477] Dabei betonten sie auch den Nutzen einer solchen Außenfürsorge für die Anstalt, die dank der Entlassenenfürsorge fähig war, mehr Patienten zu beurlauben.[478] Hinsichtlich der Leitung der psychiatrischen Außenfürsorge waren Baumann und Rein allerdings nicht mit Kolbs Vorstellung einverstanden: Den Fürsorgeärzten sollte nicht die Anstaltsdirektion, sondern ein von der Anstalt unabhängiger Provinzpsychiater vorstehen, welcher im Endeffekt direkt der Landesregierung unterstellt sein sollte.[479] Dieser Gegenvorschlag orientierte sich an der Organisation bisheriger aus Anstalten, Kliniken oder Irrenhilfsvereinen entstandenen Fürsorgeeinrichtungen und entsprach konzeptuell eher dem im Laufe der 1920er Jahre entwickelten *Gelsenkirchener Modell* kommunaler Fürsorge nach Friedrich Wendenburg (1888–1967).

Ein wichtiger Unterschied zwischen den Konzepten von Baumann, Rein und Wendenburg und dem von Kolb bestand darin, dass im Erlanger Modell die verschiedenen Bereiche psychiatrischer Fürsorge letztlich der Leitung des

---

475 Schneider: Fürsorgestelle Köln 1927, S. 54–57.
476 Ebd., S. 54, S. 57; bezüglich der Rezeption von Kolbs Reformvorschlägen vgl. auch Siemen: Psychiatrie Reform Nationalsozialismus 1987, S. 46–50.
477 Baumann/Rein: Reform Irrenfürsorge 1920, S. 115–118.
478 Ebd., S. 122.
479 Ebd., S. 117 f.

Anstaltsdirektors unterstellt waren. Kolb war diese Zentralisierung der verschiedenen Bereiche psychiatrischer Fürsorge wie der Anstaltsfürsorge, der Außenfürsorge, im Verlauf auch der Trinkerfürsorge und Psychopathenfürsorge ein besonderes Anliegen. Er hoffte hierdurch, einer organisatorischen Zersplitterung der Psychiatrie entgegenzuwirken, und das Verfolgen von Teilinteressen von Seiten der einzelnen Bereiche psychiatrischer Fürsorge zu unterbinden. Valentin Faltlhauser, der langjährige Leiter der Erlanger offenen Fürsorge, unterstrich die Bedeutung dieses Aspekts, als er schrieb, dass allein die Anstalt dafür geeignet war, die Trägerschaft der gesamten Fürsorge für geistig abnorme Menschen zu übernehmen.[480] Die sich hieraus ergebende Zentralisierung und Einheitlichkeit innerhalb der sogenannten Irrenfürsorge bildete in den Augen der Erlanger Reformpsychiater die Grundlage für eine Kontinuität der Behandlung und eine individualisierende Behandlungsmethode.[481] Psychiatrische Fürsorge musste innerhalb und außerhalb der Anstalt sprichwörtlich aus einer Hand erfolgen, um letztlich auch die Realisierung eines Progressiv- bzw. Stufensystem ermöglichen zu können (vgl. auch S. 148). Um die Autonomie der Außenfürsorge zu bewahren und einer Einflussnahme durch die Stadtverwaltung oder Kreisregierung vorzubeugen, betonte Faltlhauser die Bedeutung eines möglichst engen Konnexes zwischen Fürsorgearzt und Anstalt. Die offene Fürsorge laufe ansonsten Gefahr, unter fremden Einfluss zu geraten, so wie es in Frankfurt und Berlin geschehen war, wo beide Fürsorgestellen der städtischen Verwaltung bzw. dem städtischen Wohlfahrtsamt einverleibt wurden.[482]

Mit einem Vortrag darüber, inwiefern Änderungen im Betrieb der Anstalten nötig waren, trat Gustav Kolb im Mai 1920 bei der Jahresversammlung des seit 1914 erstmals wieder tagenden Deutschen Vereins für Psychiatrie vor ein überregionales Forum.[483] Insgesamt 207 Teilnehmer aus dem gesamten deutschsprachigen Raum und darüber hinaus waren hierfür zusammengekommen. Wie bei seinem Referat des Vorjahres bezog sich Kolb auf zahlreiche von Seiten der Politik zu erwartenden Bestrebungen, die darauf abzielten, die Organisation des sogenannten Irrenwesens zu verändern. Obgleich Kolb in seinem Vortrag zahlreiche Vorschläge zur Umgestaltung der praktischen Psychiatrie hervorbrachte, dominierte in der auf das Referat folgenden Diskussion

---

480 Faltlhauser: externe Dienst 1925, S. 172.
481 Kolb: Vorschläge für die Ausgestaltung 1908, S. 9 f., S. 25.
482 Faltlhauser: externe Dienst 1925, S. 172, S. 205.
483 Vgl. Kafka/Jakob: Jahresversammlung 1920.

das Entrüsten der Psychiater über die Einführung eines Achtstundentages für Pflegekräfte. Die Vorstellungen Kolbs, allen voran das mittlerweile in Erlangen praxiserprobte Modell der offenen Fürsorge, kamen indes so gut wie nicht zur Sprache. Was mag der Grund hierfür gewesen sein?

Ein möglicher Erklärungsansatz geht davon aus, dass die Direktoren und führenden Psychiater das System Anstaltspsychiatrie, d.h. die Strukturen ihres Machtbereichs, durch die politischen Veränderungen der Nachkriegsjahre gefährdet sahen. Um den Erhalt dieser Strukturen bemüht, empfanden sie beispielsweise die Forderung nach einem Achtstundentag als massiven Eingriff in die Organisation der Anstaltspsychiatrie. Hans-Ludwig Siemen hat dies bereits 1993 erkannt, als er darauf hinwies, dass jene Psychiater die feudal anmutende Hierarchie ihrer Anstalten durch die Initiativen eines für seine Rechte einstehenden Pflegepersonals bedroht sahen.[484] Wie die zuvor beschriebene positive Resonanz auf die Umfrage Kolbs vermuten lässt, lag die fehlende Auseinandersetzung der Versammlung mit den Reformkonzepten Kolbs somit nicht in einer prinzipiellen Ablehnung begründet, sondern war zu gegebenem Zeitpunkt schlichtweg nicht oberste Priorität. Die Überfüllungsproblematik, welche die praktische Psychiatrie vor dem Ersten Weltkrieg an die Grenzen ihrer Leistungsfähigkeit gebracht hatte, schien um das Jahr 1920 von sekundärer Bedeutung zu sein; durch die Entvölkerung der Anstalten im Zuge des Massensterbens während und kurz nach dem Ersten Weltkrieg, bei dem ca. 70.000 Anstaltspatienten aufgrund von Mangel an Nahrung und Versorgung den Tod fanden, schien die Problematik vorerst gelöst.[485]

Die vielfach auch in Regierungskreisen unterstützte Forderung des Pflegepersonals nach einem Achtstundentag, de facto also einer Verkürzung der Arbeitszeit, erschien den Psychiatern vollends unangebracht. Sie argumentierten, dass an den Anstalten nach wie vor katastrophale Bedingungen herrschten und bis vor kurzem ein gravierender Mangel an Pflegekräften bestanden hatte. Kolb errechnete, es würde durch eine Verkürzung der Dienstzeit zu einem eklatanten Notstand an Pflegekräften kommen, der nur mit Hilfe einer 100 % Aufstockung des Personals kompensiert werden konnte, was allerdings in der zu diesem Zeitpunkt verheerenden finanziellen Lage eine untragbare Mehrbelastung verursachen würde.[486] Aus ärztlicher Sicht hielt Kolb den Achtstundentag für ebenso unzulässig und argumentierte mit dem Wohl der

---

484 Siemen: Reformpsychiatrie 1993, S. 100.
485 Ebd., S. 99; Faulstich: Hungersterben 1998, S. 25.
486 Kolb: inwieweit Änderungen 1920, S. 138.

Kranken, das er hierdurch ernstlich bedroht sah (zu dieser Thematik vgl. S. 277).[487]

Im Gegensatz zur Jahresversammlung des Vereins bayerischer Psychiater fiel die Resonanz auf Kolbs Vortrag bei der Jahresversammlung des Deutschen Vereins für Psychiatrie 1920 in Hamburg weitaus kritischer aus. Oskar Rein, der sich mit seinem Kollegen Friedrich Baumann wenige Monate zuvor um eine differenzierte Einschätzung bemüht hatte, äußerte nun schwere Kritik an Kolbs Vorstellungen zur Umstrukturierung der ärztlichen Hierarchie und Aufgabenbereiche innerhalb der Anstalten. Dabei verzichtete der Oberarzt der Anstalt Landsberg auf eine sachlich begründete Betrachtungsweise und zeigte sich als negativistisch eingestellt. Kolbs Bestrebungen, die Machtstruktur der Anstalt zu verändern, das Personal vom Direktor bis zur Pflege mit Hilfe beaufsichtigender Instanzen verantwortlich halten zu können, lehnte Rein strikt ab: Den Vorschlag, eine dreiköpfige Kommission unter Miteinbeziehen eines Angehörigen oder ehemaligen Kranken zu schaffen, um im Falle mutmaßlicher Missbrauchsfälle über etwaige Strafvorschläge zu beraten, hielt der preußische Psychiater für „so absurd, daß er wohl allgemein als standesunwürdig und nicht weiter diskutabel" anzusehen sei.[488]

Johann Recktenwald (1882–1964), Oberarzt an der Anstalt Andernach in der preußischen Rheinprovinz und später maßgeblich an Euthanasie-Verbrechen beteiligt, distanzierte sich von der „fast feindselige[n] Stellungnahme" Oskar Reins und nahm eine ambivalente Haltung gegenüber Kolb ein. Trotz zahlreicher wertvoller Vorschläge, die von „seltener Unbefangenheit, enormer Sachkenntnis und organisatorischem Scharfblick" zeugten, waren die Vorstellungen Kolbs für Recktenwald nicht mehr als eine „theoretische Vorfrucht [...] aus der noch viel Schönes für unsere Sache reifen wird". Für Recktenwald hafteten den Reformen Kolbs allerdings noch „ein Rest von Utopie" an.[489] Eine Sichtweise, der Faltlhauser nur vier Jahre später, nachdem sich die Erlanger offene Fürsorge zu beeindruckender Größe entwickelt hatte, entschieden widersprach: „Und das muß gegenüber den Zweiflern und Kritikern, denen das Hamburger Referat zu Angriffen Anlaß gab, ganz besonders betont werden. Jetzt handelt es sich nicht mehr um Utopien, wie eine Seite die Vorschläge Kolbs auffassen zu müssen glaubte, sondern um die Auswertung

---

487 Kafka/Jakob: Jahresversammlung 1920, S. 620.
488 Kolb: ärztliche Dienst 1920, S. 35; Rein: Standesfragen 1920, S. 240.
489 Recktenwald: Zur Reformfrage 1921, S. 319.

real erprobter Erfahrungen, um den Niederschlag bereits aufs erfolgreichste durchgeführter Versuche."⁴⁹⁰

Zwar kam die deutschlandweite Entwicklung der offenen Fürsorge erst ab Mitte der 1920er Jahre in Fahrt, doch zeichnete sich zu Beginn der 1920er Jahre, insbesondere in Bayern, ein Sinneswandel ab, den auch Kolb selbst indirekt beschrieb, als er rückblickend die Phase „mehr oder minder schroffer Ablehnung" im Jahr 1920 für beendet ansah.⁴⁹¹ Im Zuge des Erfolgs seiner offenen Fürsorge sollte Kolb bis Ende der 1920er Jahre zu einem der einflussreichsten Psychiater auf dem Gebiet der praktischen Psychiatrie in ganz Deutschland werden. Im Deutschen Verein für Psychiatrie und Deutschen Verband für psychische Hygiene wurde er Vorstandsmitglied, und er war auch mehrmals Vorsitzender der Deutschen Anstaltsdirektorenkonferenz.⁴⁹² Nachdem Friedrich Vocke verstorben war, bot man Kolb im Jahre 1928 den Vorsitz des Vereins bayerischer Psychiater an, den er allerdings zu Gunsten Friedrich Asts (1872– 1956) ablehnte.

3.3 Die Entwicklung der Erlanger offenen Fürsorge: „die Richtigkeit meiner Anschauungen durch die Tat zu beweisen"

3.3.1 Einleitung und Überblick über die Entwicklung der offenen Fürsorge

Im folgenden Kapitel soll die Realisierung von Kolbs Vorstellungen einer psychiatrischen Außenfürsorge in Anbindung an die Anstalt, die er ab 1905 in Kutzenberg und ab 1911 in Erlangen in Angriff nahm, dargestellt werden. Kolb lieferte damit, entgegen der Skepsis und Kritik vieler Kollegen, den Beweis dafür, dass seine Reformideen nicht nur durchführbar, sondern auch in vielerlei Hinsicht vorteilhaft waren. In diesem Abschnitt erfolgt zunächst ein kurzer Überblick über die Entwicklung der Erlanger offenen Fürsorge, die in den nachfolgenden Abschnitten dann im Detail beleuchtet wird.

Auf dem Höhepunkt ihrer Entwicklung im Jahre 1930 betreute die offene Fürsorge der Heil- und Pflegeanstalt Erlangen nahezu 4500 Patienten in einem

---

490 Faltlhauser: externe Dienst 1925, S. 178.
491 Kolb: offene Geisteskrankenfürsorge im Auslande 1927, 94 f.; zu Kolbs Verzicht auf den Vorsitz des Vereins bayerischer Psychiater vgl. Weber: Jahresversammlung 1928, S. 225.
492 Zu Kolb als Vorstandsmitglied, vgl.: StadtAE, III.42.K.1: Erlanger Tagblatt: Obermedizinalrat Direktor Dr. Gustav Kolb in den Ruhestand versetzt, 8.2.1934.

Einzugsgebiet von 3200 Quadratkilometern mit insgesamt 770.000 Menschen. Im gesamten Deutschen Reich war zu dieser Zeit an 80 von 111 Heil- und Pflegeanstalten das sogenannte *Erlanger System* der offenen Fürsorge entweder in Entwicklung begriffen oder bereits implementiert worden.[493] Ihr Begründer, Gustav Kolb, hatte damit die psychiatrische Versorgungslandschaft in Mittelfranken wie auch in ganz Deutschland grundlegend verändert.

Wie zuvor dargelegt, hatte Kolb bereits 1902 erste Ansätze einer anstaltsgebundenen Außenfürsorge entworfen und 1908 und 1911 seinen Fachkollegen im Verein bayerischer Psychiater ein nunmehr ausgearbeitetes Konzept vorgestellt.[494] Sehr zur Enttäuschung Kolbs wurden die Vorschläge allerdings mehrheitlich abgelehnt.[495] Nachdem er in der Kreisirrenanstalt Kutzenberg, die er von 1905–1911 leitete, bereits eine Entlassenenfürsorge eingerichtet hatte, begann er ab 1911 in Erlangen seine Vorstellungen eines von der Anstalt ausgehenden ambulanten Versorgungssystems Schritt für Schritt zu verwirklichen. Kolb bewies dadurch, dass seine Ideen nicht nur praktikabel, sondern auch für die Anstalt und die Psychiater von Vorteil waren.

Im Laufe der 1920er Jahre wurde die Erlanger offene Fürsorge zu beachtlicher Größe ausgebaut und erlangte im In- und Ausland eine Art Vorbildfunktion, so besuchten jedes Jahr zahlreiche renommierte Psychiater, Politiker und Wissenschaftler die Einrichtungen der offenen Fürsorge, um diese zu studieren (vgl. S. 204).[496] Nachdem die offene Fürsorge zunächst vor allem der Nachbetreuung entlassener Anstaltspatienten sowie Zwecken der Prophylaxe und Rezidivprophylaxe diente, übernahm sie im Laufe der 1920er Jahre mit der sogenannten Schutzaufsicht und Psychopathenfürsorge neue Aufgabenfelder. Um eine Verhaltensänderung gewisser Personengruppen herbeizuführen, bediente sich die offene Fürsorge dabei zunehmend der Methoden sozialer Disziplinierung. Der ursprüngliche Fürsorgeaspekt rückte im Zuge dessen in den Hintergrund.

Seit ca. 1928 war Gustav Kolb bestrebt, mit Hilfe der offenen Fürsorge Daten zu sammeln, um der im Aufstieg begriffenen erbbiologischen Forschung ein empirisches Fundament zu verleihen. Dieses Ziel verfolgend, begann Kolb um

---

493 Faltlhauser: gegenwärtige Stand der offenen Fürsorge 1930, S. 174.
494 Kolb: Vorschläge für die Ausgestaltung 1908, S. 3–6.
495 Kolb: Begründung 1928, S. 459.
496 Ewald Grimm berichtete in seinen Lebenserinnerungen, dass die Fürsorgestellen der Heil- und Pflegeanstalt Erlangen nicht nur in Deutschland, sondern auch in anderen Ländern Europas sowie den USA Vorbildcharakter hatten. Vgl. PA Grimm, Nachlass Ewald Grimm: Memoiren, S. 8.

die gleiche Zeit mit Ernst Rüdin, dem Leiter der Genealogisch-Demographischen Abteilung der Deutschen Forschungsanstalt für Psychiatrie (DFA) in München, und dessen Stellvertreter Hans Luxenburger zusammenzuarbeiten. Nach der Machtergreifung der Nationalsozialisten beteiligte sich die offene Fürsorge an der Ausführung des *Gesetzes zur Verhütung erbkranken Nachwuchses* (GzVeN) und wurde zu einem Instrument der NS-Rassenhygiene. Die bereits in den 1920er Jahren vorangetriebene „Erfassung aller geistig Anomalen" gewährte dabei einen unmittelbaren Zugriff auf die als geistig Minderwertige bezeichneten Menschen; die Aufzeichnungen, Krankengeschichten und Kartotheken der Erlanger offenen Fürsorge waren laut den Fürsorgepsychiatern nun „mit einem Schlag zu einem wertvollen Hilfsmittel in dem neu aufgenommenen Kampf um die Volksgesundheit geworden".[497] In den Jahren von 1934 bis 1945 sollte die Erlanger offene Fürsorge insgesamt etwa 1000 Menschen zur Sterilisation anzeigen und in hunderten Fällen das für den Prozess erforderliche Gutachten stellen.[498]

Gustav Kolb wurde 1934 aufgrund seiner stark angeschlagenen Gesundheit in den Ruhestand versetzt. Unter seinem Nachfolger Wilhelm Einsle (1887–1961), der sich herzlich wenig für die offene Fürsorge interessierte, führten rigorose Kürzungen des Etats und Personals dazu, dass die einst so beeindruckende Einrichtung mehr und mehr der Bedeutungslosigkeit anheimfiel.[499] Mit Ausbruch des Krieges wurde die Fürsorgetätigkeit noch weiter reduziert und Fürsorgearzt Ewald Grimm im September 1939 in den Wehrdienst eingezogen (Fürsorgearzt Hubert Schuch war im Jahr zuvor als Direktor nach Ansbach gegangen).[500] 1940 wurden von der Anstalt ausgehend in Erlangen und Umgebung zwar noch z.T. Besuche abgestattet, im übrigen Fürsorgegebiet jedoch nurmehr in den dringendsten Fällen. Während 1930 noch 6829 ärztliche Besuche erfolgt waren, kam man 1940 auf nurmehr 120.[501]

---

497 HA-BZK Erlangen: Fürsorgebericht 1934, S. 4.
498 Ley: Zwangssterilisation 2004, S. 222; Siemen: Heil- und Pflegeanstalt Erlangen 1993, S. 160 f.; die Rolle der Erlanger offenen Fürsorge bei der Umsetzung des Gesetzes zur Verhütung erbkranken Nachwuchses (GzVeN) ist von Hans-Ludwig Siemen 1987 und Astrid Ley 2004 bereits umfassend dargestellt worden, vgl. Siemen: Psychiatrie Reform Nationalsozialismus 1987, S. 135–144; Ley: Zwangssterilisation 2004, S. 210–229.
499 Ley: Zwangssterilisation 2004, S. 225–227; PA Grimm, Nachlass Ewald Grimm: Memoiren, S. 33.
500 Ebd., S. 5; HA-BZK Erlangen: Biografie Ewald Grimm.
501 HA-BZK Erlangen: Fürsorgebericht 1940.

Der Abbau der offenen Fürsorge und Familienpflege im Laufe der 1930er Jahre stellte weit mehr als nur eine Sparmaßnahme dar. Wie die Überbelegung der Anstalten, die Verringerung des Verpflegungssatzes und die Anhebung des Pflegeschlüssels war die Auflösung der extramuralen Versorgungsformen Ausdruck einer fortschreitenden Entrechtung von Psychiatriepatienten und einer Beschränkung ihres Lebensraums. Im Zuge dieser Entwicklung verloren sozialpsychiatrische Ansätze in der deutschen Psychiatrie völlig an Bedeutung; im Jahre 1946 musste der Erlanger Anstaltsarzt Karl Walz (1912–?) feststellen: „Wenn auch die wissenschaftlichen Erkenntnisse in der Psychiatrie vom Nationalsozialismus nicht angetastet werden konnten, so ist es ihm doch gelungen, die Sozialpsychiatrie und insbesondere deren geistige Grundlagen in Deutschland vollkommen zu zerschlagen. Wir stehen heute noch mehr wie vor langen Jahrzehnten vor einem Nichts."[502]

An die hauseigene reformpsychiatrische Tradition anknüpfend war der neue Direktor der Erlanger Heil- und Pflegeanstalt Werner Leibbrand (1896–1974) nach Ende des Zweiten Weltkrieges darum bemüht, die offene Fürsorge wiederaufzubauen. Um den ehemaligen Fürsorgearzt Ewald Grimm erneut für den Fürsorgedienst zu gewinnen, setzte sich Leibbrand bei dessen Entnazifizierungsverfahren für einen Freispruch ein.[503] Nachdem Grimm Ende August 1946 als Mitläufer eingestuft worden war, erfolgte 1947 seine erneute Anstellung als Leiter der Außenfürsorge, und die offene Fürsorge kam wieder in Gang.[504] Grimm sollte schließlich 1954 zum Nachfolger Leibbrands als Direktor der Erlanger Anstalt werden. Tiefergehende Einblicke in die Fürsorgetätigkeit der Nachkriegszeit zu gewinnen, bleibt ein Desiderat der Forschung. Festzuhalten ist, dass die offene Fürsorge trotz der Bestrebungen Leibbrands und Grimms nach Ende des Zweiten Weltkrieges nicht mehr ihr früheres Ausmaß unter Kolb erreichte.

3.3.2 Erste Ansätze einer Entlassenenfürsorge in Kutzenberg 1906–1911

Im September 1905 übernahm Gustav Kolb die Leitung der neueröffneten, zweiten oberfränkischen Kreisirrenanstalt Kutzenberg, die der katastrophal überfüllten Anstalt Bayreuth, an der Kolb zuvor tätig war, eine dringend notwendige Entlastung gewährte.[505] Die Ernennung des Bayreuther Oberarztes

---

502 Walz: System Irrenfürsorge Kolbs 1946, S. 102.
503 Vgl. PA Grimm, Nachlass Ewald Grimm: Memoiren, S. 36.
504 Ebd. S. 7.
505 Vgl. Zenk: Heil- und Pflegeanstalt Kutzenberg 1995, S. 48 f.

Alfred Prinzing zum Direktor der Anstalt Kaufbeuren-Irsee im Dezember 1904, hatte es Kolb erlaubt, zum Oberarzt und psychiatrischen Sachverständigen beim Bau der Kutzenberger Anstalt zu avancieren.[506] Dass Prinzing, wie zuvor beschrieben, zu den wenigen Psychiatern gehörte, die Kolbs Reformkonzepte vor dem Ersten Weltkrieg unterstützten, war wohl u.a. auf ihre Zusammenarbeit in Bayreuth zurückzuführen.

Unmittelbar nach Eröffnung der Kutzenberger Anstalt begann Kolb seine bereits im Sammel-Atlas dargelegten Vorstellungen einer ambulanten Nachbetreuung von entlassenen Anstaltspatienten in die Tat umzusetzen und eine sogenannte Entlassenenfürsorge einzurichten.[507] Beantragten Angehörige die Entlassung ihrer in der Anstalt versorgten Familienmitglieder, lehnte Kolb dies fast nie ab, denn er war überzeugt, dass die Kranken in den seltensten Fällen für sich selbst oder ihr Umfeld eine Gefahr darstellten.[508] Kolb erachtete allerdings ungünstige Familienverhältnisse sowie eine hohe Wahrscheinlichkeit, dass die Kranken Kinder zeugen würden, für Kontraindikationen, was eine Entlassung anbelangte.

War die Genehmigung zur Entlassung erteilt, erfolgte zunächst eine dreimonatige Beurlaubungszeit, während der eine Rücknahme des Kranken auf Anordnung des betreuenden Arztes jederzeit erfolgen konnte. Die Angehörigen verpflichteten sich schriftlich dazu, je nach Fall individuell formulierte Bedingungen einzuhalten und in regemäßigen Abständen eine Kontrolle durch die Anstalt zuzulassen, die zumeist (auch aus finanziellen Gründen) von Oberpflegern ausgeübt wurde. Ergaben sich hierbei irgendwelche Auffälligkeiten, wurde ein Arzt der Anstalt entsandt. Bis 1911 waren von der kleinen Anstalt Kutzenberg ausgehend rund 600 Besuche erfolgt, wobei Kolb stolz feststellte, dass dem Personal hierbei kein einziges Mal der Zutritt verwehrt worden war. Dank der regelmäßigen Besuche war es der Anstalt

---

506 Zenk: Heil- und Pflegeanstalt Kutzenberg 1995, S. 47.
507 Ebd., S. 90; Faltlhauser behauptete zwar in Veröffentlichungen aus den Jahren 1927 und 1930, dass Kolbs Bemühungen um eine Außenfürsorge im Jahre 1908 begannen, doch widerspricht dies einerseits Kolbs eigenen Aussagen bei der Jahresversammlung 1911 andererseits den Forschungsergebnissen Alfons Zenks, der bereits für das Jahr 1906 mit der Beurlaubung und Nachbetreuung von insgesamt 15 Anstaltspatienten den Beginn einer psychiatrischen Außenfürsorge in Kutzenberg aufzeigen konnte. In der Sekundärliteratur zu Kolb werden die ersten Versuche einer Außenfürsorge in Kutzenberg meist irrtümlicherweise auf das Jahr 1908 datiert.
508 Kolb: Familienpflege bayrischen Verhältnisse 1911, S. 296.

Die Entwicklung der Erlanger offenen Fürsorge 173

möglich, mit nahezu allen entlassenen Patienten dauernd in Fühlung zu bleiben, so Kolb.[509]

Im Vergleich zur Entlassenenfürsorge waren Kolbs Bemühungen um eine klassische, d.h. eine heterofamiliäre Familienpflege, weniger erfolgreich. Im Jahre 1906 begann er zunächst gemäß dem Vorbild Konrad Alts, Patienten in den Familien von Pflegern unterzubringen, was zwar recht gut funktionierte, aber zahlenmäßig keine besondere Entlastung der Anstalt darstellte. Im Laufe der Jahre 1908 und 1909 versuchte Kolb, der nun nicht nur Leiter, sondern auch offiziell Direktor der Anstalt war, eine Pflege von Kranken in fremden Familien zu implementieren, allerdings ohne Erfolg. Beizeiten mussten alle Pfleglinge wieder in die Anstalt zurückgenommen werden, da die Pflegefamilien ihre Kranken im Sommer über Gebühr zu Arbeitszwecken strapaziert hatten und in der beschäftigungsfreien Zeit wieder loszuwerden suchten.[510] Doch so sehr die Pflege in fremder Familie eine Enttäuschung darstellte, war die Pflege in eigener Familie ein voller Erfolg. Kolb hatte damit den Beweis erbracht, dass eine solche Form der Versorgung unter Aufsicht der Anstalt nicht nur ein gangbarer Weg war, sondern auch großes Entwicklungspotential besaß. Den bayerischen Kollegen konnte er 1911 von bereits 106 im Jahre 1910 durch die Außenfürsorge betreuten Kranken bei einem Anstalt-Durchschnittsbestand von 266 Patienten berichten.[511]

Die neuerrichtete und sich im Ausbau befindende Anstalt Kutzenberg war zwar, wie Alfons Zenk feststellte, zu dieser Zeit noch ein Provisorium, bot Kolb allerdings ideale Bedingungen dafür, die Umsetzbarkeit seiner Konzepte zu erproben.[512] Als kleine, ländlich situierte Anstalt im Charakter einer agrikolen Kolonie kam sie ohne Mauern oder Zäune aus, hatte zahlreiche offene

---

509 Ebd., S. 296–298; Zenk: Heil- und Pflegeanstalt Kutzenberg 1995, S. 90 f.; Faltlhauser, offene Fürsorge, 1927, S. 22 f.
510 Zenk: Heil- und Pflegeanstalt Kutzenberg 1995, S. 88; Kolb war allerdings im Gegensatz zur Behauptung Zenks nicht der erste Psychiater in Bayern der versuchte eine Familienpflege zu etablieren. Bereits 1895/1896 richtete Ferdinand Karrer (? –1916) an der Anstalt Klingenmünster in der Rheinpfalz, die damals zu Bayern gehörte, eine Familienpflege ein. Karrer war ab 1878 zunächst Assistenzarzt, ab 1882 erster Oberarzt in Erlangen unter Friedrich Wilhelm Hagen gewesen, bevor er Direktor in Klingenmünster wurde. Vgl. Specht: familiale Verpflegung 1911, S. 318.
511 Kolb: Familienpflege bayrischen Verhältnisse 1911, S. 298; Zenk: Heil- und Pflegeanstalt Kutzenberg 1995, S. 91.
512 Zenk: Heil- und Pflegeanstalt Kutzenberg 1995, S. 95; im Jahre 1910 begann in Kutzenberg die sogenannte zweite Bauperiode. Vgl. Ebd.

Abteilungen und bot beispielsweise auf dem zur Anstalt gehörenden Gutshof zahlreiche Beschäftigungsmöglichkeiten für die Patienten.[513] Die Grundsätze von *open door* und *no restraint* prägten die psychiatrische Praxis (vgl. Fussnote S. 27). Von diesen freiheitlichen und, wie es Kolb ausdrückte, „an die normalen Lebensverhältnisse" sich annähernden Bedingungen war der Schritt für die Patienten zur Beurlaubung und Entlassung in die eigene Familie unter Aufsicht der Anstalt ein kleiner und darum relativ leicht zu bewerkstelligen. Der beispielhafte Erfolg der Kutzenberger Außenfürsorge widerlegte laut Faltlhauser kritische Stimmen, die behauptet hatten, eine ambulante Fürsorge ließe sich nur in städtischen Gebieten realisieren.[514] Nachdem Kolb nach Erlangen gewechselt war, wurde die Außenfürsorge Kutzenbergs allerdings unter dem neuen Anstaltsdirektor Oskar Oetter (1870-1938) vernachlässigt. Oetter war an extramuraler Versorgung von Kranken nicht interessiert und setzte auf eine höchst skurrile Behandlungsmethode, die letztendlich vielen seiner Anstaltspatienten das Leben kosten sollte (Siehe Fußnote auf S. 73). Unter dem späteren Direktor Karl Schwarz erlebte die Kutzenberger Außenfürsorge allerdings wieder einen Aufschwung und wurde ab 1926 nach dem Erlanger Vorbild kontinuierlich ausgebaut.[515]

---

513 Ebd., S. 36-38.
514 Faltlhauser: externe Dienst 1925, S. 179.
515 Zenk: Heil- und Pflegeanstalt Kutzenberg 1995, S. 126.

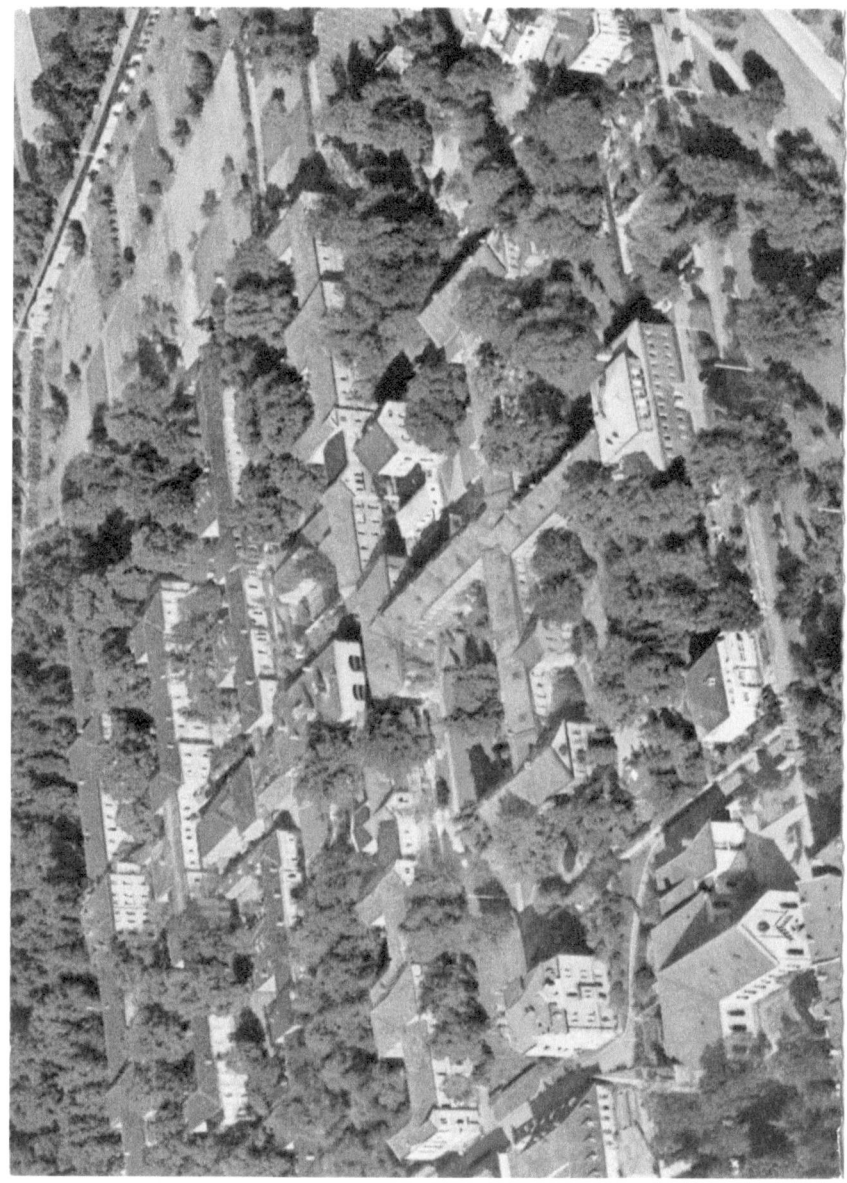

Abb. 11: Luftaufnahme der Heil- und Pflegeanstalt Erlangen aus dem Jahre 1960 (StadtAE, XIII.11.B.2).

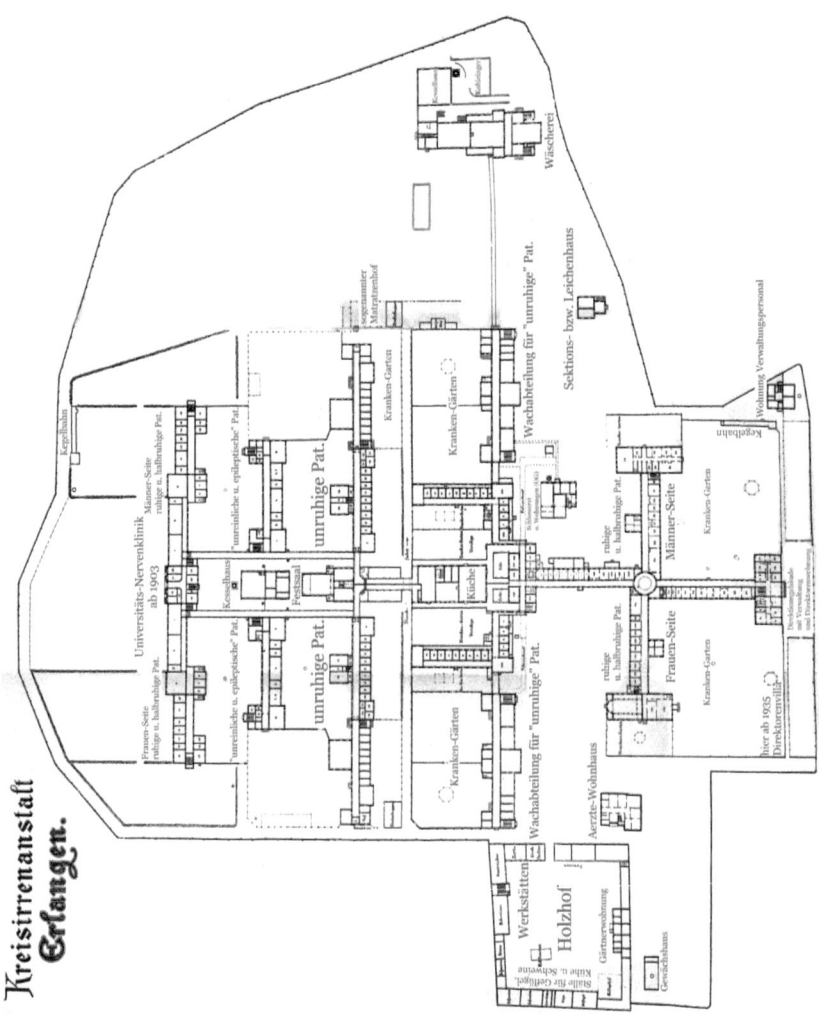

Abb. 12: Grundriss der Heil- und Pflegeanstalt Erlangen (bis 1910 als Kreisirrenanstalt bezeichnet) um das Jahr 1900 (Würschmidt: Kreisirrenanstalt Erlangen 1904, S. 65).

3.3.3 „In Erlangen fand er, was Fürsorge betrifft, nur ödes Brachland." – Anfangsjahre 1911 bis 1914

Als Gustav Kolb im Dezember 1911 Direktor in Erlangen wurde, sah er sich mit einem Anstaltsapparat konfrontiert, der sich von der kleinen, im Pavillonstil errichteten Kutzenberger Anstalt grundlegend unterschied. Es war ein Wechsel von einer der modernsten und progressivsten Anstalten Bayerns an die älteste Kreisirrenanstalt des Landes (ab 1910 Heil- und Pflegeanstalt), deren ursprüngliche panoptische Architektur bereits bei Eröffnung im Jahre 1846 nicht mehr zeitgemäß gewesen war.[516] Aufgrund von Platzmangel war die Anstalt Erlangen in den Folgejahrzehnten sukzessive in einer Kombination aus Korridor- und Pavillonstil ausgebaut worden, war aber trotz ihrer Größe und der Entlastung durch die neuerrichtete Anstalt Ansbach gegen Ende des Jahres 1911 mit circa 800 Patienten erneut überbelegt. Erlangen war eine von jenen großen, nicht nach einheitlichem Plan erbauten Anstalten, von denen Kolb 1902 behauptet hatte, ihre einheitliche Leitung sei sehr viel schwieriger, sie stellten „wesentlich höhere Anforderungen an die Arbeitskraft, die Energie, die gesamten Leistungen ihres Leiters", und ohnehin sei es eine der schwersten und undankbarsten Aufgaben, mit einer solch großen Anstalt „den Forstschritten der practischen Psychiatrie" zu folgen.[517] Kolb sollte mit diesen Befürchtungen Recht behalten. Obwohl er sehr darum bemüht war, die Anstalt und deren psychiatrische Praxis zu modernisieren, stellten der vorwiegend im Korridorsystem errichtete Bau, sowie ein alteingesessenes, in früheren Praktiken verhaftetes Pflegepersonal limitierende Faktoren dar. Zudem sollten die Anstrengungen seiner über 20jährigen Erlanger Dienstzeit seiner Gesundheit tatsächlich viel abverlangen.

---

516 Vgl. Rössler: Geschichte Universitäts-Nervenklinik 1985, S. 11 f.; Siemen: bayerischen Heil- und Pflegeanstalten 1993, S. 418; zur Geschichte der Anstalt vgl. auch Siemen: 150 Jahre Psychiatrie 1996; Sandmeier: Heil- und Pflegeanstalt Erlangen 2012; Ude-Koeller/Siemen: „Hupfla" 2018; Engelhardt: Denkmal Hupfla 2020.
517 Kolb: Sammel-Atlas Teil A 1902, S. 8; obwohl in der Sekundärliteratur des Öfteren behauptet wird, dass die Anstalt Erlangen im Zuge ihres in mehreren Bauphasen verlaufenden Ausbaus im Pavillonstil erweitert worden sei, steht dies in Widerspruch zu Kolbs Beschreibung der Anstalt. So warnte Kolb angesichts eines Brandes im Jahre 1913 vor den unendlichen Gefahren, die einer im Korridorsystem gebauten Anstalt wie Erlangen drohten. Vgl. HA-BZK Erlangen: Bericht 1913/1914, S. 33; Die Anstalt wurde in den Jahren 1866, 1867, 1876, 1880, 1890 und 1896 durch zusätzliche Anbauten erweitert, vgl. HA-BZK Erlangen: Verwaltungsbericht, Planungs-Niederschrift (Wirtschaftlicher Werdegang der Anstalt von 1846).

Wie Kolb bei der Jahresversammlung des Vereins bayerischer Psychiater im Juni 1911 festgestellt hatte, war die Heil- und Pflegeanstalt Erlangen zu dieser Zeit ein noch gänzlich geschlossener Betrieb ohne offene Abteilungen.[518] Unter diesen Bedingungen war das Fehlen von geeigneten Patienten für die Familienpflege, wie der Direktor der Universitätspsychiatrie Specht monierte, für Kolb durchaus nachvollziehbar.[519] Ohne offene Abteilungen war nämlich eine extramurale Versorgung insofern schwerer realisierbar, als die Patienten nicht die Gelegenheit hatten, sich schrittweise an ein Leben außerhalb der Anstaltsmauern gewöhnen zu können. Folgte unmittelbar nach der Behandlung in einer geschlossenen Anstalt die Unterbringung in Familienpflege bzw. der eigenen Familie, war die Umstellung eine derart große, dass sich die Patienten an ihre neuen Lebensbedingungen bisweilen nicht anpassen konnten und sich Krankheitserscheinungen infolge verschlechterten. Diese Erkenntnis lag dem zuvor benannten Progressivsystem (S. 148) zugrunde, in dem offene Abteilungen, d.h. Abteilungen, in denen sich die Patienten frei bewegen konnten, ein wichtiges Bindeglied zwischen Anstaltsfürsorge und extramuraler Fürsorge darstellten. Trotz seiner Entschlossenheit, den überalterten Erlanger Anstaltsbetrieb zu modernisieren, gelang es Kolb letztlich nur in begrenztem Maße, offene Abteilungen einzurichten, da es nicht möglich war, die Grundstruktur der vorwiegend im Korridorsystem errichteten Anstalt zu verändern. Abhilfe verschaffte in dieser Hinsicht das im Februar 1914 auf Veranlassung Kolbs gepachtete Gut Eggenhof, das im landwirtschaftlichen Betrieb zahlreiche Beschäftigungsmöglichkeiten für Patienten bot und der Anstalt eine gewisse Autonomie hinsichtlich der Lebensmittelversorgung garantierte. Hier entstanden 1927/1928 mehrere offene Abteilungen.[520] Die Anzahl der in offenen Abteilungen untergebrachten Kranken blieb letzten Endes aber bescheiden: Im Jahre 1933 waren bei einer Gesamtbettenzahl von 843 (ohne psychiatrische Klinik) gerade einmal

---

518 Kluge: Jahresversammlung 1911, S. 103.
519 So schrieb Kolb bereits 1902: "Für Kranke, welche aus einer vollkommen geschlossenen Anstalt, mit zahlreichen Isolirzimmern, aus veralteten Bauten stammen, sofort familiäre Verpflegung in grösserem Umfange vorzusehen, wäre ebenso eine Utopie, als es verwerflich wäre, aus den oben angegebenen Thatsachen etwa den Schluss ableiten zu wollen, dass nach den bisherigen (falschen, weil unter anomalen Voraussetzungen gewonnenen) Erfahrungen über das Krankenmaterial die Entwicklung der freien Verpflegsformen nur in ganz geringem Umfang möglich sei." In: Kolb: Sammel-Atlas Teil A 1902, S. 17.
520 Im Jahre 1927 wurde mit einer „Trinkerheilstätte" für 28 Patienten eine erste offene Abteilung in Eggenhof eingerichtet vgl. StANu, Heil- und Pflegeanstalt Erlangen, Verwaltungsakte 108, Manual für den Bau einer Heilstätte in der Anstaltskolonie Eggenhof.

63 Betten auf derartigen Abteilungen vorhanden, was etwa 7,5 % entsprach.[521] Aufgrund fehlender finanzieller Bezuschussung durch die Kreisregierung war es Kolb letztlich nicht möglich, die von ihm ursprünglich angestrebten 160 Behandlungsplätze (für 40 sogenannte Grenzfälle und 120 ruhige, chronisch kranke Patienten) auf offenen Abteilungen in Eggenhof einzurichten.[522]

Obwohl die Bedingungen für die Familienpflege in Erlangen so widrig schienen, war gerade dort paradoxerweise aufgrund des geschlossenen Charakters der Anstalt die Implementierung familiärer Versorgungsformen von zentraler Bedeutung, da die Versorgung von Patienten in Pflegefamilien bzw. der eigenen Familie der einzige Weg war, auf dem der Teufelskreis der Überfüllung durchbrochen werden konnte. An dieser Stelle sei noch einmal vergegenwärtigt, wie der seit Juli 1903 an der Anstalt tätige Valentin Faltlhauser die Situation beschrieb, als Kolb Ende 1911 seinen Direktorenposten antrat:[523] „In Erlangen fand er [Kolb], was Fürsorge betrifft, nur ödes Brachland; man kannte die offene Fürsorge kaum dem Namen nach. Und gerade in Erlangen war angesichts der veralteten Anstalt offene Fürsorge doppelt wichtig."[524]

Wenngleich die Eröffnung der zweiten mittelfränkischen Kreisirrenanstalt Ansbach im Jahre 1902 eine gewisse Entlastung für Erlangen bedeutet hatte, war die Zahl an Patienten nun wieder jenseits der von Kolb definierten Maximalkapazität von 760 auf über 800 angestiegen. Die Folgen der Überfüllung waren dabei allerdings nur auf den Abteilungen der Anstalt spürbar, da die psychiatrische Universitätsklinik dank ihrer fest definierten, nicht zu überschreitenden Maximalkapazität hiervon bewahrt blieb.[525] Um der Heil- und Pflegeanstalt die dringend benötigte Entlastung zu ermöglichen, begann Kolb unmittelbar nach seinem Dienstantritt im Dezember 1911 einen Fürsorgedienst für Beurlaubte und Entlassene zu organisieren.[526] Die Grundlage für die

---

521 Vgl. HA-BZK Erlangen: Jahresbericht 1933, S. 17.
522 StANu, Regierung von Mittelfranken, Abg. 1952, V, Nr. 2058 e, Jahresberichte der Heil- und Pflegeanstalten Ansbach und Erlangen 1928–1932: Jahresbericht 1927.
523 Pötzl: Faltlhauser 1995, S. 270.
524 Faltlhauser: offene Fürsorge 1927, S. 24.
525 HA-BZK Erlangen: Bericht über die Heil- und Pflegeanstalt Erlangen für das Jahr 1913/1914, S. 24; In den Jahresberichten 1913/1914 wurde zwar behauptet, die Anstalt sei offiziell für 810 Patienten eingerichtet, doch widersprach Kolb dieser Einschätzung. Im benannten Bericht, wie bereits im Jahre 1914 äußerte er explizit, dass die zu veranschlagende Maximalkapazität 760 Patienten sei.
526 StANu, Bezirkskrankenhaus Erlangen, Personalakte 365, Gustav Kolb Direktor, Laufzeit 1911–1941: Brief Kolbs an Regierung von Mittelfranken, Kammer des Innern, ohne Datum (vermutlich Juni 1918).

offene Fürsorge war geschaffen; sie sollte der Anstalt als „kaum versagendes Abzugsventil" dienen, so Kolb.[527]

Wie Faltlhauser schilderte, ging Kolb beim Aufbau der offenen Fürsorge vorsichtig und schrittweise vor, um Widerständen und Fehlern vorzubeugen. Ein allzu starkes Drängen nach Erfolgen und Ergebnissen wäre dem Fürsorgegedanken ansonsten äußerst schädlich gewesen.[528] Was Faltlhauser damit meinte, ist vermutlich, dass Kolb bei Einführung der Außenfürsorge darauf bedacht war, öffentliche Ämter und städtische Einrichtungen nicht zu antagonisieren. Dass er der Erlanger Anstaltspsychiatrie neue Kompetenzen und Wirkbereiche zu erschließen suchte, sollte von bestehenden Behörden und Institutionen nicht als übergriffige Einflussnahme wahrgenommen werden. Laut Faltlhauser hatte Kolb zudem bewusst auf „pedantische, kleinliche, am grünen Tisch ausgeklügelte, theoretische Spitzfindigkeiten" verzichtet; mit anderen Worten, er vermied ein praxisfernes, bürokratisches Denken, vor dem Faltlhauser in Hinblick auf die Verhältnisse in der Weimarer Republik glaubte warnen zu müssen.[529] Als oberste Richtlinie bei der Entwicklung der offenen Fürsorge galt für Kolb, dass sie sich „langsam, organisch und unter peinlichster Schonung der Rechte der Angehörigen, der Kranken, der Behörden und insbesondere der Amtsärzte und Ärzte" zu vollziehen habe.[530] Die Fürsorgeärzte beschrieben dies als eine „organisch aus den Bedürfnissen heraus sich ergebende Entwicklung",[531] die allerdings auch als geschickte Art und Weise angesehen werden kann, der Erlanger Psychiatrie Wirkungsdomänen, Aufgabengebiete und einen Platz im Gefüge bereits bestehender Institutionen zu erschließen, ohne dabei das Gefühl zu vermitteln, man versuche sich in fremde Kompetenzbereiche zu drängen.

In den ersten Jahren der Erlanger offenen Fürsorge unternahm der Direktor selbst mit einigen Abteilungsärzten Besuche bei ausgewählten Entlassenen, die bereits in der Anstalt von selbigen Ärzten betreut worden waren.[532] Es ist interessant anzumerken, dass es nicht vorrangig die leichter erkrankten, mit

---

527 Kolb: Familienpflege bayrischen Verhältnisse 1911, S. 281.
528 Faltlhauser: offene Fürsorge 1927, S. 24; Faltlhauser: externe Dienst 1925, S. 180.
529 Faltlhauser: offene Fürsorge 1927, S. 24.
530 Kolb zitiert nach Faltlhauser: externe Dienst 1925, S. 205.
531 HA-BZK Erlangen: Fürsorgebericht 1925, S. 16.
532 Ewald Grimm berichtete in seinen Memoiren in den 1920er Jahren als Fürsorgearzt für Anstaltsdienste an den Wochenenden eingeteilt worden zu sein. Er konnte auf diesem Weg über die Jahre „jeden Anstaltspatienten" kennenlernen, was, wie er schreibt, für seine Fürsorgearbeit von Nutzen war. Vgl. PA Grimm, Nachlass Ewald Grimm: Memoiren, S. 2.

ziemlicher Sicherheit gut zu führenden Patienten waren, die in die Entlassenenfürsorge übergeben wurden. Vielmehr wählte man gezielt solche Patienten aus, welche noch nicht voll genesen bzw. chronisch krank waren, da man untersuchen wollte, wie sie mit dem Leben in einem großstädtischen Milieu zurechtkommen würden. Dabei handelte es sich beispielsweise um Patienten mit den Diagnosen Melancholie oder Schizophrenie.[533] Das Verhalten der Kranken innerhalb einer großstädtischen Umgebung war insofern von Interesse, da das Einzugsgebiet der Erlanger Anstalt hauptsächlich die Städte Nürnberg, Fürth und Erlangen umfasste, deren Bevölkerung die der ländlichen Bezirke bei Weitem übertraf (1925: 486.303 zu 33.586 Bewohner).[534] Da folglich der Großteil der Anstaltsbevölkerung sich aus diesen Städten rekrutierte, war es naheliegend, die offene Fürsorge zunächst vor allem in Nürnberg und Fürth aufzubauen.

Nach Bewilligung durch den mittelfränkischen Kreistag wurde im April des Jahres 1914 eine erste Fürsorgestelle in Nürnberg eingerichtet, telefonisch mit der Anstalt verbunden und mit einer Pflegerin besetzt, die bereits in Kutzenberg Erfahrungen in der Außenfürsorge hatte sammeln können. Die Anstaltsleitung hatte als Fürsorgestelle eine kleine Wohnung gemietet, die explizit einen privaten und nicht einen amtlichen Charakter haben sollte, da man den „Beigeschmack des Polizeilichen" unter allen Umständen vermeiden wollte.[535] Gleichzeitig wollte man zu den städtischen Behörden eine gewisse räumliche Distanz wahren, um einer Einflussnahme ihrerseits vorzubeugen. Von der im Westen Nürnbergs, in der Nähe zur Stadtgrenze Fürths gelegenen Fürsorgestelle aus wurden zunächst beide Städte versorgt; nach dem Ersten Weltkrieg verlegte man die Fürsorgestelle Richtung Stadtzentrum an den Bergauerplatz und zu Beginn der 1930er Jahre in die Theresienstrasse 16. Kurz vor Beginn des Zweiten Weltkrieges wurde die Fürsorgestelle bezeichnenderweise in das neu errichtete staatliche Gesundheitsamt im Wespennest verlegt; ein Ausdruck davon, wie sehr die offene Fürsorge im Laufe der 1930er Jahre zu einem Instrument der NS-Gesundheitspolitik geworden war (zur Fürsorgestelle Nürnberg vgl. auch S. 256).[536]

Neben den zahlreichen organisatorischen Aufgaben verfasste Kolb 1913 eine spezielle Dienstordnung für das Pflegepersonal der offenen Fürsorge und erließ

---

533 Faltlhauser: Erfahrungen 1925, S. 102.
534 HA-BZK Erlangen: Fürsorgebericht 1925, S. 16.
535 Bezüglich des privaten, nicht-polizeilichen Charakters der offenen Fürsorge vgl. auch die Dienstordnung der Fürsorgepflegerinnen in Kolb: Anhang 1927, S. 401.
536 PA Grimm, Nachlass Ewald Grimm: Memoiren, S. 7; das NS-Gesundheitsamt wurde im Krieg vollkommen zerstört.

Bestimmungen für die Einrichtung zukünftiger Fürsorgestellen. Eine mit dem Landesfürsorgeverband getroffene Vereinbarung erlaubte es der Anstaltsdirektion nun, Entlassene für eine zeitweilige finanzielle Unterstützung vorzuschlagen. Genehmigte der Verband den Antrag, wurde ein je nach Fall festgesetzter Teil des sogenannten Verpflegsgeldes ausgezahlt.[537]

Kolbs Stellvertreter, der Oberarzt Josef Klüber (1873–1936), konnte für die Fürsorgestelle Nürnberg bereits nach dem ersten Jahr ihres Bestehens eine überaus positive Bilanz ziehen. Mit Hilfe der offenen Fürsorge hatte sich das Verhältnis zwischen dem Personal und den Kranken und ihren Angehörigen deutlich verbessert, die Psychiater wurde nun, wie Kolb sich erhofft hatte, als Freunde und Helfer wahrgenommen. Zudem ließ sich laut Klüber mit Hilfe der offenen Fürsorge eine effektive Rezidivprophylaxe betreiben:

„[…] und das Verhältnis zwischen den Kranken und namentlich auch, ihren Angehörigen und der Anstalt ist ein viel engeres, ja oft freundschaftliches geworden […] unsere Fürsorgepflegerin [ist] zu vielen Familien in ein Vertrauensverhältnis getreten, das sich in zahlreichen Fällen nach den verschiedensten Richtungen hin als segensreich erwiesen hat. Es gelang uns dadurch in vermehrtem Maße, Wiedererkrankungen zu verhüten oder zu verzögern, Verschlimmerungen oder Unglücksfällen vorzubeugen und mancher Familie Not und Leid zu ersparen. Die Feindseligkeit, die früher oft der Anstalt und den Aerzten widerfuhr, ist fast restlos geschwunden; unsere früheren Pfleglinge und nicht zuletzt deren Angehörige bringen uns fast ausnahmslos ein erhebliches Maß von Vertrauen und Anhänglichkeit entgegen und suchen teils direkt, teils durch Vermittlung der Fürsorgestelle in schwierigen Lagen unseren Rat und unsere Hilfe. Auch die Aerzte und die einschlägigen Behörden gewannen rasch Vertrauen zur Fürsorgestelle und bedienen sich derselben zu ihrer Zufriedenheit in zunehmendem Maße."[538]

Mit dem Ausbruch des Ersten Weltkriegs wurde der Betrieb der Nürnberger Fürsorgestelle vorübergehend stillgelegt und die weitere Entwicklung der offenen Fürsorge unterbrochen. Die Nürnberger Fürsorgepflegerin musste aufgrund Personalmangels zum Anstaltsdienst verpflichtet werden und konnte nur, soweit es ihre dortige Tätigkeit erlaubte, weiterhin entlassene Patienten betreuen.[539]

Während des Krieges gestaltete sich der Betrieb in der Heil- und Pflegeanstalt zunehmend schwierig. Kolb, Faltlhauser, der Assistenzarzt Philipp Seisser

---

537 Faltlhauser: offene Fürsorge 1927, S. 24; Faltlhauser: externe Dienst 1925, S. 180; Faltlhauser: Entwicklung Fürsorge 1927, S. 187.
538 HA-BZK Erlangen: Bericht über die Heil- und Pflegeanstalt Erlangen für das Jahr 1914, S. 39.
539 Faltlhauser: Erfahrungen 1925, S. 102; Faltlhauser: externe Dienst 1925, S. 182.

Die Entwicklung der Erlanger offenen Fürsorge 183

(1882–?), einige Männer des Verwaltungspersonals sowie 69 von insgesamt 82 männlichen Pflegekräften wurden 1914 zum Militärdienst einberufen. Am 13. August richtete man in den Wachabteilungen für ruhige und halbruhige Patienten, WR1 und WH1, ein Reservelazarett ein, das Ende August 1914 die ersten deutschen und französischen Verwundeten aufnahm.[540] Bereits im nächsten Jahr klagte der stellvertretende Direktor Josef Klüber von einer „Ueberschwemmung mit geisteskranken Soldaten", für die eine eigene sogenannte Neurotiker-Station eingerichtet wurde.[541] Auch im Reservelazarett in der Anstalt musste eine große Zahl an Patienten versorgt werden; im Jahre 1917 waren es insgesamt 1613 Verwundete.[542] Während Klüber in den Kriegsjahren die direktorialen Aufgaben übernahm, leitete Kolb, wie bereits erwähnt, von 1914 bis Ende 1917 Jahre als Chefarzt das bayerische Feldlazarett Nr. 54 an der Westfront und kehrte erst 1918 nach Erlangen zurück. Dort musste er allerdings neben seinen Aufgaben als Direktor zusätzlich neun Monate lang auch die Neurotiker-Station sowie das Reservelazarett in der Anstalt und dem Kollegienhaus betreuen.[543]

Für die Erlanger Anstaltspatienten hatte der Erste Weltkrieg katastrophale Folgen. Während der Kriegsjahre verstarben in der Heil- und Pflegeanstalt, wie auch an anderen deutschen Anstalten aufgrund der Hungerblockade und einem Mangel an Heizmaterial eine große Zahl der Patienten. Kolb beschrieb in erschütternder Weise, wie die mit „kärglich bemessenem Essen", schlecht ernährten Kranken „ihren Hunger mit Gras, Laub, Baumrinde" zu stillen suchten.[544] Verglichen mit dem Jahre 1913 verdoppelten sich in Erlangen die Gesamttodesfälle im Jahre 1917 auf 17,9 % des Krankendurchschnittsstandes. Erst 1928 erreichte der Krankendurchschnittsstand wieder das Niveau von 1914 (874).[545] Auf tragische Art und Weise war dadurch das Überfüllungsproblem vorerst aufgeschoben.

---

540 HA-BZK Erlangen: Bericht über die Heil- und Pflegeanstalt für das Jahr 1914, S. 17.
541 StANu, Bezirkskrankenhaus Erlangen, Personalakte 363, Reserve-Personalakte Seisser, Anstaltsarzt, Laufzeit 1915–1927: Brief Josef Klübers an Phillip Seißer vom 3. März 1915.
542 Zu (Reserve-)Lazaretten in Erlangen während des Ersten Weltkriegs vgl. Ude-Koeller: Lazarettwesen 2016.
543 StANu, Bezirkskrankenhaus Erlangen, Personalakte 365, Gustav Kolb Direktor, Laufzeit 1911–1941: Brief Kolbs an Regierung von Mittelfranken, Kammer des Innern vom 23. Juni 1918.
544 Kolb: Inwieweit Änderungen 1920, S. 137.
545 StANu, Regierung von Mittelfranken, Abg. 1952, V, Nr. 2058 d, Jahresberichte der Heil- und Pflegeanstalten Ansbach und Erlangen 1919–1932: Jahresbericht 1930; vgl.: Faulstich: Hungersterben 1998, S. 25–68.

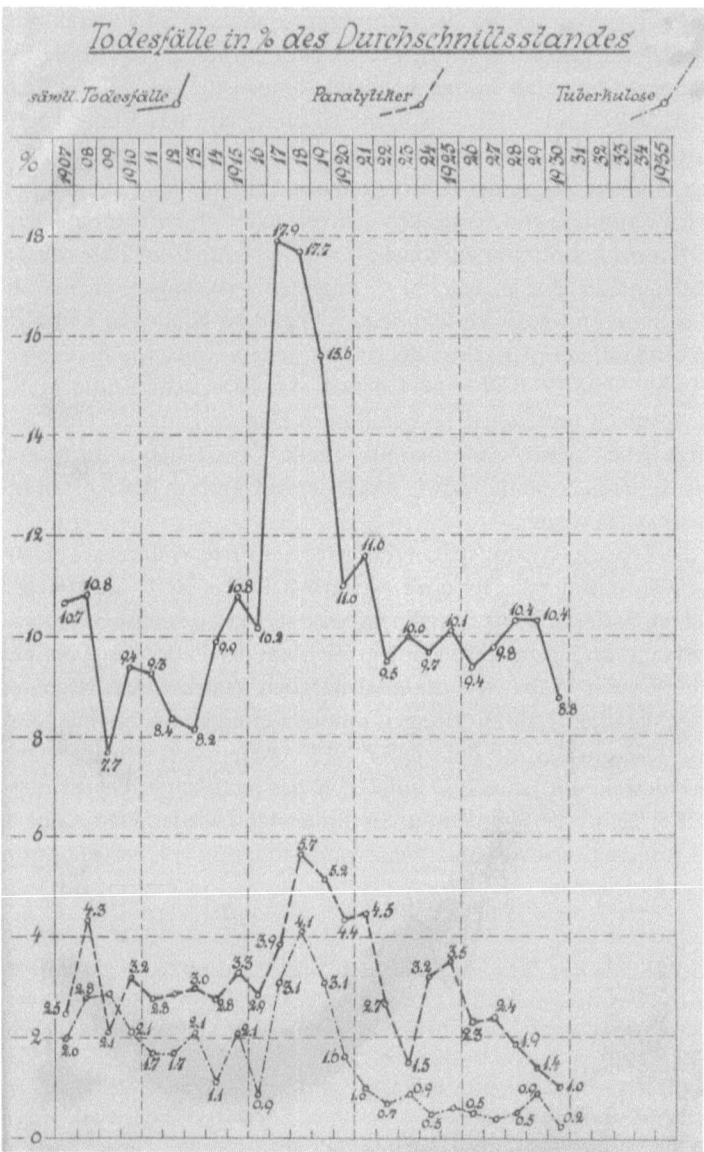

Abb. 13: Todesfälle prozentual zum Durchschnittsstand der Heil- und Pflegeanstalt Erlangen mit gesonderter Kurve für Patienten mit Tuberkulose bzw. cerebraler Syphilis (StANu, Reg. v. Mittelfranken, Abg. 1952, Nr. 2058 d, Jahresberichte der Heil- und Pflegeanstalten Ansbach und Erlangen 1919–1932: Jahresbericht 1930).

3.3.4 Der weitere Ausbau der offenen Fürsorge von 1919 bis 1923

Kolb kehrte im März 1918 zurück nach Erlangen, war aber, wie bereits erwähnt, verpflichtet, neben seinen direktorialen Aufgaben auch das Reservelazarett II, bestehend aus einer Abteilung in der Anstalt und einer im Kollegienhaus, als Chefarzt zu leiten. Dies bedeutete für den von den Strapazen des Krieges erschöpften Kolb eine schwere Doppelbelastung. Im Januar 1918 war ihm bei einer militärärztlichen Untersuchung ein reduzierter Allgemeinzustand attestiert worden sowie erhebliche Schlafstörungen, nervöse Anspannung, Konzentrationsstörungen und diverse körperliche Leiden.

Trotz seiner angeschlagenen Gesundheit wurde Kolb erst am 28. November 1918 aus dem Militärdienst entlassen.[546] Seine schlechte gesundheitliche Verfassung und eine durchaus schwierige Situation in der Anstalt hielten ihn aber nicht davon ab, seine Bemühungen um die offene Fürsorge alsbald wieder aufzunehmen. Bereits im Frühjahr 1919 wurde die Fürsorgestelle in Nürnberg wieder geöffnet. Um der steigenden Zahl an Fürsorgepatienten gerecht zu werden (1920: 406 Patienten, 1921: 552 Patienten, 1922: 828 Patienten)[547], wurde im Herbst 1919 eine zweite Fürsorgestelle mit einer weiteren Pflegerin in Fürth eingerichtet. Im Jahre 1922 kam eine dritte Kollegin, 1924 wiederum eine vierte zur Verstärkung in Nürnberg hinzu, im Jahre 1925 zudem eine eigene Schreibkraft. Die beiden Fürsorgestellen versorgten nun ihr jeweiliges Stadtgebiet sowie das umliegende Land, während Erlangen und Umgebung von der Anstalt aus durch zwei Pflegekräfte betreut wurden. 1928 waren insgesamt 5 Fürsorgepflegerinnen sowie zwei nebenamtliche Fürsorgepfleger in der offenen Fürsorge tätig.[548]

Valentin Faltlhauser war seit dem Jahre 1920 zunächst nebenamtlich als Fürsorgearzt tätig gewesen, ehe er im Mai 1922, nunmehr hauptamtlich beschäftigt und vom Anstaltsdienst befreit, zum Leiter der offenen Fürsorge avancierte.[549]

---

546 StANu, Bezirkskrankenhaus Erlangen, Personalakte 365, Gustav Kolb Direktor, Laufzeit 1911–1941: Gustav Kolb Personalbogen.
547 StANu, Regierung von Mittelfranken, Abg. 1952, V, Nr. 2058 d, Jahresberichte der Heil- und Pflegeanstalten Ansbach und Erlangen 1919–1932: Jahresbericht 1930.
548 StANu, Regierung von Mittelfranken, Abg. 1952, V, Nr. 2058 e, Jahresberichte der Heil- und Pflegeanstalten Ansbach und Erlangen 1928–1932: Jahresbericht 1928.
549 Faltlhauser: offene Fürsorge 1927, S. 24 f.; Faltlhauser: Erfahrungen 1925, S. 102; Faltlhauser: externe Dienst 1925, S. 182; Faltlhauser: Entwicklung Fürsorge 1927, S. 189.

Auf Faltlhausers Biografie und seine Bedeutung für die Entwicklung der offenen Fürsorge wurde in 1.1.6 eingegangen (S. 41).

Nachdem entlassene Kranke und ihre Angehörigen sehr bald nach Eröffnung der Nürnberger Fürsorgestelle aus eigener Initiative ärztlichen Rat suchten, wurde ab Mitte des Jahres 1920 eine Beratungsstunde nach Bedarf eingerichtet, die binnen kurzem auch von anderen angeblich geistig Abnormen mit diversen Anliegen frequentiert wurde. Der große Andrang machte 1921 eine zeitliche Regelung der Beratungsstunden nötig, die fortan zweimal wöchentlich (Montag- und Freitagnachmittags) angeboten wurden. Wie Kolb beabsichtigt hatte, erweiterte sich der Kreis der durch die offene Fürsorge betreuten, sogenannten geistig Anomalen bzw. Abnormen und mit ihm das Spektrum an Aufgaben auf unforcierte Weise.

Mit den städtischen Behörden, der Polizei, den Bezirksärzten, Arbeitsämtern, Wohlfahrtsämtern, Gesundheitsämtern, Gerichten, anderen Fürsorgeorganisationen (z.B. für Lungenkranke, Geschlechtskranke etc.) und den Stadträten Nürnbergs und Fürths, die von Anfang an engagiert die Fürsorgestellen unterstützt hatten, verband sich die offene Fürsorge zu einem kooperierenden Netzwerk. Der Stadtrat Nürnberg nahm sie zudem in sein amtliches Fürsorgestellen-Verzeichnis auf, das in der Stadt plakatiert aushing.[550] Im Austausch mit dem Fürsorgearzt gewannen jene Institutionen und Organisationen Einblicke in die Aufgaben und Ziele der Erlanger Außenfürsorge, was die Entstehung eines Vertrauensverhältnisses förderte und vermehrt Zuweisungen fürsorgebedürftiger geistig Abnormer an die Fürsorgestellen zur Folge hatte. Auch niedergelassene Ärzte wiesen ihrer anfänglichen Skepsis zum Trotz vermehrt Patienten der Fürsorge zu. Diese Entwicklung wie auch die verstärkte Aufklärungsarbeit durch die Fürsorgeärzte in Form von Zeitungsanzeigen und öffentlichen Vorträgen und die amtlichen Meldungen des städtischen Gesundheitsamts an sämtliche Tagblätter der Region veranlassten eine zunehmende Zahl von Menschen dazu, freiwillig die Dienste der Fürsorgestellen in Anspruch zu nehmen. Mit den Wohlfahrtsämtern und Arbeitsämtern intensivierte die offene Fürsorge ihre Zusammenarbeit, um fortan soziale und wirtschaftliche Anforderungen besser erfüllen zu können.[551] Im Jahre 1923 wurde schließlich auf Anregung des Nürnberger Gesundheitsamtes beschlossen, dass auch die psychiatrische Station des Nürnberger Krankenhauses, auf der viele psychisch

---

550 Faltlhauser: externe Dienst 1925, S. 183; Faltlhauser: Entwicklung Fürsorge 1927, S. 188.
551 Faltlhauser: offene Fürsorge 1927, S. 25; Faltlhauser: externe Dienst 1925, S. 183.

Kranke behandelt wurden, bevor sie in eine Anstalt kamen, ihre geeigneten Fälle nach Entlassung der Fürsorge anvertrauen sollte.[552] Dreh- und Angelpunkt dieses aus so unterschiedlichen Einrichtungen sich zusammensetzenden Netzwerks waren laut Faltlhauser die Interessen des Fürsorgepflegings. Um eine gute Beziehung zu all jenen Institutionen war die Fürsorge stets bemüht, obgleich die Zusammenarbeit, wie Faltlhauser 1926 berichtete, mit den vielen einzelnen Stellen und ihren divergierenden Einzelmeinungen nicht immer einfach war.[553]

3.3.5 Neue Aufgabenbereiche: Übernahme der Schutzaufsicht und Psychopathenfürsorge im Jahre 1923

Nachdem sich die offene Fürsorge zunächst vor allem der Beaufsichtigung, Unterstützung und Beratung von entlassenen Anstaltspatienten gewidmet hatte, vertraute ihr der Stadtrat Nürnberg im Jahre 1923 mit der Schutzaufsicht einen primär sicherheitspolitischen Interessen dienenden Aufgabenbereich an. Bei der Schutzaufsicht handelte es sich um eine Überwachung der als gemeingefährlich erachteten Kranken, die auf Grundlage des Artikel 80 Absatz 2 des bayerischen Strafgesetzbuches in psychiatrischen Anstalten verwahrt worden waren, nun aber nach Besserung probeweise entlassen wurden und einer Beaufsichtigung bedurften. Der Einweisungsbeschluss blieb in dieser Probezeit weiterhin bestehen, sodass bei erneut drohender Gemeingefährlichkeit unverzüglich die Rückführung in die Anstalt erfolgen konnte. Diese Aufgabe war bislang durch die Polizei erfüllt worden, doch änderte sich dies, als die zuvor städtische Polizeibehörde Nürnbergs dem Staat Bayern angegliedert wurde. Die Stadt Nürnberg, deren städtisches Gesundheitsamt nach wie vor mit der Aufgabe betraut war, die Schutzaufsicht zu organisieren, übertrug im November 1923 fortan der offenen Fürsorge der Erlanger Anstalt die Schutzaufsicht über alle potentiell gemeingefährlichen Geisteskranken.[554] Eine zusätzliche polizeiliche Überwachung dieser Kranken sollte nur nach explizitem Wunsch der Fürsorgeärzte erfolgen.[555]

Wenige Monate zuvor, im April 1923, war Faltlhauser bereits vom Nürnberger Bezirksarzt Albert Sauerteig und dem Stadtrat darum gebeten worden, eine sogenannte Psychopathenfürsorge zu konzipieren, d.h. eine Form von

---

552 Faltlhauser: Entwicklung Fürsorge 1927, S. 189.
553 HA-BZK Erlangen: Fürsorgebericht 1925, S. 14.
554 Faltlhauser: offene Geisteskrankenfürsorge Gesellschaft 1927, S. 335–337.
555 Vgl. hierzu auch Ley: Zwangssterilisation 2004, S. 196 f.

Schutzaufsicht in Anbindung an die Anstalt Erlangen, die sich vorwiegend mit sogenannten psychiatrischen Grenzfällen, d.h. Psychopathen und Alkoholisten, beschäftigte. Anlass hierfür hatten der Bezirksarzt und sein Assistent Hans Gückel (1876–?) gegeben, die damit überfordert waren, in so zahlreichen Fällen polizeilich auffällige Psychopathen und Trinker untersuchen und auf Gemeingefährlichkeit begutachten zu müssen, besonders wenn letztendlich weder eine Geisteskrankheit im eigentlichen Sinne vorlag noch eine unmittelbare Anstaltseinweisung angebracht erschien. Allerdings empfanden sie es für unangebracht, diese Personen stets aufs Neue sich selbst zu überlassen, wenn sie teilweise wiederholt untersuchungspflichtig geworden waren. Es erschien dem Bezirksarzt und seinem Assistenten demnach opportun, den Fürsorgeärzten der Anstalt Erlangen diesen Aufgabenbereich zu übertragen.

Im Juli 1923 erfolgte damit die Ausdehnung der offenen Fürsorge auf die sogenannten psychiatrischen Grenzfälle. Für Faltlhauser war hierdurch eine bislang bestehende Lücke im Versorgungsanspruch der offenen Fürsorge geschlossen worden und ein Markstein in ihrer Entwicklung erreicht.[556] Stolz konstatierte Faltlhauser, dass diese Ausdehnung des Tätigkeitsbereichs der offenen Fürsorge nicht auf Initiative der Erlanger Psychiater hin erfolgt war; die reifen Früchte seien ihnen vielmehr in den Schoß gefallen, nachdem auf Anregung des Bezirksarztes die Idee der Psychopathenfürsorge bei den städtischen Behörden wärmstens angenommen worden war.[557] In der Nachbarstadt Fürth sowie dem gesamten restlichen Fürsorgegebiet wurden Schutzaufsicht und Psychopathenfürsorge sehr bald ebenso der offenen Fürsorge der Erlanger Anstalt anvertraut. Darüber hinaus bat der Vorstand der Kriegsbeschädigtenfürsorge Fürth, die offene Fürsorge möge sich der geistig schwer abnormen Kriegsveteranen annehmen.[558]

Die Ende des Jahres 1923 von der Nürnberger Stadtverwaltung getroffene Entscheidung, zuvor von der Polizei beaufsichtigte, verhaltensauffällige Personen nun in die Obhut der psychiatrischen Außenfürsorge der Erlanger Anstalt zu übergeben, wird in Anbetracht der politischen Situation der Nachkriegsjahre nachvollziehbar. Wenige Jahre zuvor war die sozialistische Münchener Räterepublik im Mai 1919 in gewalttätigen Auseinandersetzungen von

---

556 Faltlhauser: offene Geisteskrankenfürsorge Gesellschaft 1927, S. 337; Faltlhauser: externe Dienst 1925, S. 183.
557 Ebd., S. 184.
558 Ebd., S. 203; vgl. zu dieser Thematik auch Ude-Koeller: Kriegsversehrt 2014; Ude-Koeller/Rauh: Behandlung von „Kriegskrüppeln" 2014; Ude-Koeller: Kriegsinvalide 2014.

Reichswehr und Freikorps zerschlagen worden. In den politischen Akteuren der Räterepublik glaubten Kolb, Faltlhauser und weite Teile eines konservativ eingestellten Bürgertums, psychisch abnorme Persönlichkeiten, d.h. Psychopathen, zu erkennen. Faltlhauser warnte vor der unheilvollsten Wirkung, die jene gestörten Persönlichkeiten auf aufgeregte Menschenmassen auszuüben fähig waren, und pries dahingehend den Nürnberger Bezirksarzt, der laut Faltlhauser erkannt hatte, „daß der bisher geübte Zustand des Geschehenlassens unter den heutigen Verhältnissen nicht mehr möglich" war. Diese Haltung entsprach durchaus einer erzkonservativen Politik auf Landesebene, die mit der Ordnungszelle Bayern einen Kontrast zu einer scheinbar im Chaos versinkenden Weimarer Republik schaffen wollte.[559] Im Zuge politischer Auseinandersetzungen fand der Begriff *Psychopath* zunehmend als Kampfbegriff Verwendung.

Rückschlüsse auf gewisse strategische Überlegungen der Erlanger Reformpsychiater bei der Übernahme von Schutzaufsicht und Psychopathenfürsorge gibt ein im Jahre 1925 veröffentlichter Artikel Faltlhausers. Vor dem Hintergrund der Gesetzesverhandlungen über die künftige Organisation der Schutzaufsicht wandte sich der Erlanger Oberarzt in folgender, provozierender Weise an seine Fachkollegen:

> „Sollen wir ewig eingesperrt bleiben in die engen Mauern unserer Anstalten, ferne jeder lebendigen frischen Betätigung, ferne von der Berührung mit dem Leben? Dies werden wir aber und dann für immer, wenn wir nicht bereits Vorbereitungen getroffen haben, wenn wir nicht schon vorsorgend Einrichtungen getroffen haben, in die Bewahrung, Schutzaufsicht u. dgl. wenn sie gesetzlich kommen, ohne weiteres aufgenommen werden können. Und das ist die Fürsorge außerhalb der Anstalt, ist der externe Dienst."[560]

Anhand dieses Zitates werden professionspolitische Absichten deutlich erkennbar. Einerseits galt es, den Psychiatern abwechslungsreiche und erfüllende neue Tätigkeitsbereiche außerhalb der Anstalten zu erschließen und andererseits die offene Fürsorge den Interessen der städtischen und staatlichen Behörden anzudienen, um sie somit zu einem unverzichtbaren Instrument staatlicher bzw. städtischer Kontrolle und einem festen Bestandteil öffentlicher Gesundheitsfürsorge werden zu lassen. Dieser äußerst komplexe Themenbereich wird in einem eigenständigen Abschnitt an späterer Stelle näher betrachtet werden (vgl. S. 234).

---

559 Rauh: Medizinische Fakultät 2018, S. 88 f.
560 Faltlhauser: externe Dienst 1925, S. 206.

3.3.6 Die offene Fürsorge an der Belastungsgrenze im Jahre 1924

Mit dem beabsichtigt herbeigeführten Wandel der offenen Fürsorge von einer Einrichtung für psychisch Kranke hin zu einer „Fürsorge für geistig Abwegige überhaupt", wie Faltlhauser es formulierte, kamen die Erlanger Reformpsychiater der „Erreichung des Ideals der völligen Erfassung aller geistig Abnormen" um ein großes Stück näher.[561] Obgleich diese Ausweitung erwünscht war, erfolgte mit ihr eine beträchtliche Zunahme der Fürsorgepatienten, die das ganze System der offenen Fürsorge bereits im Jahre 1924 an die Grenzen seiner Kapazitäten geraten ließ. Während im Jahre 1923 insgesamt 1093 Fälle von der Fürsorge betreut worden waren, stieg ihre Zahl bis Ende des Jahres 1924 auf 1466. Auf ebenso eklatante Weise war die Zahl der Beratungen im Rahmen der zweimal wöchentlich stattfindenden fürsorgeärztlichen Sprechstunden im Vergleich zum Vorjahr von 802 Fällen auf über 1200 angestiegen. Die Fürsorge war nun, so schrieb Faltlhauser Ende November 1924 an die Anstaltsdirektion, zu einer Größe angewachsen, bei der Zeit und psychische Kraft eines Fürsorgearztes nicht mehr ausreichten, die Aufgaben so zu bewältigen, wie es die Fürsorge verlangte. Er folgerte: „Ich habe nicht nur Gefühl, sondern auch mannigfache Beweise aus meiner Erfahrung, dass die Fürsorge schon heute nicht mehr so effektiv ist, wie sie sein muss, wenn sie Wert haben soll." Längst passé war seiner Ansicht nach der frühere Idealzustand, als „der Fürsorgearzt in verhältnismäßig kurzen Zeiträumen sein ganzes Fürsorgegebiet ausschöpfen konnte" und „jeden einzelnen Schützling periodisch regelmässig selbst aufsuchen konnte". Nun bekam er den Großteil seiner Patienten überhaupt nicht mehr zu Gesicht und war in vielen Fällen allein auf die Berichte der Fürsorgepfleger angewiesen.[562]

Kolb reagierte und wandte sich mit der Bitte, um Anstellung eines Hilfsarztes für die Fürsorge an den Oberregierungsrat Michael Jobst (1872–?). Er argumentierte mit dem zu erwartenden, erheblichen Zuwachs der zur Klientel der Schutzaufsicht gehörenden gemeingefährlichen Trinker, die vor und nach ihrem Anstaltsaufenthalt dringend einer Fürsorge bedurften. Außerdem sei ein Zuwachs an Fürsorgepatienten aufgrund der künftigen Änderung des Strafgesetzbuches zu erwarten, mit der die Schutzaufsicht Krimineller zweifelhaften Geisteszustandes durch die offene Fürsorge eine gesetzliche Regelung erhalten

---

561 Faltlhauser: offene Fürsorge 1927, S. 25.
562 StANu, Regierung von Mittelfranken, Abg. 1968, V, Nr. 33, Das ärztliche Personal der Heil- und Pflegeanstalten Ansbach und Erlangen, Laufzeit 1921–1929: Brief Faltlhausers an Direktion Heil- und Pflegeanstalt vom 23. Nov. 1924.

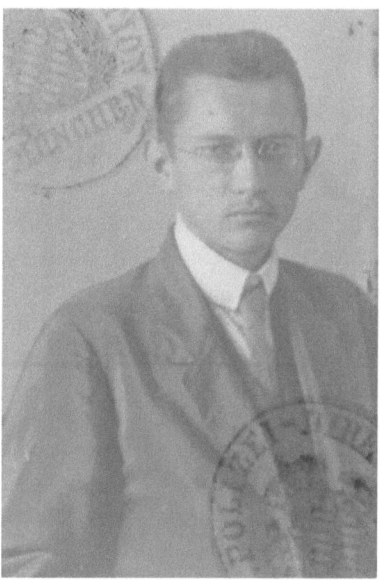

Abb. 14: Ewald Grimm ca. 1919, wenige Jahre vor seiner Anstellung in Erlangen (Privatarchiv Herbert Grimm, Nachlass Ewald Grimm).

sollte (zur Überlastung der offenen Fürsorge durch die Schutzaufsicht vgl. S. 246).[563]

Ende des Jahres 1925 genehmigte der Kreisrat offiziell die Stelle eines eigenen Fürsorgearztes für Nürnberg. Faltlhauser wurde durch Ewald Grimm (1892–1974) entlastet, der bereits seit Dezember 1924 als Fürsorgearzt tätig war und nun seinen Wohnsitz nach Nürnberg verlegte, um ab 1926 hauptamtlich die Fürsorge des engeren Stadtgebiets zu übernehmen.[564] Obwohl die offene

---

563 Ebd.: Brief Kolbs an Oberregierungsrat Jobs vom 17. Jan. 1925; zur gesetzlichen Änderung des Strafgesetzbuches siehe Faltlhauser: offene Geisteskrankenfürsorge Gesellschaft 1927, S. 341–347.
564 StANu, Heil- und Pflegeanstalt Erlangen, Verwaltungsakten, III, Nr. 60, Valentin Faltlhauser: Fürsorgebericht 1926, S. 29; Faltlhauser: Entwicklung Fürsorge 1927, S. 189; PA Grimm, Nachlass Ewald Grimm: Lebenslauf Ewald Grimm; Faltlhauser schätzte Grimms große „Arbeitskraft" und hätte ihn gerne 1935 nach Kaufbeuren-Irsee verpflichtet. Vgl. PA Grimm, Nachlass Ewald Grimm: Schreiben Faltlhausers an Wilhelm Einsle vom 2. Februar 1935.

Fürsorge mit Grimm einen schaffensfreudigen jungen Kollegen gewann, blieb die Arbeitslast der Fürsorgeärzte enorm. Nur wenige Jahre später schrieb Kolb an die Kammer des Innern der Regierung Mittelfranken: Ewald Grimm sei unter den ohnehin sehr stark belasteten Ärzten ohne Zweifel der am stärksten belastete; seine Arbeitskraft werde in Nürnberg bis an die Grenzen des eben noch Tragbaren ausgenützt.[565]

Hart an der Belastungsgrenze arbeitend, klagten die Fürsorgeärzte in den folgenden Jahren zunehmend über ein Gefühl der Überforderung. Konfrontiert mit enormem sozialen Elend, erschienen ihnen die Auseinandersetzungen in der Psychopathenfürsorge und Schutzaufsicht oftmals wenig zielführend und frustrierend. Ihr Repertoire an Interventionsmöglichkeiten empfanden sie dabei als ungenügend. Aus diesem Gefühl der Ohnmacht heraus zeigten sich die von einem therapeutischen Aktivismus getriebenen Erlanger Reformpsychiater gegenüber der psychiatrischen Eugenik, die eine wirkungsvolle Prävention psychischer Erkrankungen zu ermöglichen schien, ab etwa 1930 zunehmend aufgeschlossen. Auf diese Aspekte wird an späterer Stelle im Einzelnen eingegangen.

3.3.7 Einrichtung der Feldbaugruppe Schniegling im Jahre 1925

Aufgrund der katastrophalen Lage auf dem Arbeitsmarkt fiel es den in ihrer Erwerbstätigkeit eingeschränkten Fürsorgepatienten zunehmend schwer, eine Beschäftigungsmöglichkeit zu finden. Für die Reformpsychiater Kolb und Faltlhauser stellte die Beschäftigung von Kranken allerdings ein Heilmittel dar, auf das sie ungern zu verzichten bereit waren. Sofern sie dazu imstande waren, sollten alle Patienten innerhalb und außerhalb der Anstalt eine Beschäftigungsmöglichkeit erhalten, denn Arbeit schützte nach Ansicht Faltlhausers „vor völligem geistigen Verfall" und bewahrte den Fürsorgepatienten vor „den Gefahren der Straße, des Alkohols und des Müßiggangs". Zu diesem Zweck erfolgte 1925 die Gründung einer Erlanger Sondergruppe in Angliederung an die „Fürsorgestelle Feldbau" des städtischen Wohlfahrtsamtes Nürnberg, die vor allem als Arbeitsstätte für sogenannte Wanderer und Durchreisende (d. h. für obdachlose Menschen) fungierte. Zur Beaufsichtigung der dort untergebrachten Personen bewilligte die Kreisregierung auf Wunsch Faltlhausers

---

565 StANu, Regierung von Mittelfranken, Abg. 1968, V, Nr. 90, Außenfürsorge für Geisteskranke, Aufsichtspersonal Band II, Laufzeit 1929–1932: Brief Kolbs an Kammer des Innern vom 18.03.1930.

einen eigenen Fürsorgepfleger; regelmäßige Visite wurden indes vom Fürsorgearzt durchgeführt. Im Jahre 1928 erfolgte ein Ausbau der Feldbaugruppe, um für die hauptsächlich aus Alkoholkranken bestehende, sogenannte Verwahrtengruppe Schlafräume zu schaffen. Hierdurch konnten diese während ihres verpflichtenden 3monatigen Aufenthalts nicht nur in Schniegling arbeiten, sondern auch dort wohnen und nächtigen.[566] Die Unterbringung der sogenannten Alkoholisten verlief allerdings nicht ohne Zwischenfälle. Ende des Jahres 1928 zeigte sich der Fürsorgearzt Ewald Grimm entrüstet über die dem Verbot zuwiderlaufende, wiederholt vorkommende Zufuhr von Alkohol.[567] Als Reaktion auf die starke Zunahme der Alkoholisten versuchte die Fürsorge neben der Feldbaugruppe Schniegling auch auf anderem Wege ihre Versorgungskapazitäten zu erweitern. So hielt Fürsorgearzt Grimm regelmäßig dienstags von 14:30 bis 17:30 im Gesundheitsamt Nürnberg sogenannte Trinkersprechstunden ab, im April 1932 erweiterte die Fürsorge ihre Kapazitäten zusätzlich durch die Übernahme der offenen Trinkerfürsorge Nürnberg mitsamt dortiger Pflegerin.[568] Das allzu jähe Ende der Feldbaugruppe Schniegling erfolgte im April 1933, als der NS-Stadtrat Nürnbergs beschloss, sie aufgrund von Sparmaßnahmen zu schließen.[569]

3.3.8 Die Ausdehnung der offenen Fürsorge in die ländlichen Bezirke 1926–1930

Nachdem Faltlhauser im Jahre 1926 den städtischen Ausbau der offenen Fürsorge in Erlangen, Fürth und Nürnberg für weitgehend abgeschlossen erklärt hatte, wurde im Einvernehmen mit der Kreisregierung die Anbahnung der Fürsorge in ländlichen Bezirken vorangetrieben, wo bislang eine rein elektive Entlassenenfürsorge betrieben worden war. Für den Aufbau einer ländlichen Fürsorge hatte Kolb vorausschauend bereits 1923 ein Programm entworfen. Im Jahre 1925 war der nordöstliche, ländlich geprägte Teil des Kreises Mittelfranken, der zum

---

566 Faltlhauser: Entwicklung Fürsorge 1927, S. 189 f.; Schuch/Grimm: Eingliederung der offenen Fürsorge 1930, S. 330 f.
567 HA-BZK Erlangen: Mappe zur Auflösung der Feldbaugruppe Schniegling vom 1. April 1933.
568 StANu, Regierung von Mittelfranken, Abg. 1952, V, Nr. 2058 e, Jahresberichte der Heil- und Pflegeanstalten Ansbach und Erlangen 1928–1932: Jahresbericht 1931; HA-BZK Erlangen: Fürsorgebericht 1932, S. 7.
569 HA-BZK Erlangen: Mappe zur Auflösung der Feldbaugruppe Schniegling vom 1. April 1933.

Aufnahmegebiet der Anstalt Ansbach gehörte, in das Versorgungsgebiet der offenen Fürsorge aufgenommen worden. Kolb war diesbezüglich auf den Direktor der Anstalt Ansbach, Adolf Herfeldt, zugegangen und hatte sich mit diesem einigen können, die Bezirksämter Hersbruck, Lauf, Schwabach, Neustadt an der Aisch, Scheinfeld sowie die Amtsgerichtsbezirke Altdorf und Cadolzburg der Erlanger Fürsorge anzuvertrauen (vgl. Abb. 15). Die Kreisregierung gab ihre Zustimmung.[570] Damit betreute die Erlanger Fürsorge summa summarum zu diesem Zeitpunkt ein Gebiet von circa 2400 km^2 mit rund 700.000 Einwohnern.[571]

Im Januar 1926 wurde der Aufbau einer offenen Fürsorge in ländlichen Teilen des Einzugsgebiets der Erlanger Anstalt in Angriff genommen. Hierbei wurden zunächst gemeinsam mit dem Bezirksarzt Dr. Gückel, der bereits als Assistent des Nürnberger Bezirksarztes mit der Fürsorge zusammengearbeitet hatte, im Bezirksamt Neustadt an der Aisch monatliche Beratungsstunden abgehalten.[572] Um „an die geistig Abnormen heranzukommen", wie Faltlhauser im Fürsorgebericht 1926 schrieb, fanden jene Beratungsstunden zunächst in Form einer Schulberatung statt. Denn von der Schule führte erfahrungsgemäß „der Weg sehr leicht und einfach in die Familie", und ohnehin bildete die „Erfassung der geistig abnormen Kinder [...] den ersten Schritt zu einer Topographie der geistig Anormalen überhaupt", so der Leiter der offenen Fürsorge (zu den Begriffen anormal bzw. anomal vgl. S. 237).[573] Das Bestreben der

---

570 HA-BZK Erlangen: Fürsorgebericht 1925, S. 16 f.
571 HA-BZK Erlangen: Fürsorgebericht 1926, S. 27.
572 Faltlhauser: Entwicklung Fürsorge 1927, S. 192–198; StANu, Heil- und Pflegeanstalt Erlangen, Verwaltungsakten, III, Nr. 60, Valentin Faltlhauser: Fürsorgebericht 1926, S. 26 f.; Wie an voriger Stelle erwähnt, hatte Gückel bereits einige Jahre zuvor gemeinsam mit seinem damaligen Vorgesetzten, dem Nürnberger Bezirksarzt Albert Sauerteig, die Bestrebungen Kolb und Faltlhausers nachdrücklich gefördert. Faltlhauser bezeichnete die Zusammenarbeit mit Gückel als „ausserordentlich fruchtbringend und anregend". Vgl. Ebd., S. 33. Gückel wurde 1938 Leiter des Nürnberger Gesundheitsamtes und gehörte dem Erbgesundheits-Obergericht Bamberg an, vgl: Ley: Zwangssterilisation 2004, S. 115; Ewald Grimm beschrieb Gückel als etwas eigenartigen, originellen Herrn mit grösstem psychiatrischen Interesse und hypomanischer Betriebsamkeit. In: PA Grimm, Nachlass Ewald Grimm: Memoiren, S. 8; Kolb attestierte Gückel eine vorzügliche irrenärztliche Vorbildung, zudem habe er durch seine Tätigkeit die offene Fürsorge sehr gut vorbereitet und fördere sie dauernd wirksam durch seine enge persönliche Fühlungnahme, vgl.: StANu, Regierung von Mittelfranken, Abg. 1952, V, Nr. 2058 e, Jahresberichte der Heil- und Pflegeanstalten Ansbach und Erlangen 1928–1932: Jahresbericht 1928.
573 StANu, Heil- und Pflegeanstalt Erlangen, Verwaltungsakten, III, Nr. 60, Valentin Faltlhauser: Fürsorgebericht 1926, S. 32 f.

Erlanger Fürsorgeärzte, mit Hilfe von Nachforschungen in Schulen auf psychisch abnorme Kinder aufmerksam zu werden, wurde wenige Jahre später weiter intensiviert. Fürsorgearzt Hubert Schuch (1888–1977) erklärte 1934, dass die Schulfragebögen zur geistigen und körperlichen Gesundheit der Kinder und ihrer Familienmitglieder, zur Charakterentwicklung der Kinder und ihrer Intelligenz bzw. Leistungsfähigkeit nicht allein den Interessen der N.S.V. (Nationalsozialistische Volkswohlfahrt) dienten, sondern „darüber hinaus im Laufe der Zeit wertvolles Material für die Sippenforschung (für die späteren Sippenämter) und die gesamten erbbiologischen Bestrebungen" lieferten.[574]

Bereits 1923 hatte Kolb beabsichtigt, im Rahmen seines Programms einer ländlichen Fürsorge alle in den letzten 5 Jahren (bzw. nach fortschreitender Entwicklung in den letzten 10, 15, 20 Jahren) entlassenen Kranken eines Aufnahmegebiets in einer Kartothek zu registrieren, die ergänzend auch die Entlassenen anderer Anstalten sowie die Aufzeichnungen der jeweiligen Bezirksärzte und Distriktpolizeibehörden miteinbeziehen sollte. Damit sollte es möglich werden, eine Übersichtskarte des Aufnahmegebiets zu erstellen, die den jeweiligen Wohnort der Kranken aufzeigte.[575] Faltlhauser konkretisierte diese Vorstellung dahingehend, den Wohnort der Kranken jeweils mit einem auf der Karte platzierten Fähnchen zu markieren, sodass im weiteren Verlauf besondere Verdichtungen von Fällen erkennbar und die optimale Lage einer zukünftigen Fürsorgestelle ersichtlich würde.[576] Die sogenannten Bezirkspflegerinnen (Kreisfürsorgerinnen) sollten zudem dazu ermutigt werden, im Zuge ihrer Visiten in den jeweiligen Ortschaften „nach geistig anomalen Persönlichkeiten Umfrage" zu halten, um diese dann vom Bezirksarzt an den Fürsorgearzt weitermelden zu lassen.[577] Darüber hinaus betonte Faltlhauser die Wichtigkeit, Vertrauensleute in den jeweiligen Ortschaften zu gewinnen, die mit der Fürsorge in dauernder Verbindung stehen sollten. Geistliche, Ärzte, Lehrer, frühere Irrenpfleger und -pflegerinnen, Mitglieder gemeinnütziger Organisationen sowie mit Einschränkungen die jeweiligen Bürgermeister waren hierbei von besonderem Interesse.[578]

---

574 StANu, Heil- und Pflegeanstalt Erlangen, Verwaltungsakte Nr. 133, Amt für Volkswohlfahrt, Kreis Erlangen 1934 (N.S.V. Dr. Schuch): Brief Schuchs an Dr. Lindner vom 25.10.1934.
575 Faltlhauser: Entwicklung Fürsorge 1927, S. 193.
576 Ebd., S. 195.
577 Ebd., S. 193.
578 Ebd., S. 197 f.

Mit der vom Staat verordneten *Reichsgebrechlichenzählung*, an der sich die offene Fürsorge ab 1926 beteiligte, schien das Ziel einer Topographie aller geistig Anormalen zunächst gut vereinbar, da in Aussicht stand, nützliche Informationen und darüber hinaus statistisches Material zur Bearbeitung spezifischer psychiatrischer Fragestellungen gewinnen zu können; eine Hoffnung, die sich allerdings nicht erfüllen sollte. Nützliches ergab sich lediglich insofern, als die von Eugen Bleuler 1902 beobachteten günstigen Auswirkungen einer Frühentlassung von Dementia-praecox-Patienten, auf die sich die Erlanger Reformpsychiater immer wieder beriefen, durch die im Zuge der Zählung gewonnenen Daten in gewisser Weise bestätigt werden konnten. So stellte man fest, dass zahlreiche an Schizophrenie erkrankte Personen seit vielen Jahren unerkannt mit der gesunden Bevölkerung zusammenlebten, ohne dass die Kranken je in eine Anstalt eingewiesen werden mussten.[579] Damit schien den Reformpsychiatern einerseits die Harmlosigkeit dieser Kranken andererseits die günstigen Auswirkungen eines Lebens in der Normalbevölkerung erwiesen. Wenige Jahre später musste Kolb feststellen, dass mit einer *Reichsgebrechlichenzählung*, in der Art und Weise, wie sie 1925 initiiert worden war, eine Erfassung der außerhalb von Anstalten lebenden geistig Abnormen nicht realisierbar war.[580]

Das systematische Durchkämmen der ländlichen Regionen des Aufnahmegebiets der Anstalt Erlangen auf der Suche nach sogenannten geistig Abnormen gleicht aus heutiger Sicht einem groben Eindringen in die Privatsphäre. Vor dem Hintergrund späterer Entwicklungen während der NS-Zeit, dem Zwangssterilisierungsprogramm und der Krankenmorde im Zuge der sogenannten NS-Euthanasie, erscheint die von den Fürsorgepsychiatern durchgeführte Erfassung und Registrierung aller außerhalb der Anstalt lebenden, sogenannten geistig Abnormen als ein ominöses Vorzeichen. Sie zeugt bereits von der Entrechtung dieser Menschen, die in den Augen von Kolb und Faltlhauser entsprechend der damaligen psychiatrischen Lehrmeinung als geistig Minderwertige angesehen wurden. Aufgrund einer in weiten Teilen unzureichenden Gesetzgebung waren diese Personen dem Erfassungseifer der Fürsorgepsychiater hilflos ausgesetzt; für sie gab es keine Möglichkeit, sich der Psychopathologisierung durch die Erlanger Fürsorgeärzte zu entziehen: Wer als psychisch abnorm bzw. krank galt, war ohne weiteres zu erfassen und in die Kartei der offenen Fürsorge einzutragen.

Dem Erfassungsanspruch der offenen Fürsorge lag bereits, so wird anhand ihrer späteren Entwicklung erkennbar, die von Hans-Ludwig Siemen beschriebene Vorstellung einer „gesellschaftssanitären Utopie", frei von geistiger Erkrankung

---

579 HA-BZK Erlangen: Fürsorgebericht 1927, S. 30.
580 Kolb: Congress Mental Hygiene 1930, S. 231.

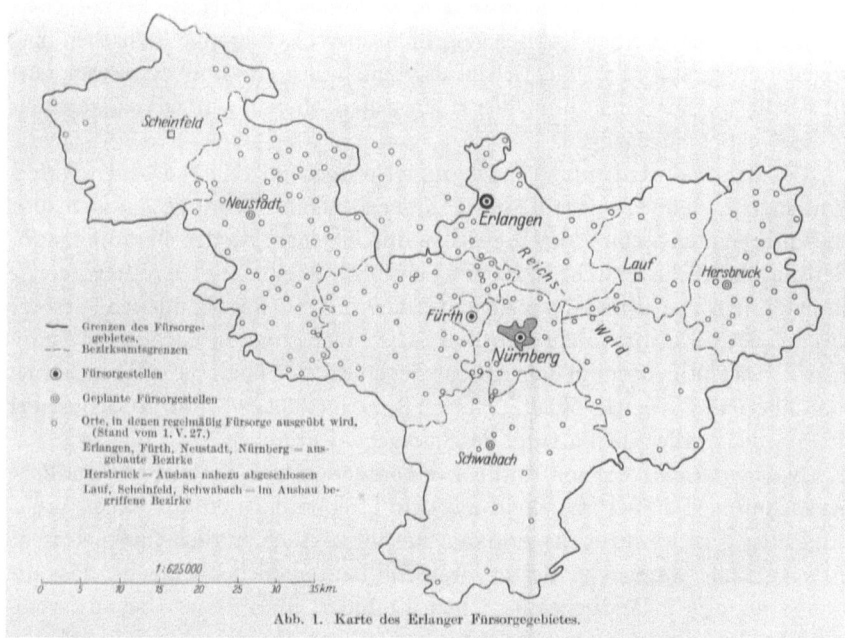

Abb. 1. Karte des Erlanger Fürsorgegebietes.

Abb. 15: Karte des Erlanger Fürsorgegebiets 1927 (Faltlhauser: offene Fürsorge 1927, S. 29).

und Abnormität, zugrunde.[581] In Anbetracht dieser Zielvorstellung hatten geistig kranke bzw. abnorme Mensch in den Augen der Psychiater kein Recht darauf, unbescholten zu bleiben. Vielmehr galt es das außerhalb der Anstalten lebende „Heer von Minderwertigen", wie es Kolb bezeichnete, zu registrieren und letztlich auch von der Fortpflanzung, so war der Gründer der Erlanger offenen Fürsorge bereits Ende der 1920er Jahre überzeugt, abzuhalten.[582]

Für die von Kolb gemeinsam mit den Forschern der Genealogisch-Demographischen Abteilung der DFA Rüdin und Luxenburger ab ca. 1929 verfolgte Zielvorstellung, der erbbiologischen Forschung mit Hilfe der offenen Fürsorge statistische Daten zu liefern, um ihr eine wissenschaftlich-empirische Grundlage zu verleihen, sollte die Erfassung aller sogenannter geistig Abnormer die Grundlage bilden. In praktischer Hinsicht erlaubte die im Zuge der

---

581 Zu Siemen und gesellschaftssanitärer Utopie vgl. Siemen: Reformpsychiatrie 1993, S. 107 f.
582 Zur Bezeichnung „Heer von Minderwertigen" vgl. Kolb: Einwände und Bedenken 1927, S. 162.

Erfassungsarbeiten bedeutend erweiterte Kartothek der Erlanger Fürsorgepsychiatrie nach 1933 einen leichten Zugriff auf psychisch kranke Menschen bzw. sogenannte geistig Abnorme, welche als vermeintlich erbkrank den Zwangssterilisierungsmaßnahmen zum Opfer fallen sollten. Hierauf wird an späterer Stelle (S. 345) näher eingegangen.

Nachdem Neustadt und Umgebung weitestgehend erfasst worden waren, ging man dazu über, mit Hilfe sogenannter fliegender Beratungsstunden auch die entlegeneren Gebiete des Bezirks zu durchsuchen. Zu den Beratungsstunden eingeladene praktische Ärzte und Lehrer der Region zeigten reges Interesse und nahmen ausnahmslos teil. Ihnen verdankte der Leiter der offenen Fürsorge „wertvolle Auskünfte, nicht nur über die Kinder, sondern auch deren Familien."[583] Da Faltlhauser mit dem Ausbau der ländlichen Fürsorge voll beschäftigt war, übernahm der Anstaltsarzt Hubert Schuch (1888–1977) ab 10. September 1926 nebenamtlich die Fürsorge des Stadtgebiets Erlangen.[584]

Es wäre verfehlt, die von Faltlhauser konsequent vorangetriebene ländliche Ausdehnung der Fürsorge allein mit dem Streben nach einer völligen Erfassung aller geistig Anormalen erklären zu wollen. Auch ärztlich-therapeutische Beweggründe waren von Belang, war Faltlhauser doch überzeugt, dass die offene Fürsorge in ländlichen Regionen zumindest ein gewisses Maß an psychiatrischer Versorgung zu gewährleisten habe. Wer aufgrund seiner körperlichen oder geistigen Einschränkungen nicht als vollwertige Arbeitskraft eingesetzt werden konnte, wer nicht mehr als ein „lästiger Esser" war, dem begegnete die ländliche Bevölkerung oftmals mit einer besonderen „Gefühlshärte", so Faltlhauser. Das Angebot, sich dieser Menschen anzunehmen, wurde laut Aussage des Fürsorgearztes dankbar angenommen, die Beratungsstunden waren überfüllt. Was der städtischen Bevölkerung an Unterstützung und Beratung zuteil wurde, sollte auch der ländlichen zukommen, selbst wenn bei letzterer die Rahmenbedingungen für eine offene Fürsorge weniger günstig waren.[585] Gleichwohl konnten bis Ende des Jahres 1926 in Neustadt über 200 Patienten dauerhaft in Fürsorge genommen werden, und auch im benachbarten Scheinfeld wuchs die Zahl der Fürsorgepatienten stetig an, sodass schließlich im Juni 1928 in Neustadt eine dauerhafte, mit einer Pflegerin besetzte Fürsorgestelle eröffnet wurde.[586] Ermöglicht wurde diese rasante Entwicklung u.a. dank eines von der

---

583 StANu, Heil- und Pflegeanstalt Erlangen, Verwaltungsakten, III, Nr. 60, Valentin Faltlhauser: Fürsorgebericht 1926, S. 33, S. 36.
584 Ebd.: S. 37.
585 Faltlhauser, Entwicklung Fürsorge 1927, S. 191.
586 StANu, Regierung von Mittelfranken, Abg. 1952, V, Nr. 2058 e, Jahresberichte der Heil- und Pflegeanstalten Ansbach und Erlangen 1928–1932: Jahresbericht 1928;

Kreisregierung finanzierten Kraftwagens, einem viersitzigen Brennabor 6/25. Ein Fürsorgepfleger erhielt die erforderliche Kraftwagenführer-Ausbildung und auch Faltlhauser erwarb einen Führerschein; das Fürsorgepersonal war nun wesentlich mobiler und konnte aufgrund der Zeitersparnis bedeutend mehr Besuche abstatten. Bereits nach etwa einem halben Jahr hatte der Wagen 10.000 km zurückgelegt.[587]

Nach Neustadt und Umgebung nahm man Ende des Jahres 1926 das Gebiet um Hersbruck ins Blickfeld (vgl. Abb. 15).[588] Bis Ende des darauffolgenden Jahres waren auch hier die psychiatrischen Schuluntersuchungen mit Hilfe der lebhaftes Interesse bekundenden Lehrerschaft und der verständnisvollen Förderung durch den Bezirksschulrat abgeschlossen; man entschied sich dafür, in Zukunft allein die Neuzugänge unter den Schülern, sofern sie psychisch bzw. intellektuell auffällig waren, zu untersuchen. Für 1928 beabsichtigte man, den Bezirk Lauf auf gleiche Weise durchgehend zu untersuchen.[589]

Anfang der 1930er Jahre erfuhr das Fürsorgegebiet eine weitere Ausdehnung, als vom Kreise Oberfranken Teile der Bezirksämter Forchheim und Herzogenaurach der Erlanger offenen Fürsorge übergeben wurden. Damit war das Versorgungsgebiet von 2930 auf 3200 Quadratkilometer mit einer Einwohnerzahl von 770.000 angewachsen.[590]

Geplante Fürsorgestellen in den ländlichen Bezirken Lauf, Hersbruck und Schwabach wurden allerdings nie realisiert. Resigniert stellten die Fürsorgeärzte Grimm und Schuch 1934 fest, dass sich solche Pläne zu jener Zeit nicht mehr durchführen ließen.[591] Ende 1934 fand zudem die Neustädter Fürsorgestelle ein allzu jähes Ende. Im Fürsorgebericht des Jahres 1934 bedauerten die Fürsorgeärzte die aus scheinbar zwingenden Sparmaßnahmen auf Geheiß der NS-Regierung Ober- und Mittelfranken erfolgende Auflösung der Fürsorgestelle und Einziehung ihrer Pflegerin. Umso verwunderlicher fanden sie es, hatte doch die Fürsorgestelle maßgebend bei der „intensiven psychiatrischen Durchforschung" des Bezirks mitgewirkt, deren Erfolg „sich jetzt in der grossen Anzahl der Anträge auf Sterilisierung" zeige, so die Erlanger Fürsorgeärzte (zu Zwangssterilisierung und offener Fürsorge vgl. S. 345).[592]

StANu, Heil- und Pflegeanstalt Erlangen, Verwaltungsakten, III, Nr. 60, Valentin Faltlhauser: Fürsorgebericht 1926, S. 45.
587 Ebd., S. 29.
588 Ebd., S. 35.
589 StANu, Regierung von Mittelfranken, Abg. 1952, V, Nr. 2058 e, Jahresberichte der Heil- und Pflegeanstalten Ansbach und Erlangen 1928–1932: Jahresbericht 1927.
590 HA-BZK Erlangen: Fürsorgebericht 1933, S. 1.
591 HA-BZK Erlangen: Jahresbericht 1934. Beilage 1.
592 Ebd.

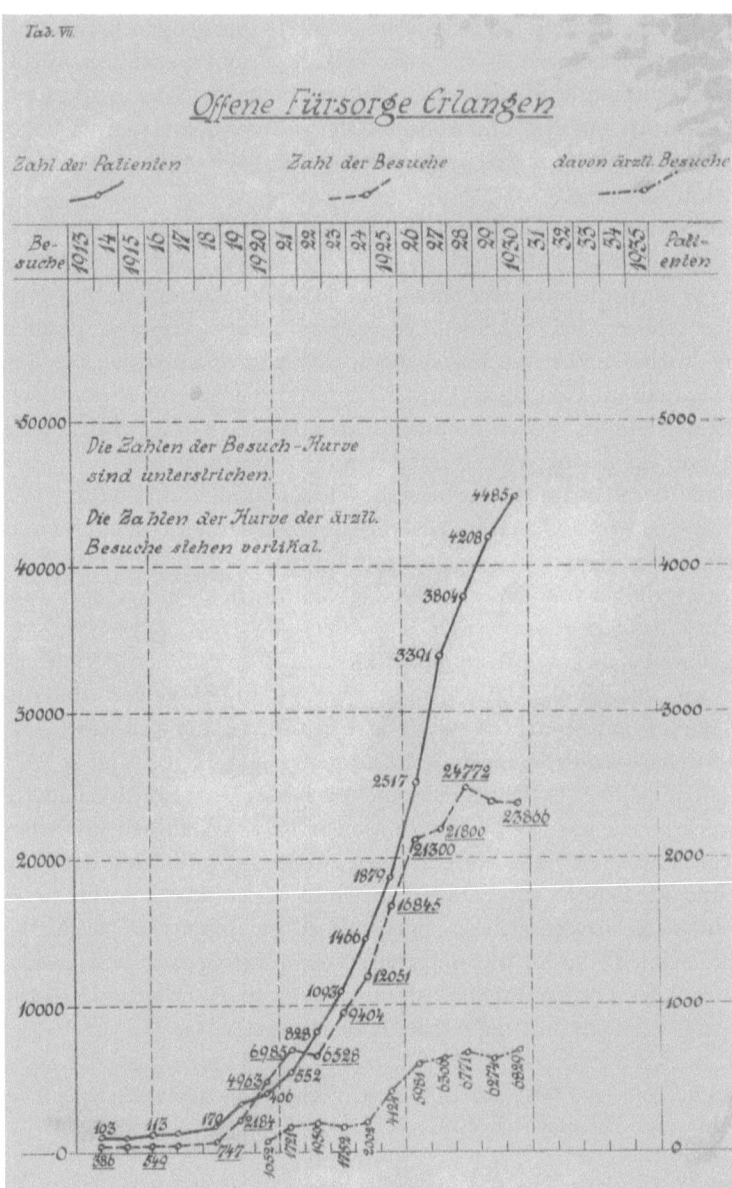

Abb. 16: Entwicklung der offenen Fürsorge aus dem Jahresbericht 1930 (StANu, Regierung von Mittelfranken, Abg. 1952, V, Nr. 2058 d, Jahresberichte der Heil- und Pflegeanstalten Ansbach und Erlangen 1919–1932).

3.3.9 Auf dem Höhepunkt ihrer Entwicklung – die Erlanger offene Fürsorge 1930

Das abgebildete Diagramm aus dem Jahresbericht 1930 gibt einen Eindruck von der imposanten Entwicklung der Erlanger offenen Fürsorge während der 1920er Jahre.[593] Allerdings muss der enorme Zuwachs an Patienten unter Berücksichtigung zweier Aspekte ein Stück weit relativiert werden. Erstens ist anzumerken, dass sich ein beträchtlicher Teil der hier angegebenen Fürsorgepatienten in latenter Fürsorge befand. Bei diesen Patienten war eine Betreuung nicht in der üblichen Intensität nötig, man besuchte sie einmal im Jahr, bisweilen auch nur alle 2–3 Jahre oder beschränkte sich darauf, bei Vertrauenspersonen, wie etwa den Geistlichen vor Ort oder dem Bürgermeister, Erkundigungen über den Zustand der Kranken einzuholen. Allerdings behielt man auch diese Patienten im Blick, war über ihr Befinden informiert und jederzeit imstande, sofern nötig, zu intervenieren. Kurz gesagt: Auch hier wurde Kontrolle ausgeübt.[594] Zweitens stellen die im Diagramm angeführten Zahlen den Gesamtbestand bzw. die Summe aller im jeweiligen Jahr von der Fürsorge dauerhaft oder vorübergehend betreuten Kranken dar; nach Subtraktion der aus der Fürsorge ausgeschiedenen Kranken ergibt sich für das Ende des Jahres die Zahl der aktiv in Fürsorge Stehenden. Berücksichtigt man diesen Aspekt, wie auch die Zahl der latenten Fälle (sofern entsprechende Daten überliefert worden sind), ergibt sich für den Zeitraum 1924–1934 folgende Entwicklung:

- Ende des Jahres 1924: 1202 Patienten
- Ende des Jahres 1925: 1552 Patienten
- Ende des Jahres 1926: 2112 Patienten
- Ende des Jahres 1927: 2764 Patienten, davon 555 in latenter Fürsorge (20 %)
- Ende des Jahres 1928: 3303 Patienten, davon 852 in latenter Fürsorge (26 %)
- Ende des Jahres 1929: 3843 Patienten, davon 1026 in latenter Fürsorge (27 %)
- Ende des Jahres 1930: 3756 Patienten, davon 1030 in latenter Fürsorge (27 %)
- Ende des Jahres 1931: 3514 Patienten, davon 1162 in latenter Fürsorge (33 %)
- Ende des Jahres 1932: 3812 Patienten, davon 1123 in latenter Fürsorge (29 %)
- Ende des Jahres 1933: 4069 Patienten
- Ende des Jahres 1934: 4108 Patienten

---

593 Vgl. StANu, Regierung von Mittelfranken, Abg. 1952, V, Nr. 2058 e, Jahresberichte der Heil- und Pflegeanstalten Ansbach und Erlangen 1928–1932; StANu, Regierung von Mittelfranken, Abg. 1952, V, Nr. 2058 d, Jahresberichte der Heil- und Pflegeanstalten Ansbach und Erlangen 1919–1932.
594 HA-BZK Erlangen: Fürsorgebericht 1928.

Gleichwohl zeugen auch diese relativierten Zahlen von einer beeindruckenden Entwicklung. Obwohl Kolb das ärztliche wie pflegerische Personal der offenen Fürsorge im Laufe der 1920er Jahre mehrmals aufstockte, blieb die von Faltlhauser bereits Ende 1924 beklagte, ungeheure Arbeitslast bestehen, wie auch die Schilderungen Ewald Grimms, dem ab 1926 hauptamtlich tätigen Nürnberger Fürsorgearzt, bestätigen. Ab September 1926 kam mit dem Anstaltsarzt Hubert Schuch, wie zuvor erwähnt, ein dritter Fürsorgearzt hinzu, der nebenamtlich die Fürsorge des Stadtgebiet Erlangens übernahm. Für die zunehmend ausufernden Schreibarbeiten (Berichtbögen, Sprechstundentagebuch, Kartotheken etc.) wurden in der Nürnberger Fürsorgestelle zur Unterstützung der vorhandenen Schreibkraft zusätzlich ehemalige Kranke beschäftigt.[595]

Im November 1928 übernahm Faltlhauser nebenamtlich die kleinere Erlanger Fürsorge und im Januar 1929 die Position des stellvertretenden Direktors, während man Schuch die Fürsorge Fürths und der ländlichen Gebiete im Hauptamte übertrug. Faltlhauser, der sich zu dieser Zeit mit der tatkräftigen Unterstützung Kolbs um Direktorenstellen bewarb, bekam so die Möglichkeit, durch die Übernahme einer leitenden Funktion innerhalb der Anstalt sein Resümee zu vervollkommnen und zu zeigen, dass er die für einen Direktor erforderlichen Qualitäten besaß. Dass Faltlhauser im November 1929 Erlangen verließ, um die Direktorenstelle der Anstalt Kaufbeuren-Irsee anzutreten, werteten die Fürsorgeärzte Grimm und Schuch als schweren Verlust für die offene Fürsorge. Für sie war der Erfolg, das Ansehen und Vertrauen sowie die gefestigte Stellung der Fürsorge bei Behörden und in der Bevölkerung an den Namen Faltlhausers geknüpft: „Wenn uns, seinen Nachfolgern, etwas den Verlust erleichtern kann, so ist es die Gewißheit, daß er uns jederzeit mit seiner reichen Erfahrung gerne zur Seite steht und daß auch später immer der Gedanke der offenen Fürsorge in ihm einen erfolgreichen Bahnbrecher finden wird", so die Fürsorgeärzte.[596]

Nachdem das Gebiet des Bezirksamts Neustadt im Jahre 1929 weitgehend erfasst und damit der Ausbau der ländlichen Fürsorge größtenteils abgeschlossen war, veränderte sich die Zielsetzung der offenen Fürsorge. Aufgabe war nun weniger „die Ausdehnung nach der Zahl als die wissenschaftliche, statistische und praktische Auswertung, die für die Lösung grundsätzlicher Probleme von entscheidender Bedeutung sein" würde.[597] Was unter jenen grundsätzlichen Problemen zu verstehen ist, wird in Anbetracht von Kolbs Aussagen bei

---

595 HA-BZK Erlangen: Fürsorgebericht 1925, S. 17 f.; Ebd.: Fürsorgebericht 1926.
596 Ebd.: Fürsorgebericht 1928, S. 32.
597 StANu, Regierung von Mittelfranken, Abg. 1952, V, Nr. 2058 e, Jahresberichte der Heil- und Pflegeanstalten Ansbach und Erlangen 1928–1932: Jahresbericht 1929.

der Jahresversammlung des Vereins bayerischer Psychiater 1928 und seiner um dieselbe Zeit initiierten Zusammenarbeit mit den Wissenschaftlern der Genealogisch-Demographischen Abteilung der DFA in München, Ernst Rüdin (1874–1952) und Hans Luxenburger (1894–1976), ersichtlich. Mit Hilfe der offenen Fürsorge beabsichtigte Kolb auf breiter Basis Daten zu sammeln, um der erbbiologischen Forschung eine empirische Grundlage zu verleihen; dies war die wissenschaftliche, statistische und praktische Auswertung von der die Fürsorgeärzte im Sinne einer Neuausrichtung sprachen. In einem Rundschreiben an die Direktoren der Heil- und Pflegeanstalten vom 7. April 1930 rief Kolb zur Zusammenarbeit mit der erbbiologischen Forschung auf und bezeichnete es als „Schicksalsfrage für unser Volk", die „Fortpflanzung der geistig Vollwertigen zu fördern" und „der pathologisch Veranlagten zu bremsen".[598] Auf die Hintergründe dieser Entwicklung und der Zusammenarbeit mit der erbbiologischen Forschung wird in Unterkapitel 4.1 im Detail eingegangen.

Nachdem die Anstaltspopulation Erlangens als Folge des Massensterbens in den Jahren 1917/1918 zunächst stark reduziert worden war, stieg sie im Laufe der 1920er Jahre wieder derart an, dass innerhalb der Anstalt erneut Überfüllungszustände herrschten, die sich bis Ende des Jahrzehnts dramatisch zuspitzten: Anfang des Jahres 1930 war die Anstaltspopulation zum ersten Mal seit 1902 auf über 900 Kranke angewachsen. Eine ähnliche Überbelegung bestand an fast allen deutschen Anstalten; die Anstaltspsychiatrie geriet als Folge in eine Krisensituation.[599] Trotz Überlastung des Erlanger Personals konnte aufgrund der allgemein desolaten Finanzlage, die auch den Kreis Mittelfranken schwer bedrückte, dem Gesuch nach einer weiteren ärztlichen Kraft nicht entsprochen werden.[600] Auf der offenen Fürsorge lastete nun vermehrt der Druck, durch Versetzung eines Fürsorgearztes in den Anstaltsdienst die dortigen Ärzte zu entlasten. Kolb führte an, man könne zwar diesbezüglich behaupten: „Was liegt schließlich daran, wenn einige der in offener Fürsorge lebenden Kranken zu Grunde gehen?! Es sind im Kriege so viele wertvolle Menschen zu Grunde gegangen und es erliegen in zunehmenden Maße viele wertvolle Menschen der jetzigen Not!"[601] Doch entgegnete er dem: Anstatt eines Verweises auf ethische,

---

598 MPIP-DFA, HL3: Rundschreiben Kolbs an die Direktoren der Deutschen Heil- und Pflegeanstalten vom 7. April 1930.
599 Burleigh: Death and Deliverance 1994, S. 29, S. 33; Siemen: Reformpsychiatrie 1993, S. 102.
600 StANu, Regierung von Mittelfranken, Abg. 1952, V, Nr. 2058 d, Jahresberichte der Heil- und Pflegeanstalten Ansbach und Erlangen 1919–1932: Jahresbericht 1930.
601 Ebd.

religiöse und soziale Verpflichtungen sei es wirksamer auf die unvermeidlichen Unglücksfälle hinzuweisen, die ohne adäquate ärztliche Fürsorge unvermeidlich würden. Nicht allein die Kranken, auch fremde und gesunde Personen kämen zu Schaden; ein Zurückströmen zahlreicher Kranker aus offener Fürsorge und Familienpflege in die Anstalt wäre die Konsequenz, wodurch die Versorgungskosten rasch ansteigen würden.[602]

Kolbs Argumentation scheint die Kreisregierung zunächst überzeugt zu haben. Es gelang ihm die offene Fürsorge vorerst vor Einsparungsmaßnahmen zu schützen, doch sah er seine Möglichkeiten, auf die Politik Einfluss zu nehmen, schwinden. Im Jahresbericht des Jahres 1930, dessen Adressaten u.a. die Ansbacher Regierungsbeamten waren, beklagte er die Tatsache, dass es für die berufenen psychiatrischen Sachverständigen des Kreises zunehmend unmöglich sei, in wichtigen Fragen dem Kreistag die Verhältnisse persönlich darlegen zu können, mit anderen Worten an das Ohr der Entscheidungsträger zu gelangen. Kolb machte deutlich wie wichtig es war, dass „aufrechte psychiatrische Sachverständige, [...] unbekümmert um das Stirnrunzeln einflussreicher Kreise, sagen und vertreten" konnten, was im Interesse des Kreises wie auch der Anstalten und Kranken war.[603]

Im Jahre 1930 hatte die Erlanger offene Fürsorge den höchsten Stand ihrer Entwicklung erreicht. Infolge der Weltwirtschaftskrise sollte es zur Stagnation kommen, unter der Herrschaft des Nationalsozialismus zum sukzessiven Abbau der imposanten Institution, die für das In- und Ausland Vorbildcharakter erlangt hatte. Hierauf wird auf den Seiten S. 351 f., S. 370, S. 374, S. 388 näher Bezug genommen.

3.3.10 Die Ausbreitung der offenen Fürsorge in Deutschland

Der beispielhafte Erfolg der Erlanger offenen Fürsorge zog im Laufe der 1920er Jahre vermehrt das Interesse fachkundiger Politiker und Ärzte aus dem In- und Ausland auf sich. In seinen Memoiren erinnerte sich Fürsorgearzt Ewald Grimm an die teils wochenlangen Besuche ausländischer Ärzte, die als Gäste der Fürsorgestellen auch bei Besuchen und Sprechstunden in Stadt und Land mitarbeiteten. Die Besucher, unter denen laut Grimm zahlreiche wissenschaftlich hochstehende Persönlichkeiten waren, zeigten großes Interesse an der fürsorgerischen Tätigkeit und äußerten sich zumeist sehr anerkennend.

---

602 Ebd.
603 Ebd.

Mit einigen blieb Grimm über Jahre hinweg in schriftlichem Kontakt.[604] Um einen Eindruck von der Diversität der zum Studium der Erlanger offenen Fürsorge angereisten Personen zu vermitteln, seien beispielhaft folgende Namen genannt: Jacobus Hendrik Pameijer (1888–1956), Direktor der Anstalt Maasoord (Rotterdam), Clarence Hincks (1885–1964) Gründer und Direktor des Canadian National Committee for Mental Hygiene, Alfred Schulze (1878–1929), Ministerialdirektor und Leiter der Sächsischen Staatskanzlei, Hermann Simon, Direktor der Anstalt Gütersloh (Westfalen) und Entwickler der aktiveren Heiltherapie, Dr. Toni Schmidt-Kraepelin, die Tochter Emil Kraepelins, sowie weiterhin die Direktoren der Anstalten Landsberg an der Warthe (Brandenburg), Freiburg (Schlesien), Lauenburg (Pommern), Tapiau (Ostpreußen), Allenberg bei Wehlau (Ostpreußen), Sonnenstein bei Pirna (Sachsen), Werneck (Landkreis Schweinfurt), Stralsund (Mecklenburg-Vorpommern), Eickelborn (Westfalen), Kaufbeuren (Bayern) und Günzburg (Bayern), zudem Kreismedizinalreferenten, Bezirksärzte, Landesräte und Vertreter der Provinzialverwaltungen aus allen deutschen Staaten. Darüber hinaus reisen auch zahlreiche leitende Ärzte, Direktoren und Professoren aus Japan, Russland, Polen, Finnland, Schweden, der Slowakei und damaligen Tschechoslowakei an, um sich mit der Praxis der Erlanger offenen Fürsorge vertraut zu machen und sie vor Ort studieren zu können.[605]

Dem Interesse entsprechend, das die offene Fürsorge Erlangens im In- und Ausland weckte, begann sich Kolbs Versorgungskonzept ab etwa Mitte der 1920er Jahre in ganz Deutschland zu etablieren. Bis 1930 war die offene Fürsorge laut Faltlhausers Zählung bereits an 80 von insgesamt 111 deutschen Heil- und Pflegeanstalten eingerichtet worden bzw. im Aufbau begriffen. Mit Stolz stellte er zum 60. Geburtstag Kolbs fest: Die „offene Fürsorge marschiert allen materiellen Hindernissen und theoretischen Bedenken zum Trotz. Sie marschiert, weil sie eine absolute Notwendigkeit ist, ein natürlicher Entwicklungsprozeß in der Versorgung geistig Abnormer."[606]

---

604 PA Grimm, Nachlass Ewald Grimm: Memoiren, S. 8.
605 Vgl. auch StANu, Regierung von Mittelfranken, Abg. 1952, V, Nr. 2058 d, Jahresberichte der Heil- und Pflegeanstalten Ansbach und Erlangen 1919–1932; StANu, Regierung von Mittelfranken, Abg. 1952, V, Nr. 2058 e, Jahresberichte der Heil- und Pflegeanstalten Ansbach und Erlangen 1928–1932; HA-BZK Erlangen: Fürsorgeberichte.
606 Faltlhauser: gegenwärtige Stand der offenen Fürsorge 1930, S. 174.

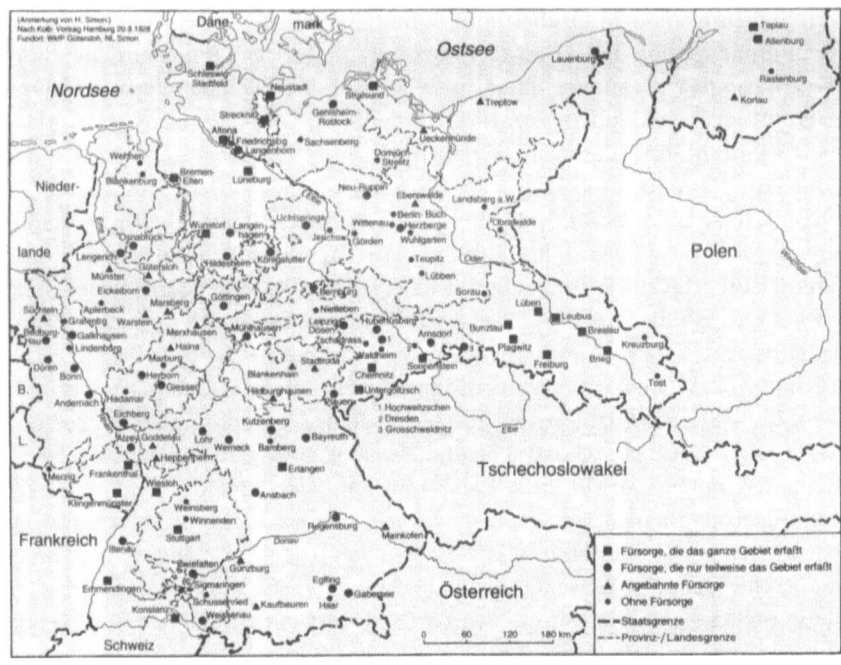

Abb. 17: Die Verbreitung der offenen Fürsorge in Deutschland im Jahre 1928 (aus dem Nachlass Hermann Simons zitiert n. Walter: Psychiatrie Gesellschaft 1996, S. 307).

Verschiedene Faktoren sind für die zeitweilig erfolgreiche Ausbreitung der offenen Fürsorge Kolbs als ursächlich betrachtet worden. Hans-Ludwig Siemen sieht die Forderung nach einer „deutlichen Steigerung der Effektivität psychiatrischen Handelns" als entscheidend an. Er beschreibt, wie das 1924 verabschiedete Reichsfürsorgegesetz den Anteil der auf Kosten der öffentlichen Hand untergebrachten Kranken erhöhte und dadurch eine bedeutende Zunahme der Anstaltseinweisungen zur Folge hatte. Anders als in der Vorkriegszeit wurde dieser Herausforderung aus finanziellen Gründen nicht mit dem Bau zusätzlicher Anstalten begegnet, sondern mit einer Verkürzung der Verweildauer. Siemen untermauert diese Feststellung mit der Statistik, dass sich von 1923 bis 1929 die durchschnittliche Verweildauer von 215 auf 187 Tage, sprich also um ca. einen Monat verkürzte, während die durchschnittliche Patientenzahl pro Bett von 1,4 auf 1,8 zunahm. Die Anstalten verloren Siemens Ansicht nach infolge ihren Verwahrcharakter, denn sie mussten deutlich mehr Patienten in kürzerer Zeit behandeln; die Anstaltspsychiater waren gezwungen, ihre

„Wahrnehmungs- und Handlungsmuster" zu verändern. Die Reformkonzepte Kolbs und Simons erschienen in der durch gesellschaftliche Faktoren veränderten Situation als zeitgemäße Antwort neue Relevanz zu erhalten, denn sie erlaubten es den Anstalten, wesentlich effizienter zu agieren.[607] Der Psychoanalytiker und Medizinhistoriker Siemen nennt die praktischen Erfolge der offenen Fürsorge in Erlangen als Grund dafür, dass Kolb letztendlich von der Mehrheit seiner Kollegen als bahnbrechender Reformer angesehen wurde.[608]

Auch der Historiker Dirk Blasius führt den zeitweiligen Erfolg der offenen Fürsorge auf politische Veränderungen zurück. Für ihn war sie Ausdruck eines sozialstaatlichen Reformismus innerhalb der Weimarer Republik, der in der Weltwirtschaftskrise sein Ende fand. Die politischen Kräfte der Sozialdemokratie, des Liberalismus und des politischen Katholizismus (Zentrum) hatten einen staatlichen Wohlfahrtsinterventionismus entwickelt, der an die Stelle einer revolutionären Umgestaltung des Staates trat, wie sie von der Rätebewegung gefordert worden war."[609]

Faltlhauser, von 1922-1929 Leiter der Erlanger offenen Fürsorge, hielt mehrere Faktoren für ausschlaggebend dafür, dass sich das Konzept Gustav Kolbs ab Mitte der 1920er in ganz Deutschland erfolgreich auszubreiten begann. Zum einen die Entwicklung einer allgemeinen Fürsorge und Wohlfahrtspflege nach dem Krieg, die im oben bereits erwähnten Reichsfürsorgerecht, das 1925 in Kraft trat, ihre gesetzliche Grundlage hatte. Zum anderen, und dies bestätigt Siemens Sichtweise, eine wachsende Anstaltspopulation bei einer zugleich ökonomisch misslichen Lage, in der der Bau zusätzlicher Anstalten nicht möglich war. Dabei gilt es anzumerken, dass der Anstieg der Anstaltspopulationen nicht allein auf einer Zunahme der Einweisungen beruhte, sondern auch auf der Tatsache, und dies wäre der Betrachtung Siemens noch hinzuzufügen, dass die Anstalten aufgrund des Massensterbens während und unmittelbar nach dem Ersten Weltkrieg entvölkert worden waren. Der Durchschnittsbestand an Anstaltspatienten erreichte in Erlangen beispielsweise erst 1928 wieder das Niveau von 1914. Im Jahre 1929 stellte Kolb ungerührt fest, „dass die – rein medizinisch gesehen – günstigen Folgen der starken Auslese durch die Hungerblockade nun allmählich abgeklungen sind".[610] Festzuhalten gilt, dass der Erfolg der offenen Fürsorge in Deutschland ab Mitte der 1920er Jahre nicht

---

607 Vgl. Siemen: Reformpsychiatrie 1993, S. 102 f.; Siemen: Psychiatrie Reform Nationalsozialismus 1987, S. 46–48.
608 Siemen: Reformpsychiatrie 1993, S. 104 f.
609 Blasius: Seelenstörung 1994, S. 136.
610 StANu, Regierung von Mittelfranken, Abg. 1952, V, Nr. 2058 e, Jahresberichte der Heil- und Pflegeanstalten Ansbach und Erlangen 1928–1932: Jahresbericht 1929.

auf einen Sinneswandel, eine veränderte Einstellung der Psychiater gegenüber ihren Patienten zurückzuführen war, sondern auf ökonomischen Motiven beruhte und den Wunsch beinhaltete, die praktische Psychiatrie effizienter zu gestalten, um in kürzerer Zeit mehr Patienten behandeln zu können.

Hinsichtlich des Erfolgs der Kolbschen Außenfürsorge konstatierte Faltlhauser nicht ohne einen gewissen Stolz die Bedeutung die prominenten Psychiatern zukam, welche das Versorgungskonzept in ihrem eigenen Wirkungsbereich umsetzten bzw. sich öffentlich dafür aussprachen. Zu Ihnen zählte Faltlhauser: Emil Kraepelin (1856–1926), Eugen Bleuler (1857–1939), Karl Wilmanns (1873–1945), Josef Berze (1866–1958), Viktor Wigert (1880–1942), Emil Bratz (1868–1934), Julius Raecke (1872–1930), Friedrich Wendenburg (1888–1967), Gustav Specht (1860–1940), Johannes Lange (1891–1938), vor allem aber Max Fischer (1862–1940) und Hans Roemer (1878–1947). Dass sich zudem auch im Ausland psychiatrische Außenfürsorgedienste entwickelten, so in Frankreich, Holland, Schweden, Russland und insbesondere bei den Amerikanern, diesem doch „real denkenden Volke", sah Faltlhauser als Beweis dafür, dass die offene Fürsorge einer inneren Notwendigkeit und Zweckmäßigkeit entsprach.[611]

3.4 Die Praxis der offenen Fürsorge

3.4.1 Die Aufgaben der offenen Fürsorge

> „Aufgabe der Erlanger Fürsorge ist entsprechend den Richtlinien ihres Gründers die Erfassung, Beratung, Unterstützung, Beaufsichtigung und in ganz besonders gelagerten Fällen auch Behandlung aller nicht in Anstalten untergebrachten geistig anomalen Menschen des versorgten Gebietes. Die Aufgabe ist also [...] eine medizinische und soziale. Sie umfaßt alle irgendwelchen Beziehungen der Versorgten zu ihrer Umwelt, seien sie nun ärztlicher, wirtschaftlicher, rechtlicher, familiärer oder sonstiger Natur."[612]

Auf diese Weise fasste Valentin Faltlhauser im Jahre 1927 die Aufgaben der offenen Fürsorge zusammen. Im folgenden Unterkapitel werden die unterschiedlichen Aufgabenbereiche jeweils gesondert in den Blick genommen und näher erläutert. Dabei wird gezeigt, wie sich der Fokus der offenen Fürsorge im Laufe der 1920er Jahre verlagerte und diverse Formen der sozialen Unterstützung zu Gunsten von Schutzaufsicht und Psychopathenfürsorge in den Hintergrund traten.[613]

---

611 Faltlhauser: offene Fürsorge 1928, S. 140.
612 Faltlhauser: offene Fürsorge 1927, S. 26.
613 Vgl. StANu, Regierung von Mittelfranken, Abg. 1952, V, Nr. 2058 e, Jahresberichte der Heil- und Pflegeanstalten Ansbach und Erlangen 1928–1932: Jahresbericht 1928.

Es wird erkennbar, wie das fortschrittliche Reformkonzept Kolbs, das in Aussicht stellte, die psychiatrische Praxis grundlegend transformieren zu können, sich im Laufe der 1920er Jahre zu einer reglementierenden, letztlich der psychiatrischen Eugenik verpflichteten Kontrollinstanz entwickelte.

Während die separate Betrachtung einzelner Tätigkeitsbereiche in gewisser Weise vorteilhaft ist, stellt diese Aufteilung eine rein willkürliche Trennung dar – letztlich sind die verschiedenen Bereiche aufgrund ihrer zahlreichen Berührungspunkte und Verschränkungen stets in Gesamtheit zu betrachten.

Eine soziale Aufgabe

Im Unterschied zu seinem Bestreben die Anstaltsfürsorge zu medikalisieren, d.h. die Anstalt mehr zu einem Krankenhaus im herkömmlichen Sinne werden zu lassen, betonte Gustav Kolb nicht den medizinischen als vielmehr den sozialen Charakter der offenen Fürsorge.[614] 1926 sagte er hierzu: „Die Fürsorge der Anstalt Erlangen ist ein sociales Werk, das unter fachärztlicher Leitung und mit besonders vorgebildeten Hilfskräften den aus der Anstalt ausgetretenen Kranken die Rückkehr in das Leben erleichtern und ihnen ausserhalb der Anstalt Schutz und Rückhalt gewähren soll, sodass die Rückkehr in die Anstalt tunlichst gar nicht oder doch nur ganz vorrübergehend notwendig wird."[615]

Die scheinbar widersprüchliche Tatsache, dass medizinische Fachkräfte sich sozialer Fragestellungen annehmen sollten, versuchte Kolb 1931 folgendermaßen zu erklären: „Die Aufgaben der offenen Fürsorge sind sozialmedizinisch, d.h. im wesentlichen sozial, aber nur mit fachärztlichen Kenntnissen lösbar."[616] In diesen beiden Zitaten werden grundlegende sozialpsychiatrische Überzeugungen im Denken Kolbs erkennbar. Dadurch, dass er die Fürsorgearbeit primär als soziale Tätigkeit begriff, verwies er einerseits auf den bedeutenden Einfluss sozialer Faktoren auf die Entstehung bzw. den Verlauf geistiger Erkrankung und deutete andererseits auch auf die sozialen Auswirkungen psychischer Erkrankung hin. Damit machte Kolb deutlich, dass psychische Erkrankungen kein rein medizinisches Problem darstellen. Weiterhin wird der sozialpsychiatrische Ansatz der offenen Fürsorge deutlich erkennbar in der Überzeugung, psychisch kranken Menschen zur Besserung verhelfen zu können, ohne im

---

614 Zu Kolbs Bestreben die psychiatrische Anstalten Krankenhäusern anzugleichen vgl. Kolb: Inwieweit Änderungen 1920, S. 165.
615 HA-BZK Erlangen: Gustav Kolb: Die offene Fürsorge der Heil- und Pflegeanstalt Erlangen 1926.
616 Kolb: offene Fürsorge 1931, S. 118.

eigentlichen Sinne medizinisch tätig zu sein. Dem Dilemma der wissenschaftlichen Psychiatrie, Ätiologie und Pathogenese ihrer Krankheitsbilder nicht begreifen und folglich hieraus auch keine therapeutischen Ansätze entwickeln zu können, entzog sich die Sozialpsychiatrie Kolbs elegant und pragmatisch. Sie konnte therapeutische Erfolge ohne neuropathologische Kenntnisse erzielen, indem sie den Kranken die Rückkehr in möglichst natürliche Lebensverhältnisse ermöglichte, die sich günstig auf den Krankheitsverlauf auswirkten.

Die offene Fürsorge priorisierte im Vergleich zu der bis zum Ersten Weltkrieg vor allem auf Verwahrung ausgerichteten Anstaltspsychiatrie die Interessen der Patienten. Valentin Faltlhauser bekräftigte diese dem anstaltspsychiatrischen *status quo* der Vorkriegszeit entgegengesetzte Haltung, als er erklärte: „Oberster Grundsatz jeder Geisteskrankenfürsorge muß sein, daß sie in erster Linie zum Schutz der Kranken, für ihr Wohl und Wehe, ihren Vorteil da ist. Und erst in zweiter Linie zum Schutze der Allgemeinheit."[617] Auch Kolb glaubte, wie bereits zuvor erläutert (S. 161), dass die Anstaltspsychiater dem ärztlichen Anspruch, den Kranken ein Freund und Helfer zu sein, bislang nicht genügt hatten und dementsprechend die Anstalten eher Zuchthäusern als Krankenhäusern ähnelten. Die offene Fürsorge sollte Kolbs Überzeugung nach hier Veränderung schaffen: Indem die Psychiater ihren Patienten nach Entlassung weiterhin unterstützend und beratend zur Seite standen, ihnen dabei halfen Arbeit zu finden und ggf. überbrückend finanzielle Unterstützung zukommen ließen, würde sich das Image der Psychiater in der Bevölkerung grundlegend wandeln.[618] Dass sich das Arzt-Patienten bzw. Arzt-Angehörigen Verhältnis im Rahmen der offenen Fürsorge tatsächlich zu verbessern begann und das in weiten Bevölkerungskreisen vorherrschende Misstrauen gegenüber der Psychiatrie langsam abgebaut wurde, bezeugen Berichte aus Kutzenberg und Erlangen (vgl. Unterkapitel ab S. 113 sowie S. 182). Von der Idealvorstellung des „Freund und Helfers" sollten sich die Fürsorgeärzte allerdings im Laufe der zweiten Hälfte der 1920er Jahre, wie im Kapitel 4 dargestellt wird, zunehmend distanzieren.

Im Folgenden sind zur Veranschaulichung die unterschiedlichen sozialen Aufgabenbereiche der Fürsorge unter den Punkten a.) bis g.) zusammengefasst.

a.) Unterstützung der Kranken bei der Arbeitssuche: Im Rahmen dieser wichtigen Aufgabe vermittelten die Fürsorgestellen für ihre Patienten beim Arbeitsamt, bei der Kriegsbeschädigten-Fürsorgestelle oder direkt

---

617 Faltlhauser: externe Dienst 1925, S. 202.
618 Kolb: Reform Irrenfürsorge 1919, S. 142.

bei Arbeitgebern und Betrieben. Auch über private Kanäle, etwa durch persönliche Kontakte oder Bekanntschaften des Anstaltspersonals, versuchte man Arbeitsgelegenheiten für entlassene Kranke zu organisieren. Die infolge der enormen sozialen Not und einer mit der Weltwirtschaftskrise einsetzenden Massenarbeitslosigkeit sich ohnehin ungemein schwierig gestaltende Arbeitssuche erschwerte sich aufgrund der zum größten Teil eingeschränkten Arbeitsfähigkeit der Fürsorgepatienten noch einmal zusätzlich.[619] Für den Einzelnen eine passende Arbeitsmöglichkeit zu finden, war eine zeitraubende Aufgabe.[620]

Kolb sah die offene Fürsorge in puncto Arbeitsbeschaffung allerdings nicht allein dem Patienten verpflichtet, sondern auch in einer Verantwortung gegenüber der Gesellschaft stehend. Dem an *Dementia praecox* Erkrankten, der aufgrund einer vorübergehenden Exazerbation seiner Krankheit die Arbeit pausieren musste, die Arbeitsstelle zu sichern, erachtete er dabei gleichermaßen als Pflicht, wie er es als Frevel gegenüber der Allgemeinheit ansah, dem „arbeitsunlustigen Psychopathen" Unterstützung zukommen zu lassen. Kolb plädierte in diesem Zusammenhang für eine kritische Humanität, die er als edelste Blüte der Religion und Kultur ansah, und warnte im Umkehrschluss vor einer unkritischen Humanität, die gegenüber der Gesellschaft wie auch dem Fürsorgebetreuten eine schwerste Ungerechtigkeit darstellte und ein Zeichen von Schwäche und Niedergang war.[621]

b.) Hilfe bei der Wohnungssuche: Eine weitere wichtige Aufgabe war, diejenigen Kranken, die nicht bei Angehörigen unterkommen konnten, bei der Wohnungssuche zu unterstützen. In den Fällen, in denen Fürsorgepatienten bei ihrer Familie untergebracht werden konnten, erfolgte zuvor eine Begutachtung der häuslichen Verhältnisse.[622] Der Zustand der Wohnung, eine gewisse Ordnung, Sauberkeit und ein adäquates Auftreten der für die Beaufsichtigung und Pflege des Patienten zuständigen Angehörigen stellten hierbei wichtige Kriterien dar.[623]

c.) Finanzielle Unterstützung: Bei Bedarf konnte Fürsorgepatienten eine vorübergehende finanzielle Unterstützung gewährt werden, die entweder durch die Irrenhilfsvereine, die bisher zahlungspflichtigen Verbände bzw. Kassen

---

619 Faltlhauser: externe Dienst 1925, S. 184, S. 203.
620 Ebd., S. 203.
621 Kolb: Aufgaben Fürsorge 1927, S. 168.
622 Faltlhauser: externe Dienst 1925, S. 184.
623 Kolb: Aufgaben Fürsorge 1925, S. 169.

oder durch die Anstalt selbst getragen wurde.[624] Bei Patienten in Familienpflege wurde regelhaft ein nach Arbeitsleistung, Pflegebedürftigkeit und sozialem Verhalten des Kranken sich richtendes Versorgungsgeld ausbezahlt, solange diese noch anstaltsbedürftig waren, d.h. noch nicht in die offene Fürsorge entlassen werden konnten.[625]

d.) Unterstützung im Verkehr mit Behörden, Gerichten etc.: Die Ärzte und Fürsorgepflegerinnen waren bemüht sicherzustellen, dass die Interessen ihrer Patienten innerhalb der Familie geachtet wurden und gewährten ihnen Unterstützung im Verkehr mit Behörden, Gerichten und anderen Stellen.[626] Bei rechtlichen Fragen Fürsorgebetreuter sprach sich Kolb einerseits wiederholt für die Zurechnungsfähigkeit sogenannter Psychopathen aus, hielt es aber andererseits für wichtig, dass die Fürsorge schwer psychisch Kranken im Gericht Beistand leistete und für deren Interessen eintrat.[627]

e.) Beratung: Eine Beratung der Kranken und ihrer Angehörigen erwies sich als notwendig bei Fragen bezüglich Entmündigung, Betreuung, Ehescheidung und in Bezug zu Leistungen öffentlicher Fürsorge, wie Rentenzahlungen, Armenunterstützung und Arbeitslosenunterstützung.[628]

f.) Unterstützung bei der Versorgung von Familienangehörigen: Im Falle einer nötigen Einweisung von Fürsorgepatienten in die Anstalt, bei denen undurchsichtige bzw. schwierige Familienverhältnisse vorlagen oder die alleinstehend waren, wurde die Versorgung ihrer unselbstständigen Kinder bzw. hilflosen Angehörigen in die Wege geleitet. Zudem erfolgte eine Sicherung ihres Vermögens und Besitzes sowie ihrer Wohnung vor Zugriffen seitens des Wohnungsamtes.[629]

g.) Verbesserung der Arzt-Patienten-Angehörigen Beziehung: Kolb glaubte in der Gesellschaft ein zunehmendes Bedürfnis nach einer individualisierten psychiatrischen Versorgung zu erkennen. So führte er beispielsweise den ungeheuren Zulauf, den die Psychoanalyse erfuhr, zum großen Teil auf ein Gefühl der besonderen ärztlichen Anteilnahme zurück, das sich bei

---

624 Ebd., S. 170.
625 Letztlich finanziert wurde dieses Versorgungsgeld durch den Landesfürsorgeverband, die Ortsfürsorgeverbände oder durch die Angehörigen, sofern sie vermögend genug waren. Vgl. Kolb: Entwurf Richtlinien Außenfürsorge 1928, S. 438 f.
626 Faltlhauser: externe Dienst 1925, S. 203; Kolb: Aufgaben Fürsorge 1927, S. 168.
627 Ebd.
628 Faltlhauser: externe Dienst 1925, S. 184.
629 Kolb: Aufgaben Fürsorge 1927, S. 169.

Patienten aufgrund der zeitintensiven Exploration durch den Psychoanalytiker einstellte.[630] Während in großen Anstalten der Patient nicht mehr als eine Nummer war, beabsichtigte Kolb durch die offene Fürsorge eine individualisierende Behandlung und eine persönlichere Beziehung zum Patienten zu ermöglichen, die den ganzen Menschen ins Blickfeld nahm, seine Lebensgeschichte, Lebensumstände und Familienverhältnisse berücksichtigte und multimodal agierte, um sein psychisches Wohl zu gewährleisten.[631]

Die Anamnese war durch Erhebungen bei Familienangehörigen zu komplementieren. Bei ungünstigen Familienverhältnissen schlug Kolb vor zu untersuchen, inwiefern ein etwaiger kausaler Zusammenhang mit dem Ausbruch der Psychose bestand.[632] Kolb zielte auf eine grundlegende Verbesserung des Arzt-Kranken bzw. Arzt-Angehörigen Verhältnisses ab und sprach von der „Knüpfung wertvollster persönlicher Beziehungen" zwischen Psychiatern, Kranken, Angehörigen und Allgemeinheit.[633]

Die Aufgaben der Außenfürsorge versprachen den Psychiatern zwar im Vergleich zur Tätigkeit in der Anstalt größere berufliche Satisfaktion, doch stellte die Arbeit in der Fürsorge zugleich auch besondere Anforderungen. So war die Erfüllung der sozialpsychiatrischen Aufgaben etwa, wie Faltlhauser schrieb, für das pflegerische und ärztliche Personal der Fürsorge mit einem bedeutenden Zeitaufwand verbunden. Kranke nahmen bisweilen halbe oder gar ganze Tage in Anspruch, hatten, wie ihre Angehörigen auch, ein großes Bedürfnis, sich auszusprechen, und wünschten Rat und vor allen Dingen Hilfe. Diese Hilfe zu leisten, verlangte indes vom Personal „unendliche Zeit" und viele mühsame „Laufereien", um es mit Faltlhausers Worten auszudrücken.[634]

---

630 Kluge: Jahresversammlung 1913, S. 837 f.; wie Kolb der Psychoanalyse gegenüber eingestellt gewesen sein mag lässt sich anhand der Quellen nicht rekonstruieren. Abgesehen von der Tatsache, dass Kolb ihre Popularität u.a. darauf zurückführte, dass die Patienten im Rahmen der Psychoanalyse eine besondere Zuwendung von Seiten des Behandlers erfuhren, äußerte sich Kolb, soweit die Quellen hierüber Aufschluss geben, nur ein weiteres Mal zu dieser Thematik. In seinem kritischen Artikel über den Okkultismus und die anthroposophische Lehre Rudolf Steiners offenbarte Kolb, dass er eine Heilung von „Geisteskranken" durch Psychoanalyse für Unfug hielt. Vgl. Kolb: Okkultismus 1921, S. 780.
631 Zu Patienten als Nummer vgl. Kolb: ärztliche Dienst 1920, S. 32; Kolb: Vorschläge für die Ausgestaltung 1908, S. 9 f., S. 25.
632 Kolb: Aufgaben Fürsorge 1927, S. 169.
633 Ebd., S. 173.
634 Faltlhauser: externe Dienst 1925, S. 202 f.

Berücksichtigt man eine weitere Bedeutung des Wortes sozial, spiegelt letztlich auch das Bestreben, möglichst alle psychisch kranken Menschen jedweden gesellschaftlichen Hintergrunds in eine extramurale Versorgung einbinden zu wollen, den sozialen Charakter der offenen Fürsorge wider.[635] Man kann diesbezüglich sagen, die Erlanger Reformpsychiater beabsichtigten einen gewissen Versorgungsanspruch zu erfüllen, der im Konzept der offenen Fürsorge von vornerein angelegt war.[636] Damit erweiterte die Fürsorge ihren Aktionsradius deutlich und ging auch in ihrem Handlungsspektrum weit über das Betätigungsfeld der Irrenhilfsvereine hinaus.[637]

Die zu Beginn der 1920er Jahre von Kolb und Faltlhauser als so zentral angesehenen sozialen Aufgaben der offenen Fürsorge verloren gegen Ende der 1920er Jahre zu Gunsten anderer Tätigkeitsbereiche, wie der Schutzaufsicht und Psychopathenfürsorge und der Erstellung einer „Topographie der geistig Anormalen", zunehmend an Bedeutung. Diese Entwicklung wurde von Fachkollegen außerhalb Erlangens kritisch kommentiert. Der Schweizer Psychiater Hans Steck (1891–1980), Privatdozent an der Universität Lausanne, wies beispielsweise 1930 darauf hin, dass die im Erlanger Fürsorgegebiet vorangetriebene Erfassung der sogenannten geistig Minderwertigen die offene Fürsorge eine Art Polizeidienst ausüben lasse und den Anschein einer „Diktatur des Psychiaters" vermittle.[638] Eine Ansicht welche die Fürsorgeärzte Schuch und Grimm entschieden zurückwiesen.[639] Kolb war sich bewusst, dass die offene Fürsorge leicht den Anschein eines Polizeidienstes erwecken konnte und war sehr darum bemüht, ihr keinen polizeilichen Charakter zu verleihen. Er war sich zudem im Klaren darüber, wie stigmatisierend sich eine psychiatrische Fürsorge auf die betreuten Patienten auswirken konnte. In der Dienstordnung für Fürsorgepflegerinnen wies er deshalb darauf hin:

> „Die Fürsorgepfleger und Fürsorgepflegerinnen haben danach zu trachten, möglichst unbekannt zu bleiben, möglichst wenig aufzufallen, möglichst unbemerkt zu den Pfleglingen zu gelangen, damit diesen nicht aus dem Bekanntwerden der Fürsorgestellung Unannehmlichkeiten oder Nachteile erwachsen. Befürsorgte sollen ohne Not nicht in Dienststellen, an Arbeitsplätzen u. dgl. aufgesucht werden, um sie bei ihren

---

635 Vgl. zur Mehrdeutigkeit des Begriffes *sozial* in diesem Kontext Schmiedebach/Priebe: Social Psychiatry 2004, S. 449 f., S. 471.
636 Faltlhauser: externe Dienst 1925, S. 171.
637 Ebd., S. 171 f.
638 Steck: Anstaltsbehandlung 1930, S. 51 zitiert nach Brink: Grenzen der Anstalt 2010, S. 233; zur Person Stecks vgl. Freivogel: Steck 2012.
639 Schuch/Grimm: Eingliederung der offenen Fürsorge 1930, S. 336.

Arbeitgebern, falls diese nicht ohnedies von der Fürsorgestellung unterrichtet sind, nicht zu schädigen. Die Fürsorgepfleger und -pflegerinnen sollen Freunde und Helfer für die Befürsorgten sein. Jedes Auftreten, das den Eindruck einer polizeilichen Maßnahme erwecken könnte, ist zu vermeiden."[640]

Prophylaxe, Rezidivprophylaxe und Prävention

Vorab erscheint es sinnvoll, einige grundsätzliche Begrifflichkeiten näher zu erläutern. Was genau ist unter Prophylaxe in diesem Kontext zu verstehen? Und auf welche Personengruppen gedachte man im Sinne einer Prophylaxe einzuwirken?

Unter einer wirksamen Prophylaxe verstanden die Erlanger Psychiater vor allem, die außerhalb der Anstalt lebenden, sogenannten geistig Abnormen, welche noch nie zuvor in einer Anstalt untergebracht werden mussten, in die offene Fürsorge einzubeziehen, um einer möglicherweise in Zukunft nötigen Anstaltseinweisung dieser Personen vorzubeugen. Grundvoraussetzung dafür war laut Kolb zunächst deren Registrierung, die er gemeinsam mit Faltlhauser im Zuge einer Erfassung aller geistig Abnormalen des Aufnahmegebiets durchführte (vgl. S. 193, S. 229).[641] Zur kurzen Erläuterung: Die als psychisch anormal bzw. abnorm bezeichneten Menschen stellten für Kolb sogenannte psychiatrische Grenzfälle dar, d.h., sie galten weder als psychisch gesund noch im eigentlichen Sinne als geisteskrank. Viele Personen, die durch sozial unangepasst bzw. als inakzeptabel eingestuftes Verhalten auffällig geworden waren, wurden dieser Gruppe zugeteilt. In den Veröffentlichungen und Vorträgen der Erlanger Reformpsychiater Kolb und Faltlhauser ist ab etwa 1923 insbesondere von zwei Gruppen sogenannter psychisch Abnormer bzw. psychiatrischer Grenzfälle vielfach die Rede: den Psychopathen und den Alkoholisten.

Analog zur Prophylaxe versuchten die Erlanger Psychiater im Rahmen der sogenannten Entlassenenfürsorge, d.h. durch eine Nachbetreuung entlassener Anstaltspatienten, eine Rezidivprophylaxe zu bewirken. Diese erachteten die Erlanger Psychiater insofern für notwendig, als sie davon überzeugt waren, dass die meisten geistig Abnormen auch nach ihrer Genesung bzw. Besserung immer wieder unter Rückfällen bzw. Schwankungen ihrer Erkrankung litten und demnach Gefahr liefen, jederzeit erneut anstaltspflichtig zu werden. Eine laut Faltlhauser ärztlich wie sozial gebotene Entlassenenfürsorge wirkte im Sinne einer Rezidivprophylaxe dem entgegen und schützte die Anstalt so vor

---

640 Kolb: Anhang 1927, S. 401.
641 Kolb: allgemeinen und besonderen Gründe 1927, S. 158.

vermeidbaren Aufnahmen.[642] Grundsätzlich gestaltete sich eine solche Rezidivprophylaxe zunächst wie folgt. Möglichst bald nach Entlassung wurde ein erster Hausbesuch abgestattet. Wie sich die Entlassung auf den Kranken auswirkte, konnte dabei ebenso kontrolliert werden, wie die Einhaltung der vorgeschriebenen Vorsichtsmaßregeln.[643] Vor schädlichen Einflüssen waren die Kranken soweit wie möglich zu schützen.[644] Zwar behauptete Kolb in der 1927 veröffentlichten „Offenen Fürsorge in der Psychiatrie und ihren Grenzgebieten", dass im Bedarfsfalle in der ersten Zeit nach Entlassung auf Bitten der Angehörigen sogar eine Nachtwache gestellt werden konnte, doch ließ sich in den eingesehenen Fürsorgeakten hierfür kein Anhaltspunkt finden.[645]

Neben den genannten Aspekten dienten dem prophylaktischen bzw. rezidivprophylaktischen Zweck darüber hinaus auch die im vorigen Abschnitt beschriebenen Formen sozialer Unterstützung, die dem Kranken nach Entlassung ein rasches Wiedereinfinden in ein Leben außerhalb der Anstalt ermöglichen sollten.

Schließlich versuchte man auch durch Einflussnahme auf die Lebensführung der Fürsorgepatienten einer Verhaltensverschlechterung bzw. Exazerbation der Erkrankung vorzubeugen.[646] Kolbs Vorstellungen davon, wie psychische Gesundheit beeinflussbar und welcher Lebenswandel ihr zuträglich war, wurden durch die Anschauungen der Ende der 1920er Jahre in Deutschland im Aufstieg begriffenen psychischen-Hygiene-Bewegung maßgeblich beeinflusst. Kolb war seit 1927 Vorstandsmitglied des zwei Jahre zuvor von Robert Sommer (1864–1937) gegründeten Deutschen Verbandes für psychische Hygiene, in dem sich die führenden Vertreter der Reformpsychiatrie, darunter Hermann Simon (1867–1947) und Hans Roemer (1878–1947), zusammenschlossen.[647] Darüber hinaus war Kolb auch Mitherausgeber der seit 1928 erscheinenden

---

642 Faltlhauser: offene Fürsorge 1927, S. 23.
643 Kolb: Aufgaben Fürsorge 1927, S. 170.
644 Ebd., S. 175.
645 Ebd., S. 170.
646 Vgl. hierzu die Aussage Kolbs: „Der Kranke muss zu einer Lebensführung und Lebensweise erzogen werden, welche geeignet ist, die Wiederkehr akuter Störungen auszuschliessen oder doch dieselben in milderer Form auftreten zu lassen oder welche, bei chronischen Psychosen, ein gewisses Gegengewicht gegen die Schädigung und Gefahren der Geisteskrankheit zu bilden geeignet erscheint." In: Kolb: Sammel-Atlas Teil A 1902, S. 29.
647 Zum Deutschen Verband für psychische Hygiene vgl. auch: Walter: Psychiatrie Gesellschaft 1996, S. 286–296.

Zeitschrift für psychische Hygiene, die als Beilage der Allgemeinen Zeitschrift für Psychiatrie erschien und das Sprachorgan des Verbandes war.[648] Ausgehend von den Grundsätzen psychischer Hygiene, beabsichtigte Kolb durch die offene Fürsorge, insbesondere im Rahmen der Schutzaufsicht und Psychopathenfürsorge, einen günstigen Einfluss auf die Lebensführung der Fürsorgepatienten zu nehmen. Ein Beispiel hierfür war die sachverständige Beratung der Fürsorgepatienten und ihrer Angehörigen bezüglich diverser Lebensbereiche, wie etwa Eheschließung, Berufswahl, Erziehung und was den Konsum von Rauschgiften anging.[649]

Gegen Ende der 1920er Jahre erschien es den Erlanger Psychiatern aus Gründen, die im Unterkapitel 4.1 näher erläutert werden, nicht mehr ausreichend, allein eine wirksame Prophylaxe und Rezidivprophylaxe anzustreben. Von Kolb zur „Schicksalsfrage" für das deutsche Volk erklärt, galt es nun, präventiv zu agieren und die Fortpflanzung vermeintlich erbkranker Personen zu verhindern.[650] Analog dazu näherte sich der Deutsche Verband psychischer Hygiene immer mehr der Rassenhygiene an, beispielsweise ersichtlich an der wachsenden Anzahl Publikationen in der Zeitschrift für psychische Hygiene zu den Themen Erbforschung und Erbgesundheitspflege sowie der programmatischen Umbenennung des Verbands zum *Deutschen Verband für psychische Hygiene und Rassenhygiene* im Juli 1933.[651] Zu den Details dieser Entwicklungen an späterer Stelle mehr.

Die Radikalisierung des Prophylaxe-Gedankens zeigt sich exemplarisch in den Veröffentlichungen Faltlhausers, des langjährigen Leiters der Erlanger offenen Fürsorge. Angetrieben von der Vorstellung einer gesellschaftssanitären Utopie, um die treffende Formulierung Hans-Ludwig Siemens zu gebrauchen, sprach Faltlhauser 1929 davon, mit Hilfe vorbeugender Maßnahmen „das ganze Problem geistiger Abnormität an der Wurzel zu fassen" und zum Schutz der Allgemeinheit „aus der Welt zu schaffen". Die Erfassung der außerhalb der Anstalt lebenden sogenannten geistig Abnormen diente nun nicht mehr vorrangig dem Zweck, einer zukünftig womöglich notwendig werdenden Anstaltseinweisung vorzubeugen, als vielmehr einer eugenischen Prävention. Dementsprechend zielte eine genauere Kenntnis der sozialen Umstände

---

648 Roemer: Psychische Hygiene 1931, S. 305.
649 Kolb: allgemeinen und besonderen Gründe 1927, S. 158.
650 Zu Kolbs Aussage vgl. MPIP-DFA, HL3: Rundschreiben Kolbs an die Direktoren der Deutschen Heil- und Pflegeanstalten vom 7. April 1930.
651 Böcker: offene Irrenfürsorge 1985, S. 64.

des Kranken nicht mehr in erster Linie darauf ab, ein besseres therapeutisches Agieren zu ermöglichen, sondern, „familienbiologisches Material" zu erheben, wie es die erbbiologische Forschung Rüdins und Luxenburgers benötigte. 1929 beschrieb Faltlhauser, wie es dem Fürsorgepsychiater nun im Rahmen der Schutzaufsicht möglich war,

> „besser als jemals bisher mit den Problemen der Entstehung geistiger Abnormitäten in lebendigste, unmittelbarste Berührung zu kommen. Er ist in der Lage, selbst an Ort und Stelle den Boden zu studieren, aus dem die geistigen Abnormitäten erwachsen, die Familie, die Umwelt und ihre für den einzelnen Fall besonderen Schäden. Schon heute wird es ihm auf Grund seiner unmittelbaren Beobachtungen möglich sein, vorbeugend manches auszumerzen, was zur Entstehung neuer geistiger Abnormitäten führen oder beitragen könnte. Es wäre da manches anzuführen, z.B. Herausnahme psychisch gefährdeter Kinder aus ungeeigneten Familien, Eheberatung, Verhinderung ungeeigneter Ehen, nötigenfalls durch Entmündigung des gefährdeten Teils, wenn die gesetzlichen Voraussetzungen hierzu gegeben sind, und dergl. mehr. Die größte Bedeutung werden jedoch seine Erfahrungen und Forschungen auf diesem Gebiete erst in Zukunft gewinnen, einmal für die Lösung heute noch ungeklärter Vererbungsfragen und weiterhin für den Entwurf gesetzlicher Bestimmungen, die für die Zukunft angestrebt werden müssen, wenn erst die psychiatrischen Grundlagen feste sind."[652]

Ein Vergleich dieses Zitat Faltlhausers aus dem Jahre 1929 mit seiner vier Jahre zuvor getätigten Äußerung, psychiatrische Fürsorge müsse sich in erster Linie dem Schutz der Kranken, ihrem Wohl und Vorteil verpflichten und erst in zweiter Linie dem Schutz der Allgemeinheit dienen (vgl. S. 210), ist sehr aufschlussreich.[653] Geht man davon aus, dass Faltlhausers frühere Äußerung kein reines Lippenbekenntnis darstellte, muss man schlussfolgern: Der langjährige Leiter der offenen Fürsorge hatte einen radikalen Meinungswechsel vollzogen. Die offene Fürsorge sollte sich nun nicht mehr in erster Linie dem Patientenwohl als vielmehr der psychiatrischen Eugenik verpflichten. Auf die außerhalb der Anstalt lebenden Menschen im prophylaktischen Sinne einzuwirken, war nicht mehr ausreichend; im Sinne einer wirksamen Prävention galt es die „Ausschaltung schlechten Erbgutes" anzustreben.[654] Bei seinem langjährigen Vorgesetzten Gustav Kolb ist ein ähnlicher, seit etwa 1928 einsetzender Umschwung erkennbar, der an späterer Stelle noch einmal gesondert betrachtet wird (vgl. ab S. 311).

---

652 Faltlhauser: Schutzaufsicht psychische Hygiene 1929, S. 26.
653 Faltlhauser: externe Dienst 1925, S. 202.
654 Faltlhauser: Sterilisation 1931, S. 143.

Den Nährboden für diesen Radikalisierungsprozess der Fürsorgeärzte bildeten gewisse degenerationstheoretische und erbbiologische Überzeugungen, die z.T. auch rassistische und antisemitische Aspekte aufwiesen. Eine Aussage Faltlhausers aus der dritten Auflage seines Lehrbuchs „*Geisteskrankenpflege*" aus dem Jahre 1929 lässt erkennen, dass er hinsichtlich der inneren Ursachen psychischer Erkrankung ähnlich wie z.B. Johannes Lange (vgl. S. 312) die Ansicht vertrat, dass jüdische Menschen degeneriert und anfälliger für psychische Erkrankungen seien: „Was die Volksart anlangt, so ist es Tatsache, daß die Juden in Deutschland und England stärkere Neigung zu geistigen und nervösen Erkrankungen zeigen als die übrige Bevölkerung."[655] Bei Durchsicht der noch vorhandenen Fürsorgeberichte ließ ein Beratungsanlass im April 1929 antisemitisches Gedankengut auch bei den Fürsorgeärzten erkennen: Der 42jährige Herr S. erschien dem Fürsorgearzt im Gespräch depressiv, sehr müde und abgeschlagen zu sein. S. klagte über Kopfschmerzen und ein Nachlassen des Gedächtnisses. Im Ersten Weltkrieg hatte er 1917 eine Steckschuss-Verletzung durch einen Granatsplitter erlitten, der operativ entfernt werden musste. Nach der OP kam er wieder an die Front. Nach dem Krieg konnte er seinen Beruf (Kontorist) nicht mehr ausführen. Bis auf eine Narbe besagter Operation, einem feinschlägigen Zittern bei Spreizung der Hände und einem leichten Schwanken bei Fußaugenschluss ergab die körperliche Untersuchung keine Befunde. Der Fürsorgearzt schlussfolgerte: „Diagnose: Zur Zeit Depressionszustand bei einem von Hause aus psychisch wahrscheinlich labilen Menschen (Jude)."[656]

Es gilt festzuhalten, dass die Hinwendung der Reformpsychiater zur erbbiologischen Forschung und psychiatrischen Eugenik um 1930 einherging mit einer Abwendung von den Interessen der Patienten, d.h. vor allem von der Absicht, durch verschiedene Formen sozialer Unterstützung das Wiedereingliedern von Patienten in die Gesellschaft zu fördern. So stellte der ehemalige Leiter der Erlanger offenen Fürsorge Faltlhauser 1931 verächtlich fest: „Heute ersticken die Fürsorgeärzte allein in ihren sozialen Aufgaben", und sprach sich vor seinen bayerischen Kollegen dafür aus, den Außenfürsorge-Einrichtungen mehr Personal und „andere Mittel als heute zur Verfügung" zu stellen, um der als unerlässlich bezeichneten Aufgabe gerecht werden zu können, „mit allen Mitteln die Erbgesetze noch in ihren letzten Konsequenzen zu erforschen und zu sichern".[657] Wie Kolb sprach sich auch Faltlhauser dafür aus, die

---

655 Faltlhauser: Geisteskrankenpflege 1929, S. 18 f.
656 Vgl. StANu, Heil- und Pflegeanstalt Erlangen, Verwaltungsakte 34, Aufzeichnungen und Korrespondenzen betr. Kranke: Jahrgang 1929.
657 Faltlhauser: Sterilisation 1931, S. 144.

Außenfürsorgedienste der deutschen Heil- und Pflegeanstalten dafür zu nutzen, statistisches Material zu kompilieren, um der rassenhygienischen Forschung ein auf empirischen Daten beruhendes Fundament zu verleihen (vgl. ab S. 227, sowie ab S. 323).

Im zuvor zitierten Vortrag Faltlhausers, der auch in Form eines Artikels mit dem Titel *„Inwieweit können wir Psychiater nach dem Stande unseres heutigen Wissens eine Sterilisation von geistig Abnormen aus eugenischen Gründen empfehlen?"* erschien, sprach er sich noch gegen die Anwendung von Zwang aus: „In der Frage der Sterilisierung ist jedes Zwangsvorgehen bis auf weiteres wenigstens zu vermeiden." Faltlhauser plädierte zunächst noch für Sterilisationen auf freiwilliger Basis.[658]

„ein kaum versagendes Abzugsventil"

In den Unterkapiteln *Überbelegung und Anstaltsboom* sowie *Das Dilemma der praktischen Psychiatrie – Kolbs Analyse der Lage* ist auf die Überfüllungsproblematik und dem von Kolb entwickelten Lösungsansatz bereits im Detail eingegangen worden. Folgende Zusammenfassung erscheint daher sinnvoll.

Die nachgehende Betreuung entlassener Patienten durch die offene Fürsorge erlaubte es der Anstalt, den Entlassungsprozess zu beschleunigen, zu erleichtern und folglich deutlich mehr Patienten außerhalb der Anstalt unterzubringen. Die Anstalt wurde durch die Außenfürsorge befähigt, ihre Belegzahlen auszutarieren. Kolb wies immer wieder darauf hin, dass das Anstaltswesen hierdurch wesentlich effizienter und wirtschaftlicher arbeiten konnte. Im Zuge wachsender ökonomischer Schwierigkeiten war dies letztlich auch ein wesentlicher Grund dafür, dass die offene Fürsorge ab etwa Mitte der 1920er Jahre deutschlandweit Fuß fassen konnte.[659]

---

658 Ebd.
659 Vgl. Siemen: Reformpsychiatrie 1993, S. 99, S. 102 f.

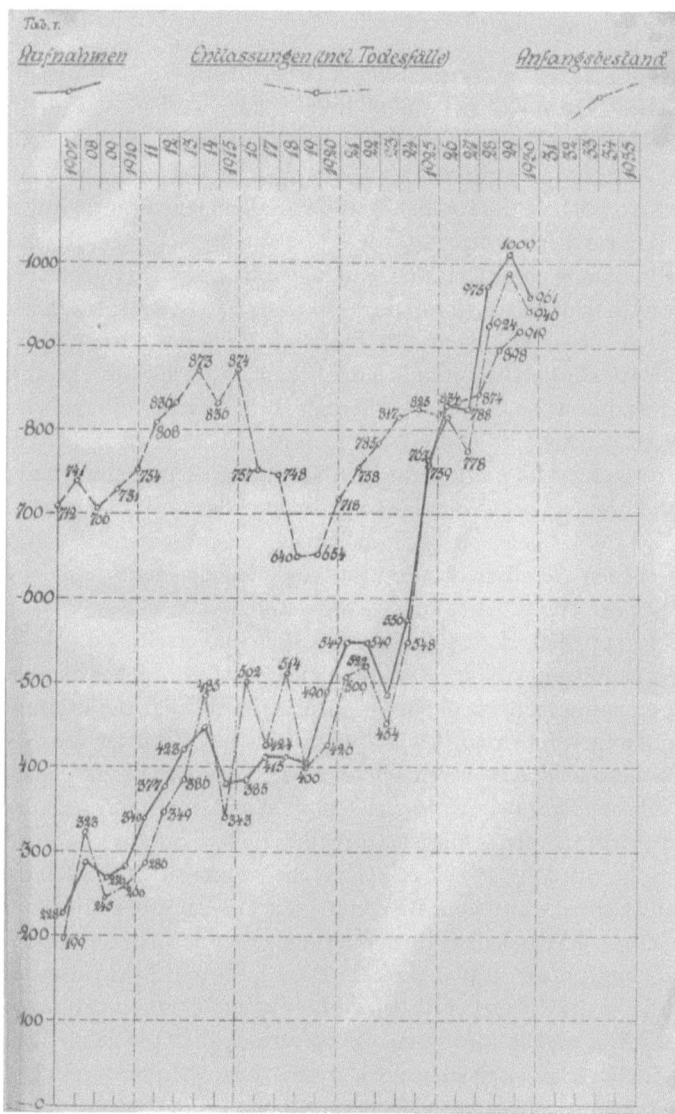

Abb. 18: Kolb veranlasste ab 1911 eine deutliche Steigerung der Entlassungszahlen (punktiert-gestrichelte Linie). Deutlich erkennbar ist der durch das Hungersterben in der Anstalt während des Ersten Weltkriegs bedingte Abfall der Anstaltspopulation. Dass die Belegung der Anstalt ab Mitte der 1920er Jahre weiter anstieg, beruhte u.a. auf sozialpolitischen Veränderungen, etwa dem 1924 verabschiedeten Reichsfürsorgegesetz (StANu, Reg. v. Mittelfranken Abg. 1952, 2058d, Jahresberichte der Heil- und Pflegeanstalten Ansbach und Erlangen 1919–1932: Jahresbericht 1930).

Schutz der Allgemeinheit

Wie zu Beginn dieses Unterkapitels beschrieben, definierte Kolb die offene Fürsorge bis etwa 1927 vor allem anhand ihrer sozialen Aufgaben, während er den Schutz der Umgebung der Kranken und der Allgemeinheit eher dem Aufgabengebiet der Amtsärzte zuordnete.[660] In puncto Sicherheit käme der offenen Fürsorge, so Kolb noch zu diesem Zeitpunkt, vor allem eine beaufsichtigende und eine den Amtsarzt benachrichtigende Funktion zu, da dieser letztendlich die Anstaltseinweisung aufgrund von Gemeingefährlichkeit zu verfügen hatte.[661]

Es gilt festzuhalten, dass Kolb durchaus eine gewisse Risikobereitschaft an den Tag legte, als er sich dazu entschied, mit Hilfe der offenen Fürsorge die Zahl der Entlassungen signifikant anzuheben und schwerer erkrankte Patienten zumindest versuchsweise außerhalb der Anstalt unterzubringen. Im Vergleich zu der bis dato vorherrschenden psychiatrischen Praxis rückte der Sicherheitsaspekt, d.h. die Aufgabe, den Schutz der Allgemeinheit zu gewährleisten, im Rahmen der offenen Fürsorge in den Hintergrund. Dennoch spielte die Erfüllung eines gewissen Sicherheitsbedürfnisses seitens des Staates und der bürgerlichen Gesellschaft sehr wohl auch bei den reformpsychiatrischen Neuerungen der 1920er Jahre eine wichtige Rolle.

Verglichen mit den relativ stabilen politischen und gesellschaftlichen Verhältnissen vor dem Ersten Weltkrieg mussten die Umbrüche der Nachkriegszeit und die volatilen politischen wie ökonomischen Verhältnisse in der krisengeplagten Republik in weiten Teilen der Bevölkerung zu einem Gefühl der Verunsicherung führen. Insbesondere die oberen Schichten der Gesellschaft verspürten infolge dessen ein besonderes Bedürfnis nach Stabilität und der Gewährleistung öffentlicher Sicherheit. Diesen Anliegen versuchte die konservative bayerische Landesregierung nach Möglichkeit zu entsprechen, hatte sie doch nach dem Sturz der sozialistischen Münchener Räterepublik selbst ein großes Interesse daran, im Sinne einer Gesellschaftsreglementierung störende, delinquente Individuen und Personengruppen zu überwachen. Dass Kolb und Faltlhauser die politischen Akteure der Räterepublik wiederholt öffentlich psychopathologisierten und auf die Wichtigkeit hinweisen, solche vermeintlich psychopathischen Persönlichkeiten psychiatrisch zu beaufsichtigen, zeugt wiederum vom Ehrgeiz der Erlanger Reformpsychiater, den Sicherheitsinteressen des Staates zu dienen und auf diesem Wege, der im Aufbau begriffenen offenen Fürsorge einen festen Platz im Gefüge öffentlicher Gesundheitsfürsorge zu verschaffen.[662]

---

660 Kolb: Einwände und Bedenken 1927, S. 164; Kolb: Aufgaben Fürsorge 1927, S. 168 f.
661 Ebd.
662 Zu Kolb über Psychopathologie und Politik vgl. Mühsam: Tagebücher, Heft 32, 08.05.1922; Kolb: Diktatur und Psychiatrie 1919.

Neben der vermeintlichen Bedrohung von Gesellschaft und Staat durch die sogenannten Psychopathen (vgl. S. 240 f., S. 292 ff.) thematisierte Kolb weitere Entwicklungsprozesse, welche die Notwendigkeit einer psychiatrisch-fachärztlichen Aufsicht außerhalb der Anstalten notwendig erscheinen ließen: Die zunehmende Bevölkerungsdichte in den Städten, der Anstieg des Verkehrs und die sich insgesamt schwieriger gestaltenden Lebensbedingungen führten laut dem Erlanger Anstaltsdirektor dazu, dass psychisch Kranke größere Gefahr liefen, mit ihrer Umwelt in Konflikt zu geraten sowie sich selbst und/oder anderen zu schaden. Da er es aber gleichzeitig aus praktischen, wirtschaftlichen, rechtlichen, biologischen und psychiatrischen Gründen für unmöglich hielt, alle sogenannten geistig Anormalen in Anstalten unterzubringen, zog Kolb den Schluss, allein durch eine extramurale psychiatrische Versorgung den Kranken selbst, seine Umgebung und die Allgemeinheit schützen zu können.[663] Die Argumentationslinie Kolbs überzeugte. Mit der Schutzaufsicht und Psychopathenfürsorge, welche der Stadtrat Nürnbergs und der Stadtrat Fürths der offenen Fürsorge im Jahre 1923 anvertrauten, schlossen die städtische Verwaltung und die Heil- und Pflegeanstalt Erlangen ein Übereinkommen zu beiderseitigem Vorteil. Die offene Fürsorge sollte sich infolge dessen grundlegend verändern: Die Interessen der Patienten rückten nun zu Gunsten von Sicherheitsinteressen und dem Kontrollbedürfnis städtischer Behörden in den Hintergrund. Es galt störende, unangepasste, potentiell gefährliche Personen zu beaufsichtigen, zu kontrollieren und mittels repressiver Methoden zu disziplinieren.

Auf den ersten Blick betrachtet, scheint die Erlanger Psychiatrie unter Kolb mit ihrer liberalen Entlassungspraxis und einer damit einhergehenden Risikobereitschaft in geringerem Maße sicherheitsorientiert zu sein als die Verwahrpsychiatrie der Kaiserzeit. Allerdings gilt es zu bedenken, dass die maßgeblich von Kolb angestoßene Öffnung der Anstalt nicht allein eine Befreiung der psychisch Kranken von langjähriger Verwahrung bedeutete, sondern ebenso eine Externalisierung der Psychiatrie und ihrer Machtstrukturen herbeiführte. Mit der vermehrten Entlassung von Anstaltspatienten proklamierte die Psychiatrie gleichsam in Form der Außenfürsorge, einem Versorgungsanspruch außerhalb der Anstalten gerecht werden zu müssen und dadurch Kontrolle ausüben zu dürfen. Sie beanspruchte mit der offenen Fürsorge einen festen Platz inmitten des Gefüges öffentlicher Ämter und Behörden, erschloss sich eine Wirkdomäne außerhalb der Anstalt und erweiterte den Kreis ihres Patientenkollektivs umfassend. Damit schien die Außenfürsorge-Psychiatrie der

---

663 Kolb: allgemeinen und besonderen Gründe 1927, S. 154.

Allgemeinheit eine Form von Schutz gewähren zu können, den die Anstaltspsychiatrie bis dato nie hatte gewähren können.[664] Den Psychiatern wiederum erlaubte die offene Fürsorge, in einem Ausmaß reglementierend und normierend auf die Gesellschaft einzuwirken, wie es ihnen noch nie zuvor möglich gewesen war.

Aufklärungsarbeit

Was genau ist unter Aufklärungsarbeit durch die offene Fürsorge zu verstehen? Da die Erlanger Psychiater im Rahmen der offenen Fürsorge eine gewisse Präsenz innerhalb der Städte Nürnberg, Fürth und Erlangen zeigten, versuchten sie auf die öffentliche Meinungsbildung bezüglich verschiedener Themenbereiche Einfluss zu nehmen. Dabei verfolgten sie vor allem zwei Ziele.

Erstes Ziel war, wie bereits dargelegt (vgl. S. 113), das in der Bevölkerung vorherrschende Misstrauen gegenüber der Psychiatrie zu bekämpfen und als Folge dessen die Bereitschaft zur freiwilligen Inanspruchnahme psychiatrischer Versorgung zu erhöhen.[665] Unentgeltliche öffentliche Vorträge durch die Fürsorgeärzte einerseits sowie die Kultivierung eines vertrauensvollen Verhältnisses des Fürsorgepersonals zu seinen Patienten andererseits sollten dies bewerkstelligen.

Als zweites Ziel beabsichtigten die Fürsorgepsychiater, durch öffentliche Vorträge eine breite Öffentlichkeit über psychische Erkrankungen und deren Entstehung, Verhütung und Behandlung zu unterrichten.[666] Dieser Versuch, die Erkenntnisse der psychischen Hygiene an möglichst viele Menschen weiterzugeben, bedeutete ab ca. 1928, erbbiologische Aufklärungsarbeit zu leisten und die Bevölkerung über die Vererbungslehre der psychiatrischen Eugeniker zu unterrichten.[667] Während Kolb in vergleichsweiser moderater Weise eine weitreichende Aufklärungsarbeit forderte, äußerte sich der ehemalige Leiter der offenen Fürsorge Faltlhauser bereits 1931 in deutlich markanterer Weise: Die offene Fürsorge habe als Teil ihrer Aufklärungsarbeit die Fakten über Erblichkeit psychischer Erkrankungen und Notwendigkeit von Sterilisierungsmaßnahmen den breiten Massen wortwörtlich „einzuhämmern". Wie Faltlhauser nachdrücklich betonte, mussten Hindernisse, wie die falsche Behauptung, die Erbfrage sei noch ungenügend geklärt, bestimmte weltanschauliche,

---

664 Vgl. Kolb: Einwände und Bedenken 1927, S. 159 f.
665 Kolb: Sammel-Atlas Teil A 1902, S. 52; Kolb: Reform Irrenfürsorge 1919, S. 151.
666 Faltlhauser: offene Geisteskrankenfürsorge Gesellschaft 1927, S. 328.
667 Kolb: Offene Fürsorge psychische Hygiene 1928, S. 44 f.

moralisch-ethische Überzeugungen und veraltete Anschauungen sowie die Indolenz breiter Massen überwunden werden.[668]

Ein Knotenpunkt innerhalb des Netzwerks öffentlicher Gesundheitsfürsorge

Die unterschiedlichen Zweige öffentlicher Irrenfürsorge, bestehend aus Anstaltsfürsorge, Psychopathenfürsorge, Trinkerfürsorge, Einrichtungen für Zwangserziehung, Irrenhilfsvereine sowie den Pflegeanstalten sollten in der offenen Fürsorge einen gemeinsamen Sammelpunkt erhalten, an dem alle Fäden zusammenliefen und durch den die Zersplitterung des sogenannten Irrenwesens überwunden werden konnte.[669]

Aufgrund ihrer fachärztlichen Expertise und ihrer umfassenden Kenntnis des Patienten vor und nach Entlassung nahmen die Fürsorgeärzte eine begutachtende, beratende und kooperierende Rolle innerhalb eines Netzwerkes öffentlicher Einrichtungen ein, das sich aus den Amtsärzten, Gesundheitsämtern, Schulen, Wohlfahrtsämtern, Gewerbegerichten, Jugendämtern, Arbeitsämtern, Berufsberatungsstellen, Gerichten, Strafvollzugsanstalten, Militärbehörden, Versorgungsämtern, kleinen Krankenhäusern und karitativen Organisationen zusammensetzte.[670]

Wissenschaftliche Nutzung

Hinsichtlich der wissenschaftlichen Nutzung der offenen Fürsorge bzw. der durch die offene Fürsorge sich ergebenden Vorteile für die in den Anstalten wissenschaftlich tätigen Psychiater sind primär drei Aspekte von Relevanz, die in diesem Abschnitt näher beleuchtet werden.

Wie bereits im Unterkapitel *Bedrohte die Familienpflege die Interessen der Universitätspsychiatrie?* (S. 143) dargelegt, bestand zwischen der wissenschaftlich orientierten Universitätspsychiatrie Gustav Spechts und der Reformpsychiatrie Kolbs ein gewisses Konfliktpotential. Doch schien die Erweiterung des Kreises derer, die in eine psychiatrische Fürsorge einbezogen werden sollten, sowie die vermehrte Anstaltseinweisung leichter und akuter Krankheitsfälle durch die offene Fürsorge wissenschaftlichen Interessen auch durchaus

---

668 Faltlhauser: Sterilisation 1931, S. 143 f.; zur Aufklärungsarbeit der offenen Fürsorge vgl. Kolb: Offene Fürsorge psychische Hygiene 1928, S. 43 f.
669 Kolb: Vorschläge für die Ausgestaltung 1908, S. 9 f., S. 25.
670 Kolb: allgemeinen und besonderen Gründe 1927, S. 157; vgl. hierzu auch Kolb: Offene Fürsorge psychische Hygiene 1928, S. 44.

dienlich zu sein. Innerhalb der auf Verwahrung ausgerichteten Anstaltspsychiatrie war das Spektrum an zu beobachtenden Krankheitsbildern bis in die 1920er Jahre hinein eher beschränkt. Gustav Specht bemängelte etwa, dass der Großteil der Anstaltsinsassen, um eine despektierliche Redewendung des Erlanger Ordinarius zu verwenden, „chronisches Anstaltsmaterial" war und sich für das Studium psychischer Erkrankungen nur wenig eignete.[671] Auch Kolb wies auf die Tatsache hin, dass in den Anstalten bislang meist nur schwere Formen psychischer Erkrankungen zu beobachten gewesen waren. Die geringe wissenschaftliche Anregung, die sehr große Anstalten mit überwiegend chronisch Kranken ihren Ärzten boten, schien ihm dabei sehr bedenklich zu sein, so kam ein einzelner Arzt laut Kolb jährlich mit nur etwa 20 „frischen Fällen" in Berührung.[672] Wie bereits ausgeführt, versprach die offene Fürsorge hier Abhilfe schaffen zu können, indem sie die Anstalt dazu befähigte, ihre Entlassungen, aber auch ihre Aufnahmezahlen deutlich zu steigern, und die Bandbreite der dort zu studierenden Krankheitszustände und -bilder vergrößerte.

Zudem stellte die Außenfürsorge den Psychiatern in Aussicht, außerhalb der Anstalten wissenschaftlich tätig werden zu können. Die bereits thematisierte mit der Implementierung der offenen Fürsorge einhergehende Öffnung der Psychiatrie (S. 125 f.) versprach den Horizont der Psychiater auch in wissenschaftlicher Hinsicht deutlich erweitern zu können. Während in der Anstalt bislang allein Zustandsbilder und chronische Stadien einer Erkrankung zu beobachten gewesen waren, stellte die Außenfürsorge den Psychiatern in Aussicht, Krankheitsprozesse in ihrem Verlauf und gewissermaßen in freier Wildbahn, im Rahmen einer Feldforschung studieren zu können. Es schien nun möglich, sowohl den Einfluss, den die Umwelt auf die angeborene Veranlagung nahm, erforschen zu können wie die durch individuelle Lebensverhältnisse des Kranken geprägten Eigentümlichkeiten der Krankheitsentwicklung. Den Verlauf vor Aufnahme bzw. nach Entlassung konnten die Fürsorgepsychiater unmittelbar überwachen und studieren, während die Anstaltspsychiater bislang nur imstande waren, via Erkundigungen bei Dritten, also indirekt, etwas in Erfahrung zu bringen. Anamnese und Katamnese ließen sich hierdurch ganz wesentlich komplementieren. Der Arzt gelangte zudem durch den in das Milieu des Kranken, sein häusliches, familiäres und berufliches Umfeld gewonnenen Einblick zu einem ganzheitlicheren, umfassenderen Bild seines Patienten.[673] Zusammenfassend

---

671 Gustav Specht zitiert nach Davidson/Ude-Koeller: Kolb Faltlhauser Specht 2020, S. 42.
672 Kluge: Jahresversammlung 1913, S. 838.
673 Kolb: allgemeinen und besonderen Gründe 1927, S. 156.

ist zu sagen, dass der im ersten Abschnitt *Eine soziale Aufgabe* beschriebene sozialpsychiatrische Ansatz auch in wissenschaftlicher Hinsicht vielversprechend schien.

Obwohl der in Aussicht gestellte wissenschaftliche Erkenntnisgewinn eine Bereicherung der Forschung bedeutet hätte, kam es letztendlich zu keiner wirklichen Ausschöpfung dieser Möglichkeiten.[674] Die Gründe hierfür lagen u.a. darin, dass sich die Erlanger Fürsorgepsychiater während der 1920er Jahre völlig dem Aufbau- und der Ausdehnung der offenen Fürsorge gewidmet hatten und für wissenschaftliche Vorhaben schlichtweg die nötige Zeit fehlte. Zudem galt der wissenschaftliche Ehrgeiz Gustav Kolbs seit spätestens 1928 der Unterstützung der erbbiologischen Forschung. In Abschnitt 4.1 dieser Arbeit wird die Annäherung der Erlanger Reformpsychiater an die psychiatrische Eugenik und die Zusammenarbeit Kolbs mit den Wissenschaftlern der Genealogisch-Demographischen Abteilung eingehend beleuchtet; an dieser Stelle erfolgt deswegen nur ein grober Umriss.

Für Kolb, dessen Veröffentlichungen bis etwa 1927 Jahre allenfalls am Rande eugenische bzw. erbbiologische Themata streiften, scheint die Jahresversammlung des Vereins bayerischer Psychiater 1928, bei der Johannes Lange (1891–1938), Leiter der klinischen Abteilung der DFA in München, über den „gegenwärtigen Stand der Entartungsfrage" referierte, eine Art Wendepunkt gewesen zu sein.[675] Lange behauptete in seinem Vortrag, dass eine Fülle von neuen Untersuchungen bewiesen habe, wie sehr die Bevölkerung nach den verschiedensten Richtungen hin entarte. Er beschrieb die Lage als äußerst bedrohlich und gemahnte die Psychiater, alles zu tun, um das Ausmaß der Gefahr zu erkennen: „Wir müssen wissen, um zu handeln. Wir werden nicht verloren sein, wenn wir unerbittlich die Folgerungen aus unserem Wissen ziehen."[676] Kolb zeigte sich von Langes Vortrag tief beeindruckt und sprach sich bei der Jahresversammlung dafür aus, die Außenfürsorgedienste für die Erhebung statistischer Daten heranzuziehen, um damit der erbbiologischen Forschung eine empirische Grundlage zu verleihen. Die Voraussetzung hierfür war Kolbs Ansicht nach allerdings die „möglichst lückenlose Erfassung aller geistig anormalen Menschen tunlichst über ihr ganzes Leben aus möglichst vielen Gebieten", wie sie im Zuge der Ausdehnung der Erlanger offenen Fürsorge seit etwa 1923 in großem Stil umgesetzt worden war. Eine auf solcher Basis generierte

---

674 Vgl. auch Böcker: offene Irrenfürsorge 1985, S. 79.
675 Zu Johannes Lange vgl. Kreuter: Lexikon 1996, S. 820.
676 Weber: Jahresversammlung 1928, S. 226 f.

Individualstatistik von großem Umfang, d.h. eine Statistik, welche die Beantwortung spezifischer erbbiologischer Fragestellungen ermöglichte, würde zur weiteren Bearbeitung der von Lange beschriebenen Entartungsproblematik Wesentliches beitragen, so Kolb.[677]

Ernst Rüdin, der Leiter der Genealogisch-Demographischen Abteilung der DFA und eine der führenden Persönlichkeiten auf dem Gebiet der erbbiologischen Forschung, hielt Kolbs Vorhaben, mittels der offenen Fürsorge eine Erfassung aller geistig Gebrechlichen zu realisieren, für „eines der erstrebenswertesten Ziele".[678] Hans Luxenburger, Rüdins Stellvertreter in der Genealogisch-Demographischen Abteilung der DFA, war überzeugt, die Fürsorge ließe sich mit der Familienforschung sehr leicht verbinden, vereinfachte die „Erfassung und Aufbereitung familienbiologischen Materials" und befähigte die Anstalten dazu, selbständig auf dem Gebiet der Erblichkeitsforschung zu arbeiten.[679] Rüdin hatte auf diese Aspekte bereits 1924 in einem Vortrag hingewiesen, als er davon sprach, wie die Genealogen immer wieder die Wichtigkeit der *Psychiatria extra muros* zu betonen wussten. Denn sie erlaubte eine Familienforschung im besten Sinne, so Rüdin, und ermöglichte die Untersuchung und Erfassung „abnormer Typen", welche der Anstaltspsychiater üblicherweise nie zu Gesicht bekam.[680]

Mit Rüdin und Luxenburger ging Kolb ca. 1929 eine Zusammenarbeit ein. Als einer der einflussreichsten Psychiater auf dem Gebiet der praktischen Psychiatrie nutzte Kolb seinen Einfluss als Vorstandsmitglied im Deutschen Verein für Psychiatrie und mehrmaliger Vorsitzender der Anstaltsdirektorenkonferenz dafür, die Interessen der erbbiologischen Forschung zu stärken, und setzte sich für eine wissenschaftliche Kooperation zwischen Anstaltspsychiatrie, Außenfürsorgeeinrichtungen und den Münchener Rassenhygienikern ein.

Letztlich sollte das von Rüdin und Kolb gemeinsam verfolgte Ziel, der erbbiologischen Wissenschaft mit Hilfe der offenen Fürsorge ein auf empirischen Daten beruhendes Fundament zu verleihen, nie realisiert werden. Die rassenhygienischen Maßnahmen der NS-Regierung wurden trotz ihres fehlenden wissenschaftlichen Unterbaus rigoros in die Tat umgesetzt.

---

677 Ebd., S. 227; zu den wissenschaftlichen Aufgaben der offenen Fürsorge vgl. auch Kolb: Offene Fürsorge psychische Hygiene 1928, S. 42.
678 MPIP-DFA, HL3: Brief Ernst Rüdins an Gustav Kolb vom 11. September 1929.
679 MPIP-DFA, HL3: Manuskript von Luxenburgers Vortrag für die Tagung des Deutschen Vereins für Psychiatrie 1930.
680 Rüdin: Erblichkeit Psychiatrie 1924, S. 519

Erfassung & Registrierung – „Die Topographie der geistig Anormalen"

Wie Faltlhauser betonte, hatte Kolb bereits bei der ersten Veröffentlichung seiner Reformideen im Jahre 1902 die „letzten Ziele einer Irrenfürsorge" vor Augen, als er die Absicht formulierte, auch die außerhalb der Anstaltsmauern lebenden geistig Abnormen in eine psychiatrische Versorgung einbinden zu wollen.[681] Mit dieser Absicht ging ein umfassender Erfassungsanspruch einher, alle geistig Abnormen des Aufnahmegebiets, auch solche die bislang noch nicht in einer Anstalt behandelt worden waren, zu registrieren. Zu diesem Zweck führte die Erlanger offene Fürsorge eigens eine Kartothek all ihrer Fürsorgepfleglinge, die, wie Felix Böcker erkannte, eines der ersten psychiatrischen Fallregister darstellte.[682]

Das systematische Durchkämmen der ländlichen Teile des Aufnahmegebiets, organisiert und durchgeführt vom Leiter der offenen Fürsorge Valentin Faltlhauser, ist im Abschnitt *Die Ausdehnung der offenen Fürsorge in die ländlichen Bezirke* (S. 193) bereits im Detail geschildert worden. Hierdurch wie auch auf Basis von Aufzeichnungen der Polizeibehörden und Bezirksärzte sowie Benachrichtigungen durch Vertrauensleute vor Ort (e.g. Ärzte, Geistliche, Lehrer) war es den Fürsorgepsychiatern möglich, eine Übersichtskarte zu erstellen, die mit kleinen Fähnchen gespickt den Wohnort der jeweiligen geistig Abnormen kennzeichnete. Der Zielvorstellung einer Topographie der geistig Anormalen kam man so stetig näher.[683] 1931 stellte Kolb nicht ohne einen gewissen Stolz fest, dass man nun einen nahezu lückenlosen Überblick über alle in einem Gebiet mit ca. 770.000 Bewohnern lebenden psychisch kranken Menschen habe; im Bedarfsfalle könne man ohne weitere Untersuchungen unmittelbar feststellen, ob ein Mensch schwachsinnig, psychopathisch veranlagt, Trinker oder zuvor psychisch krank gewesen sei.[684]

Dass die möglichst umfassende Registrierung aller geistig Abnormer des Aufnahmegebiets für Kolbs Reformvorstellungen von zentraler Bedeutung war, lässt sich u.a. daran erkennen, dass sie die erforderliche Grundlage wichtiger Aufgabenbereiche der Fürsorge darstellte. Ohne jene Erfassung waren prophylaktische Maßnahmen bei noch nicht anstaltspflichtig gewordenen Personen

---

681 Faltlhauser: offene Fürsorge 1928, S. 139.
682 Faltlhauser: Entwicklung Fürsorge 1927, S. 193; Böcker: offene Irrenfürsorge 1985, S. 74.
683 Faltlhauser: Entwicklung Fürsorge 1927, S. 193; HA-BZK Erlangen: Fürsorgebericht 1926, S. 32 f.
684 Kolb: Anstalt Erlangen 1931, S. 572.

wie auch die Erhebung aussagekräftiger wissenschaftlicher Daten nicht denkbar.[685] Für die Durchführung der Sterilisationsmaßnahmen nach Inkrafttreten des *Gesetzes zur Verhütung erbkranken Nachwuchses* im Jahre 1934 und der von Kolb in Zusammenarbeit mit Ernst Rüdin und Hans Luxenburger angestrebten Erhebung statistischen Materials zur empirischen Untermauerung der erbbiologischen Forschung stellte die Erfassung aller sogenannter geistiger Abnormer des Aufnahmegebiets eine Grundvoraussetzung dar.[686]

Professionspolitische Motive

Zwar lassen sich die von den Erlanger Reformpsychiatern mit der offenen Fürsorge verfolgten professionspolitischen Absichten nicht im eigentlichen Sinne als ein Aufgabengebiet der offenen Fürsorge bezeichnen, doch ist es insofern sinnvoll, sie im Folgenden näher zu beleuchten, als sie für die Erschließung neuer Handlungsspielräume außerhalb der Anstalt von wesentlicher Bedeutung waren. Den bislang fast ausschließlich in der Anstaltsfürsorge beschäftigten Psychiatern galt es, neue berufliche Perspektiven und den Zugang zu einer abwechslungsreicheren und erfüllenderen Tätigkeit jenseits der Anstaltsmauern zu eröffnen. Zugleich sollten auch die Einflusssphäre der Psychiater ausgedehnt sowie die Reputation des Faches in der Öffentlichkeit aufgewertet werden. Die Etablierung der offenen Fürsorge bedeutete, eine grundlegende Verbesserung der beruflichen Situation der Psychiater anzustreben. Dass die Erlanger Reformpsychiater Kolb und Faltlhauser wie auch die Fürsorgeärzte Grimm und Schuch mit so viel Engagement die Realisierung dieses Großprojekts über insgesamt 20 Jahre vorantrieben und die schließlich zu beeindruckender Größe herangewachsene Erlanger offene Fürsorge vor einschneidenden Sparmaßnahmen im Zuge der Weltwirtschaftskrise verzweifelt zu bewahren suchten, lässt deren professionspolitischen Ehrgeiz deutlich erkennen.

Die Historikerin Astrid Ley hat zu diesem äußerst wichtigen Aspekt der offenen Fürsorge bereits überzeugende Forschungsarbeit geleistet und dabei wichtige Erkenntnisse gewinnen können.[687]

Um die professionspolitischen Absichten der Erlanger Reformpsychiater nachvollziehen zu können, ist es zunächst notwendig, sich die allgemeine

---

685 Kolb: allgemeinen und besonderen Gründe 1927, S. 158.
686 Zur Umsetzung des *Gesetzes zur Verhütung erbkranken Nachwuchses* auf Basis der von der offenen Fürsorge durchgeführten Erfassung und Registrierung sogenannter geistig Abnormer vgl. Zitat auf S. 350.
687 Vgl. Ley: Zwangssterilisation 2004, S. 178–229; Ley: Psychiatriekritik 2006.

berufliche Situation der Anstaltspsychiater zu Beginn des 20. Jahrhunderts zu vergegenwärtigen. Als Kolb seine ärztliche Tätigkeit Ende des 19. Jahrhunderts begann, herrschte an vielen Anstalten ein Mangel an ärztlichem Personal, der u.a. auf ein gewisses Nachwuchsproblem zurückzuführen war, da jungen angehenden Ärzten eine psychiatrische Laufbahn wenig attraktiv schien. Die Gründe hierfür waren mannigfaltig. Zum Beispiel wurden die Arbeitsbedingungen für Anstaltsärzte als unzufriedenstellend erlebt; ein selbständiges Agieren war den Ärzten innerhalb des streng hierarchisch geordneten Anstaltsbetriebs nicht möglich, während Aufstiegsmöglichkeiten zu einer leitenden Funktion nur bedingt gegeben waren.[688] Vor dem Hintergrund des in der Bevölkerung grassierenden Misstrauens gegenüber der Anstaltspsychiatrie genossen Psychiater zudem ein im Vergleich zu Ärzten anderer medizinischer Fachbereiche geringes berufliches Prestige. Im Gegensatz zu jenen anderen Bereichen hatte es in der Psychiatrie keine aufregenden Neuerungen in Therapie und Praxis gegeben. Zunehmend desaströse Verhältnisse innerhalb der überfüllten Anstalten, eine Anstaltspopulation, die sich vorwiegend aus chronisch kranken Langzeitpatienten konstituierte, und ein Mangel an wirkungsvollen therapeutischen Mitteln führten dazu, dass sich unter den Anstaltspsychiatern ein gewisser therapeutischer Nihilismus breitmachte.[689] Für die Anstaltsärzte, die nicht nur innerhalb des Anstaltsgeländes arbeiteten, sondern dort, wie beispielsweise in Erlangen, meist auch ihre Wohnungen hatten (vgl. Abb. 19), gestaltete sich der Alltag oftmals eintönig und zermürbend. Dies zeigt sich auch in den Schilderungen des Fürsorgearztes Ewald Grimm, der zu Beginn seiner beruflichen Laufbahn Mitte der 1920er Jahre zunächst in der Heil- und Pflegeanstalt Erlangen arbeitete. Obwohl sich nach Kolbs Ernennung zum Direktor gegen Ende des Jahres 1911 vieles in der Anstalt zum Positiven hin verändert hatte (vgl. ab S. 98), war der Anstaltsdienst aufgrund der begrenzten therapeutischen Möglichkeiten weiterhin von einer gewissen Trostlosigkeit gekennzeichnet, die für Grimm in deutlichem Kontrast zur fürsorgeärztlichen Arbeit stand:

> „Die Tätigkeit in der Aussenfürsorge war meines Erachtens auch viel abwechslungsreicher als der Anstaltsdienst, man stand eben da gewissermassen immer an der Front und war von einem Verstumpfen im Einerlei des Anstaltsdienstes bewahrt. Allerdings leicht war der Dienst in körperlicher und geistiger Hinsicht nicht. Der Dauerdienst in

---

688 Vgl. Wachsmuth: Ärztliche Dienstverteilung 1908, S. 417, S. 420; Faltlhauser: Jahresversammlung 1908, S. 155; Kolb: Vorschläge für die Ausgestaltung 1908, S. 40.
689 Vgl. Dobrick: Videant 1911, S. 265; zu den Auswirkungen der verheerenden Zustände in den Anstalten auf die berufliche Zufriedenheit der Psychiater vgl. Kolb: Sammel-Atlas Teil A 1902, S. 113.

einer Anstalt verleitete m.E. doch recht in jenen Jahren des „therapeutischen Nihilismus", wie sich Schuch einmal ausdrückte, zur Eintönigkeit. Wenn ich mich an die Anfangszeit meines Dienstes in Erlangen zurückerinnere, so waren die therapeutischen Möglichkeiten, die wir hatten von erschreckendem Einerlei bzw. gleich Null. Es gab natürlich Sedativa, besonders Barbiturate. Bei schweren Erregungszuständen verordnete man Scopolamin-Hyoscin, der Epileptiker erhielt sein Luminal in grossen Dosen oder Chlorhydrat. Bei Alkoholikern war als Schlafmittel das Paraldehyd besonders beliebt, und man roch auf den unruhigen Abt. schon von weitem das ja mit der Atemluft ausgeschiedene Medikament. Luetiker wurden mit Salvarsan behandelt."[690]

Wie Grimm hervorhob, erlaubte die fürsorgeärztliche Tätigkeit im Gegensatz zum Anstaltsdienst ein abwechslungsreicheres, selbstständigeres und befriedigenderes Arbeiten.[691] Über 40 Jahre später sollte der ehemalige Nürnberger Fürsorgearzt rückblickend konstatieren, wie zufriedenstellend seine Tätigkeit in der offenen Fürsorge gewesen war.[692] Patienten bei ihrer Wiedereingliederung in die Gesellschaft zu unterstützen, ihnen beratend zur Seite zu stehen und dabei zu helfen, Arbeitsmöglichkeiten zu finden, ließ die Fürsorgeärzte, wie Astrid Ley treffend zum Ausdruck brachte, „greifbare Behandlungsresultate" erzielen.[693]

Die Erschließung neuer Aufgabenfelder außerhalb der als Verwahrinstitutionen angesehenen Anstalten erlaubte es den Psychiatern zudem, ihren Ruf als Kerkermeister, um eine Formulierung Kolbs zu verwenden, abzulegen und zu einem gehobenen sozialen Ansehen zu gelangen. Denn im Gegensatz zu den in anderen medizinischen Bereichen tätigen Ärzten, war das Sozialprestige der Psychiater, wie zuvor erwähnt, nicht besonders hoch. Kolb bezog hierzu im Jahre 1908 Stellung, als er sich in folgender Weise an seine Kollegen wandte:

„Sie [die offene Fürsorge] wird endlich durch die Ausdehnung und Hebung unseres Tätigkeitskreises die soziale Stellung der Irrenärzte allgemein heben, während die Vergrößerung der Anstalten vielleicht die Stellung des Direktors hebt, die Stellung einer ganz unverhältnismäßig großen Anzahl von Ärzten aber tief heruntterdrückt."[694]

---

690 PA Grimm, Nachlass Ewald Grimm: Memoiren, S. 9 f.; Anm.: Rechtschreibfehler und Fehler der Zeichensetzung des mit der Schreibmaschine getippten Originals wurden korrigiert.
691 Kolb sprach beispielsweise von der Freude „einen Menschen dem Leben wieder gegeben zu haben" in: HA-BZK Erlangen: Jahresbericht 1912.
692 PA Grimm, Nachlass Ewald Grimm: Memoiren, S. 3.
693 Ley: Psychiatriekritik 2006, S. 210.
694 Kolb: Vorschläge für die Ausgestaltung 1908, S. 28.

Rund 20 Jahre später, nachdem die offene Fürsorge in Erlangen zu beeindruckender Größe ausgebaut worden war, sah Kolb diese Annahme bestätigt: die Anerkennung, welche die Erlanger Psychiatrie durch die offene Fürsorge gewonnen hatte, entschädigte für das durch sie verursachte Mehr an Arbeit und Verantwortung.[695]

Die ärztliche Arbeit in der offenen Fürsorge gestaltete sich im Vergleich zum Anstaltsdienst bedeutend dynamischer. Besuche bei Patienten führten die Ärzte und Pflegerinnen der offenen Fürsorge oftmals durch die ganze Nürnberger, Fürther bzw. Erlanger Innenstadt und auch z.T. in die ländliche Umgebung, was die Anschaffung eines Automobils notwendig werden ließ. Während der Anstaltsarzt in relativer Isolation agierte, stand der Fürsorgepsychiater im regen Austausch mit Behörden, Ämtern, Angehörigen und ärztlichen Kollegen. Er hielt Sprechstunden ab, verfasste Gutachten, beriet Kranke, Angehörige und diverse Behörden und Ämter. Er musste eigenverantwortlich handeln und hatte verglichen mit seinen Kollegen in der Anstalt bedeutend mehr Entscheidungsfreiraum. Darüber hinaus war er im Rahmen des reformpsychiatrischen Großprojekts der offenen Fürsorge gewissermaßen Vertreter einer psychiatrischen Avantgarde. In deutlichem Kontrast zur Eintönigkeit des Anstaltsdienstes war die Arbeit in der Außenfürsorge von einer Aufbruchsstimmung gekennzeichnet, von dem Gefühl zur Speerspitze der Erlanger Reformpsychiatrie zu gehören.

Kolb scheute sich nicht, die Fürsorgeärzte als seine Elite zu bezeichnen, da die Tätigkeit in der offenen Fürsorge in seinen Augen besondere Fähigkeiten erforderte.[696] Diesbezüglich erinnerte sich Fürsorgearzt Grimm in seinen Memoiren daran, wie Kolb unter Kollegen und bei Tagungen zu sagen pflegte, dass nur die besten Ärzte und Pflegerinnen für die Außenfürsorge geeignet waren; eine Behauptung, die einige Anstaltsärzte verständlicherweise verärgerte.[697] Dass alle drei Erlanger Fürsorgeärzte im Laufe ihrer Karrieren zu Direktoren von Heil- und Pflegeanstalten avancierten, Faltlhauser ab 1929 in Kaufbeuren, Schuch ab 1938 in Ansbach und Grimm von 1954–1959 in Erlangen, scheint zumindest ein Stück weit gewisse berufliche Qualitäten von Kolbs Elitepsychiatern zu bestätigen. Zugleich verdeutlicht es auch die im Vergleich zu Anstaltsärzten weitaus besseren beruflichen Aufstiegsmöglichkeiten für Fürsorgeärzte.

---

695 StANu, Regierung von Mittelfranken, Abg. 1952, V, Nr. 2058 e, Jahresberichte der Heil- und Pflegeanstalten Ansbach und Erlangen 1928–1932: Jahresbericht 1929.
696 PA Grimm, Nachlass Ewald Grimm: Memoiren, S. 9.
697 Ebd., S. 3.

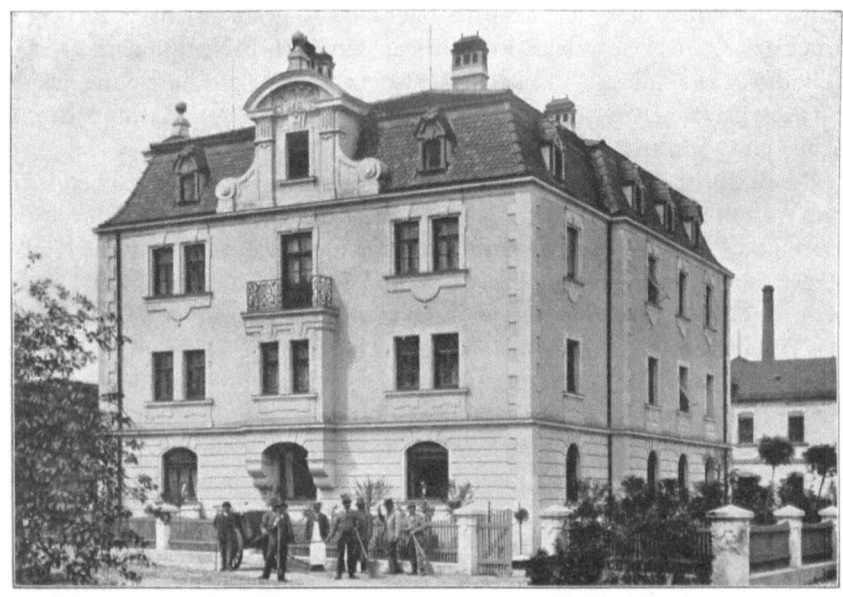

Nr. 25. Ärzte-Wohnhaus.

Abb. 19: Wie die meisten ihrer Fachkollegen andernorts in Deutschland wohnten die Erlanger Anstaltsärzte mit ihren Familien auf dem Anstaltsgelände; dies war ihr Lebensmittelpunkt und in gewisser Weise waren auch sie „Anstaltsbewohner". Vor diesem Hintergrund wird verständlich was Faltlhauser meinte, als er seinen Psychiater-Kollegen die rhetorische Frage stellte: „Sollen wir ewig eingesperrt bleiben in die engen Mauern unserer Anstalten ferne jeder lebendigen frischen Betätigung, ferne von der Berührung mit dem Leben?" Hier eine Fotografie eines der beiden Ärztewohnhäuser um 1900, rechts im Hintergrund ist ein Trakt der Anstalt zu sehen (Würschmidt: Kreisirrenanstalt Erlangen 1904, S. 69).

3.4.2 Schutzaufsicht & Psychopathenfürsorge

Das für die Entwicklung der offenen Fürsorge im Laufe der 1920er Jahre so bedeutsame Aufgabengebiet der Schutzaufsicht wird im Folgenden in besonderer Ausführlichkeit betrachtet. Dabei orientiert sich der Aufbau des Abschnitts an spezifischen Fragestellungen: Was genau ist unter Schutzaufsicht und Psychopathenfürsorge zu verstehen, welche Personengruppen wurden im Rahmen dieser Tätigkeiten betreut, welche Zielvorstellungen verfolgten die Fürsorgepsychiater dabei und was waren die Beweggründe der Erlanger Reformpsychiater, diesen neuen Aufgabenbereich zu übernehmen? Darüber hinaus werden die Schwierigkeiten der Fürsorgeärzte thematisiert, einen zielführenden Umgang mit der Klientel der Schutzaufsicht und Psychopathenfürsorge zu entwickeln sowie ihre Frustration darüber, dass die Gesetzgebung des Weimarer Staates kein in ihren Augen adäquates Vorgehen ermöglichte. Abschließend wird im Zuge eines kurzen Ausblickes veranschaulicht, wie die Übernahme der Schutzaufsicht und Psychopathenfürsorge den Entwicklungsverlauf der offenen Fürsorge maßgeblich bestimmte und Teil der Grundlage dafür bildete, dass sie sich gegen Ende der 1920er Jahre der psychiatrischen Eugenik annäherte. Eine detaillierte Analyse dieses Annäherungsprozesses erfolgt in Kapitel 4.

Was genau ist unter Schutzaufsicht und Psychopathenfürsorge zu verstehen?

Zunächst eine allgemeine Erklärung der Begrifflichkeiten: Was genau verstanden die Erlanger Reformpsychiater unter Schutzaufsicht bzw. Psychopathenfürsorge?

Valentin Faltlhauser, als Leiter der offenen Fürsorge von 1922–1929 federführend an der Implementierung dieses neuen Aufgabengebiets beteiligt, beschrieb sie als ein die geschlossene Verwahrung ersetzendes bzw. ergänzendes, milderes Verfahren zur Beaufsichtigung geistig anomaler, gesellschaftsfeindlicher Elemente durch die offene Fürsorge.[698] Die Psychopathenfürsorge, die im vorigen Unterkapitel bereits erwähnt wurde, ist als ein Bestandteil der Schutzaufsicht zu verstehen, der sich speziell mit Psychopathen und alkoholkranken Personen beschäftigte.

Mit der auf freiwilliger Basis beruhenden Unterstützung und Beratung von psychisch kranken Menschen – bis 1923 allgemeiner *modus operandi* der offenen Fürsorge – hatten Schutzaufsicht und Psychopathenfürsorge nurmehr wenig gemein; im Rahmen der neuen Tätigkeitsbereiche ging es vor allem darum, Kontrolle auszuüben.[699]

Am Anfang stand meist die Zuweisung auffällig gewordener Personen an die offene Fürsorge auf Anordnung des Gesundheitsamtes bzw. des Amtsarztes; es folgte eine längerfristige psychiatrische Beaufsichtigung durch die

---

698 Faltlhauser: offene Geisteskrankenfürsorge Gesellschaft 1927, S. 325, S. 327; Faltlhauser: Schutzaufsicht psychische Hygiene 1929, S. 21.
699 Bezüglich der Arbeitsabläufe im Rahmen der Schutzaufsicht vgl. auch: Schuch/Grimm: Eingliederung der offenen Fürsorge 1930, S. 327–337.

Fürsorgeärzte und Fürsorgepflegerinnen. Im Falle auffälligen bzw. störenden Verhaltens wurden die Patienten zur Fürsorgestelle vorgeladen, verwarnt und es wurde ihnen ggf. mit repressiven Maßnahmen gedroht: Man entzog ihnen die finanzielle Unterstützung, ließ ihr Gehalt vom Arbeitgeber für die Versorgung der Familie sichern oder wies sie im äußersten Fall mit Einwilligung des Amtsarztes gemäß § 80 Absatz 2 des Polizeistrafgesetzbuches aufgrund Gemeingefährlichkeit zwangsweise in die Anstalt ein. Ab 1926 war es auf diesem Wege auch möglich, schwere Alkoholiker gegen ihren Willen in der Heil- und Pflegeanstalt unterzubringen.[700]

Zusammenfassend gilt festzuhalten, dass das Wohl der beaufsichtigten Person letztlich nicht die Handlungsrichtlinie der Schutzaufsicht und Psychopathenfürsorge darstellte, ging es doch vielmehr darum, eine Verhaltensänderung bzw., um es in den Worten Kolbs auszudrücken, eine Erziehung der Psychopathen unter Androhung repressiver Maßnahmen herbeizuführen.[701] Dass die Fürsorgeärzte, wie im abschließenden Teil dieses Abschnitts beschrieben, angesichts frustrierender Auseinandersetzungen mit den von ihnen beaufsichtigten Personen vom Gesetzgeber wirksamere repressive Mittel forderten und diese in den Sterilisationsmaßnahmen der Nationalsozialisten schließlich zu erhalten glaubten (vgl. S. 349, vgl. auch S. 251 f.), unterstreicht diese Tatsache.

Zwar basierte die Schutzaufsicht laut Faltlhauser konzeptuell auf einer allgemeinen Entwicklung weg vom Vergeltungsgedanken und hin zu einer umerziehenden, auf prophylaktische Verhütung ausgerichteten Rechtsprechung.[702] Allerdings erscheinen die mutmaßliche Distanzierung vom Vergeltungsgedanken und die damit insinuierten humanitären Beweggründe in Anbetracht der Art und Weise wie die Schutzaufsicht in der Praxis ausgeübt wurde, wenig glaubhaft. Ihr zwanghafter, repressiver Charakter sowie die im Jahresbericht 1934 erkennbare äußerst abschätzige Haltung der Fürsorgeärzte gegenüber einigen betreuten Personen, lassen eher auf eine von Animosität geprägte Einstellung der Fürsorgeärzte schließen.

Die Klientel: „Psychopathen" und andere „geistig Minderwertige"

Welche Personengruppen wurden von den Fürsorgeärzten und Fürsorgepflegerinnen im Rahmen der Schutzaufsicht betreut?

---

700 Ebd., S. 330.
701 Kolb: Inwieweit Änderungen 1920, S. 164.
702 Faltlhauser: Schutzaufsicht psychische Hygiene 1929, S. 20 f.

Primär konstituierte sich die Klientel der Schutzaufsicht aus drei Personengruppen: Erstens handelte es sich um psychisch kranke Menschen, die gemeingefährliche bzw. die öffentliche Sicherheit oder Sittlichkeit verletzende Handlungen zu begehen drohten, zweitens um chronische Alkoholiker und drittens um die gemeinhin mit dem Sammelbegriff Psychopath bezeichneten Personen, die, wie oben beschrieben, im Rahmen der sogenannten Psychopathenfürsorge beaufsichtigt wurden.

Was genau verstanden die Erlanger Reformpsychiater Gustav Kolb und Valentin Faltlhauser unter dem Konzept der Psychopathie? Entsprechend der allgemeinen psychiatrischen Lehrmeinung der 1920er Jahre stellten für Kolb und Faltlhauser psychopathische Persönlichkeiten sogenannte Grenzzustände dar, d.h., es handelte sich um Personen, die sich innerhalb der recht breiten, nicht klar zu definierenden Grenze zwischen geistiger Gesundheit und Krankheit befanden.[703] Ohne im eigentlichen Sinne als geisteskrank zu gelten, zählten sie ebenso wenig zu den geistig Gesunden und entsprachen damit laut psychiatrischen Anschauungen *per definitionem* nicht der Norm. Demzufolge wurden jene Personen von Psychiatern der 1920er Jahre oftmals auch als geistig Abnorme (vom lateinischen *abnormis* = von der Regel abweichend) und Anormale bzw. auch Anomale (vom griechischen *anōmalos* = uneben, ungleichmäßig) bezeichnet. An ihren von der Norm abweichenden Eigenschaften hatten letztendlich, so Faltlhauser in Anlehnung an die Definition des einflussreichen Psychopathie- und Schizophrenie-Forschers Kurt Schneider (1887–1967), entweder die Psychopathen selbst und/oder ihre Umwelt zu leiden. Für die in der zweiten Hälfte der 1920er Jahre fortschreitenden Annäherung zwischen Kolb und der psychiatrischen Eugenik ist von großer Bedeutung, dass nach der allgemeinen psychiatrischen Lehrmeinung neben der Keimschädigung durch diverse Noxen vor allem die Vererbung als Hauptursache der Psychopathie angesehen wurde.[704]

Den Sammelbegriff Psychopathen untergliederte Faltlhauser weitergehend gemäß den Anschauungen Emil Kraepelins (1856–1926) in folgende Grundformen: die Nervösen, Zwangskranken, geschlechtlich Perversen, Haltlosen, Triebmenschen, Verschrobenen, Lügner und Schwindler, Gesellschaftsfeinde und die Streitsüchtigen.[705] Kolb subsumierte unter Psychopathen und psychiatrischen

---

703 Ein Zitat Kolbs hierzu: „[...] zwischen geisteskranken und geistig normalen Menschen gibt es keine feste Scheidelinie, es gibt Millionen fließende Übergänge." vgl. Kolb: Aufgaben Fürsorge 1927, S. 166.
704 Faltlhauser: Geisteskrankenpflege 1929, S. 191 f.
705 Ebd., S. 192–195.

Grenzfällen: die Mehrzahl der Epileptiker, die Schwachsinnigen, der größte Teil der Menschen mit abweichenden (perversen) geschlechtlichen Neigungen, die Alkoholisten, einen großen Teil der Nervösen, viele der Hysterischen, einzelne ältere Menschen mit Gefäßveränderungen im Gehirn, sowie „die große Zahl der minderwertig veranlagten Menschen", darunter die „jedem Einfluß sofort unterliegenden Haltlosen, die Stimmungsschwankenden, die Vielgeschäftigen, die Erregbaren, die über jede Kleinigkeit ganz aus dem Häuschen geraten, die phantastischen Lügner und Schwindler, die Verbrechernaturen."[706]

Für Faltlhauser wiesen die sogenannten Psychopathen „durch ihre abnormalen Eigenschaften gesellschaftsfeindliche Tendenzen" auf, wobei er weitergehend erläuterte: „Ich möchte das Wort gesellschaftsfeindlich im weitesten Sinne aufgefaßt wissen, also ... auch insofern, als sie durch ihre negativen Leistungen der Allgemeinheit Lasten auferlegen, da sie vielfach in irgendeiner Form unterhalten werden müssen."[707] Die Belastung der Gesellschaft durch die Psychopathen stellte für Faltlhauser somit eine Form von Sozialschmarotzertum dar.

Wie die von den Reformpsychiatern verwendeten Bezeichnungen deutlich erkennen lassen, beinhaltete die Diagnose *Psychopath* ein gesellschaftliches Werturteil; sie war stark negativ konnotiert und implizierte asoziales bzw. gesellschaftsfeindliches Verhalten. Da die Psychopathie als Grenzzustand galt und nicht als Geisteserkrankung im engeren Sinne, brachte man für das Verhalten dieser Personen nicht das Maß an Verständnis auf, das man etwa einer an Schizophrenie erkrankten Person entgegenbrachte. Die Psychopathen hielt man, wie Kolb stets betonte, im Großen und Ganzen verantwortlich für ihr Handeln und dementsprechend gering war das Maß an Toleranz für ihr als störend oder gesellschaftsfeindlich eingestuftes Verhalten. So verwundert es nicht, dass die Erlanger Reformpsychiater die Schutzaufsicht und Psychopathenfürsorge nicht in erster Linie dem Wohl der betreuten Personen verpflichtet sahen als vielmehr der Aufgabe, in der Funktion einer Art Sittenpolizei mit gesellschaftsreglementierender und -normierender Funktion den Interessen der Mehrheitsgesellschaft und des Staates zu dienen. Die negative Grundhaltung der Erlanger Fürsorgeärzte gegenüber dieser sicherlich im Umgang oftmals herausfordernden Klientel sollte sich letztlich 1933/1934 zu offener Feindseligkeit steigern (vgl. Zitate Jahresberichte 1933/1934 auf S. 251, S. 349).

Wie sehr sich die offene Fürsorge bei der Ausübung der Schutzaufsicht von einer medizinischen Rolle entfernt und zu einer Art Sittenpolizei mit

---

706 Kolb: Diktatur und Psychiatrie 1919.
707 Faltlhauser: offene Geisteskrankenfürsorge Gesellschaft 1927, S. 331 f.

Umerziehungsabsicht gewandelt hatte, zeigt die 1927 geäußerte Absicht Kolbs, die im Rahmen von Alkoholmissbrauch kriminell gewordenen, sogenannten psychiatrischen Grenzfälle tunlichst zurückzuführen zu „Religion, Sitte und Zucht."[708] Ein Motiv, das auch in der Betreuung von Jugendlichen, die in Konflikt mit dem Gesetz geraten waren bzw. denen geistige oder sittliche Verwahrlosung drohte, eine wesentliche Rolle spielte. Gemäß dem Jugendgerichtsgesetz und Jugendwohlfahrtsgesetz wurde auch diese Personengruppe der Schutzaufsicht anvertraut, wobei die Fürsorgeärzte dabei eng mit dem Jugendamt kooperierten.[709] Mit der sogenannten Gefährdetenfürsorge speziell für Mädchen und Frauen nahm die offene Fürsorge darüber hinaus eine der Schutzaufsicht angegliederte sozialpsychiatrische Aufgabe wahr.[710] Die von den Polizeifürsorgestellen und ihren Polizeifürsorgeschwestern erstmals 1903 initiierten Vorbeugungsmaßnahmen gegen sexuelle Verwahrlosung wurden durch die fachliche Beratung der Fürsorgepsychiater komplementiert. Das psychiatrische Stufensystem, bestehend aus offener und geschlossener Fürsorge, und die gute Anbindung der Fürsorgestelle an andere Einrichtungen wie der Beratungsstelle für Geschlechtskrankheiten und der Geschlechtskrankenabteilung der Krankenhäuser, sollte die Frauen vor einem ständigen Umherirren zwischen Krankenhaus, Irrenanstalt, Asyl, Gefängnis und Arbeitshaus bewahren.[711]

Welche Motive verfolgten die Reformpsychiater mit der Übernahme des neuen Tätigkeitsbereichs?

Aus welchen Beweggründen heraus hatten die Psychiater die Schutzaufsicht übernommen und warum wurde die Ausübung der Schutzaufsicht zu einer vorrangigen, zu Lasten der eigentlichen Fürsorgearbeit gehende Aufgabe?

Wie im Abschnitt *Neue Aufgabenbereiche: Übernahme der Schutzaufsicht und Psychopathenfürsorge* (S. 187) dargelegt, war Faltlhauser im April 1923 vom Bezirksarzt und Stadtrat Nürnberg darum gebeten worden, eine Psychopathenfürsorge zu konzipieren; wenige Monate später wurde der offenen Fürsorge die Schutzaufsicht auf Anraten von Bezirksarzt und Stadtrat anvertraut. Die Bezirksärzte (Amtsärzte) waren mit ihrer gesetzlichen Pflicht, die psychisch Kranken ihres Bezirks zu überwachen, schlichtweg überfordert gewesen und traten die Erfüllung dieser Aufgabe nur allzu gerne an die ehrgeizigen Erlanger

---

708 Kolb: Aufgaben Fürsorge 1927, S. 172.
709 Faltlhauser: Schutzaufsicht psychische Hygiene 1929, S. 21.
710 Roemer: Fürsorge Wohlfahrtspflege 1927, S. 302–303.
711 Ebd.

Reformpsychiater ab.[712] Bezüglich der Motive der Erlanger Reformpsychiater Kolb und Faltlhauser, diese neuen Verpflichtungen anzunehmen, sind mehrere Aspekte von Relevanz, die infolge näher erläutert werden. Auf den Punkt gebrachten, lassen sich diese wie folgt subsumieren: Ausdehnung der offenen Fürsorge, Kontrolle gefährlicher und störender Elemente der Gesellschaft, professionspolitische/strategische Überlegungen.

Zunächst glaubten die Erlanger Reformpsychiater mit der 1923 übernommenen Schutzaufsicht und der damit verbundenen Beaufsichtigung von Psychopathen, Alkoholisten und gemeingefährlichen psychisch Kranken dem bereits seit Konzeption der offenen Fürsorge zu Beginn des 20. Jahrhunderts angestrebten Ziel bedeutend näher gekommen zu sein, alle psychisch kranken und abnormen Menschen des Fürsorgegebiets der Anstalt zu erfassen und sie in eine extramurale psychiatrische Fürsorge einzubeziehen. Gewisse professionspolitische Interessen spielten hierbei zweifellos eine bedeutende Rolle. So beabsichtigte Kolb, beispielsweise auch einige Personengruppen, die noch zu Beginn des 20. Jahrhunderts meist nicht von Psychiatern bzw. in psychiatrischen Anstalten behandelt wurden, in die Psychopathenfürsorge miteinzubeziehen und damit einen gewissen Anspruch auf die Versorgung dieser Krankheitsbilder zu legen.[713]

Zudem konstituierten die Psychopathen in den Augen Kolbs eine potentiell gesellschaftsfeindliche Gruppe (siehe oben), die insbesondere auf politischer Ebene ungeheuren Schaden anzurichten imstande waren (vgl. hierzu den Abschnitt über Kolb und die Politik auf S. 289); eine psychiatrische Beaufsichtigung jener Personen erachtete er demnach für absolut notwendig. Entgegen der Schilderung Faltlhausers, er wäre 1923 vom Stadtrat Nürnberg gebeten worden, eine Psychopathenfürsorge zu entwerfen, hatte Kolb bereits vier Jahre zuvor im Januar 1919 Grundzüge einer solchen konzipiert.[714] Seine damaligen Beweggründe schilderte er folgendermaßen:

Vorkommnisse während und nach des Krieges hätten gezeigt, wie notwendig eine Psychopathenfürsorge geworden war, hätten doch geistig Minderwertige die Wehrkraft des Heeres zersetzt und drohten nun in den politischen Unruhen der Nachkriegszeit einen üblen Einfluss zu gewinnen.[715] In seinem

---

712 Faltlhauser: Erfahrungen 1925, S. 118.
713 Zur Behandlung von sogenannten Schwachsinnigen und Epileptikern in nichtärztlich geleiteten Anstalten vgl. Rehm: künftige Ausgestaltung Irrenfürsorge 1908, S. 606 f.
714 Vgl. diesbezüglich auch Kolb: Kriegsbeschädigten 1919, S. 72 f.
715 Kolb: Reform Irrenfürsorge 1919, S. 153.

unmittelbar nach Sturz der Münchener Räterepublik im Mai 1919 erschienenen Artikel warnte Kolb davor, dass Psychopathen und psychopathisch veranlagte Menschen vom psychiatrischen Laien lange Zeit unerkannt blieben, ja sogar oftmals mit positiven Eigenschaften auf sich aufmerksam machten, wie beispielsweise einem besonderen Maß an Energie, Beredsamkeit, Gewandtheit, Schmiegsamkeit, rastloser Geschäftigkeit und Überzeugungskraft. Aber auch dem Psychiater sei es nicht immer möglich, so Kolb, eine Psychopathie unmittelbar festzustellen, da sie durchaus längere Zeit normal erscheinen könnte; ein Überblick über möglichst die gesamte Biografie der entsprechenden Person sei nötig.[716]

Obwohl sich die politischen Verhältnisse in den Folgejahren stabilisierten und die Weimarer Republik in ihre sogenannte Konsolidierungsphase überging, schätzte Kolb die Lage weiterhin als bedrohlich ein, wie seine Aussagen in dem 1927 veröffentlichen Standardwerk *„Die offene Fürsorge in der Psychiatrie und ihren Grenzgebieten"* verdeutlichen:

> „Die Erfahrungen des Krieges und Umsturzes haben die Gefahren, die einem Volke aus den geistig Minderwertigen drohen, in grellem Lichte gezeigt: Die Aushebung erfaßte in zunehmenden Maße Menschen, die für die Kriegsführung nicht Nutzen, sondern schwere Gefahren bedeuteten; die Beteiligung der geistig Minderwertigen an Fahnenflucht, Verhetzung, strafbaren Handlungen war wohl noch wesentlich größer als die Beteiligung der geistig Minderwertigen an der Friedenskriminalität ist; beim Umsturz und besonders in der Räterepublik in München haben geistig minderwertige Elemente als „Führer" eine hervorragende Rolle gespielt."[717]

Kolb erachtete es demnach als Selbsterhaltungspflicht des Staates, alle sogenannten geistig Minderwertigen mit Hilfe einer offenen psychiatrischen Fürsorge zu erfassen und zu registrieren. Ansonsten drohten diese in schwierigen Zeiten einen schädlichen, möglicherweise verhängnisvollen Einfluss zu gewinnen, so Kolb.[718]

Bezüglich dieses zweiten genannten Beweggrundes ist zusammenfassend zu sagen, dass die sogenannten geistig Minderwertigen bzw. Psychopathen sich

---

716 Kolb: Diktatur und Psychiatrie 1919.
717 Kolb: allgemeinen und besonderen Gründe 1927, S. 157 f.
718 „Es ist Selbsterhaltungspflicht des Staates, seine geistig minderwertigen Bewohner allmählich durch eine offene psychiatrische Fürsorge zu registrieren, um zu verhüten, daß diese Elemente besonders in einer neuen Umgebung in schweren Stunden einen Einfluß gewinnen, der nach ihrer geistigen Struktur fast ausnahmslos ein schädlicher sein muß, ein verhängnisvoller sein kann." Vgl. Kolb: allgemeinen und besonderen Gründe 1927, S. 158.

in den Augen der Erlanger Reformpsychiater primär aus zwei nicht eindeutig voneinander abgrenzbaren Gruppen konstituierten: den im Zitat beschriebenen gefährlichen Elementen innerhalb der Gesellschaft, welche die „unheilvollste Wirkung auf aufgeregte Menschenmassen" zu verüben wussten, und die störenden Elemente, die „hemmungslos ihren nicht selten recht gesellschaftsfeindlichen Neigungen" frönten.[719] Faltlhauser betonte 1925 bezüglich letzteren mit allem Nachdruck, wie die Erfahrungen der offenen Fürsorge gelehrt hatten, „daß 10 wirklich Geisteskranke, auch wenn sie außerhalb der Anstalt leben, für ihre Umwelt im allgemeinen weniger störend sind, als 1 Psychopath."[720] Um die Gesellschaft vor dem störenden und bisweilen gefährlichen Einfluss dieser Personen zu schützen, schien Kolb und Faltlhauser die Etablierung einer psychiatrisch geleiteten Schutzaufsicht und Psychopathenfürsorge notwendig.

Während die Psychopathen in den Augen Kolb und Faltlhausers bis etwa Mitte der 1920er Jahre vor allem eine gesellschaftliche und politische Bedrohung darstellten, wurden sie gegen Ende der 1920er Jahre zunehmend als demografisches Problem wahrgenommen, dem letztlich allein mit eugenischen Präventionsmaßnahmen begegnet werden konnte (vgl. hierzu S. 309 f., S. 336 ff.).

Schließlich spielten gewisse professionspolitische, strategische Überlegungen der Erlanger Reformpsychiater eine wesentliche Rolle; so gedachten sie die offene Fürsorge durch Übernahme der neuen Tätigkeitsbereiche zu einem unverzichtbaren Bestandteil öffentlicher Gesundheitsfürsorge werden zu lassen. Zwar betonte Faltlhauser wiederholt, die Übernahme der Psychopathenfürsorge und Schutzaufsicht durch die offene Fürsorge sei primär aufgrund kriminalpolitischer Forderungen und auf Initiative des Bezirksarztes und Stadtrates Nürnberg hin erfolgt, doch wird in den Veröffentlichungen der Erlanger Reformpsychiater nur allzu deutlich, wie sehr Kolb und Faltlhauser darauf hinarbeiteten, der offenen Fürsorge dieses Aufgabengebiet zu sichern, um sie infolge aus Sicht der öffentlichen Hand zunehmend unverzichtbar werden zu lassen.[721] Im Abschnitt über die professionspolitischen Motive der

---

719 Faltlhauser: externe Dienst 1925, S. 203; vgl. auch Faltlhausers Aussage aus dem Jahre 1927 zur Implementierung der Psychopathenfürsorge durch die Fürsorgeärzte: „Der Erlanger Fürsorge wurde die heute recht ausgedehnte Psychopathenfürsorge in Nürnberg auf Wunsch des Amtsarztes angegliedert, da die unsozialen Auswirkungen der zahlreichen Psychopathen in der großen Stadt [Nürnberg] allmählich sich ins Unerträgliche steigerten." In: Faltlhauser: Krankheitsformen 1927, S. 274.
720 HA-BZK Erlangen: Fürsorgebericht 1925, S. 20.
721 Faltlhauser: Schutzaufsicht psychische Hygiene 1929, S. 21.

Reformpsychiater (S. 189) ist bereits anhand eines Zitat Faltlhausers gezeigt worden, dass er die erfolgreiche Etablierung der offenen Fürsorge und der damit einhergehenden beruflichen Verbesserungen für Psychiater davon abhängig sah, ob die Fürsorgeärzte imstande waren, die Schutzaufsicht erfolgreich auszuüben. Mahnend richtete er sich an seine Kollegen, man müsste die Außenfürsorgedienste der Anstalten so gestalten, dass sie für die Ausübung der Schutzaufsicht wie geschaffen schienen; ansonsten würde die Gefahr bestehen, dass die Psychiater ewig hinter ihren Anstaltsmauern eingesperrt blieben.[722] Vor diesem Hintergrund ist verständlich, warum Kolb und Faltlhauser die Schutzaufsicht und Psychopathenfürsorge zu Lasten der eigentlichen fürsorgerischen Tätigkeit zu einer vorrangigen Aufgabe der offenen Fürsorge machten. Entgegen der Hoffnungen der Fürsorgeärzte wurde die Ausübung der Schutzaufsicht allerdings nicht zu einer exklusiven Domäne der offenen Fürsorge. Die Polizei, Fürsorgevereine und das Jugendamt waren ebenso weiterhin daran beteiligt.[723] Zudem bewahrte die Ausübung dieser im Interesse der städtischen Behörden liegende Tätigkeit die offene Fürsorge nicht vor ihrem sukzessiven Abbau im Laufe der 1930er Jahre; die Nationalsozialisten bedurften ihrer nicht zur Kontrolle der sogenannten „Asozialen" und „Gesellschaftsfeinde".

Schutzaufsicht und Psychopathenfürsorge in der Praxis

Welche Ziele verfolgten Kolb und Faltlhauser mit der Ausübung von Schutzaufsicht und Psychopathenfürsorge? Laut Faltlhauser lag der Hauptzweck darin im Rahmen einer andauernden Überwachung die betreuten Personen von weiteren Verfehlungen abzuhalten, um so einerseits die Allgemeinheit zu schützen und andererseits den Beaufsichtigten selbst zu stützen und zu stabilisieren. Als Nebenzweck nannte er die Verminderung des volkswirtschaftlichen Schadens, indem man einer (erneuten) institutionellen Verwahrung vorbeugte.[724] Im Gegensatz zur Fürsorge der als geisteskrank definierten Personen, verstand sich die Schutzaufsicht, wie zuvor erwähnt, nicht primär der beaufsichtigten Person verpflichtet als vielmehr den Interessen der städtischen Behörden, der Justiz und der Mehrheitsgesellschaft. Im Falle eines Gesetzesbruchs galt es den Beaufsichtigten ohne lange Untersuchungen und Erhebungen unmittelbar der Bestrafung zuzuführen. Seine Schuldfähigkeit sollte dabei zumeist in keiner

---

722 Faltlhauser: externe Dienst 1925, S. 206.
723 Faltlhauser: Schutzaufsicht psychische Hygiene 1929, S. 22 f.
724 Ebd., S. 21.

Weise vermindert sein.[725] Die von den Reformpsychiatern gerne hervorgehobene Tatsache, dass die Psychopathen nicht im eigentlichen Sinne den psychisch Kranken zuzuordnen waren, bedeutete im juristischen Kontext, dass sie im Falle eines Gesetzeskonflikts meist keine das Strafmaß mildernden Umstände, wie beispielsweise eine von den Psychiatern attestierte Unzurechnungsfähigkeit, zu erwarten hatten.[726]

Zwar muss die Wahrung der Interessen von Staat und Mehrheitsgesellschaft als primäres Ziel der Schutzaufsicht angesehen werden, allerdings hoben Faltlhauser und Kolb in ihren Veröffentlichungen wiederholt hervor, dass diese ebenso im Interesse der beaufsichtigten Personen läge. Wusste die offene Fürsorge einen Rechtsbruch der betreuten Person zu verhindern, bewahrte sie ihn dadurch vor Strafe und Freiheitsentzug und überhaupt war eine Unterstützung derjenigen von Nöten, so betonte Faltlhauser, die als Schwächere dem Daseinskampf zu erliegen drohten.[727] Faltlhauser verwies bezüglich der Dichotomie des Konzepts auf die Definition des Rechtswissenschaftlers und Strafrechtslehrers Friedrich Oetkers (1854–1937), der die Schutzaufsicht als „Verbindung von Pflegschaft und Gewaltrecht" ansah. Einerseits war sie „Stütze für denjenigen, dessen besondere Art und dessen Tun und Lassen es nicht zulassen, daß er sich selbst überlassen bleibt", andererseits beschränkte man die persönliche Freiheit des Betreuten, indem man ihm zwangsweise einer Beaufsichtigung übergab, die über ihn eine Weisungshoheit ausübte.[728]

Faltlhauser rechtfertigte die Freiheitsbeschränkung der unter Schutzaufsicht stehenden Personen in einer Weise, die einen tieferen Einblick in seine persönlichen Überzeugungen erlaubt. Er argumentierte, dass der „Begriff der persönlichen Freiheit an sich im Wesentlichen ein utopischer ist. Niemand ist in Wirklichkeit frei, im modernen Rechtsstaate, ebensowenig wie im vergangenen." Schließlich könne niemand tun und lassen, was er wolle, sofern gesellschaftliche Ordnung und friedliches Zusammenleben gewährleistet werden sollten.[729] Mit dem Freiheitsverständnis des demokratisch geprägten Weimar-Deutschlands konnte Faltlhauser überhaupt wenig anfangen, so sprach er in

---

725 Faltlhauser: Krankheitsformen 1927, S. 274.
726 Vgl. Kolb: Diktatur und Psychiatrie 1919.
727 Kolb: Aufgaben Fürsorge 1927, S. 171; Faltlhauser: offene Geisteskrankenfürsorge Gesellschaft 1927, S. 333.
728 Ebd., S. 329; Faltlhauser: Schutzaufsicht psychische Hygiene 1929, S. 21.
729 Faltlhauser: offene Geisteskrankenfürsorge Gesellschaft 1927, S. 333.

einem 1925 veröffentlichten Artikel vom „Zeitalter mißverstandener persönlicher Freiheit".[730]

Anhand dieser Aussagen wird zweierlei deutlich. Indem Faltlhauser das Gut persönlicher Freiheit auf geringschätzende Weise in einer *reductio ad absurdum* zu entwerten suchte, offenbarte er einerseits, wie wenig er von freiheitlich-demokratischen Grundwerten überzeugt war. Andererseits wird bei ihm die Absicht erkennbar, den kontrollierenden, repressiven Charakter der Schutzaufsicht bewusst bagatellisieren zu wollen, um den fürsorgerischen Aspekt wiederum hervorzuheben. Polizeiliche Maßnahmen durch die Schutzaufsicht der offenen Fürsorge zu ersetzen, wertete Faltlhauser zudem als ein Zeichen der Humanität und des Fortschritts. Denn unter Polizeiaufsicht zu stehen, so argumentierte er, hatte eine ungemeine Stigmatisierung zur Folge, die dem sozialen Fortkommen des Betreuten äußerst abträglich war. Ihr Leben in der Gesellschaft war ohnehin aufgrund einer grassierenden, falschen Einstellung „unvernünftiger Mitmenschen, welche auch heute, im Zeitalter der Aufklärung, in solchen geistig Abwegigen immer noch etwas vom wilden Tier wittern wollen", ungemein erschwert; die Polizeiaufsicht trug für Faltlhauser zur Verstärkung dieser falschen Sichtweisen bei.[731] Durch die offene Fürsorge ausgeübt, sollte der Schutzaufsicht ihr polizeilicher Charakter genommen werden.

Letztlich gelang es der Erlanger offenen Fürsorge allerdings nicht, wie im nächsten Abschnitt näher beleuchtet wird, ein zielführendes, erfolgversprechendes Vorgehen in Bezug auf die sogenannten Psychopathen und Alkoholisten zu entwickeln. An dieser Stelle ein aufschlussreiches Zitat Faltlhausers aus dem Jahre 1925, in dem die Frustrationen der Erlanger Fürsorgeärzte und ihre Abneigung gegenüber den Psychopathen zum Ausdruck kommen:

„Wie in der Anstalt, so machen auch in der Fürsorge die Psychopathen die größten Schwierigkeiten. Ihre Reizbarkeit macht sie unverträglich für ihre Umgebung. Ihre Haltlosigkeit läßt sie immer wieder straucheln. Sie halten in keiner Arbeitsstelle aus. Sie suchen sich jeder Aufsicht, wie eben vielfach jeder Einordnung in die Gesellschaft, zu entziehen. Allzuhäufige Zurückverbringung in die Anstalt ist nicht opportun, wenn nicht gerade Zustände einer akuten geistigen Störung, etwa eines Ausnahmezustandes und dergl. dazu zwingen. Sie sind nun mal keine Geisteskranken im engeren Sinne und für die meisten ihrer Handlungen verantwortlich. Sie sind aber durch ihr Verhalten dauernd die Crux ihrer Umgebung. Es ist ein ständiges Herumlavieren mit ihnen notwendig. Um es ehrlich zu sagen, sie spotten zum größten Teil einer jeden Fürsorge. Und das geht nicht nur uns in der Geisteskrankenfürsorge so, das gleiche

---

730 Faltlhauser: Erfahrungen 1925, S. 116.
731 Faltlhauser: offene Geisteskrankenfürsorge Gesellschaft 1927, S. 334.

Lied singen in ihren Berichten in beweglichen Worten andere Fürsorgeorganisationen, insbes. die städtischen Polizeipflegerinnen in Nürnberg."[732]

Zwar betonten Kolb und Faltlhauser bis etwa 1927 in ihren Veröffentlichungen neben den Gefahren, welche der Gesellschaft und dem Staat durch die Psychopathen drohten, auch wiederholt die Notwendigkeit einer unterstützenden Fürsorge für diese unter ihren schwierigen Lebensbedingungen leidenden Menschen. Faltlhauser monierte auch beispielsweise, dass selbst erfahrene Pfleger oftmals ausgesprochene Schwierigkeiten hätten, gegenüber den Grenzfällen und Psychopathen eine korrekte, von Verständnis geprägte Haltung einzunehmen.[733] Dennoch charakterisiert ein negativer Grundtenor den Großteil der in Veröffentlichungen und Verwaltungsdokumenten getätigten Aussagen Kolbs, Faltlhausers und der Fürsorgeärzte bezüglich der sogenannten Grenzfälle. Gegen Ende der 1920er Jahre veränderte sich ihre Haltung gegenüber den Psychopathen weiter zum Negativen; 1933/1934 war sie, wie aus den Fürsorgeberichten dieser Jahre ersichtlich, offenkundig feindselig geworden (vgl. Zitate S. 251).

„Wenn sich der Staat nicht noch im letzten Moment auf seine Pflicht der allgemeinen Volksgesundheit gegenüber besinnt, werden die Verhältnisse unhaltbar."

Die Erlanger Außenfürsorge sollte durch jene ehrgeizig vorangetriebene Ausdehnung ihres Wirkungsbereichs, wie zuvor bereits erwähnt (S. 190), an ihre Belastungsgrenze geraten. Die Überforderung beruhte dabei auf zweierlei Aspekten: Zum einen stieg die Anzahl der zu beaufsichtigenden Personen stetig an und überforderte in zeitlicher wie personeller Hinsicht das Fürsorgepersonal. Zum anderen schienen die Fürsorgeärzte keinen zielführenden, konstruktiven Umgang mit ihrer neuen Klientel entwickeln zu können, was immer wieder zu frustrierenden Auseinandersetzungen mit den beaufsichtigten Personen führte. Die Fürsorgeärzte sahen diese Problematik allerdings zu keinem Zeitpunkt ihrer Herangehensweise geschuldet, sondern einem Versagen des Weimarer Staates, dessen Gesetzgebung ihnen angeblich nicht die nötigen Mittel zur Hand gab, um im Umgang mit Psychopathen, Alkoholisten und Gemeingefährlichen adäquat vorgehen zu können.[734]

---

732 Faltlhauser: Erfahrungen 1925, S. 123.
733 Faltlhauser: externe Dienst 1925, S. 202.
734 Faltlhauser stellte im April 1928 fest: „Der Staat, der aus dem Alkoholgewerbe so viele finanzielle Vorteile zieht, hat auch die wenigstens moralische Verpflichtung, diese Schäden nicht ins Ungeheure wachsen zu lassen und wenigstens Mittel bereit

Bezüglich des ersten Aspekts sei hier am Beispiel der Betreuung der sogenannten Alkoholisten das Ausmaß der gesteigerten Arbeitslast aufgezeigt. Befeuert durch die soziale Not, war Alkoholmissbrauch in der Bevölkerung während der 1920er Jahre zu einem schwerwiegenden Problem geworden, das sowohl die Anstalts- als auch die Außenfürsorge überlastete. Während die Zahl der durch die offene Fürsorge betreuten Personen im Zeitraum 1922–1927 ohnehin enorm anstieg, von 828 auf insgesamt 3391 (vgl. auch Abb. 16), nahm der Anteil an Alkoholisten von 55 auf 512 (respektive 6,6 % auf 15,1 % aller Betreuten) überproportional zu. Auch anhand der Anstaltsaufnahmen lässt sich ein dramatischer Anstieg des Anteils sogenannter Alkoholisten an der Gesamtzahl aller aufgenommenen Patienten erkennen: von 1,5 % im Jahre 1921 und 3,4 % im Jahre 1924 auf 10,9 % aller Aufnahmen im Jahre 1927 (vgl. hierzu auch Abb. 20).[735]

Tatsächlich hielt Kolb eine Anstaltsunterbringung von alkoholkranken Personen längerfristig für ungünstig und allenfalls als Krisenintervention für sinnvoll. Der Anteil an sogenannten Alkoholisten und Psychopathen auf den Abteilungen der Anstalt musste in seinen Augen unbedingt begrenzt werden, insbesondere weil diese Personen sich oftmals störend verhielten und einen schädlichen Einfluss auf die anderen Patienten ausübten.[736] Um die Ressourcen

---

zu stellen, die diesen Schäden in ihren gröbsten Auswirkungen begegnen. Dies ist unerläßlich, nachdem er die idealste Lösung der Alkoholfrage, die wir in Deutschland während des Krieges hatten, aus finanziellen Rücksichten wieder aufgegeben hat." Vgl. StANu, Regierung von Mittelfranken, Abg. 1952, V, Nr. 2058 e, Jahresberichte der Heil- und Pflegeanstalten Ansbach und Erlangen 1928–1932: Jahresbericht 1928.

735 Ebd.: Jahresbericht 1927; dabei ist anzumerken, dass die mit dem Aufnahmeprozess verbundene zusätzliche Arbeit eine besondere Belastung des Anstaltspersonals bedeutete.

736 Vgl. dazu die Aussage Kolbs im Jahresbericht 1927: „[…] die von mir schon längst angestrebte Unterbringung von weiteren ruhigen chronischen Kranken in offenen Abteilungen in Eggenhof, die insofern dringlich geworden war, als gerade die Abteilungen für ruhige männliche Kranke der Anstalt Erlangen besonders klein, besonders schlecht und mit Alkoholisten und Psychopathen besonders überfüllt waren, so dass in diesen Abteilungen der eigentliche Zweck der Anstalt: die Heilung und Pflege geisteskranker Menschen, vielfach in unerträglicher Weise erschwert war, trotzdem natürlich alles aufgeboten wurde, Alkoholisten und Psychopathen möglichst über die Abteilungen der Anstalt zu verteilen, um ein Ueberwuchern dieser oft recht unsozialen Elemente in einzelnen Abteilungen nach Möglichkeiten zu verhüten." Siehe Ebd.

der Anstalt diesbezüglich zu erweitern, stellte Kolb der Kreisregierung im Januar 1928 detaillierte Pläne zur Errichtung einer Heilstätte für Alkoholisten und Psychopathen (mit insgesamt 40 Betten) sowie offenen Abteilungen für ruhige, chronisch kranke Patienten (insgesamt 120 Betten) auf dem zur Anstalt gehörenden Gut Eggenhof vor. Aufgrund fehlender finanzieller Bezuschussung durch den Kreis wurde dieses Vorhaben jedoch nur in Ansätzen verwirklicht. Es ist anzumerken, dass Kolb eine Asylierung von sogenannten Alkoholisten und anderen psychiatrischen Grenzfällen im großen Stil ablehnte; die Unterbringung in Heilstätten sollte seiner Meinung nach andere Behandlungsformen nicht ersetzen, sondern komplementieren.[737]

Weiterhin versuchte Kolb der Überlastung der Anstalt und offenen Fürsorge entgegenzuwirken, indem er die Versorgungskapazitäten der Außenfürsorge bezüglich sogenannter Alkoholisten ausbaute: Die Feldbaugruppe Schniegling wurde eingerichtet, wöchentliche vom Fürsorgearzt Grimm im Gesundheitsamt Nürnberg abgehaltene Trinkersprechstunden eingeführt und im Jahre 1932 die Nürnberger Trinkerfürsorge mitsamt dortiger Pflegerin übernommen.[738] Zu den wöchentlichen Beratungsstunden am Donnerstagnachmittag kamen vor allem die Ehefrauen von alkoholkranken Männern, die laut Grimm „ihr Martyrium beklagten und um Abhilfe baten". Dass Grimm, um zu helfen, nicht davor zurückscheute, in extremen Fällen von „brutalen Trinkern" strafrechtliche oder zivilrechtliche Maßnahmen in die Wege zu leiten, ist zwar einerseits nachvollziehbar, zeigt jedoch auch wie weit die fürsorgeärztliche Tätigkeit sich vom medizinischen Bereich entfernt hatte.[739]

Letztlich blieben die Anstrengungen Kolbs, die Kapazitäten im Bereich der Versorgung sogenannter Alkoholisten auszubauen, erfolglos. Nach der Machtübernahme der Nationalsozialisten wurde die Feldbaugruppe im Frühjahr 1933 aufgelöst und die offene Fürsorge infolge sukzessive abgebaut. Alkoholkranke Menschen wurden fortan in Konzentrations- und Arbeitslager verschleppt und fielen der Zwangssterilisierung zum Opfer.[740]

---

737 Vgl. hierzu die Aussage Kolbs auf der ersten Tagung des Deutschen Verbandes für psychische Hygiene im Jahre 1928: „bei Plänen für die Zukunft [...] zu warnen vor dem Versuch, größere Mengen von Grenzfällen, die zu einem erheblichen Teil gesellschaftsfeindlich sind, in einer Sonderanstalt anzuhäufen" vgl. Kolb: geschlossene Anstaltsfürsorge 1928, S. 17.
738 StANu, Regierung von Mittelfranken, Abg. 1952, V, Nr. 2058 e, Jahresberichte der Heil- und Pflegeanstalten Ansbach und Erlangen 1928–1932: Jahresbericht 1931; HA-BZK Erlangen: Fürsorgebericht 1932, S. 7.
739 PA Grimm, Nachlass Ewald Grimm: Memoiren, S. 5.
740 HA-BZK Erlangen: Mappe zur Auflösung der Feldbaugruppe Schniegling vom 1. April 1933; vgl. Schmuhl: Rassenhygiene 1987, S. 170–172.

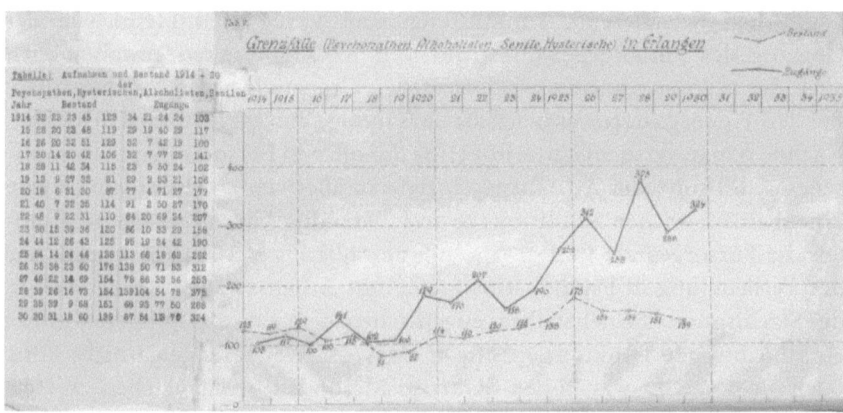

Abb. 20: Bestands- und Aufnahmezahlen von psychiatrischen Grenzfällen in der Anstalt Erlangen. Kolb und Faltlhauser hielten die Anstaltsbehandlung dieser Patienten in den meisten Fällen nicht für sinnvoll und allenfalls im Sinne einer Krisenintervention für angebracht. Die gesteigerten Aufnahmezahlen deuten darauf hin, dass die Fürsorgeärzte sehr oft nicht imstande waren, einen zielführenden Umgang mit den sogenannten Grenzfällen zu entwickeln, und letztlich doch auf eine Einweisung in die Anstalt zurückgreifen mussten. Kolbs Vorhaben, Ende der 1920er Jahre in Eggenhof eine Heilstätte für Alkoholisten und Psychopathen zu errichten, wurde aufgrund fehlender finanzieller Mittel nur in Ansätzen realisiert (StANu, Reg. V. Mittelfranken, Abg. 1952, Nr. 2058 d, Jahresbericht 1930).

Hinsichtlich des zweiten Aspekts, des Unvermögens der Fürsorgeärzte einen zielführenden Umgang mit ihrer Klientel zu entwickeln, ist festzuhalten, dass der Leiter der offenen Fürsorge Valentin Faltlhauser in der geradezu dramatischen Zuspitzung der Alkoholiker-Problematik, die er als Volksseuche bezeichnete, ein schweres Versagen des Weimarer Staates begründet sah. Im Fürsorgebericht 1925 brachte er seine Enttäuschung darüber zum Ausdruck, dass der Staat seiner Pflicht gegenüber der allgemeinen Volksgesundheit nicht nachkomme und die Verhältnisse schon bald unhaltbar werden würden. Während der oberste medizinische Grundsatz in der Verhütung liege, agiere der Staat völlig regelwidrig und versuche Schäden zu heilen, die hätten gar nicht erst entstehen dürfen.[741] Den finanziellen Gewinn, den der Staat durch die Besteuerung des Alkoholkonsums erzielte, verurteilten die Erlanger Reformpsychiater darüber hinaus entschieden.

---

741 HA-BZK Erlangen: Fürsorgebericht 1925, S. 19.

Ähnlich frustrierend, konfliktreich und wenig zielführend wie der Umgang des Fürsorgepersonals mit den Alkoholkranken gestaltete sich auch der mit den anderen psychiatrischen Grenzfällen, den Psychopathen. Bei den Fürsorgeärzten entwickelte sich infolge eine Art Ohnmachtsgefühl. Nachdem man versucht hatte, mit Hilfe der offenen Fürsorge den therapeutischen Nihilismus der Anstaltspsychiatrie zu überwinden, drohten man nun erneut einem solchen Nihilismus zu verfallen. Eine Alternative hierzu glaubten die Fürsorgeärzte in der Anwendung radikalerer Mittel zu finden, wie der Verbringung in Psychopathenheime mit Arbeitszwang und letztlich in der Sterilisation, die neben ihrer eugenischen auch eine disziplinierende und einschüchternde Funktion erfüllte.[742] Dass der Weimarer Staat nicht fähig oder nicht gewillt war, ihnen derartige Methoden bereitzustellen, wertete Faltlhauser als schweres Versagen. Seine Aussagen aus dem Jahre 1925 lassen dies deutlich erkennen:

> „Auch in der Psychopathenfürsorge wird die Fürsorge nicht alles und jedes leisten, das liegt aber nicht an der Fürsorge, sondern am Mangel der gesetzlichen Bestimmungen. Solange der Staat sich nicht dazu entschließt, die längst in Aussicht gestellten Änderungen des Strafgesetzbuches durchzuführen, dessen neuer Entwurf für die gesamte Psychopathenfrage außerordentliche Bestimmungen vorsieht, solange nicht ein wirksames Verwahrungsgesetz, solange vor allem die für jede Psychopathenbehandlung unumgänglich notwendige Arbeitsanstalt (Arbeitskolonie) mit dem Charakter eines Zwanges zur Arbeit nicht geschaffen ist, wird jede Psychopathenfürsorge Stückwerk bleiben müssen. Ob freilich heute bei der noch immer in weiten Kreisen herrschenden mißverständlichen Auffassung des Begriffes der persönlichen Freiheit der Boden für solche Forderungen günstig ist, mag dahingestellt sein."[743]

Während der Weimarer Staat den Erlanger Fürsorgeärzten nicht die Mittel zur Verfügung stellte, die sie für eine erfolgreiche Ausübung der Schutzaufsicht und Psychopathenfürsorge für nötig hielten, war es der Nationalsozialismus, der ihnen letzten Endes derart repressive Mittel an die Hand gab. Im Fürsorgebericht 1934 brachten die Fürsorgeärzte Hubert Schuch und Ewald Grimm ihre

---

742 Vgl. hierzu ein Zitat Faltlhausers: „Was heute besonders fehlt, ist die Arbeitsanstalt als unbedingt nötiges Mittelglied zwischen Irrenanstalt und offener Fürsorge, ist ferner ein gewisser Arbeitszwang." Siehe auch Faltlhauser: Krankheitsformen 1927, S. 273–275; Siemen: Psychiatrie Nationalsozialismus 1993, S. 24 f.
743 Faltlhauser: externe Dienst 1925, S. 204.

Genugtuung zum Ausdruck, dass eine Gruppe von Psychopathen, mit der man sich wiederholt auseinandergesetzt hatte, nun offenbar eingeschüchtert war:

> „Diese Asozialen, zu Skandalscenen bei Aemtern und in der Oeffentlichkeit neigenden Elemente fühlen offenbar, dass für eine derartige Betätigung im neuen Staat kein Verständnis mehr besteht und richten ihr Verhalten darnach in einem Masse ein, das früher nicht für möglich gehalten worden wäre. Auch einige drastische Massnahmen, vor allem Verbringung ins Konzentrationslager haben über den Kreise der Betroffenen hinaus sich deutlich ausgewirkt."[744]

Dass die Fürsorgeärzte, nachdem die Erlanger Reformpsychiatrie bereits früh selbstbewusst die Betreuung der sogenannten psychiatrischen Grenzfälle für sich beansprucht und mit der Übernahme der neuen Tätigkeitsbereiche im Jahre 1923 realisiert hatte, die Lösung der „Psychopathen-Problematik" in der von den Nationalsozialisten aufgezeigten Richtung unterstützten, d.h. die Anwendung von Einschüchterung, Freiheitsberaubung und Zwangssterilisation billigten, verdeutlicht den Grad ihrer Radikalisierung und bringt ihr Versagen zum Ausdruck, jene für die Psychiatrie reklamierten Krankheitsbilder mit psychiatrischen Methoden zu behandeln oder zumindest in Ansätzen einen psychiatrischen Behandlungspfad zu entwerfen. Hier wird gleichwohl eine in sich widersprüchliche Haltung der Psychiatrie jener Zeit evident, von der sozialen Norm sich abweichend verhaltende Personen zu psychopathologisieren, ohne aber für diese Heilverfahren zur Verfügung zu haben.

Bedeutung für den weiteren Entwicklungsverlauf der offenen Fürsorge

Mit der Schutzaufsicht und Psychopathenfürsorge, die sehr bald zum zentralen Aufgabenbereich der Erlanger Fürsorgeärzte und -pflegerinnen wurde, veränderte sich die Erlanger offene Fürsorge im Laufe der 1920er Jahre grundlegend. Während sie bis 1923 vor allen Dingen auf die Unterstützung, Beratung und Beaufsichtigung von psychisch kranken Menschen fokussiert war, entwickelte sie sich infolge zunehmend zu einer Kontrollinstanz mit gesellschaftsreglementierender und -normierender Funktion. Aufbauend auf den Darstellungen in diesem Abschnitt wird im Unterkapitel 4.1 der Annäherungsprozess der offenen Fürsorge an die psychiatrische Eugenik näher beleuchtet. Zur Veranschaulichung dieses Aspekts wird an dieser Stelle vorausgreifend ein kurzer Ausblick gegeben.

---

744 HA-BZK Erlangen: Fürsorgebericht 1934, S. 11.

Die von den Leitgedanken der psychischen Hygiene geprägte Zielsetzung der Schutzaufsicht, mittels Methoden der Kontrolle und Disziplinierung eine dauerhafte Verhaltensänderung sich abweichend verhaltender Personen zu bewirken, fußte auf dem Bestreben, einer gewissen Idealvorstellung von Gesellschaft näherzukommen. In der Realität sollten diese „Erziehungsversuche" regelhaft zu frustranen Auseinandersetzungen zwischen Fürsorgeärzten und den von ihnen beaufsichtigten Personen führen. Dabei bemängelten Kolb, Faltlhauser wie auch die Fürsorgeärzte aufgrund der unzureichenden Gesetzeslage nicht die erforderlichen disziplinierenden, repressiven Maßnahmen zur Verfügung zu haben, um adäquat vorgehen zu können; wie etwa ein schärferes Verwahrungsgesetz und Zwangsarbeitskolonien für Psychopathen.[745] Die Reformpsychiater bemühten sich nicht, einen therapeutischen Ansatz zu entwickeln; denkbar wäre etwa ein soziotherapeutischer gewesen, der sich auf die Verbesserung der Lebensbedingungen dieser Personengruppe fokussiert hätte, oder vielleicht sogar ein psychotherapeutischer Ansatz (vgl. S. 261). Kolb widersprach damit in gewisser Weise seiner eigenen Überzeugung, dass widrige Lebensumstände, unter denen ein Großteil der sogenannten Psychopathen und geistig Minderwertigen de facto zu leiden hatte, ein weniger angepasstes Verhalten bedingten.

Als der Nationalsozialismus an die Macht gelangte, wurden den Fürsorgeärzten, sehr zu ihrer Genugtuung, die ersehnten Mittel mit ausreichend disziplinierender und repressiver Wirkung an die Hand gegeben; beispielsweise mit der Möglichkeit Patienten als erbkrank zu diagnostizieren und infolge kraft einer Anzeige deren Zwangssterilisierung anzufordern. Eine Maßnahme, die abgesehen von dem ihr zugrunde liegenden Präventionsgedanken, auch

---

[745] vgl. Faltlhauser: externe Dienst 1925, S. 204; zu Kolb bezüglich der „Erziehung" von Psychopathen und der als unzureichend angesehen Mittel zur Disziplinierung derselben vgl. Weber: Jahresversammlung 1928, S. 243 f.; vgl. weiterhin folgendes Zitat Faltlhausers „Ihre Reizbarkeit, Unverträglichkeit, ihre Willensschwäche usw. bedürfen der Behandlung. Sie müssen zumeist an regelrechte und regelmäßige Arbeit gewöhnt werden. Und das ist nach allgemeiner Erfahrung weder in der Irrenanstalt, wohin sie, wie schon betont, nicht dauernd gehören, noch im Gefängnis in dem wünschenswerten Maße möglich. Einer wirksamen Schutzaufsicht sich zu entziehen, werden sie, fürchte ich, nach unseren bisherigen Erfahrungen Mittel und Wege finden. Am aussichtsreichsten schiene mir noch die wenigstens zeitweise Unterbringung im Psychopathenheim, etwa in der Form von Arbeitskolonien mit einem gewissen Zwang, in denen sie positive Arbeit leisten müssen." Vgl. Faltlhauser: Erfahrungen 1925, S. 123 f.

bewusst einschüchternd wirken sollte. Der „Kampf um die Volksgesundheit", wie die Fürsorgeärzte Ewald Grimm und Hubert Schuch es 1934 ausdrückten, konnte nun neu aufgenommen werden.[746]
Es gilt festzuhalten, dass das im Juli 1933 verabschiedete *Gesetz zur Verhütung erbkranken Nachwuchses* nicht allein psychisch Kranke im engeren Sinne betraf, sondern auch Personengruppen miteinbezog, die nach Kolbs Definition den Psychopathen zuzurechnen waren, so beispielsweise die sogenannten Schwachsinnigen und schweren Alkoholisten.[747] Wie Hans-Ludwig Siemen überzeugend darstellte, war die repressive und einschüchternde Funktion des GzVeN tatsächlich sogar vorrangig auf die sich unangepasst und abweichend verhaltenden geistig Abnormen gerichtet und nicht auf die im engeren Sinne als psychisch krank angesehenen Personen.[748] Diese brutale Form der Sozialdisziplinierung (nach der Definition des Historikers Gerhard Oestreich (1910–1978)) wurde von den Fürsorgeärzten Grimm und Schuch wie auch zahlreichen führenden Psychiatern begrüßt und unterstützt. Ernst Rüdin, die einflussreichste Persönlichkeit auf dem Gebiet der Rassenhygiene-Forschung während der NS-Zeit, trat in den 1930er Jahren nachdrücklich für eine umfassendere Miteinbeziehung der verschiedenen Psychopathen-Untergruppen in die durch das *Gesetz zur Verhütung erbkranken Nachwuchses* legitimierten Zwangssterilisierungsmaßnahmen ein. Um der „Nachkommenschaftsbeschränkung der Gesellschaftsfeinde und Parasiten" eine wissenschaftlich-empirische Rechtfertigung zu geben, betrieb Rüdin an der von ihm geleiteten Genealogisch-Demographischen Abteilung der DFA ab 1931 Forschungsarbeiten zur Erblichkeit der Psychopathie.[749]

3.4.3 Alltag in der offenen Fürsorge

In diesem Unterkapitel soll ein Eindruck von der alltäglichen Arbeit der Fürsorgeärzte und Fürsorgepflegerinnen vermittelt werden. Die Darstellungen stützen sich dabei im Wesentlichen auf Protokolle und Berichte der Fürsorgeärzte sowie die erstmals im Rahmen dieser Arbeit ausgewerteten Lebenserinnerungen des langjährigen Nürnberger Fürsorgearztes Ewald Grimm.

---

746 Zitat siehe HA-BZK Erlangen: Fürsorgebericht 1934, S. 4.
747 Gesetz Verhütung erbkranken Nachwuchses 1933, S. 152.
748 Siemen: Psychiatrie Nationalsozialismus 1993, S. 24 f.
749 Vgl. Roelcke: Rüdin 2002, S. 44–46; Rüdin zitiert nach Ebd., S. 45 f. aus MPIP-GDA: Brief Rüdins an Ministerialdirektor Arthur Gütt Juni 1939; zu dieser Thematik vgl. auch Schmuhl: Rassenhygiene 1987, S. 168–172.

Vorab eine kurze Erläuterung der allgemeinen Vorgehensweise bei Entlassung von Anstaltspatienten.

Wollten Familienangehörige die Entlassung eines Patienten beantragen, mussten sie die entsprechenden Anträge schriftlich einsenden bzw. im Bureau des Anstaltsdirektors zu Protokoll geben und dabei ihre Wohnsituation schildern.[750] Daraufhin erfolgte eine Prüfung der Wohnverhältnisse durch die Fürsorgepflegerin bzw. bei schwierigeren Verhältnissen durch den Fürsorgearzt. Im nächsten Schritt mussten die Angehörigen einen Revers unterschreiben und gewissen Bedingungen zustimmen, eine derer war, eine weitergehende Betreuung des Kranken nach Entlassung zuzulassen (vgl. Abb. 21). Falls der Kranke dazu imstande war, gab auch er in einem Protokoll das Versprechen ab, gewisse Bedingungen einzuhalten.[751] Offiziell war die Einverständniserklärung der Angehörigen bzw. Kranken bezüglich der Fürsorgebedingungen nicht zwingend erforderlich, um eine Entlassung zu ermöglichen. Obwohl die Ärzte es Angehörigen und Patienten nachdrücklich empfahlen, erfolgte die Einhaltung der Bedingungen laut den Fürsorgeärzten auf rein freiwilliger Basis. Faltlhauser konstatierte jedoch mit einem gewissen Stolz, dass Angehörige und Patienten außerordentlich selten eine weitergehende Betreuung durch die offene Fürsorge ablehnten.[752] Wie er im Mai 1925 rückblickend feststellte, hatten sich unter den mehr als 2000 bislang durch die offene Fürsorge betreuten Kranken nur vier Personen hierfür entschieden, und auch diese Patienten waren dann letztendlich doch noch in Fürsorge genommen worden, wenn auch bei zweien auf Zwang der Behörden hin.[753] Letztendlich darf angezweifelt werden, ob eine Entlassung aus der Anstalt tatsächlich auch ohne weitergehende Beaufsichtigung durch die offene Fürsorge möglich war.

---

750 Einen solchen Antrag findet man beispielsweise im Anhang von Kolb: Reform Irrenfürsorge 1919, S. 163.
751 Das Muster eines solchen Protokolls findet sich in Ebd.
752 Faltlhauser: Erfahrungen 1925, S. 103; Faltlhauser: externe Dienst 1925, S. 183.
753 Ebd., S. 202.

```
        Revers. (Dem Kranken nicht zu zeigen!)
Es erscheint ............................... wohnhaft ..................
............ d.... Kranke ........................ und beantragt
Beurlaubung.
    Häusliche Verhältnisse: Aufsicht .......... in Abwesenheit ..........
Anwesend: ......................... Kinder: ..........................
Wohnung: ....................... Bett: .......... Arbeit: ...............
    D.... Antragsteller..... verpflichtet sich:
 1. D.... Kranke.... bei sich aufzunehmen, zu behalten, zu beköstigen, zu sorgen.
 2. daß ständig eine verlässige, erwachsene Person um d.... Kranke.... ist;
 3. daß auf Feuer, Licht, gefährliche Instrumente, Verkehr mit dem anderen
    Geschlecht, Alkoholgenuß, ................ Obacht gegeben wird.
 4. Von jeder unerlaubten Entfernung, von jeder auffälligen Wahrnehmung, von
    selbstmordgefährlichen Äußerungen, Drohungen, Erregung, Verstimmung, von
    schlechter Nahrungsaufnahme, von Sinnestäuschungen, Schlafstörungen um-
    gehend schriftlich oder telephonisch der Direktion (Erlangen 83) oder Fürsorge-
    stelle (Nürnberg, Unterer Bergauer Platz 8 I. Tel. 8563) Mitteilung zu machen.
 5. Anstaltsärzten und Fürsorgepflegerin Zutritt zu gewähren.
 6. [Die volle Verantwortung und zivilrechtliche Haftung für alle aus der Beur-
    laubung sich ergebenden Folgen zu übernehmen.]
 7. Alle .... Tage kurz der Anstaltsdirektion über Zustand und Verhalten d....
    Kranke.... Nachricht zu geben.
 8. Nach Ablauf des Urlaubs oder auf Aufforderung der Direktion den Kranken
    auf seine Kosten der Anstalt wieder zuzuführen oder Urlaubsverlängerung
    oder unter Vorlage eines die Entlassungsfähigkeit bestätigenden ärztlichen
    Zeugnisses die Entlassung zu beantragen.
         D.... Antragsteller.... wird ausdrücklich darüber belehrt, daß .... sich
    nach Art. 81 Pol. Str. G. B. strafbar machen würde, wenn .... die eingegangenen
    Verpflichtungen nicht genau erfüllen würde.]
         [Angesichts dieser Erklärungen hat die Direktion kein Recht, den Kranken
    gegen seinen und seiner Versorger Willen zurückzuhalten ..................
    .............................]
         Erlangen, den ............... 191..
                                    Antragsteller        Direktion
                                  ................    ................
[ ] Nicht in allen Fällen auszufüllen!
```

Abb. 21: Der vor Entlassung eines Anstaltspatienten auszufüllende Revers mit den einzuhaltenden Bedingungen (Kolb: Reform Irrenfürsorge 1919, S. 162).

Im Prinzip wurden alle aus der Erlanger Anstalt oder psychiatrischen Klinik (später auch der psychiatrischen Station des Krankenhauses Nürnberg und z.T. der Anstalt Ansbach) entlassenen Kranken in die Obhut der offenen Fürsorge übergeben.[754] Wie zuvor in Kutzenberg, erfolgte auch in Erlangen zunächst eine dreimonatige Beurlaubung des Kranken, d.h. eine probeweise Entlassung, die dann per Antrag auf nochmals 3 Monate verlängert werden

---

754 Faltlhauser: Erfahrungen 1925, S. 103.

konnte. Während dieser Zeit konnte eine gegebenenfalls nötige Wiederaufnahme ohne bürokratische Hürden jederzeit durch den Fürsorgearzt in die Wege geleitet werden, wobei die hierfür erforderliche Zustimmung des Bezirksarztes allein eine Formalität darstellte.[755] Es gilt festzuhalten, dass diese Handlungsvollmacht den Fürsorgeärzten in der kritischen Übergangszeit nach der Entlassung, in der der Patient sich wiedereinfinden musste in ein Leben außerhalb der Anstalt, als Druckmittel diente, um ein konformes Verhalten des Entlassenen zu erwirken. Erst nachdem die Beurlaubungszeit ohne Zwischenfälle abgelaufen war, erfolgte eine endgültige Entlassung. Oftmals verblieben die Patienten dennoch weiterhin in fürsorgerischer Betreuung, Besuche durch Ärzte und Pflegerinnen fanden dann allerdings in größeren zeitlichen Abständen statt.

Neben der Betreuung entlassener Anstaltspatienten gehörten, wie bereits zuvor erwähnt, an mehreren Tagen der Woche abgehaltene Sprechstunden zu den Haupttätigkeiten der Fürsorgeärzte. Im Rahmen dieser Sprechstunden wurden von den städtischen Behörden zugewiesene Patienten psychiatrisch untersucht, begutachtet und ggf. verwarnt sowie freiwillig die Hilfe der Fürsorge aufsuchende Kranke und deren Angehörige beraten und unterstützt. Der von 1925 bis 1939 als Fürsorgearzt in Nürnberg tätige Ewald Grimm schilderte in seinen Lebenserinnerungen die Verhältnisse in der Fürsorgestelle und seine alltägliche Arbeit sehr eindrücklich:

Die Fürsorgestelle Nürnberg befand sich im Zentrum der Altstadt, recht versteckt in einem sehr alten, kleinen Gebäude am Bergauerplatz nahe dem Fluss Pegnitz. Kolb und Faltlhauser hatten sich bewusst für derart unscheinbare Räumlichkeiten entschieden, um eine gewisse Diskretion zu gewährleisten, und die Patienten vor Stigmatisierung zu bewahren. Eine steile, enge Treppe führte von der Straße hinauf zur Fürsorgestelle, die aus einem äußerst kleinen Warteraum und einem ebenso kleinen Zimmer bestand. Dieses Zimmer fungierte als Dienstzimmer und zugleich als Wohnraum für die Fürsorgepflegerin, deren Bett sich in einem kleinen Alkoven befand. Laut Grimm konnte man sich in den Räumlichkeiten „kaum umdrehen", und oftmals musste die zu den Sprechstunden erscheinende Klientel neben dem Wartezimmer auch auf der Treppe außerhalb Platz nehmen, da in der Regel recht viele, meist weit über zwanzig Personen an einem Tag gesehen wurden.[756]

Der Wochenplan gestaltete sich in etwa wie folgt: Grimms Vorgesetzter, der Leiter der offenen Fürsorge, Valentin Faltlhauser, reiste Montag morgens

---

755 Ebd., S. 119; PA Grimm, Nachlass Ewald Grimm: Memoiren, S. 3.
756 Ebd., S. 3, S. 12.

mit dem Zug nach Nürnberg, um am Vormittag gemeinsam mit Grimm und den Fürsorgepflegerinnen Hausbesuche abzustatten. Montag- und freitagnachmittags hielt Faltlhauser zudem von 14 Uhr bis 18 Uhr, bisweilen auch 19 Uhr, Sprechstunde in der Fürsorgestelle Nürnberg. Donnerstags referierten die Fürsorgeärzte, wie an späterer Stellte geschildert (S. 266), im Rahmen der Besprechung in der Anstalt über die aktuellen Geschehnisse in der Fürsorge. Freitagvormittags machte Faltlhauser Dienst in Fürth. In der übrigen Zeit wurden Hausbesuche abgestattet.

Grimm beschrieb den wöchentlichen Ablauf folgendermaßen: Zusammen mit den Fürsorgepflegerinnen traf er Faltlhauser montagmorgens am Nürnberger Hauptbahnhof, um vom Oberarzt Anordnungen sowie die Namen und Anschriften der am Sonntag zumeist von Kolb persönlich entlassenen Patienten zu erhalten. Im Anschluss berichtete Grimm über etwaige besondere Vorkommnisse in der offenen Fürsorge. Vom Bahnhof aus begaben sich die Ärzte und Pflegerinnen dann zu den Wohnungen der am Tag zuvor entlassenen Patienten.[757]
Da Grimms weitere Schilderungen in ihrem Originalton besonders bildhaft und lebensnah sind, werden sie hier in Gänze wiedergegeben:

„Wir Fürsorgeorgane waren also den ganzen Vormittag unterwegs, liefen Trepp auf und ab, was natürlich auch körperlich recht anstrengend war wenn z.B. nacheinander manchmal 5 Stockwerke zu erklimmen waren; keine Seltenheit. Ausserdem lag ja jeder Fall anders und man musste sich immer wieder umstellen. Da war es gerade für mich immer gut, die Fälle schon in der Anstalt unter Umständen Monate lang gesehen und beobachtet zu haben. Ich kannte schliesslich in Nürnberg jede Strasse und Gasse und nicht nur das ich wusste auch auswendig wo jeder von uns Betreute wohnte. Diese Tätigkeit war nicht nur körperlich, sondern auch geistig anstrengend, man musste sich ja bei jedem Fall immer wieder anders einstellen. Unsere Befürsorgten setzten sich aus drei Kategorien zusammen, aus Anstaltsentlassenen, dann von Ämtern etc. Zugewiesenen und den sogenannten Freiwilligen, d.h. solchen die selbst oder deren Angehörigen unsere Dienste in Anspruch nahmen. Jeder wurde karteimäßig erfasst, es wurden manchmal recht eingehende Krankengeschichten geführt bzw. neu angelegt und der „Schreibkram" nahm immer mehr zu. Ursprünglich als ich anfing wurde dieser noch von einer Pflegerin mit ausgeführt bis schliesslich eine eigene Schreibkraft angestellt wurde, die dann auch voll ausgelastet war.
[...] Wie schon früher erwähnt referierten Faltlhauser und ich jeden Donnerstag im grossen Referat über unsere Tätigkeiten ausführlich, besonders immer über die Beobachtungen, die wir bei Frischentlassungen machen konnten. Das war natürlich besonders für die Abt. Ärzte, die ja manchmal die Kranken lange unter Beobachtung und

---

757 Ebd., S. 3; Fehler der Rechtschreibung und Zeichensetzung wurden korrigiert.

Behandlung gehabt hatten, recht interessant, denn oft verhielt sich der Kranke in der Freiheit ganz anders als unter dem Zwang des Anstaltsaufenthaltes."[758]
Während es für die Fürsorgeärzte sicherlich befriedigend war festzustellen, wie sich das Befinden und Verhalten von Patienten nach ihrer Entlassung aus der Anstalt besserte, sahen sie sich im Rahmen ihrer Tätigkeit jedoch ebenso mit menschlichen Schicksalen konfrontiert, die bedrückend waren und ihnen die Limitationen ihres therapeutischen Repertoires vor Augen führten. Im Gegensatz zu den Anstaltsärzten, die ihren Alltag in einem von der Außenwelt abgeschnittenen Mikrokosmos verbrachten, wurden die Fürsorgeärzte unmittelbar mit der harten Realität einer von sozialer Not geprägten Gesellschaft konfrontiert. Wohnungsnot, Arbeitslosigkeit und Inflation führten zu einer dramatischen Verschlechterung der Lebensumstände vieler Menschen, wodurch wiederum die Entstehung bzw. Verschlechterung psychischer Erkrankungen begünstigt wurde.[759]

Faltlhauser berichtete 1926 von einem Fall in Erlangen, den er in einem Kulturland wie Deutschland nicht für möglich gehalten hätte. Vom Bezirksarzt war er auf einen an Schizophrenie erkrankten ehemaligen Bautechniker aufmerksam gemacht worden, der bereits seit Jahren in einem Erdloch hauste und seinen Lebensunterhalt mit dem Verkauf von Düngemitteln verdiente. Als Faltlhauser ihn besuchte, musste er feststellen, dass jenes Loch neben einem halbverfallenen, rostigen Ofen nur eine Bettstelle mit verfaultem Inhalt aufwies und nur notdürftig mit einigen Brettern überdacht war, sodass der Mann jeglicher Wetterlage hilflos ausgesetzt war. Der Kranke selbst war „über und über mit Schmutz bedeckt, von der ursprünglichen Hautfarbe war nichts mehr zu entdecken". Als Kleidung dienten lediglich einige schmutzige Lumpen, der verwilderte Bart und das ebenso verwilderte Haar waren von „verschiedenartigstem Ungeziefer bewohnt". Mit viel Mühe war es möglich, den „sehr negativistisch widerspenstigen Kranken" dazu zu bewegen, sein Erdloch aufzugeben und dafür ein kleines Häuschen zu errichten. Die Verhältnisse waren zum Zeitpunkt der Berichterstattung allerdings immer noch nicht befriedigend, so Faltlhauser.[760] Ob dem Mann längerfristig geholfen werden konnte, ließ sich aus den eingesehenen Unterlagen der Fürsorge nicht feststellen.

Während solche außergewöhnlichen Fälle sicherlich nicht den Alltag in der offenen Fürsorge bestimmten, war die alltägliche Arbeit der Fürsorgeärzte und

---

758 PA Grimm, Nachlass Ewald Grimm: Memoiren, S. 4; Rechtschreibung und Zeichensetzung des Zitats wurden größtenteils korrigiert.
759 Vgl. hierzu Born: Wohnungsnot 1924.
760 HA-BZK Erlangen: Fürsorgebericht 1926, S. 44.

-pflegerinnen gleichwohl von ebenso schwerwiegenden Fällen geprägt.[761] In den Sprechstunden und bei den Hausbesuchen sah man sich tagtäglich mit familiären Konfliktsituationen konfrontiert, bei denen häusliche Gewalt und Alkoholismus eine verheerende Rolle spielten. Obwohl sich die Fürsorgeärzte bereits seit 1912 mit derartigen, die sogenannten psychiatrischen Grenzfälle betreffenden Problemen auseinandersetzen mussten, wurde ihr Arbeitsalltag mit der Übernahme der Schutzaufsicht und Psychopathenfürsorge im Jahre 1923 zunehmend von solcherart Fällen bestimmt. Aussicht auf eine längerfristige Lösung dieser Konfliktsituationen bestand nur selten, was, wie an späterer Stelle erläutert wird, zu einem gewissen Ohnmachtsgefühl auf Seiten der Fürsorgeärzte führte. Im Folgenden werden einige typische Szenarien geschildert, welche die Ärzte und Pflegerinnen der offen Fürsorge tagtäglich beschäftigten.

Einer der häufigsten Beratungsanlässe und eine Problematik, mit der sich das Personal der Fürsorge Tag für Tag auseinandersetzen musste, war wie zuvor erwähnt der Alkoholismus. Frauen wie Maria V. oder Katharina W. suchten verzweifelt die Fürsorgestelle auf und berichteten, dass sie und ihre Kinder zuhause der Gewalt ihrer alkoholkranken Ehemänner ausgesetzt waren, sich aber u.a. aus finanziellen Gründen nicht aus der Abhängigkeit lösen konnten. Grimm erinnerte sich: „Solche Frauen machten in ihrer Ehe wahre Martyrien mit, es gab unbeschreibliche Schilderungen der häuslichen Dramen".[762] Ihnen versuchte die Fürsorge, so gut es ging, zu helfen, indem man z.B. den Ehemann zur Fürsorgestelle und zum Amtsarzt beorderte, ihn verwarnte und ggf. dessen Arbeitgeber dazu veranlasste, das Gehalt an die Frau auszuzahlen, bevor dieser die Gelegenheit hatte, es für Alkohol auszugeben. Der dramatische Anstieg an Einweisungen sogenannter Alkoholisten in die Anstalt Erlangen (vgl. S. 247) illustriert das Ausmaß dieser Problematik. Obwohl Kolb versuchte, die Ressourcen der offenen Fürsorge zur Bekämpfung dieser Problematik zu erweitern, blieb der erwünschte Erfolg, u.a. aufgrund der aus Sicht der Reformpsychiater unzureichenden gesetzlichen Rahmenbedingungen, aus.

---

761 Einen weiteren extremen Fall aus der offenen Fürsorge schilderte Grimm in seinen Lebenserinnerungen: Ein zuvor in Fürsorge sich befindender, an Schizophrenie erkrankter Patient ermordete kurz nach seiner Entlassung von der psychiatrischen Abteilung des Krankenhauses Nürnberg auf brutale Art und Weise seine Ehefrau. Fürsorgearzt Grimm wurde von der Polizei zum Tatort gerufen, wo der völlig in seinem Wahn gefangene Patient ruhig auf dem Bett lag, daneben auf dem Nachttisch eine halb ausgetrunkene Kaffeetasse und der abgetrennte Kopf der Ehefrau, vgl. PA Grimm, Nachlass Ewald Grimm: Memoiren, S. 12 f.
762 Ebd., S. 11.

Im Rahmen der sogenannten Gefährdetenfürsorge nahm sich die Fürsorge v.a. weiblichen Jugendlichen an, die aus schwierigen familiären Verhältnissen stammten und aufgrund mangelnder Perspektiven kriminell wurden oder gar gezwungen waren, sich zu prostituieren.[763] In solchen Fällen versuchte man in Zusammenarbeit mit den Polizeischwestern und den Jugendämtern durch Beaufsichtigung und Unterbringung der Betroffenen in Pflegefamilien möglichst frühzeitig zu intervenieren (vgl. S. 239).

Eine häufige im Rahmen der Sprechstunden an die Ärzte herangetragene Beschwerde waren eheliche Konflikte als Folge des Eifersuchtswahns eines Partners. Solang es hierbei nicht zu Gewalttätigkeiten kam, beschränkte sich die Einflussnahme der Fürsorgeärzte bei derartigen Beziehungsproblemen auf beobachtendes Zuwarten.

Darüber hinaus wurde die Fürsorgestelle in regelmäßigen Abständen von bestimmten, dem Fürsorgepersonal wohlbekannten Personen frequentiert, die meist nur um etwas finanzielle Unterstützung ersuchten oder das Bedürfnis hatten, sich auszusprechen. Zwischen diesen „Stammgästen" und dem Fürsorgepersonal bestand, wie heute noch erhaltene Fürsorgeprotokolle nahelegen, ein recht vertrautes Verhältnis; insbesondere Fürsorgearzt Grimm erscheint im Umgang geduldig und verständnisvoll gewesen zu sein.[764]

Ein Beispiel für einen laut Grimm „dauernden Sprechstundengast" war der 50-jährige Josef W., der an einer „Lues cerebri", d.h. eines Syphilis Befall des Gehirns litt. Anlässlich eines alle paar Wochen stattfindenden Besuchs notierte der Fürsorgearzt:

> „2.1.28: Stellt sich heute wieder vor. Im Anfang immer durchaus im Zusammenhang sprechend, dann plötzlich abspringend und in die alten paranoiden Ideen verfallend. Von diesem Augenblick geht es dann völlig durcheinander. Wird sehr affektiv, gestikuliert lebhaft, lässt die Stimme an und abschwellen. Kann sich nicht genug tun in geheimnisvollen Andeutungen. Ist zufrieden, dass man ihn ruhig anhört und zieht dann immer wieder beruhigt ab."[765]

---

763 Gemäß Jugendwohlfahrtsgesetz § 56–58 konnte, z.B. auf Antrag des Jugendamts ein Beschluss des Vormundschaftsgerichts erwirkt werden, um Minderjährige zur Verhütung ihrer körperlichen, geistigen oder sittlichen Verwahrlosung unter Schutzaufsicht zu stellen. Eine Überwachung der Schutzbefohlenen, wie auch der Erziehungsberechtigten durch eine weisungsbefugte Instanz, wie dem Jugendamt, war die Folge. Vgl. Faltlhauser: offene Geisteskrankenfürsorge Gesellschaft 1927, S. 330 f.

764 Bezüglich der Protokolle der Nürnberger Fürsorgestelle vgl. StANu, Heil- und Pflegeanstalt Erlangen, Verwaltungsakten 31–50, Aufzeichnungen und Korrespondenzen betr. Kranke.

765 StANu, Heil- und Pflegeanstalt Erlangen, Verwaltungsakte 31, Aufzeichnungen und Korrespondenz betr. Kranke, Jahrgang 1924 bis 1926.

Schwieriger im Umgang waren Fälle, die heute wohl am ehesten dem Gebiet der psychiatrischen Forensik zugeordnet werden würden, so etwa der 20-jährige Paul L., ein gelernter Mechaniker, der zuhause seine Familie terrorisierte, seine Freundin so schwer mit einem Stock misshandelte, dass sie bewusstlos wurde, kokainabhängig war, sich selbstverletzte, indem er sich biss oder mit Glasscherben die Brust zerkratzte und die Gashähne in der Küche in suizidaler Absicht aufgedreht hatte. Für derart schwerwiegende Fälle sogenannter „Psychopathie" (heute würde man womöglich von Persönlichkeitsstörung sprechen) wussten die Erlanger Fürsorgepsychiater keinen erfolgversprechenden Behandlungspfad zu entwerfen. Nach zeitweiliger Unterbringung auf der psychiatrischen Station des Krankenhauses Nürnberg wurde L. in die Anstalt Erlangen eingewiesen. Kolb versuchte den jungen Mann allerdings alsbald wieder zu entlassen, da die Anstalt seiner Überzeugung nach nicht der geeignete Platz für Psychopathen war. Im Fall von Paul L. zeigte sich eine Berliner Familie bereit, ihn aufzunehmen. Wie Korrespondenzen zwischen der Familie und Kolb darlegen, kam es allerdings nach einer kurzen Phase der Ruhe auch dort zu erheblichen Verhaltensproblemen und Gewaltausbrüchen.

Zwar hatte die Erlanger Reformpsychiatrie unter Kolb bereits 1919 selbstbewusst die Einbeziehung aller außerhalb der Anstalten lebenden, sogenannten geistig Abnormen in die offene Fürsorge gefordert und schließlich 1923 durch Übernahme der Schutzaufsicht und Psychopathenfürsorge realisiert, doch fehlten für derart herausfordernde Fälle wie dem von Paul L. die geeigneten Behandlungsmodalitäten. Die Anwendung psychotherapeutischer Methoden wäre womöglich eine erfolgversprechende Therapieoption gewesen. So setzte sich Robert Sommer (1864–1937), Ordinarius der psychiatrischen Universitätsklinik Gießen, bereits bei der Gründung des Verbandes für psychische Hygiene im Jahre 1925 dafür ein, Psychotherapie und psychische Hygiene langfristig miteinander zu verbinden. Innerhalb des Verbandes konnte er dafür allerdings nur wenig Unterstützung finden, auch nicht bei Gustav Kolb.[766] Womöglich scheuten die im Verband organisierten, zumeist deutsch-national bzw. konservativ eingestellten Psychiater den Kontakt mit der maßgeblich von deutschen Psychiatern jüdischen Glaubens geprägten Psychotherapie.

Das Verhältnis zwischen dem Fürsorgepersonal und den von ihnen im Zuge der Schutzaufsicht und Psychopathenfürsorge betreuten Klientel war in vielen Fällen ein äußerst schwieriges und konfliktbehaftet. Einerseits war dies dadurch bedingt, dass die Fürsorgeärzte hierbei oftmals mit repressiven

---

766 Schmuhl: Gesellschaft 2016, S. 36.

und disziplinierenden Maßnahmen wie z.b. straf- oder zivilrechtlichen Folgen drohten bzw. diese in die Wege leiteten. Andererseits muss zur Verteidigung der Ärzte, ohne apologetisch zu sein, bemerkt werden, dass einige der von ihnen betreuten Personen tatsächlich durchaus problematisches Verhalten zeigten und auch für ihre Mitmenschen eine Belastung und bisweilen eine Gefahr darstellten (siehe der Fall Paul L.). Kolb konstatierte in Bezug auf die Bewerbung eines jüdischen Arztes z.b., dass „Israeliten erfahrungsgemäss bei den hier [in der Anstalt Erlangen] besonders zahlreich vertretenen Psychopathen und Alkoholisten als beamtete Aerzte mit Schwierigkeiten zu kämpfen haben."[767] An dieser Stelle, wird abschließend anhand einiger Vorfälle geschildert, wie gefährlich die Arbeitsalltag in der offenen Fürsorge mitunter sein konnte.

Während Grimm und seine Familie nachts von betrunkenen Fürsorgepfleglingen wiederholt belästigt wurden, „die vor dem Hause Skandal machten", an der Haustür klingelten und den Arzt mit anstößigen Ausdrücken beschimpften, versuchte ihm eine Psychopathin vom Typ der „Erregbaren" während der Sprechstunde Salzsäure ins Gesicht zu schleudern (der Grimm allerdings auswich und die infolge nur ein Loch in seinen Mantel brannte). Ein weiterer sogenannter Psychopath schlug Grimm beim Hausbesuch ohne Vorwarnung ins Gesicht und zertrümmerte dabei seine Brille, weil er ihn mit „Guten Tag" statt mit „Heil Hitler" begrüßt hatte.[768] Eine besonders gefährliche Situation ergab sich in der Silvesternacht 1929 als ein Anschlag auf die Fürsorgestelle Nürnberg verübt wurde. Etwa um Mitternacht wurden von der Straße aus durch die Fenster der Fürsorgestelle (in der eine Fürsorgepflegerin zugleich wohnte) scharfe Schüsse abgegeben; verletzt wurde niemand. Als Tatverdächtiger galt ein gewisser ehemaliger Anstaltspatient, der bereits zuvor die Fenster der Fürsorgestelle zerschlagen hatte und in einem Brief gedroht hatte, dies erneut zu tun.[769] Kolb wandte sich nach dem Geschehen umgehend an die Kreisregierung. Grimms Bericht sei „recht geeignet, die Schwierigkeiten, ja

---

767 StANu, Regierung von Mittelfranken, Kammer des Innern, Abg. 1968, V, 33 Ärztliches Personal der Heil- und Pflegeanstalten 1921–1929: Bericht Kolbs vom 10. Januar 1928.

768 StANu, Regierung von Mittelfranken, Kammer des Innern, Abg. 1968, V, Nr. 90, Außenfürsorge für Geisteskranke: Aufsichtspersonal Band II, 1929–1932: Brief Kolbs an Kammer des Innern vom 10. Januar 1930; PA Grimm, Nachlass Ewald Grimm: Memoiren, S. 15.

769 StANu, Regierung von Mittelfranken, Kammer des Innern, Abg. 1968, V, Nr. 90, Außenfürsorge für Geisteskranke: Aufsichtspersonal Band II, 1929–1932: Bericht Grimms über den Vorfall in der Silvesternacht 1929.

Gefahren, des Fürsorgedienstes zu zeigen." Beim städtischen Grundstücksamt beantragte Kolb die Fenster der Fürsorgestelle mit starken Innenläden zu versehen, damit die Pflegerinnen nachts von der Straße aus keine „Zielscheibe" bieten würden. Sollte das Grundstücksamt die Anbringung verweigern, zeigte sich Kolb gewillt, die Läden in der Anstalt anfertigen zu lassen und aus dem Etat zu zahlen.[770]

3.5 Gustav Kolb – Anstaltsdirektor und Reformpsychiater

3.5.1 „Kolb war nicht immer ein bequemer Chef" – neue Anforderungen an die Ärzte

Wie bereits im zweiten Kapitel dieser Arbeit beschrieben (ab S. 98), vollzog sich mit Gustav Kolbs Ernennung zum Direktor Ende des Jahres 1911 gewissermaßen ein Kurswechsel an der Heil- und Pflegeanstalt Erlangen. Während unter seinem Vorgänger August Würschmidt eine auf Verwahrung ausgerichtete, restriktive psychiatrische Praxis vorgeherrscht hatte, veränderte sich das Verständnis davon, was psychiatrische Anstaltsfürsorge bezwecken und wie sie gestaltet werden sollte, unter Kolbs Führung grundlegend. Patienten, darunter solche, die zuvor in völlig geschlossenen Abteilungen verwahrt worden waren, sollten sich gemäß dem *open door* Prinzip nahezu frei innerhalb des Anstaltsgeländes bewegen können, einer geregelten Arbeitstätigkeit in einem der zahlreichen Betriebe und Werkstätten auf dem Anstaltsgelände nachgehen und ggf. auf die Beurlaubung bzw. probeweise Entlassung vorbereitet werden. Die Anwendung von Betäubungsmitteln und mechanischen Zwangsmitteln wie Zwangswesten, Ledermuffen, Fixierungen sowie die Verbringung in Isolierkammern, wurde gemäß des *no restraint* Prinzips stark reduziert oder gänzlich aufgegeben (Zu den Begriffen des *open door* und *no restraint* vgl. Fußnote auf S. 27). Der Direktorenwechsel von Würschmidt zu Kolb wirkte sich auf die Anstalt, wie Karl Walz 1946 treffend feststellte, nahezu revolutionierend aus.[771]

Bereits in seinem Erstlingswerk, dem Sammel-Atlas, hatte Kolb die zentralen Aufgaben der praktischen Psychiatrie dahingehend definiert, „heilbare Geisteskranke möglichst rasch der Genesung zuzuführen", die sozialen Fähigkeiten und die Gesellschaftsverträglichkeit der heilbaren wie auch der unheilbaren Kranken auf einem möglichst hohen Niveau zu halten sowie einer vermeidbaren, erkrankungsbedingten Verkürzung der Lebenszeit der

---

770 Ebd.: Brief Kolbs an Kammer des Innern vom 10. Januar 1930.
771 Vgl. Walz: System Irrenfürsorge Kolbs 1946, S. 95.

Patienten vorzubeugen.⁷⁷² Dabei hielt Kolb den Einfluss des Milieus, d.h. der Umgebung des Kranken, auf dessen psychische Verfassung für einen der wichtigsten therapeutischen Faktoren und leitete für die praktische Psychiatrie dementsprechend die Handlungsrichtlinie ab, „jedem Kranken das mit seinem momentanen Zustande [zu] vereinbare[nde] Mass von Freiheit und Annäherung an die normalen Lebensverhältnisse zu gewähren."⁷⁷³ Je mehr das Milieu der Kranken dem entsprach, in welchem er seine sozialen Fähigkeiten erworben hatte, so argumentierte Kolb, desto adäquater war das Verhalten desjenigen Kranken. Im Umkehrschluss wurde durch die Anwendung von Zwangsmitteln und durch die Absonderung in Isolierkammern ein umso anti-sozialeres Verhalten provoziert (vgl. auch S. 110).⁷⁷⁴

---

772 Kolb: Sammel-Atlas Teil A 1902, S. 29.
773 Ebd., S. 48 f.
774 Vgl. diesbezüglich ein aufschlussreiches Zitat Kolbs aus dem Jahre 1902: „Derselbe Kranke, der vor einer Viertelstunde in der kahlen, halbdunklen Oberlichtzelle sich mit dem eigenen Kote beschmierte, die Kleider herabriss, nackt herumtanzte, die Thüre fast hinausschlug und dieses Verhalten im gleichen Raume noch Stunden und Tage lang fortgesetzt hätte, liegt bald darauf im freundlichen, hellen Saale in seinem sauberen Bette, oder sitzt in der Badewanne, oder geht im gefällig eingerichteten Tagraume, in seinen guten Kleidern, seine Cigarre rauchend, unter annähernd socialen Personen auf und ab – er wird vielleicht einige Male aus dem Bette, aus der Badewanne springen, er wird vielleicht seinen Gang zu einigen Tanzbewegungen steigern, ein Lied singen, im Grossen und Ganzen aber sich so benehmen, wie es ihm durch jahrzehntelange Uebung, durch Erziehung und Bildung zur Gewohnheit geworden ist. Der Zustand des Kranken hat sich in der Viertelstunde nicht geändert, die Erregung ist die gleiche, aber sie äussert sich nun entsprechend der besseren Umgebung in einer milderen, harmloseren Form.
Ein anderer Fall: Ein Kranker, der aus seiner dunklen Isolirzelle heraus jeden Eintretenden mit Wurfgeschossen: dem Nachtgeschirre, Kotkugel, Speiseresten – begrüsste, auf den näher Tretenden energische Angriffe machte, sich aus einem Stückchen Glas, einem Blechlöffel gefährliche Waffen herstellte, wird, ohne dass in seinem Zustand eine Aenderung eingetreten wäre, zur Arbeit in das Freie gegeben; er erhält ein Werkzeug – und statt nun mit demselbem dem Arzte, auf welchen er in der Zelle die gefährlichsten Angriffe machte, den Kopf zu zertrümmern, benützt er es ruhig zur gewohnten Arbeit: er ist unter Arbeitern, die ihr Werkzeug mit Vorsicht handhaben, er ist in der gewohnten Umgebung, bei der gewohnten Thätigkeit – mit dem anomalen Milieu, mit dem Zwange sind die die anomalen Aeusserungen, ist die Auflehnung gegen den Zwang weggefallen und die durch Erziehung, durch jahrelange Gewöhnung gegebenen Momente beeinflussen sein Verhalten: an Stelle des Geisteskranken X. ist der Bauer, der Taglöhner, der Handwerker X. getreten." In: Kolb: Sammel-Atlas Teil A 1902, S. 42.

Um seine ambitionierten Reformpläne, seine Vorstellungen davon, wie psychiatrische Praxis auszusehen hatte, in die Tat umzusetzen, brauchte Kolb kompetente, engagierte Ärzte an seiner Seite, die dazu bereit waren, von bisherigen Arbeitsweisen abzulassen und sich auf eine neue Form psychiatrischer Praxis einzulassen. Im Gegensatz zur früheren Verwahrpsychiatrie bedeutete der neue *modus operandi* für die Anstaltsärzte ein Mehr an Arbeit.

Es galt, die Patienten schrittweise an freiere Lebensbedingungen zu gewöhnen, d.h., wie zuvor beschrieben, von geschlossenen auf halb-offene und offene Abteilungen zu verlegen und für jeden Patienten eine geeignete Arbeitstätigkeit in einer der handwerklichen Stätten oder einem anderen Arbeitsbereich innerhalb der Anstalt zu finden. Dabei war Kolb bereits von Anfang an entschlossen, auch Patienten mit chronisch-rezidivierendem Krankheitsverlauf zumindest versuchsweise in Familienpflege oder in ihrer eigenen Familie unterzubringen. Herausfordernde Patienten wurden nicht mehr länger als *nicht-entlassbar* abgestempelt, auch sie sollten tunlichst mobilisiert und an ein Leben unter freiheitlicheren Bedingungen gewöhnt werden. Die Zahl der Entlassungen und infolge auch der Aufnahmen sollte sich nach 1911 deutlich steigern, was für die Ärzte mit einem bedeutenden Arbeitsaufwand verbunden war.

Kolb machte, so lässt sich zusammenfassen, einen therapeutischen Anspruch geltend, der den Anstaltsärzten einiges mehr an Einsatz abverlangte. Ewald Grimm, der ab 1924 in der Anstalt und ab 1925 in der offenen Fürsorge tätig war, erinnerte sich diesbezüglich in seinen Memoiren: „Kolb war nicht immer ein bequemer Chef. Er verlangte von seinen Herren sehr viel, gab allerdings bei eigener unermüdlicher Tätigkeit das beste Beispiel."[775]

Die außerhalb der Anstalt tätigen, die Entlassenen weiterbetreuenden Fürsorgeärzte und die Anstaltsärzte mussten gemäß den Vorstellungen Kolbs in engem Konnex miteinander stehen, um den Austausch relevanter Informationen und eine gewisse Kontinuität der Behandlung zu gewährleisten. Anders als das alternative, an das kommunale Gesundheitsamt angegliederte Fürsorgemodell Friedrich Wendenburgs (1888–1967) war das Erlanger Modell nämlich in Anbindung an die Anstalt konzipiert. Alle Fäden psychiatrischer Fürsorge sollten in der Hand des Anstaltsdirektors zusammenlaufen.

Vor Kolb und den versammelten Anstalts- und Fürsorgeärzten musste Grimm regelmäßig im Rahmen einer wöchentlich in der Anstalt stattfindenden Besprechung einen ausführlichen Bericht über die aktuellen Geschehnisse und

---

775 PA Grimm, Nachlass Ewald Grimm: Memoiren, S. 9; Fehler bezüglich der Zeichensetzung wurden korrigiert.

die Patientenversorgung in der offenen Fürsorge vortragen. In seiner persönlichen Erzählweise gab Grimm in seinen Lebenserinnerungen eine eindrückliche und lebensnahe Schilderung von Kolbs Auftreten bei diesen Konferenzen, die ein distanziert-professionelles Verhältnis des Direktors zu seinen Ärzten erkennen lässt. Es lohnt folgende Passage in Gänze zu betrachten:

> „Ich gab also meine Erlanger Zimmer auf, denn ich musste ja [als Fürsorgearzt] nur einmal wöchentlich in Erlangen zum Referat sein, jeweils Donnerstag. Solche Referate fanden für die Anstaltsärzte jeden Wochentag statt. Es war dies immer eine ganz feierliche Handlung, über die sich Schuch und Priessmann immer sehr amüsierten. Wenn alle beisammen waren – Seisser kam immer als letzter mit fliegendem Mantel – ging als letzter Oppermann zum Chef und verständigte diesen von unserer Vollzähligkeit. Dann erschien Kolb mit seiner grossen Mappe unter dem Arm. Wir erhoben uns alle von unseren Sitzen und Kolb gab dann das Zeichen zum Hinsetzen. Dann kam die stereotype Formel: „Bitte das Oberpflegepersonal!" Diese hatten schon vor der Türe Aufstellung genommen und zogen dann auch ein. Dann wieder die stereotype Frage Kolbs: „Was gibt es Neues auf den Abteilungen?" Nur selten hatten die Pfleger etwas zu berichten und sie wurden wieder in Gnade entlassen. Dann kam die Frage an die Ärzte: „Was gibt es auf den Abteilungen?" In tgl. Wechsel begann nun ein Abt. Arzt zu „referieren". Da gab es in lapidarer Kürze z.B. Berichte über tätl. Angriffe auf Personal oder Sachbeschädigungen etc. auch über Neuzugänge wurde kurz berichtet. Dann griff Kolb zu seiner grossen Mappe und besprach den Einlauf, den er dann gleich entweder zur Erledigung zurückbehielt oder dem betr. Abt. Arzt überliess. Dann kam die Frage an Faltlhauser und mich: „Was gibt es in der offenen Fürsorge?" Wir berichteten über die in letzter Zeit entlassenen Anstaltspatienten und fanden dabei in der Regel auch [das] Interesse der Abt. Ärzte. Ich hatte mir bald bei meinem Bericht eine gewisse Routine angewöhnt, meine Berichte waren immer ganz farbig und lebendig und fanden in der Regel auch aufmerksame Zuhörer, besonders auch von Kolb selbst. Sogar Herr Oppermann hörte dann zu, der im Allgemeinen sonst dem ganzen Zeremoniell des Referates keine besondere Aufmerksamkeit schenkte, was manchmal Kolb zu ärgern schien. O. hatte bei K. überhaupt keine besondere Nummer. Er hat ihn, wie ich nach langen Jahren einmal hörte, auch nie für einen Direktorenposten qualifiziert, was O. vollkommen gleichgültig war, denn finanziell war O. ohnedies nicht auf seinen Gehalt angewiesen. Er war nämlich der Besitzer des ersten Hotels von Eisenach, dem „Rautenkranz", von dessen Weinkeller O. mir öfter vorschwärmte. War das Referat dann zu Ende, je nach Fülle des zu erledigenden Materials in einer bis zu 1 ½ Stunden, dann hiess es „Ich danke meine Herren", alles erhob sich ehrerbietig und Kolb verschwand wieder in seinem Büro und die Atmosphäre wurde gelockerter, wie Schuch des öfteren bemerkte. Letzterer war ein alter Spötter und recht witzig. Schuch war Abteilungsarzt auf der vorderen Abteilung WR1 (ruhige Kranke). Im Referatszimmer, das fast ganz mit einem langen grün bespannten Besprechungstisch ausgestattet war, gab es bei Zigaretten oder Zigarren (vor dem Referat oder während desselben zu rauchen, wäre ganz unmöglich gewesen) noch ein langes Palaver zwischen den einzelnen Kollegen und jeder marschierte dann in sein Arbeitszimmer

ab, nachdem dann noch vorher die Post für Patienten nach Vorzensur an die Oberpfleger ausgeteilt war. Ich diktierte dann meistens meine Krankengeschichtseinträge der Fürsorgepatienten. Diese Krankengeschichten von entlassenen Anstaltspatienten waren nämlich in Erlangen aufbewahrt, während die der „Zugewiesenen" von mir in Nürnberg diktiert wurden, da deren Krankenblätter in Nürnberg bezw. in Fürth lagerten. Unser Erlanger Oberpfleger war der unermüdlich tätige und fleissige und gewissenhafte Oberpfleger Dienstbier, mit dem ich hervorragend zusammenarbeitete und auf den man sich verlassen konnte. Manchmal wurde ich nach dem Referat noch zu einer Privataudienz zum Chef gebeten, wenn dieser noch irgendetwas Spezielles zu besprechen hatte."[776]

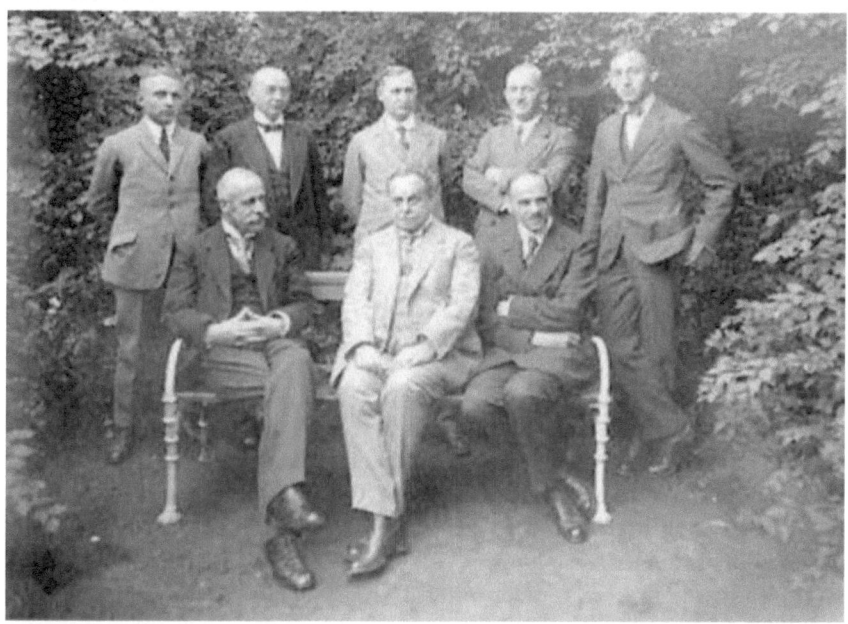

Abb. 22: Gustav Kolb und seine Ärzte. Fotografie ca. 1926/1927. Zu sehen sind: 1. Reihe von links (sitzend): Gustav Kolb, vermutlich Wilhelm Oppermann, Valentin Faltlhauser. 2. Reihe von links (stehend): Ewald Grimm (1892–1974). Die übrigen Ärzte sind nicht eindeutig identifizierbar, darunter: Hubert Schuch (1888–1977), Hans Priessmann (1894–1947) u.a. (Die Kontaktaufnahme mit dem Eigentümer der Bildrechte war bedauerlicherweise nicht möglich).

---

776 PA Grimm, Nachlass Ewald Grimm: Memoiren, S. 1 f.; Rechtschreibfehler und Zeichensetzung des Schreibmaschinenmanuskripts wurden zur Verbesserung der Lesbarkeit korrigiert.

Im Unterschied zu den konfliktbehafteten Beziehungen zu den älteren Kollegen (s.u.) nahm Kolb gegenüber den jüngeren Fürsorgeärzten eine in gewissem Sinne väterliche Haltung ein. In dem seit 1904 in Erlangen tätigen, ambitionierten Anstaltsarzt Valentin Faltlhauser fand Kolb den Typus Psychiater verkörpert, der seinen Erwartungen entsprach, und protegierte den jungen Arzt. Im Laufe ihrer 18-jährigen Zusammenarbeit wurde Faltlhauser als Leiter der offenen Fürsorge zu Kolbs engstem Mitarbeiter und sprichwörtlich zu seiner rechten Hand. Neben Faltlhauser unterstützte Kolb auch Ewald Grimm und Hubert Schuch und hatte auf deren Arbeitsweise sicherlich einen prägenden Einfluss. Grimm berichtete in seinen Lebenserinnerungen, dass Kolb den Fürsorgeärzten großen Rückhalt und Unterstützung zukommen ließ und ihren wöchentlichen im Konferenzraum der Anstalt abgehaltenen Referaten mit größtem Interesse folgte. Wie bereits im Abschnitt über die professionspolitischen Motive hinter der offenen Fürsorge dargelegt, bezeichnete Kolb die Fürsorgeärzte als seine Elite. Seine Förderung wie auch die allen Anschein nach durchaus herausragenden beruflichen Qualitäten der drei Fürsorgeärzte werden ihren Teil dazu beigetragen haben, dass Faltlhauser in Kaufbeuren, Schuch in Ansbach und Grimm nach Ende des Zweiten Weltkrieges in Erlangen zu Anstaltsdirektoren ernannt wurden.[777]

Das Verhältnis Kolbs zu einigen älteren, bereits unter seinem Vorgänger Würschmidt in der Anstalt tätigen Ärzten gestaltete sich durchaus schwierig. Diese schienen sich mit den höheren beruflichen Anforderungen nur schwer anfreunden zu können.[778] An dieser Stelle sollen zwei bereits unter Würschmidt tätige Anstaltsärzte vorgestellt werden, die gewissermaßen zu jener alten Garde gehörten und aufgrund gewisser professioneller Differenzen kein sonderlich gutes Verhältnis zu Kolb hatten. Dies war einerseits der stellvertretende Direktor der Erlanger Anstalt unter Würschmidt, Robert Neupert (1867–1932), sowie Wilhelm Oppermann, der unter Kolb im Jahre 1913 zum Medizinalrat und Oberarzt aufsteigen sollte und schließlich im Jahre 1928 aufgrund einer schweren Venenentzündung aus dem Dienst ausschied. Anhand von zwei in der Forschung zur Heil- und Pflegeanstalt Erlangen bislang unberücksichtigt gebliebenen Quellen, der Denkschrift des ehemaligen Anstaltspatienten Georg Wetzer und den Memoiren des Psychiaters Ewald Grimm, werden sowohl aus der Patientenperspektive als auch aus der Sicht eines ärztlichen Kollegen

---

777 Vgl. PA Grimm, Nachlass Ewald Grimm: Memoiren, S. 9.
778 Zu den hohen Anforderungen, die Kolb an Anstaltsärzte richtete vgl. auch: Kolb: ärztliche Dienst 1920, S. 32 f.

die Arbeitsweisen der beiden Anstaltsärzte und ihr Verhältnis zu Kolb näher beleuchtet.

Im Unterkapitel über die Erfahrungen des Erlanger Anstaltspatienten Georg Wetzer, wurde bereits dessen kritische Beschreibung des Anstaltsarztes Wilhelm Oppermann wiedergegeben (S. 80). Während der bei den Patienten angeblich verhasste Oppermann bei seinen Visiten auf der sogenannten Tobsuchtsabteilung an den meisten Betten einfach nur eiligen Schrittes vorbeiging, behandelte er die unruhigen Patienten, indem er ihnen zu hohe Dosen Morphin injizierte, sodass diese wenig später erbrechen mussten.[779] Der durch Wetzers Beschreibungen vermittelte Eindruck eines nicht sonderlich kompetenten, seine dienstlichen Pflichten mit wenig Hingabe abarbeitenden Psychiaters werden durch die Schilderungen Ewald Grimms (1892–1974) bestätigt, der zu Beginn seiner beruflichen Laufbahn den älteren Kollegen bisweilen im Anstaltsdienst vertrat. Die von Oppermann geführten Krankengeschichten seien, wie Grimm ausführte, in „recht mässigem Zustande" gewesen, lange Zeit waren keine Einträge mehr vorgenommen worden oder nur „ganz lapidare" mit einem „status idem" versehen.[780]

Zu seinem neuen Chef, Gustav Kolb, hatte Oppermann kein besonders gutes Verhältnis. Oppermann scheint den hohen Anforderungen, die Kolb an seine Ärzte richtete, nicht genügt zu haben; so empfahl Kolb seinen dienstältesten Oberarzt auch nie für einen Direktorenposten. Zwar begleitete Oppermann seinen Vorgesetzten auf die Jahresversammlung des Vereins bayerischer Psychiater 1919, auf der Kolbs Reformkonzepte erstmals Unterstützung von einer größeren Zahl Psychiater fanden, doch deutete Grimm in seinem Memoiren auf ein gewisses Desinteresse des Oberarztes bezüglich der allwöchentlichen Vorträge der Fürsorgeärzte hin, was Kolb zu ärgern schien.[781] Grimm wies in seinen Memoiren zudem darauf hin, dass Oppermann Neuheiten in Therapie und Praxis gegenüber nicht offen war und schilderte, wie er es beispielsweise im Gegensatz zu jüngeren Kollegen nicht wagte, Rückenmarkspunktionen durchzuführen. Im Unterschied zu Kolb, Faltlhauser und Grimm scheint die Tätigkeit als Psychiater für den finanziell äußerst gut situierten Oppermann nicht den absoluten Lebensmittelpunkt gebildet zu haben; so betrieb Oppermann, wie im vorigen Zitat ersichtlich, nebenbei das renommierte Eisenacher Hotel Rautenkranz, dessen Inhaber er

---

779 Wetzer: Irrenhaus-Erlebnisse 1909, S. 6.
780 PA Grimm, Nachlass Ewald Grimm: Memoiren, S. 1.
781 Ebd.: S. 2.

war.⁷⁸² Im Vergleich zu Kolb, der sich schaffensfreudig und oftmals zu Lasten seiner Gesundheit ganz seinen beruflichen Aufgaben hingab, scheint Oppermann seine Tätigkeit in der Anstalt auf das Nötigste beschränkt zu haben. Es werden zwei unterschiedliche Berufsauffassungen erkennbar, welche auf ein grundsätzlich unterschiedliches Selbstverständnis als Psychiater hindeuten. Dass Kolb von seinen Ärzten das gleiche Engagement forderte, das auch er selbst an den Tag legte, mag sehr wohl für Konfliktpotential zwischen beiden Männern gesorgt haben.

Ein weiterer Anstaltsarzt, der mit den Anforderungen des neuen Direktors vermutlich nicht zurechtkam, war der unter Würschmidt im Jahre 1904 zum stellvertretenden Direktor der Anstalt aufgestiegene Oberarzt Robert Neupert (1867–1932). Für Georg Wetzer manifestierte sich in Neupert beispielhaft eine gewisse Widersprüchlichkeit im Berufsethos der Anstaltspsychiater. So sei Neupert in theoretischen Belangen ein beeindruckender Psychiater, seine gerichtlichen Gutachten reine Meisterstücke mit unumstößlichen Axiomen und einer an Immanuel Kant erinnernden Logik und Kombinationsgabe. Doch so imposant er als Theoretiker war, so schwach war er angeblich in Fragen psychiatrischer Praxis: Er stellte allzu oberflächliche Beobachtungen an, was ihn laut Wetzer zu falschen Diagnosestellungen veranlasste.⁷⁸³

Mit dem Kurswechsel unter Kolb hatte Neupert anscheinend seine Probleme. Unmittelbar nach Kolbs Antritt in Erlangen begann Neupert sich wiederholt krank zu melden. Im Juli 1912 richtete sich Kolb aufgebracht an die Kammer des Innern der Regierung Mittelfranken, Neupert verweigere eine Anrechnung der Dienstbehinderung auf seinen Erholungsurlaub und verursache damit eine erhebliche finanzielle Belastung der Kreisgemeinde. Im Sinne der Anstaltsdisziplin und angesichts der weitgehenden Rücksicht, die man Neupert bereits entgegengebracht habe, bat Kolb die Regierung darum, dem Oberarzt mitzuteilen, dass er weiteren Urlaub erst beantragen könne, wenn geklärt sei, ob ihm ein solcher überhaupt noch zustehe. Dass Kolb mit seinem Oberarzt nicht direkt kommunizierte, sondern an die Kreisregierung als höhere Instanz appellierte und überdies Neupert einer gewissen Veruntreuung bezichtigte, lässt auf ein

---

782 Vgl. StANu, Regierung von Mittelfranken, Abg. 1968, V, Nr. 33, Das ärztliche Personal der Heil- und Pflegeanstalten Ansbach und Erlangen, Laufzeit 1921–1929: Brief Gustav Kolbs an Regierung von Mittelfranken vom 21.05.1928; PA Grimm, Nachlass Ewald Grimm: Memoiren, S. 1, S. 10.
783 Wetzer: Irrenhaus-Erlebnisse 1909, S. 9, S. 28 f.

durchaus schlechtes Verhältnis zwischen beiden Männern schließen. Der Konflikt fand im Jahre 1912 ein Ende, als Neupert mit nur 45 Jahren in den Ruhestand trat.[784]

3.5.2 „... gerade wir in Erlangen hatten einen grossen Stamm von altem Personal ..." – Widerstand gegen Reformen von Seiten des Pflegepersonals

Während die Ärzte meist nur im Rahmen der Visite bzw. bei akutem Handlungsbedarf in den Krankensälen zugegen waren, wurden die Patienten vom Pflegepersonal rund um die Uhr betreut. Dementsprechend waren Kolbs Bemühungen, eine progressive psychiatrische Praxis in der Heil- und Pflegeanstalt einzuführen, im Wesentlichen von kompetenten, in moderner psychiatrischer Fürsorge geschulten Pflegekräften abhängig. Glaubt man dem Erlebnisbericht Georg Wetzers, der von 1903 bis 1907 in der Anstalt untergebracht war, entsprach das Pflegepersonal im ersten Jahrzehnt des 20. Jahrhunderts keineswegs solchen Anforderungen. Ein allgemeiner Mangel an psychiatrischen Pflegkräften führte vielmehr dazu, dass die Anforderungen niedrig gehalten wurden und angestellte Pfleger sich manchen Fehltritt erlauben konnten, ohne mit beruflichen Konsequenzen rechnen zu müssen. Im Abschnitt *Brachiale Pflege – Misshandlungen von Patienten durch das Pflegepersonal* (S. 84) sind solche Vorfälle bereits beschrieben worden. Da die Schilderungen Wetzers von besonderem historischem Wert und in ihrem Originalton so eindrücklich sind, erfolgt hier ein etwas umfassenderes Zitat aus den „*Erlangen'er Irrenhaus-Erlebnissen*":

> „Wie oft habe ich die Pfleger die Notwehr überschreiten u. mit wahrer Berserkerwut auf die Kranken einhauen sehen! Ich kenne 2 Patienten, denen auf diese Weise Leibschäden erzeugt wurden. Die Erlanger Psychiater wissen, wie oft ich solche Mißhandlungen zur Anzeige brachte, – auf die Gefahr hin, von den erzürnten Wärtern selbst mißhandelt zu werden. Es geschah **sehr selten**, daß die Schuldigen bestraft wurden! Als ich einmal für den mißhandelten Patienten Bickel eintrat, wurde Dr. Faltlhauser darüber unwillig und warf es mir vor, in gereiztem Tone, daß ich mich „zum Anwalt der Kranken" aufwerfe!! Einmal im August 1906 mißhandelten die Pfleger Beuschel, Hacker und Dobeneck (also zu dreien!) den Paralytiker Hufnagel in der Zelle WS1 aufs schwerste. Ich meldete die Sache dem Arzt, dieser dem Direktor. Noch am gleichen Vormittag „untersuchte" Medizinalrat Dr. Würschmidt den Fall. Bestrafung erfolgte keine, wohl aber erhielt einer der beteiligten Rohlinge (Beuschel) an Weihnachten eine „Prämie". Derselbe Pfleger Beuschel wurde inzwischen zum Vicepfleger befördert! Im April 1907 drosselte Pfleger Butterhof den Patienten Uhrmacher Schmidt,

---

784 StANu, Bezirkskrankenhaus Erlangen, Personalakte 231, Personalakte Robert Neupert, Anstaltsarzt, Laufzeit 1890–1957.

weil dieser sein Bett in Unordnung gebracht hatte derart am Halse, daß man noch nach einer Stunde die roten Flecken wahrnehmen konnte. Ich machte Dr. Faltlhauser darauf aufmerksam, habe aber nicht gehört, dass er eine Rüge oder Strafe verhängte. Die Misshandlungen kommen auch dadurch zu Stande, daß die Pfleger in ihrer Langeweile nichts besseres zu tun wissen, als die Patienten zu reizen und zu necken, bis diese wütend werden und zuschlagen, woraufja die Pfleger nur warten, oder aber sie sind eine Folge der falschen Behandlung solcher Kranker, die durch gutes Zureden und Beruhigung lenksam wie ein Kind werden, durch barsches Anschreien und Anpacken dagegen in Wut geraten. – Wenn das Pflegepersonal genügend durchgebildet wäre und die Aerzte nicht beide Augen zudrückten, dann möchten auch die Misshandlungen in der Irrenanstalt geringer werden."[785]

Die erfolgreiche berufliche Laufbahn des von Wetzer genannten, langjährigen Erlanger Krankenpflegers Georg Dobeneck, der unter insgesamt drei Anstaltsdirektoren tätig war, zeigt beispielhaft, dass auch wiederholt problematisches Verhalten gegenüber den Patienten von der Direktion meist nur verbal geahndet wurde. Obwohl gerade Kolb um eine progressive psychiatrische Praxis in Erlangen bemüht war, scheint der Pflegekräftemangel ein entschiedenes Handeln der Direktion gegenüber problematischem Personal verhindert zu haben.

Dobeneck, geboren 1883, war zunächst als Landwirt tätig und begann im Mai 1906 in der Erlanger Anstalt als Pfleger zu arbeiten. Dass er keinerlei medizinische Vorbildung aufwies und aus einem völlig fremden Arbeitsbereich in die Krankenpflege wechselte, entsprach durchaus dem typischen Werdegang psychiatrischer Pflegekräfte. Die mangelnde Attraktivität des Berufswegs und die geringe Zahl qualifizierter Anwärter veranlasste die Anstaltsdirektionen dazu, Anforderungen für Bewerber niedrig anzusetzen.

In der leider nur teilweise erhaltenen Personalakte Dobenecks lassen sich weitere Verfehlungen gegenüber Kranken nachweisen. Kolb dokumentierte 1921 beispielsweise das Zeugnis eines Kranken, der behauptete Dobeneck und eine zweite Pflegekraft hätten den kranken Wachtmeister H. solange geneckt, bis dieser schließlich Dobeneck gegenüber handgreiflich wurde. Der Pfleger packte den Patienten, woraufhin der Zeuge des Geschehens sich einmischte. Es kam zu einer verbalen Auseinandersetzung, nach welcher der sich einmischende Patient seinen Pantoffel nach Dobeneck warf, sein Ziel allerdings verfehlte. Dobeneck befahl dem Kranken seinen Pantoffel aufzuheben. Als dieser das tat, überfiel und packte ihn Dobeneck, hielt ihn am Boden und drosselte ihn. Kolb stellte beim Kranken eine kleine Hautabschürfung hinter dem Ohr

---

785 Wetzer: Irrenhaus-Erlebnisse 1909, S. 35; Hervorhebungen stammen aus dem Original.

und eine weitere Wunde am Kieferwinkel fest. Ob es Konsequenzen irgendeiner Art für Dobeneck gab, lässt sich aus der Akte nicht ersehen. Jedenfalls erfolgte keine Form der Ermahnung oder Bestrafung, welche eine schriftliche Dokumentation nötig gemacht hätte. Wenige Jahre später fiel der Pfleger durch eine Vernachlässigung seiner Aufsichtspflicht erneut negativ auf, als Folge derer ein Kranker entweichen konnte. Es folgte eine mündliche Rüge Kolbs.

Im Jahre 1935 kam es zu einer weiteren Krankenmisshandlung durch Dobeneck beim sogenannten Badedienst, d.h. bei der Behandlung von Patienten in Dauerbädern. Die Misshandlung, obwohl nicht näher beschriebenen, muss von einem erheblichen Schweregrad gewesen sein, da sogar Regierungskreise vom Geschehen Kenntnis nahmen. Von der Regierung Mittelfranken wurde das Vergehen mit einer Geldstrafe von 25 Reichsmark geahndet. Willy Liebel, der nationalsozialistische Oberbürgermeister Nürnbergs und zugleich Kreistagspräsident, zeigte sich gegenüber dem Fehlverhalten Dobenecks verständnisvoll und hielt die Bestrafung für vollkommen ausreichend, schließlich stelle der Pflegedienst große Anforderungen an die Nervenkraft. Kolbs Nachfolger, Wilhelm Einsle (1887–1961), sah dies allerdings anders. Er teilte Dobeneck in einem Antwortschreiben auf dessen Gesuch um Strafmilderung mit, dass ihm mit einer reinen Geldstrafe im hohen Grade bereits entgegengekommen worden sei, schließlich folge auf Krankenmisshandlung eigentlich fristlose Entlassung. Da der Pfleger sich krankgemeldet hatte und ein amtsärztliches Gutachten ihm vorübergehende Dienstunfähigkeit attestierte, erklärte der erzürnte Einsle, dass Dobeneck aufgrund der von ihm behaupteten nervösen Störung und im Besonderem der Unfähigkeit, sich zu beherrschen, für den Pflegedienst eigentlich untauglich sei. Sich nach einer solchen Verfehlung krank zu melden, sei ohnehin eine inakzeptable Verhaltensweise und weise ebenso darauf hin, dass man für den Pflegeberuf nicht geeignet sei. Einsle erklärte, die Direktion habe die oberste Pflicht, mit allen Mitteln die Patienten vor Misshandlungen zu schützen, eine Strafmilderung könne von der Direktion demnach nicht unterstützt werden.

Obwohl er aufgrund seines Fehlverhaltens wiederholt auffällig wurde, machte Dobeneck eine glänzende Karriere in der Anstalt. Nachdem er 1920 zum Oberpfleger und 1929 zum Abteilungspfleger befördert worden war, erhielt er 1941 zu seinem 25jährigen Dienstjubiläum das Treudienst-Ehrenzeichen mit Ehrenurkunde.[786]

Um das Ausmaß der am Beispiel Dobeneck beschriebenen Problematik von Missbrauchsvorfällen durch Pflegekräfte zu beurteilen, bedürfte es einer unter

---

786 Vgl. StANu, Bezirkskrankenhaus Erlangen, Personalakte 51: Personalakte Georg Dobeneck, Abteilungspfleger, Laufzeit 1906–1947; StadtAN, C 29 Dir

diesem Gesichtspunkt durchgeführten, umfassenden Analyse der Personal- und Krankenakten, welche den Rahmen dieser Arbeit überschritten hätte. Dies bleibt ein Desiderat zukünftiger Forschung zur Geschichte der Heil- und Pflegeanstalt Erlangen. Als sehr wahrscheinlich darf allerdings gelten, dass der Fall Dobeneck keine Ausnahme darstellte und dass die Anstaltsleitung bisweilen über Fehlverhalten des Personals aufgrund des andauernden Pflegekräftemangels hinwegsah.

Kolb war sich der Missbrauchs-Problematik wohl bewusst. Vor seinen Fachkollegen sprach er sich im Jahre 1920 dafür aus, durch eine transparent gestaltete Aufklärung von mutmaßlichen Missbrauchsvorfällen die Interessen der Kranken zu stärken. Eine dreiköpfige Kommission unter Miteinbeziehung eines Angehörigen bzw. ehemaligen Kranken sollte bei Vorfällen einen Strafvorschlag entwerfen, über den anschließend der Direktor entscheiden sollte.[787] Von seinen psychiatrischen Kollegen erntete Kolb für den Vorschlag z.T. heftige Kritik. Ein bereits zuvor zitierter Fachvertreter und Kritiker Kolbs, der Oberarzt an der Anstalt Landsberg Oskar Rein, hielt ihn für absurd, standesunwürdig und nicht weiter diskutabel.[788]

Eine der Hauptursachen der Missbrauchsproblematik, die mangelnde Ausbildung von psychiatrischen Pflegekräften, hatte Kolb bereits 1902 als Assistenzarzt der Kreisirrenanstalt Bayreuth thematisiert. Eine moderne Anstaltsfürsorge mit offenen Abteilungen war seiner Ansicht nach durch äußerliche Veränderungen allein nicht zu realisieren, vielmehr war der Geist in dem sich Behandlung und Verpflegung vollzogen, so Kolb, entscheidend: „Mit einem Personale, dessen älteste Glieder vielleicht die Traditionen der „guten, alten Zeit" der Zwangsjacke und des unbeschränkten Isolirens noch weiterpflanzen, mit einem Personale, das sich vielleicht unmittelbar vorher im „Tobhaus", in der Polster- und Oberlichtzelle die „richtige Auffassung" für eine „moderne Behandlung" erworben hat", war eine progressive Behandlungspraxis nicht denkbar.[789] Eine Umschulung bzw. Umdenken dieses Personals herbeizuführen, war schwierig: Kolb problematisierte, dass es an nahezu allen älteren Anstalten Pflegekräfte (und Ärzte) gab, die sich aufgrund ihrer

---

A Nr. 116: Schreiben Willy Liebels an Regierung von Mittel- und Oberfranken vom 19. Juli 1935.
787 Kolb: ärztliche Dienst 1920, S. 35.
788 Rein: Standesfragen 1920, S. 240.
789 Kolb: Sammel-Atlas Teil A 1902, S. 7 f.

in rückständigen Abteilungen erworbenen falschen Auffassungen „modernen Reformen zwar nur passiv, aber gewöhnlich unglaublich zähe widersetzten."[790]

Wenige Jahre später sollte er in Erlangen auf ein ebensolches alteingesessenes Personal treffen, an dessen veralteter Auffassung von psychiatrischer Praxis er sich abarbeiten musste. Nähere Einblicke hierzu gewährte Ewald Grimm, der im Dezember 1924 seinen Dienst als Aushilfsarzt in der Anstalt begann, in seinen Memoiren: Das Fehlen geschulten Pflegepersonals und eine mangelhafte Ausbildung war neben der dürftigen Mitwirkung der Ärzte Grund dafür, dass die von Kolb so engagiert vorangetriebene Umsetzung der aktiveren Heilbehandlung nach Hermann Simon (1867–1947) nicht recht in Gang kam. Gerade in Erlangen habe es laut Grimm sowohl auf den Männer- als auch Frauenabteilungen einen großen Stamm alteingesessenen Pflegepersonals gegeben, der, im Dienst buchstäblich ergraut und erstarrt, Neuheiten von vorne herein nicht offen gegenüber war. Eine Tatsache, die laut Grimm ebenso auf einige ältere, ärztliche Kollegen der Erlanger Anstalt zutraf, wie beispielsweise den Oberarzt Wilhelm Oppermann.[791]

Nur zu gut verstand Kolb die von Grimm beschriebene Problematik einer Überalterung des Pflegepersonals als Hindernis bei der Umsetzung der aktiveren Heiltherapie vor allem unter den männlichen Pflegekräften. Unter den weiblichen Pflegekräften hielt Kolb den häufigen Wechsel unter den Pflegerinnen, d.h. das ständige Ausscheiden von bestehendem Personal und die Anstellung neuen Personals für ungünstig. Diese hohe Wechselrate war v.a. der Tatsache geschuldet, dass der zeitraubende psychiatrische Pflegeberuf mit familiären Interessen nur schwer zu vereinbaren war. Obwohl die aktive Heilbehandlung in Erlangen letztlich nicht optimal umgesetzt werden konnte, stellte Kolb dennoch fest, dass sie sich positiv auf das Verhalten der Patienten auswirkte und die Abteilungen als Folge dessen ruhiger und ordentlicher wurden.[792]

---

790 Zitat Ebd., S. 8; vgl. auch Kolb: Familienpflege bayrischen Verhältnisse 1911, S. 277 f.
791 PA Grimm, Nachlass Ewald Grimm: Memoiren, S. 10; im Jahresbericht 1926 wurde festgehalten, dass mehr als die Hälfte aller Pflegekräfte vor 1912 eingestellt worden war, d.h. noch zu der Zeit als August Würschmidt Direktor der Anstalt war, vgl. Siemen: Psychiatrie Reform Nationalsozialismus 1987, S. 85.
792 StANu, Regierung von Mittelfranken, Abg. 1952, V, Nr. 2058 e, Jahresberichte der Heil- und Pflegeanstalten Ansbach und Erlangen 1928–1932: Jahresbericht 1928.

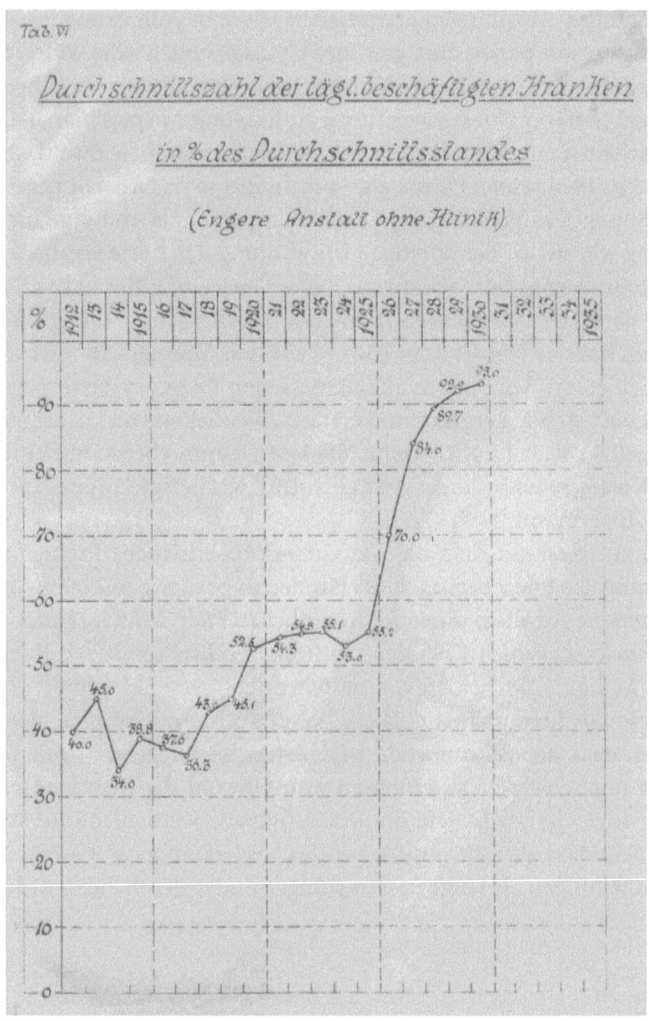

Abb. 23: Kolb versuchte die aktivere Heilbehandlung seines Reformpsychiater-Kollegen Hermann Simon konsequent in Erlangen umzusetzen. Obwohl das Diagramm für das Ende der 1920er Jahre einen sehr hohen Beschäftigungsgrad von über 90 % angibt, gibt es Hinweise darauf, dass die Zahlen etwas „frisiert" wurden. Der Fürsorgearzt Ewald Grimm z.B. behauptete, dass die aktivere Heilbehandlung in Erlangen aufgrund des alteingesessenen, reformunwilligen Pflegepersonals nicht optimal umgesetzt werden konnte. Zudem habe Kolb laut Grimm stets betont, dass er Patienten entlassen wolle, sobald sie arbeitsfähig waren (StANu, Regierung von Mittelfranken, Abg. 1952, V, Nr. 2058 d, Jahresberichte der Heil- und Pflegeanstalten Ansbach und Erlangen 1919–1932: Jahresbericht 1930; PA Grimm, Nachlass Ewald Grimm: Memoiren, S. 67).

Für Kolb und seinen engsten Mitarbeiter, den Oberarzt Valentin Faltlhauser stellte die mangelhafte Ausbildung der sogenannten Irrenpfleger (bis in die 1920er Jahre galten diese eher als Wärter denn als Pflegekräfte) einen Missstand dar, dem sie durch eine Professionalisierung des Pflegeberufs zu begegnen versuchten.[793] Bereits in Kutzenberg verfasste Kolb ausführliche Dienstanweisungen für das Pflegepersonal und betonte, dass im Umgang mit Psychiatriepatienten mehr als bei anderen Kranken „Menschenfreundlichkeit, Selbstbeherrschung und Geduld" notwendig seien.[794] Bei der Jahresversammlung des Vereins bayerischer Psychiater 1908 schlug Kolb angesichts des Mangels an qualifizierten Oberpflegerinnen und Oberpflegern vor, den Beruf attraktiver zu gestalten, indem man besonders engagiertem Personal den Übertritt und Aufstiegschancen im Verwaltungsbereich ermöglichte.[795] Vor dem Deutschen Verein für Psychiatrie sprach sich Kolb im Jahre 1920 des weiteren dafür aus, Bewerber sorgfältigst auszuwählen und im Sinne einer umfassenden Ausbildung den Pflegern das Rotieren zwischen unterschiedlichen Bereichen psychiatrischer Krankenpflege zu ermöglichen.[796] Im Jahre 1924 bedauerte Kolb vor dem Verein bayerischer Psychiater, dass eine verbesserte Ausbildung von psychiatrischen Krankenpflegern daran scheiterte, dass der Personalmangel kein Freistellen von Pflegekräften zu Schulungs- und Ausbildungszwecken gestattete.[797]

Allerdings setzte sich Kolb nicht konsequent für die Verbesserung der Arbeitsbedingungen für psychiatrische Pflegekräfte ein, im Gegenteil. Im Einklang mit der Mehrheit der Anstaltspsychiater sprach er sich bei zuvor genannter Jahresversammlung 1920 entschieden gegen die Einführung des 8-Stunden Tags für psychiatrische Pflegekräfte aus, da er angeblich den Betrieb der Anstalten erschweren und gefährden würde.[798] Kolbs Argumentationsweise brachte dabei eine etwas abschätzige, herablassende Haltung gegenüber dem Pflegepersonal zum Ausdruck, die an einen für das 19. und frühe 20. Jahrhundert charakteristischen patriarchalischen Habitus der Anstaltsdirektoren

---

793 Pötzl: Faltlhauser 1995, S. 98–101.
794 Zitat siehe Zenk: Heil- und Pflegeanstalt Kutzenberg 1995, S. 68.
795 Kolb: Vorschläge für die Ausgestaltung 1908, S. 40
796 Kolb: Inwieweit Änderungen 1920, S. 150; Auf Kolbs Initiative wurde zudem bei der Jahresversammlung bayerischer Psychiater 1919 die Leitung der Aus- und Fortbildung des Pflegepersonals im gesamten Aufnahmegebiet zur Aufgabe der Anstaltsdirektoren erklärt, vgl. Brandl: Jahresversammlung 1919, S. 254.
797 Mayr: Jahresversammlung 1924, S. 332 f.
798 Kolb: Inwieweit Änderungen 1920, S. 135 f., S. 176.

erinnert (vgl. S. 87 f.). Den Propagandisten des 8-Stunden Tags widersprechend, behauptete Kolb die Tätigkeit der psychiatrischen Krankenpflege sei nicht vergleichbar mit der von Arbeitern, sondern bestehe vielmehr aus einfacher Dienstpräsenz. Mehr Freizeit würde insbesondere die jüngeren Pfleger davon abhalten, sparsam mit ihrem Geld umzugehen und Pfleger dazu verleiten, zum Schaden des Ansehens der Anstalt sich vermehrt sittlichen und gesundheitlichen Gefahren auszusetzen. Schließlich versuchte Kolb mit seiner Argumentation die Interessen des Pflegepersonals gegen die der Kranken auszuspielen. So behauptete er, würde durch die Arbeitszeitverkürzung das Wohl der Kranken ernsthaft gefährdet werden.[799]

Es gilt festzuhalten, dass die Reduzierung der Arbeitszeiten auf 8 Stunden pro Tag sicherlich dazu beigetragen hätte, die durchaus schwierigen Arbeitsbedingungen in der psychiatrischen Pflege zu verbessern. Bedenkt man, dass unverheiratete Anstaltspflegekräfte der Heil- und Pflegeanstalt Erlangen in den 1920er Jahren ca. 66 Stunden pro Woche arbeiten mussten, dabei zwei Nachtschichten abzuleisten hatten und nur 1 ½ Tage frei bekamen, ist der beständige Mangel an qualifizierten Bewerbern nicht verwunderlich.[800] Kolbs Behauptung, das Wohl der Kranken würde gefährdet werden, ist wenig überzeugend, berücksichtigt man, dass es vor allem die schlechten Arbeitsbedingungen waren, die zu einem Mangel an qualifizierten, einen guten Umgang mit den Patienten praktizierenden Pflegekräften führten.

Die Arbeitsbedingungen für psychiatrische Pfleger und Pflegerinnen sollten sich in den 1930er Jahren noch weiter verschlechtern. Wie Kolbs Bericht an die NS-Bezirksregierung Ende Juni 1933 aufzeigt, nahm die fortschreitende Deprofessionalisierung und Abwertung des Pflegeberufs während der NS-Zeit bereits unter Kolbs Leitung ihren Anfang. Unter gewissen äußeren Zwängen stehend, musste Kolb diese aus seiner Sicht psychiatrisch unvorteilhafte Entwicklung dulden.[801]

---

799 Ebd., S. 136–138.
800 Für verheiratete Pflegekräfte sowie Pfleger und Pflegerinnen auf den sogenannten Abteilungen für unruhige Kranke war die Arbeitszeit geringfügig kürzer, vgl. StANu, Heil- und Pflegeanstalt Erlangen, Verwaltungsakte 21, Verwaltungspersonal der Heil- und Pflegeanstalt und Amtsübergaben 1910–1934: Vorschläge für die Dienstzeit des Personals der Heil- und Pflegeanstalt; vgl. auch Kolb: Inwieweit Änderungen 1920, S. 150 f.
801 Im April 1933 wurden gemäß dem *Gesetz zur Gleichschaltung der Gemeinden und Gemeindeverbände* die beiden Kreise Mittel- und Oberfranken zur Bezirksregierung Ober- und Mittelfranken zusammengelegt, vgl. StadtAN, C 29, Dir A,

Kolb stellte in seinem Bericht fest, dass es trotz der finanziell angespannten Lage notwendig war, aufgrund des Anstiegs der Patientenzahlen und dem Ausscheiden einzelner Pflegerinnen neue Pflegekräfte für den Anstaltsdienst einzustellen. Aufgrund des ökonomischen Drucks entschied sich Kolb allerdings dazu, das neue Pflegepersonal zunächst ohne Beamtenrechte einzustellen und den bisherigen Personalschlüssel der Pflege von 1:6 weiter anzuheben, d.h. medizinisch gesehen zu verschlechtern. Zudem plädierte er gegenüber der Bezirksregierung dafür, weniger geeigneten Pflegekräften zu kündigen und sie mit billigeren, bislang erwerbslosen Personen zu ersetzen. Mit Hilfe der damit erzielten Einsparungen wäre es möglich, so argumentierte Kolb, den „pflichttreuesten", älteren Pflegekräften ihr berechtigtes Maß an Freizeit gewähren zu können.[802]

An dieser Stelle ein kurzer Ausblick zur weiteren Entwicklung: Die Arbeitsbedingungen für das Pflegepersonal der Anstalt Erlangen sollten sich in den Jahren nach Kolbs Pensionierung weiter zum Negativen verändern, auch für die älteren Kollegen. Der Pflegeschlüssel verschlechterte sich abermals von 1:6 auf 1:7, und selbst diese Quote konnte bereits 1938 nicht mehr eingehalten werden.[803] Eine nach Beschwerden der Pflegekräfte durchgeführte Besichtigung der Anstalt und Prüfung der dortigen Arbeitsverhältnisse durch den Verwaltungsoberinspektor des Kreistags Oberbayern kam zu Beginn des Jahres 1938 zu dem Ergebnis: „Die Stimmung des Personals ist die gleiche niedergedrückte und niedergeschlagene wie in Ansbach. Bei einem Rundgang durch die Anstalt klagte auch hier das Personal übereinstimmend über eine die Grenze des Möglichen überschreitende Ausnützung und Beanspruchung, die ihm jede Freude am Leben nehme."[804]

Kolbs engster Mitarbeiter, Valentin Faltlhauser, beschäftigte sich im Vergleich zu seinem Vorgesetzten intensiver mit der Ausbildung von psychiatrischen Pflegekräften. Nach Ende des Ersten Weltkrieges begann Faltlhauser Lehrkurse für Pflegekräfte abzuhalten, veröffentlichte mit der erstmals 1923 erschienenen, im Laufe der Jahre mehrmals neuaufgelegten *„Geisteskrankenpflege"* ein populäres

---

Nr. 120: Begründung zum Voranschlag des Landesfürsorgeverbandes Oberfranken und Mittelfranken für 1933/1934.
802 StadtAN, C 29 Dir A Nr. 156: Bericht über die Besprechung Kolbs mit Benno Kuhr vom 28. Juni 1933.
803 HA-BZK Erlangen: Jahresbericht 1938.
804 StadtAN, C 29 Dir A Nr. 122: Bericht des Staatsministeriums des Innern an die Regierung von Ober- und Mittelfranken bezüglich des Pflegepersonals der Kreis- Heil- und Pflegeanstalten vom 22. Februar 1938.

Lehrbuch für psychiatrische Pflegekräfte und verfasste mehrere Artikel in der anerkannten Monatsschrift „Die Irrenpflege".[805] Als Leiter der offenen Fürsorge setzte sich Faltlhauser zudem speziell mit der Ausbildung von Fürsorgepflegekräften auseinander.

Die Fürsorgepflegerinnen stellten wie die Fürsorgeärzte in den Augen der Erlanger Reformpsychiater Kolb und Faltlhauser eine gewisse Elite dar. In den Memoiren des langjährigen Nürnberger Fürsorgearztes Ewald Grimm findet sich diesbezüglich folgende eindrückliche Beschreibung seiner Mitarbeiterinnen:

> „Wir hatten in Nürnberg schliesslich 3 bis 4 Pflegerinnen. Nach Kolbscher Art wurden gerade nur die Besten und Gewandesten [sic] in die Fürsorge abgestellt. Sie mussten alle mindestens ein Vierteljahr in der Anstalt Dienst gemacht haben, charakterlich einwandfrei sein und best qualifiziert. Ich hatte während der 25 Jahre, wo ich hauptamtlich in der Aussenfürsorge tätig war, auch immer, wirklich immer ganz ausgezeichnete Pflegerinnen, auf die man sich in jeder Beziehung verlassen konnte. Es war diesen Mädchen nie ein Gang zu viel oder eine Treppe zu hoch, sie waren enorm gewissenhaft. Sie mussten u.U., wenn die Zeit drängte, selbstständig handeln. Ich hatte Nürnberg in 3 bis 4 grosse Bezirke eingeteilt und die Betr. Fürsorgerin war mir für ihren Bezirk vollkommen verantwortlich. Ich schloss mich meistens einer der Fürsorgerinnen bei ihren Besuchen an und wir besuchten gemeinsam die von uns Betreuten."[806]

3.5.3 Kolbs Beziehung zum Direktor der Erlanger Universitätspsychiatrie Gustav Specht und das konfliktanfällige Arrangement zwischen Anstalt und Klinik

Mit keinem anderen Erlanger Fachkollegen verband Gustav Kolb eine derart lange professionelle Beziehung wie mit Gustav Specht, dem Ordinarius für Psychiatrie und Direktor der im hinteren Trakt der Erlanger Anstalt gelegenen Universitäts-Nervenklinik. Als Kolb Ende des Jahres 1911 Direktor der Heil- und Pflegeanstalt wurde, war Specht bereits 26 Jahre an der Anstalt tätig gewesen und sollte bis zu Kolbs offizieller Ruhestandsversetzung im Jahre 1934 die Geschicke der Erlanger Universitätspsychiatrie leiten. Obwohl beide auf ihre eigene Art und Weise, um psychiatrische Reformen bemüht waren, gestaltete sich ihre Zusammenarbeit durchaus konfliktanfällig, wie bereits anhand

---

805 Vgl. Faltlhauser: Geisteskrankenpflege 1923; Faltlhauser: Geisteskrankenfürsorge 1923, S. 81–93; Faltlhauser: Fürsorgetag 1924; Faltlhauser: Fürsorger 1925.
806 PA Grimm, Nachlass Ewald Grimm: Memoiren, S. 4; die Zeichensetzung wurde z.T. korrigiert.

ihrer Auseinandersetzung bei der Jahresversammlung des Vereins bayerischer Psychiater 1911 deutlich wurde (vgl. S. 134). Im Folgenden sollen das professionelle Verhältnis der beiden Männer sowie Spechts Einstellung gegenüber Kolbs Reformideen näher beleuchtet werden.

Gustav Specht wurde 1860 in Schweinfurt geboren und studierte in Würzburg und München Medizin, wo u.a. der Internist und Doktorvater Kolbs, Hugo von Ziemssen (1829–1902), zu seinen Lehrern gehörte. In Leipzig besuchte Specht darüber hinaus Vorlesungen des Begründers der experimentellen Psychologie Wilhelm Wundt (1832–1920), denen er allerdings nicht viel abgewinnen konnte. Wichtige Impulse erhielt Specht nach seiner Anstellung an der Kreisirrenanstalt Erlangen im Jahre 1885 von den dortigen Direktoren, Friedrich-Wilhelm Hagen (1814–1888) und Anton Bumm (1849–1903), die dem jungen Psychiater eine wissenschaftlich-empirische Blickweise vermittelten. In Erlangen wurde Specht nach gerade einmal sechs Jahren zum Oberarzt befördert.[807] Nachdem Bumm 1896 einem Ruf nach München gefolgt war, wurde Specht im Folgejahr zum außerordentlichen Professor für Psychiatrie ernannt, während August Würschmidt, den die medizinische Fakultät nicht mit der Lehrtätigkeit betrauen wollte, Direktor der Kreisirrenanstalt wurde. Somit erfolgte die Trennung der Lehrtätigkeit vom Direktorat, die wenig später zur Entstehung einer im nördlichen Trakt der Kreisirrenanstalt befindlichen universitätspsychiatrischen Klinik mit einer Kapazität von etwa 180 Betten führte.[808] Im Jahre 1903 wurde Specht zum ersten Erlanger Ordinarius für Psychiatrie ernannt und damit betraut, den Vertrag zu entwerfen, nach dem das komplizierte Verhältnis zwischen Klinik und Anstalt geregelt werden sollte. Für die Interessen der Universitätspsychiatrie schien die aus finanziellen Gründen notwendig gewordene Kompromisslösung nicht nur Nachteile gehabt zu haben. Wie der Göttinger Psychiater Gottfried Ewald (1888–1963) schrieb, konnte der universitären Lehre und Forschung so das „chronische Anstaltsmaterial" zugängig gemacht werden, was, wie bereits erwähnt, ein nicht zu unterschätzender Vorteil war (vgl. S. 143).[809] Zudem wurde, sehr zum Ärgernis des späteren Direktors Kolb, der Großteil der Verwaltungsarbeit sowie die Verpflegung und Beschäftigung der Kranken in Werkstätten von der Anstalt übernommen. Trotz dieser

---

807 Ewald: Nachruf Specht 1940, S. 607 f.; Wittern-Sterzel: Dozenten 1999, S. 187.
808 Wittern-Sterzel: lange Weg zur Selbstständigkeit 2016, S. 138; StANu, Regierung von Mittelfranken, Abg. 1952, V, Nr. 2058 e, Jahresberichte der Heil- und Pflegeanstalten Ansbach und Erlangen 1928–1932: Jahresbericht 1931.
809 Ewald: Nachruf Specht 1940, S. 608.

Vorzüge für die Klinik erwies sich das Arrangement, wie in diesem Abschnitt beleuchtet wird, als äußerst konfliktanfällig. Die von Specht angestrebte Gründung einer eigenständigen, von der Heil- und Pflegeanstalt unabhängigen psychiatrischen Klinik sollte 1914 erfolgen, wurde jedoch durch den Ausbruch des Ersten Weltkriegs vereitelt und blieb infolge schwieriger finanzieller Verhältnisse längerfristig nicht realisierbar. Erst zu Beginn des Jahres 1974 erfolgte die Trennung von psychiatrischer Klinik und der Nachfolgeinstitution der Heil- und Pflegeanstalt, dem Bezirkskrankenhaus.[810]

Während seiner außerordentlich langen beruflichen Laufbahn wurde Gustav Specht mehrmals zum Dekan der medizinischen Fakultät ernannt und hatte im Jahre 1913/1914 zudem das Amt des Rektors der Universität inne.[811] Im Gegensatz zu Gustav Kolb blieb Specht gegenüber der Ende der 1920er Jahre im Aufstieg begriffenen psychiatrischen Eugenik auf Distanz. Bereits 1922 war Specht mit Ernst Rüdin nach dessen Vortrag bei der Jahresversammlung des Vereins bayerischer Psychiater aneinandergeraten. Er widersprach den Aussagen des Referenten entschieden und versuchte in längeren Ausführungen der Versammlung darzulegen, dass eugenische Präventionsmaßnahmen endogen bedingter psychischer Erkrankungen niemals realisierbar sein würden. Rüdin konterte und bezichtigte Specht eines Denkfehlers.[812] Vom Referat des Rassenhygienikers Johannes Lange über die Entartungsfrage im Jahre 1928, das in Kolbs Annäherungsprozess an die psychiatrische Eugenik eine Art Wendepunkt darstellte, zeigte sich Specht zwar hinsichtlich der degenerationstheoretischen Überlegungen überzeugt, sah darin aber keine Aufforderung zur Ergreifung eugenischer Maßnahmen wie der Sterilisation.[813]

> „Das Ergebnis der überaus sorgfältigen und lehrreichen Untersuchungen des Referenten zwingt uns leider zu hoffnungslosem Pessimismus bezüglich der Zukunft der europäischen Kulturvölker. Der Geburtenrückgang läßt sich mit dem Steigen der Kultur nicht aufhalten und der qualitativen Auslese sind, wenigstens auf psychiatrischem Gebiet, nur ganz enge Grenzen gezogen. So wird denn den europäischen Völkern der Weg, den die antiken Völker gehen mußten, nicht erspart bleiben."[814]

---

810 Wittern-Sterzel: lange Weg zur Selbstständigkeit 2016, S. 140.
811 Seine denkwürdige Rede kurz vor Ausbruch des Ersten Weltkriegs ist von besonderem Interesse, vgl. Specht: Krieg und Geistesstörung 1913; Ude-Koeller: Krieg Geistesstörung 2016.
812 Rüdin: Vererbungslehre 1923, S. 453.
813 Lange: Entartungsfrage 1928.
814 Weber: Jahresversammlung 1928, S. 227 f.; derartige degenerationstheoretische und kulturpessimistische Anschauungen waren in den 1920er Jahren weit verbreitet und auch unter Psychiatern äußerst populär. Eine zu dieser Zeit besonders einflussreiche

Wie Philipp Rauh interessanterweise anhand eines 1936 von Specht verfassten Schreibens an den Dekan der Medizinischen Fakultät Erlangen, Friedrich Jamin (1872–1951) darlegte, stand Specht dem im Juli 1933 verabschiedeten *Gesetz zur Verhütung erbkranken Nachwuchses* äußerst kritisch gegenüber und beanstandete vor allem die fehlende wissenschaftliche Rechtfertigung für die durch das Gesetz legalisierten Sterilisierungsmaßnahmen:

> „So hängen denn die Ergebnisse z.B. der vielmißbrauchten Dementia praecox mit ihren komplizierten mathematischen Berechnungen, die kein Arzt versteht, ganz in der Luft. Und aufgrund solcher ›Ergebnisse‹ erfolgen die Massensterilisationen, gegen die der betlehemsche (sic) Kindermord ein Kinderspiel war. Aber man darf ja nichts sagen."[815]

Während Spechts kritische Haltung gegenüber der psychiatrischen Eugenik zunehmend zur Außenseitermeinung werden sollte, etablierte sich die erbbiologische Forschung Rüdins in den psychiatrischen Fachgesellschaften, nicht zuletzt durch die Mithilfe Kolbs (vgl. S. 331 f.). 1934 ging Specht schließlich, wie eine im weiteren Verlauf zitierte Quelle nahelegt, widerwillig in den dauernden Ruhestand.[816] Unter seinem Nachfolger Friedrich Meggendorfer (1880–1953), einem überzeugten Rassenhygieniker, vollzog sich an der psychiatrischen Klinik Erlangen ein klarer Kurswechsel.[817]

Es ist anzunehmen, dass Kolb und Gustav Specht sich bereits zu Beginn des 20. Jahrhunderts im Rahmen der Jahresversammlungen des Vereins bayerischer Psychiater kennengelernt hatten. Im Sommer des Jahres 1911, etwa ein halbes Jahr, bevor Gustav Kolb seine Stelle als Direktor der Heil- und Pflegeanstalt Erlangen antrat, hatten beide, wie bereits beschrieben, eine bewegte Auseinandersetzung bezüglich der Umsetzung der Familienpflege in Bayern geführt. Gustav Specht scheint den Reformvorstellungen Kolbs gegenüber zunächst eher kritisch, zumindest aber ambivalent, eingestellt gewesen zu sein. Seine Haltung zu der von Kolb konzipierten Pflege in eigener Familie unter fachärztlicher Aufsicht und Betreuung, der späteren offenen Fürsorge, veränderte sich

---

Publikation war Oswald Spenglers *„Der Untergang des Abendlandes",* dessen erster Band 1918 und zweiter Band 1922 erschienen. Vgl. zu dieser Thematik Hofer: Degenerationslehre 2003; zu Degenerationslehre und Psychiatrie vgl. Hofer: Nervenschwäche 2004, S. 90–97.

815 Vgl. Rauh: Medizinverbrechen in Erlangen 2016, S. 268.
816 zu Gustav Specht siehe auch: Davidson/Ude-Koeller: Kolb Faltlhauser Specht 2020, S. 19–50.
817 Zu Meggendorfer siehe Wüstner, Viola: Der Erlanger Psychiater Friedrich Meggendorfer (1880–1953). Eine kritische Biographie [Veröffentlichung 2022].

allerdings im Verlauf der Zeit zum Positiven hin. 1927 stellte Specht fest, wie Kolb mit Weitblick und „geschickter Schaffensgabe" zum Glück der Kranken noch vor dem Ersten Weltkrieg diese „segensreiche Einrichtung" angebahnt hatte, deren therapeutische und prophylaktische Wirkung restlos überzeugte.[818] Ihre erfolgreiche Entwicklung in Erlangen und die positiven Auswirkungen auf Kranke außerhalb und indirekt auch innerhalb der Anstaltsmauern scheinen die anfänglichen Bedenken des Erlanger Ordinarius zerstreut zu haben. In seiner Funktion als psychiatrischer Sachverständiger der Regierungskommission bewies Specht ab 1924 beim Ausbau der offenen Fürsorge in Kutzenberg Initiative und unterstützte diesbezügliche Anstrengungen des dortigen Direktors Karl Schwarz.[819] 1928 zählte Faltlhauser seinen Doktorvater zu den bedeutenden Psychiatern, welche die große Relevanz der offenen Fürsorge für die Psychiatrie erkannt hatten und mit Wort und Tat ihren „mächtig fördernden Einfluß" für sie einsetzten.[820]

Gleichwohl ist davon auszugehen, dass die in den Jahresversammlungen 1908 und 1911 zum Ausdruck gebrachten Differenzen zwischen Kolb und Specht ihre ab 1. Dezember 1911 bestehende professionelle Beziehung vorab zum Negativen beeinflussten. Die aufgrund der suboptimalen Situation von Klinik und Anstalt unter einem Dach ohnehin herausfordernde Zusammenarbeit gestaltete sich hierdurch wohl noch etwas schwieriger. Wie bereits erwähnt, hatte Specht 1903 die Organisation dieses komplizierten Arrangements selbst entworfen; 1921 wurde der Vertrag zwischen dem Kreis Mittelfranken und der Universität noch einmal überarbeitet. Dennoch blieb die Situation weiterhin konfliktanfällig.[821]

Für Kolb hatten Heil- und Pflegeanstalt und die im Anstaltsjargon als „Schloss" bezeichnete, im nördlichen Trakt gelegene psychiatrische Klinik eine „völlig verschiedene Zweckbestimmung".[822] In der seiner Meinung nach „übergroßen Klinik" sah er die Ursache einer zusätzlichen finanziellen Belastung und Zersplitterung der Anstalt, und überhaupt empfand er die Leitung des

---

818 Specht: Behandlung Geisteskrankheiten 1927, S. 870.
819 Zenk: Heil- und Pflegeanstalt Kutzenberg 1995, S. 133.
820 Faltlhauser: offene Fürsorge 1928, S. 140.
821 Wittern-Sterzel: lange Weg zur Selbstständigkeit 2016, S. 138 f.; Davidson/Ude-Koeller: Kolb Faltlhauser Specht 2020, S. 50.
822 StANu, Regierung von Mittelfranken, Abg. 1952, V, Nr. 2058 e, Jahresberichte der Heil- und Pflegeanstalten Ansbach und Erlangen 1928–1932: Jahresbericht 1928; Bezüglich der Bezeichnung der psychiatrischen Klinik als „Schloß" siehe HA-BZK Erlangen: Jahresbericht 1934, S. 1.

gesamten Apparats aufgrund der erforderlichen Eingliederung der etwa 180 Betten umfassenden psychiatrischen Universitätsklinik als besonders schwierig und kräftezehrend.[823] Zwar war die Klinik ärztlich selbstständig, aber in vielerlei anderer Hinsicht abhängig, wurden ihre Patienten doch genauso von der Großküche versorgt und in den Betrieben der Anstalt beschäftigt.[824] Der Staat deckte dabei laut Kolbs Aussage allein die Kosten für das ärztliche Personal und gewisse wissenschaftliche Bedürfnisse der Klinik.[825]

Wie ein Ende Juni 1933 verfasster Bericht an die nationalsozialistische Bezirksregierung zeigt, versuchte Kolb die Problematik durch eine Angliederung der psychiatrischen Klinik an die psychiatrisch-neurologische Abteilung des Krankenhauses Nürnberg längerfristig zu lösen.[826] Dieses Vorhaben sollte allerdings nie realisiert werden. Die Trennung von psychiatrischer Klinik und Bezirkskrankenhaus, der Nachfolgeinstitution der Heil- und Pflegeanstalt, erfolgte erst im Frühjahr 1974.[827]

Auch für die Universitätspsychiatrie hatte das komplizierte Arrangement deutliche Nachteile. Gemäß dem vertraglichen Beschluss von 1903 erfolgten Aufnahmen allein durch die Anstaltsdirektion, was es Specht zunächst erschwerte, geeignete Kranke für Forschung und Lehre zu gewinnen. Zwar wurde dem 1921 Abhilfe geschaffen, doch war Specht mit dem Provisorium dennoch weiterhin unzufrieden und bemühte sich um ein eigenständiges Gebäude für die Universitätspsychiatrie. Dies kam aufgrund finanzieller Hindernisse allerdings nicht zustande.[828]

In späteren Jahren scheint sich Spechts Haltung gegenüber dem Arrangement etwas zum Positiven gewendet zu haben, so konnte er in einer 1935 verfassten Denkschrift über die gemeinsame Geschichte von Anstalt und Klinik dem Ganzen auch Gutes abgewinnen: Dank ihrer Verbindung mit der Anstalt

---

823 StANu, Regierung von Mittelfranken, Abg. 1952, V, Nr. 2058 d, Jahresberichte der Heil- und Pflegeanstalten Ansbach und Erlangen 1919–1932: Jahresbericht 1930; StANu, Bezirkskrankenhaus Erlangen, Personalakte 365, Gustav Kolb Direktor, Laufzeit 1911–1941: Brief Kolbs an Regierung von Mittelfranken, Kammer des Innern vom 23. Juni 1918.
824 StANu, Regierung von Mittelfranken, Abg. 1952, V, Nr. 2058 e, Jahresberichte der Heil- und Pflegeanstalten Ansbach und Erlangen 1928–1932: Jahresbericht 1931.
825 Kolb: Anstalt Erlangen 1931, S. 572.
826 StadtAN, C 29 Dir A Nr. 156: Bericht Kolbs über die Besprechung mit NS-Kreisrat Benno Kuhr vom 28. Juni 1933.
827 Wittern-Sterzel: lange Weg zur Selbstständigkeit 2016, S. 140.
828 Ebd., S. 139.

war es der hiesigen Klinik möglich, ein breites Angebot von Beschäftigungs- und Unterhaltungsmöglichkeiten zu nutzen sowie von der in Erlangen so vorbildlich eingeführten offenen Fürsorge zu profitieren. Aus all dem konnte die Universitätspsychiatrie für die Forschung, Behandlung und den Unterricht großen Gewinn ziehen, so Specht. Es seien Vorteile, die man nicht hoch genug schätzen könne, denn ihnen habe es die Klinik zu verdanken, „dass sie sich aus bescheidenen Anfängen zu einer angesehenen Stellung unter den deutschen Kliniken entwickeln konnte."[829]

Obwohl er sich über die offene Fürsorge lobend äußerte, fand Specht gegenüber seinem Kollegen Kolb in jener Denkschrift harte Worte. Dass der im Jahre 1935 bereits emeritierte Specht die Notwendigkeit verspürte, am schwer kranken und ohnehin bereits pensionierten Kolb weiterhin Kritik zu üben, zeugt von einer tiefen Animosität zwischen beiden. Dass er jene Schrift sowohl an Vertreter der medizinischen Fakultät Erlangen wie auch an namhafte Vertreter der Kreisregierung, darunter NSDAP Kreistagspräsident und Oberbürgermeister Willy Liebel (1887–1945), versandte, kam einer Verleumdung des früheren Kollegen gleich. Specht warf Kolb in seiner Denkschrift eine geradezu pathologische Feindseligkeit gegenüber der Klinik vor, aufgrund derer es der Universitätspsychiatrie trotz vertraglicher Regelungen nicht möglich gewesen sei, in genügendem Maße ihre Entwicklungsmöglichkeiten auszunutzen. Aus Rücksichtnahme auf Kolbs schwere Erkrankung behauptete Specht, diesen Punkt zwar nur andeuten zu dürfen, machte aber im weiteren Verlauf der Denkschrift aus seinem Ärger keinen Hehl.[830]

Die administrative Hoheit der Anstaltsdirektion bezüglich Krankenabteilungen, die eigentlich der psychiatrischen Klinik überlassen worden waren, habe Kolb bei verschiedenen Anlässen zu Ungunsten der Klinik auszulegen versucht. Ohnehin war es bei der Frage, wie und von wem bestimmte Räumlichkeiten zu nutzen waren, des Öfteren zu Konflikten gekommen.[831] Obwohl Kolb gemäß dem Vertrag zwischen Anstalt und Klinik verpflichtet gewesen wäre, dem Direktor der Klinik bei der Aufstellung des Haushaltsplanes Möglichkeit zur Stellungnahme einzuräumen, habe Kolb diesen „eifersüchtig vor dem Einblick des Klinikdirektors behütet." Da Specht laut eigener Aussage

---

829 StadtAN, C 29 Dir A Nr. 156: Gustav Specht: Geschichte der Entwicklung der Erlanger Psychiatrischen und Nervenklinik in ihrer Verbindung mit der Heil- und Pflegeanstalt. Denkschrift, 27. Oktober 1935, S. 12.
830 Ebd.
831 Ebd.: S. 14.

mit seinem Etat leidlich auskam und stets darauf drang, dass die Abteilungen soweit instandgehalten wurden, bemühte er sich nicht sonderlich um Einsicht in den Haushaltsplan. Nach Kolbs Rücktritt habe er allerdings erfahren müssen, wie seine Zurückhaltung „zu Ungunsten der Klinik missbraucht" worden war.[832] Den Sachverhalt schilderte Specht folgendermaßen: Indem die Klinik vermehrt sogenannte selbstzahlende Patienten anzog, die größtenteils nicht aus dem Kreis Mittelfranken stammten, brachte sie auf diesem Weg der Anstalt dank der erhöhten Verpflegungskosten einen beträchtlichen Gewinn ein, den Kolb im Jahre 1932 auf Spechts Bitte, tatsächlich rechnerisch auch bestätigt haben soll. Entsetzt stellte Specht allerdings gegen Ende seiner beruflichen Laufbahn fest, dass es Kolb in den Jahresberichten gewagt hatte, den im Vergleich zur Anstalt Ansbach ungünstigeren Rechnungsabschluss dann doch der Klinik „anzuhängen", so Specht.[833] Wie Archivalien des Stadtarchivs Nürnberg belegen, behauptete Kolb im Juni 1933 tatsächlich gegenüber dem Kreistag, dass die psychiatrische Klinik der Anstalt wesentliche Ausgaben verursache, ohne dass sie ihr nennenswerte Einnahmen beschere.[834]

Bezüglich der im Vertrag festgehaltenen zusätzlichen Vergütung beider Direktoren für das Mehr an Arbeit, das infolge der Zweiteilung des Anstaltsapparats entstand, äußerte sich Specht wie folgt: Kaum hatte er im Kriegsjahr 1917 auf Anfrage hin, von der Kreisregierung einen Bonus von 1000 RM zugesichert bekommen, versuchte der sich im Kriegsdienst befindende Kolb „ohne jede sachliche Berechtigung" einen Betrag in gleicher Höhe bei der Staatsregierung „herauszuschlagen". Specht hatte damals keinen Widerspruch eingelegt, da es ihm einerseits peinlich gewesen wäre, andererseits er darauf hoffte, aufgrund des pekuniären Zuschusses würde Kolb womöglich der Klinik künftig mehr entgegenkommen. Auf welche Weise Kolb es hinter seinem Rücken zustande gebracht hatte, den „absurden Beweis" zu erbringen, dass die Teilung des Anstaltsbetriebes angeblich für den Anstaltsdirektor zusätzliche Arbeit und Verantwortung verursache, wisse Specht nicht. Selbstverständlich sei das Gegenteil der Fall gewesen, wie auch der stellvertretende Anstaltsdirektor, Wilhelm Caselmann (1878–1957), nach Kolbs Pensionierung bestätigt habe, als er laut Specht die zusätzliche Remuneration von Seiten der Staatsregierung mit der Begründung ablehnte, er könne für nichtvorhandene zusätzliche Arbeit

---

832 Ebd.: S. 15.
833 Ebd.: S. 21–23.
834 StadtAN, C 29 Dir A Nr. 156: Bericht Kolbs über die Besprechung mit NS-Kreisrat Benno Kuhr vom 28. Juni 1933.

keine Kompensation verlangen.[835] Bei Instandsetzungen, Ausbesserungen und Neuanschaffungen innerhalb der Klinik habe Kolb völlig sinnwidrig anhand der dort niedrigeren Patientenzahl die Mittel verteilt; nach Spechts Auffassung hätte dies unweigerlich zu einem ruinösen Zustand der klinischen Abteilungen geführt, hätte er nicht, seine Befugnisse überschreitend, mit seinem Staatszuschuss und „geradezu zusammengebettelten Mitteln" Abhilfe geschaffen. „Es war mir das immer noch lieber, als mich auch auf diesem Gebiet mit dem unbeugsamen Starrsinn Dr. Kolbs herumzustreiten", so Specht. Diese Probleme friedlich zu regeln, wäre im Rahmen des Möglichen gewesen, wenn Kolb dem Anstaltsverwalter nicht entgegen dessen Dienstanweisung untersagt hätte, in regelmäßigen Abständen die einzelnen Abteilungen zu begutachten, so der Ordinarius.[836]

Obwohl Specht augenscheinlich von der offenen Fürsorge restlos überzeugt war und das Schaffen seines Kollegen diesbezüglich zu würdigen wusste und obwohl Kolbs rechte Hand, Valentin Faltlhauser, dem Ordinarius als Fürstreiter der offenen Fürsorge Anerkennung zollte, blieben zwischen Anstaltsdirektor und Klinikdirektor tiefe Ressentiments bestehen. Nachdem beide in den Ruhestand gegangen waren, erinnerte sich ein Regierungsmitglied, wie die Beziehung der beiden Männer in den letzten Jahren geradezu unleidlich geworden und auf längere Zeit untragbar gewesen sei.[837]

Kolb hat sich über seinen Kollegen Specht, soweit die Quellenlage hierbei Einblick gewährt, nicht kritisch geäußert. Wohl empfand er aber die Spaltung des Anstaltsbetriebes als Belastung und seinem freien Walten als Direktor hinderlich. Gegenüber der Kreisregierung beklagte Kolb wiederholt die Nachteile des Vertrags für Kreis und Anstalt, den Mehraufwand bezifferte er dabei auf mehr als 20.000 RM jährlich.

Dass Specht seinen Kollegen 1½ Jahre nach ihrer beider Ruhestandsversetzung gegenüber der NS-Kreisregierung und medizinischen Fakultät auf derart persönliche Weise attackierte, lässt auf zweierlei Motive schließen. Erstens wollte er mit dem unliebsamen Anstaltsdirektor letztlich noch abrechnen; zweitens war er bestrebt, aufgrund seiner fast 50jährigen Tätigkeit in Erlangen,

---

835 StadtAN, C 29 Dir A Nr. 156: Gustav Specht: Geschichte der Entwicklung der Erlanger Psychiatrischen und Nervenklinik in ihrer Verbindung mit der Heil- und Pflegeanstalt. Denkschrift, 27. Oktober 1935, S. 18 f.
836 Ebd.: S. 20 f.
837 StadtAN, C 29 Dir A Nr. 122: Schreiben des Finanzreferents Friedrich Morg (i.V. Dippold) an das Bayerische Staatsministerium für Unterricht und Kultus München, Abdruck an Willy Liebel [ohne Datum, vermutlich 1935].

die gemeinsame Geschichte der beiden Institutionen aus seiner Sicht der Dinge darzulegen und dabei die eigenen Leistungen gebührend hervorzuheben. Letzteres wird augenscheinlich, betrachtet man den Brief, den Specht als Beilage der Denkschrift an den Nürnberger NS-Oberbürgermeister und Kreistagspräsidenten, Willy Liebel (1897–1945), verschickte. In den abschließenden Worten richtete Specht folgende Bitte an den NS-Politiker:

> „Wird man mir es dann verübeln, daß ich mich gekränkt fühle, daß mein Abgang in den Ruhestand seitens der zuständigen Stellen Mittelfrankens mit Stillschweigen übergangen wurde und wird man mich für anspruchsvoll halten, wenn ich mir im Stillen wenigstens auf einen einmaligen Ehrensold Hoffnung gemacht habe. Heil Hitler! Gustav Specht."

Der Ehrensold wurde ihm nicht gewährt. Liebel leitete die Angelegenheit mit der Notiz „Wer ist der Mann?" an einen Referenten weiter; wenig später kam man zu der Entscheidung, die Denkschrift entspreche wohl einem Bedürfnis des Emeritus, „sich in Erinnerung zu bringen, nachdem Dr. Specht vor mehreren Jahren ungern aus der Leitung ausgeschieden ist."[838]

3.5.4 „Der Mann hat eine schreckliche Angst vor dem Bolschewismus" – Gustav Kolb und die Politik

Als Gustav Kolb im Juli 1933 den aufgrund des *Gesetzes zur Wiederherstellung des Berufsbeamtentums* erforderlichen Fragebogen ausfüllte, bezeichnete er sich entschieden als unpolitisch: „Ich habe niemals einer politischen Partei angehört, war auch niemals Freimaurer und habe niemals einem parteimässig aufgezogenem Verband (Konsumverein) angehört." Darüber hinaus betonte Kolb, sei er auch niemals Mitglied des Reichsbanners Schwarz-Rot-Gold, des republikanischen Richter- oder Beamtenbundes, der eisernen Front, Liga für Menschenrechte oder Kommunistischen Partei gewesen.[839] Bezeichnenderweise traten weder Kolb noch seine Ehefrau oder Familienangehörige der NSDAP bei.[840]

---

838 StadtAN, C 29 Dir A Nr. 156: Brief Gustav Spechts an Willy Liebel vom 31. Oktober 1935, versehen mit Notizen von Liebel und Referenten.
839 StANu, Bezirkskrankenhaus Erlangen, Personalakte 365, Gustav Kolb Direktor, Laufzeit 1911–1941: Fragebogen zur Durchführung des Gesetzes zur Wiederherstellung des Berufsbeamtentums [die Unterstreichung ist aus dem Original übernommen].
840 Vgl. StANu, Bezirkskrankenhaus Erlangen, Personalakte 164, Versorgung der Kolb, Marie, Witwe des am 20.03.38 gestorbenen Obermedizinalrates und Leiters der

Kolbs Veröffentlichungen und Korrespondenzen scheinen den Eindruck zu bestätigen, dass er sich in keinerlei Weise politisch betätigte. Soweit ersichtlich, äußerte er sich allenfalls beiläufig über politische Themen und gab dabei wenig Einblick in seine politischen Überzeugungen. Anhand einiger in der Forschung zu Kolb bislang unberücksichtigten, erstmals im Rahmen dieser Arbeit analysierten Quellen werden seine persönlichen Ansichten jedoch etwas greifbarer. Zu diesen Quellen zählen ein von Kolb am Folgetag der gewaltsamen Zerschlagung der Münchener Räterepublik verfasster Artikel mit dem Titel „*Diktatur und Psychiatrie*", erschienen in der sozialdemokratisch geprägten Münchener Post, und das Tagebuch des anarchistischen Schriftstellers und Publizisten, Erich Mühsam (1878–1934), der während seiner Untersuchungshaft im Gefängnis Ebrach im Jahre 1919 von Kolb betreut wurde.[841] Wie im Folgenden gezeigt wird, beteiligte sich Kolb an der Psychopathologisierung von Mitgliedern der Münchener Räterepublik und nutzte seine Stellung als Gefängnisarzt, um Mühsam psychiatrisch zu beurteilen. Seine Befunde gab er weiter an den Assistenten Emil Kraepelins (1856–1926) an der Deutschen Forschungsanstalt für Psychiatrie in München, Eugen Kahn (1887–1973), der diese gemeinsam mit anderen Psychopathogrammen politischer Akteure der Räterepublik in der renommierten Zeitschrift für die gesamte Neurologie und Psychiatrie veröffentlichte.[842]

Betrachtet man das Quellenmaterial zu Gustav Kolb, seine Monographien und Veröffentlichungen in Zeitschriften, offiziellen und privaten Korrespondenzen sowie seine Aussagen in Jahresberichten und Verwaltungsdokumenten der Anstalt lassen sich aus der Zeit vor dem Ersten Weltkrieg keine explizit politischen Bemerkungen finden. Erste Äußerungen Kolbs zu politischen Themen und Geschehnissen sind aus dem Jahr 1919 überliefert. Wie im Abschnitt *Reform der Irrenfürsorge 1919 – ein deutschlandweiter Diskurs kommt ins Rollen* (S. 158) beschrieben, versuchte Kolb den Erfolg der SPD bei der Wahl zur Deutschen Nationalversammlung am 19. Januar 1919 dafür zu nutzen, seinen bislang von der Mehrheit der Psychiater abgelehnten Reformbestrebungen Schwungkraft zu verleihen, da diese inhaltlich in mancherlei Hinsicht den Forderungen des Wahlgewinners SPD nahestanden. Kolb bezeichnete sich selbst zwar nicht als Sozialdemokrat, doch er sprach in dem ebenfalls 1919 veröffentlichten

---

Heil- und Pflegeanstalt Dr. Gustav Kolb, Laufzeit 1934–1960: Schreiben Marie Kolbs vom 1. Juni 1946 an Regierung von Mittelfranken.
841 Mühsam: Tagebücher; Kolb: Diktatur und Psychiatrie 1919.
842 Kahn: Psychopathen 1919.

Artikel „*Diktatur und Psychiatrie*" davon, dass es für die Entwicklung eines wissenschaftlichen, menschenfreundlichen, arbeitsfreudigen und gerechten Deutschlands notwendig sei, den Sozialdemokraten großen Einfluss zu gewähren.[843] Dass Kolbs Unterstützung der Sozialdemokraten dabei nicht allein auf Opportunismus beruhte, sondern seinerseits tatsächlich eine gewisse Nähe zu sozialdemokratischen Anschauungen bestand, lassen einzelne Aussagen aus den Jahren vor dem Ersten Weltkrieg vermuten. So hatte Kolb bereits 1911 die soziale Stratifizierung innerhalb der unterschiedlichen Abteilungen der Anstalten scharf kritisiert, als er darlegte, wie untragbar die Extravaganz der Abteilungen gehobener Verpflegungsklassen war angesichts der leidvollen Zustände in denen der unteren Verpflegungsklassen.[844] Die Klassenunterschiede innerhalb des Mikrokosmos Anstalt, welche im Kleinen die gesellschaftlichen Verhältnisse des Kaiserreichs widerspiegelten, lehnte Kolb ab.

Seine kritische Haltung gegenüber der monarchischen Staatsform, die ebenfalls in jenem 1919 veröffentlichen Artikel zum Ausdruck kam, beruhte allerdings weniger auf politischen als vielmehr auf erbbiologischen Überlegungen. So argumentierte Kolb, gäbe es aus wissenschaftlicher Sicht schwerste Bedenken gegenüber der Monarchie, soweit sie keine rein repräsentative Funktion innehatte, da das innerfamiliäre Heiraten das Erbgut der regierenden Familien beinträchtigen und zu einer besonderen Häufigkeit von psychischen Erkrankungen und Anomalitäten führen würde.[845]

Jene noch zu Kaiserzeiten bestehende, von der Monarchie ausgehende Gefahr sah Kolb allerdings in den Schatten gestellt durch die Bedrohung, welche in seinen Augen nach Ende des Ersten Weltkrieges von politisch sich betätigenden psychisch abnormen Personen ausging. Anlass zu dieser Befürchtung hatte insbesondere die kurzlebige Münchener Räterepublik gegeben, deren Anführer und Aktivisten Kolb für psychopathisch veranlagt hielt. Am 3. Mai 1919, einen Tag, nachdem die Räterepublik von der Reichswehr und Freikorps in gewaltsamen Auseinandersetzungen zerschlagen worden war, warnte er in dem Artikel „*Diktatur und Psychiatrie*" vor „geistig nicht vollwertigen Menschen", welche es vermochten in Führungspositionen zu gelangen. Kolb forderte „energische Vorkehrungen", dem vorzubeugen, und sah insbesondere die SPD mit ihrem weitverzweigten Netzwerk aus Tochterorganisationen und Vereinen in der Pflicht, dafür zu sorgen, dass jene Psychopathen bzw. Minderwertige keinen

---

843 Kolb: Diktatur und Psychiatrie 1919.
844 Kolb: Familienpflege bayrischen Verhältnisse 1911, S. 276
845 Kolb: Diktatur und Psychiatrie 1919.

Einfluss gewinnen konnten. Dabei hielt er es für notwendig, die Lebensläufe entsprechender Personen genauestens zu prüfen: Gab es Anzeichen erblicher Belastung? Wie verlief die schulische Laufbahn? War die Person vorbestraft oder bereits in psychiatrischer Behandlung gewesen? Bestand jemals eine Neigung zum Alkohol oder eine Syphilis-Infektion? Galt die Person den Menschen, die ihr längere Zeit nahestanden, als vollwertige Persönlichkeit? Sollten die Sozialdemokraten dabei versagen, durch derartige Prüfungsvorgänge psychopathische Persönlichkeiten aus der politischen Sphäre fernzuhalten, drohe ihnen der unwiderrufliche politische Niedergang, davon war Kolb überzeugt.[846]

Neben Kolb versuchten auch zahlreiche andere deutsche Psychiater die politischen und sozialen Umbrüche nach dem Ersten Weltkrieg psychopathologisch zu deuten.[847] Zur selben Zeit als Kolb seinen Artikel über „*Diktatur und Psychiatrie*" im Mai 1919 veröffentlichte, beschäftigten sich auch die Psychiater der Deutschen Forschungsanstalt für Psychiatrie in München, allen voran ihr Gründer und Vorsitzender Emil Kraepelin (1856–1926), mit der vermeintlichen Psychopathologie der politischen Akteure der Münchener Räterepublik.[848] Auf Kolb werden die Ansichten des hoch angesehenen Kraepelin zu dieser Thematik mit großer Wahrscheinlichkeit einen prägenden Einfluss gehabt haben, da der ältere Psychiater für ihn eine Art väterlicher Freund war, zu dem er aufschaute und den er sehr verehrte. Kraepelin untersuchte in den Monaten nach Niederschlagung der Räterepublik gemeinsam mit seinen Mitarbeitern Eugen Kahn und Ernst Rüdin (1874–1952) insgesamt 66 politische Aktivisten und ehemalige Regierungsmitglieder in der psychiatrischen Universitätsklinik München und kam zu dem Entschluss, dass es sich bei diesen ausnahmslos um psychopathische Persönlichkeiten handelte. Kolb war zwar bei diesen Untersuchungen höchstwahrscheinlich nicht persönlich anwesend, er beteiligte sich allerdings indirekt, indem er Eugen Kahn für dessen im August 1919 veröffentlichten Artikel „*Psychopathen als revolutionäre Führer*" Materialien über ein ehemaliges Mitglied der Räterepublik zur Verfügung stellte, das er persönlich kannte und untersucht hatte.[849] Kahn präzisierte zwar nicht, wer diese Person gewesen sein mag, und versah die in besagtem Artikel dargelegten 15 Fälle vermeintlicher Psychopathen (von denen 11 aus den zuvor untersuchten 66 ausgewählt

---

846 Ebd.
847 Beddies: Profilierung und Positionierung 2016, S. 31.
848 Vgl. Kahn: Psychopathen 1919, S. 90; Kahn: Psychopathie und Revolution 1919, S. 968 f.; vgl. auch Freis: Psychopathen und Volksseele 2013, S. 48–68; Beddies: Profilierung und Positionierung 2016, S. 29–44.
849 Kahn: Psychopathen 1919, S. 92.

Gustav Kolb – Anstaltsdirektor und Reformpsychiater 293

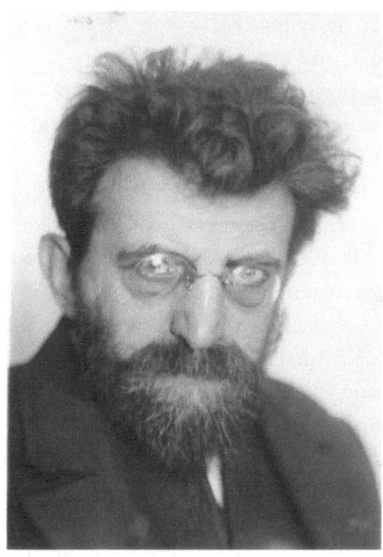

Abb. 24: Erich Mühsam (1878–1934), Schriftsteller, Anarchist und politischer Aktivist der Münchener Räterepublik. Er wurde 1934 im KZ Oranienburg ermordet. Fotografie aus dem Jahre 1928 (Bundesarchiv Bild 146-1981-003-08).

worden waren) mit Pseudonymen, doch lässt sich anhand der im Artikel wiedergegebenen, kurzen biografischen Abrisse jener Fälle ausmachen, dass es sich um Erich Mühsam gehandelt haben muss. Kolb war, wie zuvor erwähnt, seit Mühsams Unterbringung im Zuchthaus Ebrach im April 1919 dessen Gefängnisarzt und nutzte seine Unterhaltungen mit dem Häftling, die z.T. in Mühsams Tagebüchern festgehalten wurden (siehe unten), offenbar dazu, seinen Patienten psychopathologisch auszuwerten. Basierend auf Kolbs psychopathologischen Befund beschrieb Kahn den Revolutionär Mühsam in seinem Artikel wie folgt: „will voll verantwortlich, kein Psychopath sein; aphoristisch geistreichelnd, erregbar, fanatisch, phantastisch, verworren, eitel, großes Selbstgefühl, Poseur; kritiklos, haltlos. Fanatischer Psychopath. (15 Jahre Festung.)" Soweit seine Tagebücher hierüber Aufschluss geben, wusste Mühsam nicht, dass Kolb ihn psychiatrisch begutachtet und seine Befunde an Kahn weitergeleitet hatte.

Die Psychopathologisierung der am linken Ende des politischen Spektrums angesiedelten Mitglieder der Räterepublik war bei vielen Psychiatern, insbesondere dem wirkmächtigen Emil Kraepelin, auf ihre eigene deutschnationale, politisch konservative Gesinnung zurückzuführen; die von linken politischen Strömungen ausgehende bayerische Novemberrevolution deutete man als Krankheitsäußerung einer durch die schweren Kriegsjahre belasteten Gesellschaft, als das Werk von Psychopathen, deren Anteil in der Gesellschaft durch die *negative Selektion* des Weltkriegs deutlich angestiegen war und welche nun versuchten die volatilen Zustände dazu zu nutzen, politischen Einfluss zu gewinnen.[850] Auch Kolb war, wie an späterer Stelle erläutert wird (vgl. S. 336 f.), ein Verfechter dieser kulturpessimistischen Anschauungen. Wie viele andere Mediziner seiner Zeit versuchte er seine konservativen politischen Überzeugungen mit der eigenen Fachkompetenz zu erklären: Revolutionäre, vom linkem Ende des politischen Spektrums ausgehende Bewegungen waren Ausdruck psychischen Krankseins; der Niedergang des Staates und die gesellschaftlichen Notzustände letztlich Ausdruck einer Degeneration des Erbgutes.

In Kahns Artikel wird eine deutschnationale bzw. völkisch-nationalistische Grundhaltung erkennbar, die auch bei seinem Vorgesetzten Kraepelin prägend war. So merkte Kahn nicht nur an, dass die zuvor genannten, in der Münchener Klinik psychiatrisch begutachteten 66 Räterepublikaner oftmals eine kriminelle Vergangenheit aufwiesen, sondern auch, dass 16 von ihnen jüdischer Abstammung waren.[851] Inwiefern auch Kolb eine deutschnationale bis völkisch-nationalistische Gesinnung vertrat, ist anhand der Quellen nicht eindeutig zu beurteilen. Gemessen an seiner kritischen Haltung gegenüber dem Kommunismus und gewissen populären Phänomenen der 1920er Jahre wie dem Okkultismus und der anthroposophischen Lehre Steiners sowie seinen degenerationstheoretischen, sozialdarwinistischen Überzeugungen ist Kolb mit Sicherheit dem konservativen Lager zuzuordnen, wenngleich er, wie bereits beschrieben, der SPD gewisse Sympathien entgegenbrachte. Für eine antisemitische oder völkisch-nationalistische Haltung Kolbs gibt es in den Quellen keine Anhaltspunkte; dass er, wie an späterer Stelle eingehend beleuchtet wird, gegen Ende der 1920er Jahre von der Notwendigkeit eugenischer Maßnahmen überzeugt war, lässt indes nicht auf seine politische Orientierung schließen, da auch innerhalb politisch linker Kreise (z.B. in der SPD) die Eugenik z.T. starken Zuspruch erhielt.[852]

Wie gezeigt wurde, hielt der Erlanger Reformpsychiater die politische Lage und gesellschaftliche Situation zu Zeiten der Weimarer Republik für besonders volatil und anfällig für aus seinen Augen gefährliche Weltanschauungen.

---

850 Beddies: Profilierung und Positionierung 2016, S. 31, S. 42.
851 Kahn: Psychopathen 1919, S. 92.
852 Vgl. Schmuhl: Gesellschaft 2016, S. 45.

Diesbezüglich sind die zuvor genannten Tagebücher Mühsams, des anarchistischen Schriftstellers, Publizisten und bis zu seiner Inhaftierung Mitgliedes des Zentralrats der Münchener Räterepublik, von besonderem Interesse.[853] Abgesehen davon, dass der im Jahre 1919 als Gefängnisarzt im Zuchthaus Ebrach tätige Kolb dem Häftling Mühsam Schlaftabletten, Veronal und Antihelminthika, verabreichte, pflegten beide, wie zuvor erwähnt, Unterhaltungen über politische Themen zu führen, die Kolb aller Wahrscheinlichkeit nach nutzte, um den Insassen psychopathologisch auszuloten.[854] Da der Originalton der Schilderungen Mühsams so eindrücklich ist, wird das folgende Zitat in Gänze wiedergegeben:

> „Am Abend erhielt ich dann noch den Besuch des Medizinalrats Kolb aus Erlangen, der sich anscheinend gern mit mir unterhält. Auch ich freue mich, wenn der Mann kommt, weil das die einzige Gelegenheit für mich ist, über meine Ansichten und Gedanken zu sprechen. Der Mann hat eine schreckliche Angst vor dem „Bolschewismus", erkennt aber die Idealität des Gedankens und speziell meiner persönlichen Haltung vollständig an. Als seine Auffassung von der Zukunft sprach er die Befürchtung aus, daß unsre Ziele wohl zunächst Aussichten hätten, daß also wir für Monate oder gar Jahre Sieger sein werden und daß dann der starke Mann kommen werde, der die finsterste Reaktion wieder einführen werde. Leider konnte ich nicht aus ihm herausbringen, welches denn nun eigentlich die Hoffnungen sind, die er für die Zukunft hegt. Ich möchte so gern mal von einem klugen und dabei Idealen zugänglichen Bourgeois hören, welchen Weg er selbst gehen würde, wenn er zu bestimmen hätte. Denn daß der Zustand von früher dauernd vorbei ist, weiß doch jeder Trottel (außer den deutschen Sozialdemokraten). Also Radikalismus oder Despotismus, – was andres gibts doch nicht mehr."[855]

Obwohl Kolb ein entschiedener Gegner der Münchener Räterepublik war und ihre politischen Vertreter für gefährliche Psychopathen hielt, schien sein Verhältnis zum Anarchisten und zeitweiligem Zentralratsmitglied der Räterepublik Mühsam recht gut gewesen zu sein; wobei hier auch eine gewisse professionelle Haltung Kolbs eine Rolle gespielt haben mag, da er seinen Patienten offenbar ebenso für einen Psychopathen hielt wie die übrigen Räterepublikaner (s.o.). Im Juni 1919 schrieb Mühsam, offensichtlich zufrieden, bei Kolb auf ein offenes Ohr gestoßen zu sein, dass er dem Medizinalrat die Vorzüge des Rätesystems im Vergleich zur Staatsform der Weimarer Republik in kurzen

---

853 Kahn: Psychopathen 1919, S. 97 f.; Beddies: Profilierung und Positionierung 2016, S. 39.
854 Mühsam: Tagebücher, Heft 22, 28.04.1919, 25.05.1919, 27.05.1919.
855 Ebd., Heft 22, 27.05.1919.

Andeutungen erklären konnte. Dabei beklagte der nach wie vor inhaftierte Mühsam, dass Kolb nicht öfter kam und hielt fest: „Es ist schon so: Der Irrenarzt ersetzt einem ein wenig den Beichtvater in der gegenwärtigen Situation."[856] Die Sympathien gegenüber Kolb scheinen allerdings wenige Jahre später – Mühsam war inzwischen im Gefängnis Niederschönenfeld untergebracht – verflogen zu sein. Am 8. Mai 1922 echauffierte er sich darüber, dass Kolb anlässlich eines psychiatrischen Kongresses behauptet habe, alle politischen Verbrecher seien Psychopathen, und entgegnete, vielmehr seien fast alle Psychiater, die Gutachten über staatsfeindliche Personen verfassten, politische Verbrecher.[857]

Kolbs in zuvor zitierter Unterhaltung mit Mühsam geäußerte Befürchtung, nach dem zeitweiligen Erfolg der Sozialisten würde von einem „starken Mann" die „finsterste Reaktion" eingeführt werden, liest sich in Anbetracht des Aufstieg Adolf Hitlers und der NSDAP beinahe wie ein Menetekel. Soweit das Quellenmaterial hierüber Aufschluss gibt, scheint Kolb den Aufstieg der Nationalsozialisten allerdings nicht als Bedrohung wahrgenommen zu haben. Entgegen der 1946 geäußerten Behauptungen des Anstaltsarztes Karl Walz legen die Quellen nahe, dass Kolb kein bekennender Gegner des Nationalsozialismus war (vgl. S. 376).

Wie viele Angehörige der bürgerlichen Oberschicht sah Kolb eine Gefahr für Gesellschaft und Staat vielmehr vom linken Ende des politischen Spektrums ausgehen. Der Kommunismus wie auch der während der 1920er Jahre populäre Okkultismus hatten in Kolbs Augen eine verhängnisvolle Anziehungskraft auf „Geistesschwache, auf die noch unreife Jugend, auf das vorzeitig gealterte Alter, auf Phantasten, auf Hysterische, vor allem auf die Psychopathen: die Haltlosen, die krankhaften Lügner und Schwindler". In Zusammenhang mit Okkultismus und Kommunismus sprach Kolb davon, wie das durch Krieg, Tod, Not und Zukunftssorgen zermürbte Volk empfänglich sei für die Verführung durch „Propheten", ähnlich der Täufer-Bewegung von Münster in den 1530er Jahren.[858] Aus heutiger Sicht betrachtet, scheint diese Befürchtung eher auf den Erfolg der Nationalsozialisten zuzutreffen; Kolb selbst hat diese Analogie, soweit die Quellen hierüber Aufschluss geben, nicht gezogen.

---

856 Ebd., Heft 23, 20.06.1919.
857 Ebd., Heft 32, 08.05.1922.
858 Kolb: Okkultismus 1921, S. 780; Kolb bezog sich hier auf historische Ereignisse rund um die Stadt Münster in den 1530er Jahren. Die sogenannte Täufer-Bewegung war eine radikale reformatorische Strömung.

3.5.5 Einblicke in Gustav Kolbs Verhältnis zur Weimarer Republik

Während im vorherigen Unterkapitel der Fokus vor allem auf den politischen Überzeugungen Kolbs und der von ihm betriebenen Psychopathologisierung politischer Aktivisten lag, wird im Folgenden Kolbs Haltung zur Weimarer Republik und zu den sie prägenden gesellschaftlichen und kulturellen Entwicklungen betrachtet. Obwohl Kolb die mit dem Wahlerfolg der SPD im Januar 1919 einhergehende politische Veränderung positiv kommentierte, stand er anderen, nach Ende des Krieges sich vollziehenden Entwicklungen politischer, gesellschaftlicher sowie kultureller Art kritisch gegenüber. Entgegen einer in historischer Rückschau entstandenen Vorstellung, welche die Zeitspanne zwischen 1924–1929 als Phase kultureller und wirtschaftlicher Blüte rezipierte und mit dem Begriff der *Goldenen 20er Jahre* versah, entsprach Kolbs Standpunkt einer in der Kulturszene Münchens vorherrschenden, konservativen und modernitätskritischen Sichtweise, die insbesondere zu den Entwicklungen in Berlin einen Kontrapunkt darstellte.[859]

Wie zuvor erläutert, war Kolb ein Gegner und Kritiker der kurzlebigen Münchener Räterepublik. Die Ursachen dieses politischen Umbruchs verortete er in gewissen durch den Krieg und die Kriegsfolgen bedingten, aus seiner Sicht besorgniserregenden gesellschaftlichen Veränderungen. Die Psychiatrie stand in Kolbs Augen in der Verantwortung, diesen entgegenzuwirken. Denn mit seiner Forderung nach einer psychiatrischen Außenfürsorge ging gleichwohl der Anspruch einher, dass die Psychiatrie außerhalb der Anstalten, inmitten der Gesellschaft, aktiv werden und auf gesellschaftliche Entwicklungen Einfluss nehmen müsse. Als ein Wegbegründer der psychischen Hygiene in Deutschland (vgl. S. 216 f.) sah Kolb die Psychiater als „berufene Hüter der Volksgesundheit" dazu verpflichtet, die Gestaltung gesellschaftlicher Rahmenbedingungen so zu beeinflussen, dass sie der psychischen Gesundheit zuträglich waren und sie förderten.[860] Damit einher ging allerdings auch die Ambition, eine wirksame Prävention psychischer Krankheit zu verwirklichen, die wie an späterer Stelle beschrieben, letztlich die Anschlussfähigkeit der psychischen Hygiene und der Erlanger Reformpsychiatrie an die psychiatrische Erbbiologie und Eugenik begründete (siehe hierzu S. 314).

Bereits zu Beginn der Weimarer Republik im Mai 1920 benannte Kolb bei der Hamburger Jahresversammlung des Deutschen Vereins für Psychiatrie mehrere aus psychiatrischer Sicht zentrale Fragestellungen bezüglich des

---

859 Fromm: Goldene Zwanziger 2011.
860 Zitat siehe Kolb: Okkultismus 1921, S. 779.

"Wiederaufbaus unseres Volkes". Dabei schilderte Kolb deutlich, welche Entwicklungen er kritisch sah und was er für den Erhalt der psychischen Gesundheit der Bevölkerung für notwendig erachtete; sein Verhältnis zur Weimarer Republik und seine Einstellung gegenüber diversen gesellschaftlichen und kulturellen Veränderungen der 1920er Jahre wird hier ansatzweise erkennbar. Neben dem Erfordernis gewisser eugenischer Maßnahmen (siehe hierzu S. 307) und der Feststellung einer "allgemeinen Lockerung der Moral" beklagte Kolb die Abschaffung der allgemeinen Wehrpflicht, die er als "vorzügliche Schule des Willens und der Selbstzucht" bezeichnete und als Gegengewicht sah zu einer im übrigen "einseitigen Gedächtnis- und Wissensbildung".[861] Zwar kann Kolb nicht als ein Produkt des preußischen Militarismus bezeichnet werden, doch werden seine mehr als 20-jährige Dienstzeit als Staatsbeamter des Königreich Bayerns, seine langjährige Karriere als Reservist sowie sein nahezu vier Jahre währender Kriegsdienst sicherlich prägend gewirkt haben: Betrachtet man Kolbs Biografie, wie er sich – selbst zu Lasten seiner Gesundheit – seiner Arbeit widmete, wird deutlich, dass Werte wie Disziplin und Pflichtgefühl für ihn von besonderer Wichtigkeit waren. Die Art und Weise, wie sich Kolb gegenüber seinen Ärzten verhielt, z.B. während der allwöchentlichen Konferenzen (vgl. S. 266), lässt zudem ein Hierarchiebewusstsein und eine gewisse autoritative Haltung erkennen.

Abgesehen davon, dass Kolb es bei seinem Vortrag im Jahre 1920 als Aufgabe der Psychiater ansah, daran mitzuwirken, einen Ersatz für die abgeschaffte "Willensschule" der Wehrpflicht zu finden, hielt er es für dringend notwendig, bestimmte nach dem Wegfall autoritärer Strukturen an Popularität gewinnende gesellschaftliche Phänomene zu bekämpfen: darunter den Konsum aufputschender Mittel, "geschlechtliche Verirrungen", insbesondere die in der "Jugendbewegung sich breit machenden homosexuellen Strebungen" sowie den ungesunden Mystizismus in Form von Okkultismus, Spiritismus oder Telepathie.[862] Zu letzteren Erscheinungen zählte Kolb auch die anthroposophische Lehre Rudolf Steiners (1861–1925), die für ihn viele "pathologische Züge" aufwies.[863]

Wie im vorigen Unterkapitel angemerkt, glaubte Kolb, dass die Gesellschaft der Nachkriegsjahre besonders empfänglich war für in seinen Augen gefährliches Gedankengut politischer Art (v.a. der Kommunismus) wie auch

---

861 Kolb: Inwieweit Änderungen 1920 S. 137, S. 164.
862 Ebd., S. 164.
863 Kolb: Okkultismus 1921, S. 780.

spiritueller Natur. Um die Dynamik dieser Bedrohung zu verdeutlichen, zog Kolb eine Analogie zwischen jenem vermeintlich pathologischen Gedankengut und den Infektionskrankheiten. Er warnte vor Epidemien geistiger Erkrankungen und erklärte: „Die schweren Erlebnisse dieses Krieges, die Unsicherheit, die über der Zukunft eines jeden Deutschen liegt, haben eine gesteigerte Empfänglichkeit für psychische Infektion geschaffen."[864]

Als Bollwerk dagegen und als die beiden besten Stützen der Gesellschaft erachtete Kolb einerseits die Wissenschaft und andererseits die Religion. In diesem Zusammenhang lobte er die katholische Kirche für ihre strikte Ablehnung der Anthroposophie und richtete sich als bekennender Protestant an die evangelischen Kirchen, der Anziehungskraft der Steinerschen Lehre zu widerstehen und die von ihr ausgehende Gefahr, insbesondere in Hinsicht auf ihr Potential die Kirche zu spalten, anzuerkennen.[865] Die Kritik Kolbs veranlasste Rudolf Steiner wenig später dazu, persönlich Stellung zu beziehen: Die Behauptungen des Erlanger Psychiaters seien zwar gutmeinend, aber zugleich Nonsens und Wahnsinn. Kolb sei ein „typischer Repräsentant der modernen Wissenschaftlichkeit" und habe die „Denkgewohnheiten des modernen Wissenschaftsgeistes" verinnerlicht.[866]

Kolbs Ansicht nach konterkarierte die Gesetzgebung des Weimarer Staats in vielerlei Hinsicht die Bemühungen der psychischen-Hygiene-Bewegung, die geistige Gesundheit in der Bevölkerung zu fördern. Die an sich segensreiche soziale Gesetzgebung etwa führe „bei geistig Minderwertigen vielfach zu dem Bestreben, sich auf Kosten der Allgemeinheit den Lebensunterhalt zu sichern".[867] Mit Blick auf die Alkoholismus-Problematik hielt Kolb es für geradezu verwerflich, dass das Parlament sich vor allem mit dem wirtschaftlichen Gewinn, den der Staat durch Alkoholbesteuerung erzielte, beschäftigte, sich aber nicht mit den schädlichen Folgen des Alkoholkonsums auseinandersetzte.[868] Während sich Kolbs Oberarzt Valentin Faltlhauser wiederholt über die mangelnde Gesetzgebung der Weimarer Republik beschwerte, die in seinen Augen kein adäquates Vorgehen im Rahmen der Schutzaufsicht und Psychopathenfürsorge

---

864 Ebd., S. 779 f.
865 Ebd., S. 780.
866 Steiner: Vortrag 1921, S. 115, S. 210.
867 Kolb: Offene Fürsorge psychische Hygiene 1928, S. 41; vgl. auch Kolb: künftige Gestaltung 1929, S. 154 f.
868 StANu, Regierung von Mittelfranken, Abg. 1952, V, Nr. 2058 e, Jahresberichte der Heil- und Pflegeanstalten Ansbach und Erlangen 1928–1932: Jahresbericht 1931.

erlaubte (vgl. S. 250, sowie die Fußnote auf S. 252), äußerte sich Kolb in dieser Hinsicht nur indirekt.[869]

Zusammenfassend ist zu sagen, dass Kolb das Wegbrechen gewisser autoritärer Strukturen nach Ende des Ersten Weltkriegs, insbesondere den geringeren Einfluss des Militärs auf junge Männer, bedauerte und die im Vergleich zum Kaiserreich liberalere Haltung der Weimarer Republik gegenüber von der Norm abweichenden religiösen, sexuellen oder sonstigen Neigungen, welche die Lebensweise und/oder persönlichen Überzeugungen betrafen, ablehnte. Während Kolb die stabilisierende Funktion von Kirchen und Wissenschaft hinsichtlich der psychischen Gesundheit der Bevölkerung betonte, ist es jedoch bezeichnend, dass er sich im Gegensatz zu Psychiatern des deutsch-nationalen Lagers, wie beispielsweise dem ihm nahestehenden Emil Kraepelin, nicht auf die Bedeutung einer in Nationalismus und völkischen Gedankengut fußenden Identität berief. Kolb schätzte zweifellos die Umstürze und Veränderungen nach dem Ersten Weltkrieg als bedrohlich ein, doch er scheint den Niedergang des Zweiten Deutschen Reiches und die Abschaffung der Monarchie nicht bedauert zu haben. Obwohl Kolb teilweise modernitätskritische Überzeugungen hegte, war er in einem entscheidenden Punkt durchaus modernitätsbejahend: Er betonte die zentrale Rolle der Wissenschaft und der Medizin als stabilisierende, die psychische Gesundheit der Bevölkerung erhaltende Faktoren innerhalb der Gesellschaft.[870]

Vieler der von Kolb zu Beginn der Weimarer Republik problematisierten gesellschaftlichen Entwicklungen, hielt der Reformpsychiater auch gegen Ende der 1920er Jahre weiterhin für relevant, wobei einige Aspekte, wie z.B. die „Psychopathenfrage" anstelle einer politischen, nun primär eine erbbiologische Gefahr darstellten (vgl. auch S. 309 f., S. 336 f.):

> „Der an einen verlorenen Krieg und an die Kriegsfolgen geknüpfte Verfall der Autorität, der Wegfall der Willensschule der allgemeinen Wehrpflicht, die Schwächung zahlreicher besonders religiöser und sittlicher Hemmungen, eine vielfach zu nachgiebige Erziehung in der Familie, eine ganz überwiegend auf materielle Ziele gerichtete Einstellung unseres Lebens, die Erzeugung einer zunehmend belasteten Nachkommenschaft durch hemmungslose Paarung psychopathischer und psychopathisch veranlagter Menschen lassen schwere Erscheinungen auch bei schwach pathologisch veranlagten Menschen hervortreten und sich in einer für die menschliche Gesellschaft, für Staat, Volk und Einzelwesen gleich schädlichen Weise auswirken. Die zunehmende Ansammlung der Bevölkerung in Großstädten und die zunehmende

---

869 Vgl. z.B. Kolb: Offene Fürsorge psychische Hygiene 1928, S. 44.
870 Kolb: Okkultismus 1921, S. 780.

Industrialisierung erhöhen ebenso wie Wohnungsnot und Arbeitslosigkeit die Gefahren. Weite Kreise des Volkes stehen unter dem Eindruck, daß den geistig Minderwertigen durch die jetzigen Verhältnisse Dasein und Fortpflanzung in gefährlicher Weise erleichtert, Dasein und Fortpflanzung der hochwertigen Menschen erschwert wird."[871]

Zur Bearbeitung dieser, die psychische Hygiene betreffenden Probleme hielt es Kolb für notwendig ein „nicht nach partei- und wirtschaftspolitischen, sondern nach rein wissenschaftlichen Gesichtspunkten gesammeltes und bearbeitetes Tatsachenmaterial" zu generieren.[872] Entsprechend seiner Überzeugung von der gesellschaftlichen Funktion der Wissenschaft forderte Kolb die Formulierung von Lösungsansätzen, die auf Empirie beruhten und frei waren von wirtschaftlichen oder politischen Interessen. Als „Hütern der Volksgesundheit" kam den Ärzten hierbei die zentrale Rolle zu.[873] Diese scheinbar moderne, progressive Einstellung Kolbs hatte allerdings eine Schattenseite; um diese Zeit initiierte er eine Zusammenarbeit mit der erbbiologischen Forschung Ernst Rüdins, die darauf abzielte, mit Hilfe der offenen Fürsorge, große Mengen von Datenmaterial zur Festigung der von Rüdin betriebenen erbbiologischen Forschung zu erheben (siehe hierzu ab S. 323).

---

871 Kolb: Offene Fürsorge psychische Hygiene 1928, S. 41 f.; während sich Kolb zu den hier aufgeführten Behauptungen nicht direkt bekannte und sie als Ansichten weiter Teile der Bevölkerung darstellte, vertrat er, wie in dieser Arbeit an verschiedenen Stellen belegt wird, zweifelsohne die meisten bzw. vermutlich alle dieser Positionen, vgl. beispielsweise S. 320 f.
872 Kolb: Offene Fürsorge psychische Hygiene 1928, S. 41 f.
873 Kolb: Okkultismus 1921, S. 779.

4 Offene Fürsorge, psychiatrische Eugenik und Nationalsozialismus

4.1 Die Erlanger Reformpsychiatrie und die psychiatrische Eugenik: „… eine Schicksalsfrage für unser Volk."

4.1.1 Einleitung

Die Ende des 19. Jahrhunderts in Deutschland sich entwickelnde Eugenik stellte einen wissenschaftlich begründeten Versuch dar, den negativen Auswirkungen der Industrialisierung und Urbanisierung auf die Gesellschaft, dem sozialen Elend, dem Alkoholismus sowie der Häufung psychischer und körperlicher Erkrankungen, entgegenzuwirken.[874] Die maßgeblich von der Evolutionstheorie Charles Darwins (1809–1882) und der Vererbungslehre Gregor Mendels (1822–1884) geprägte Eugenik erklärte sozial unerwünschtes Verhalten und psychische Krankheit, aber auch Armut und gesellschaftlichen Misserfolg als Ausdruck eines biologischen Determinismus', d.h. mit anderen Worten als Ausdruck einer schlechten bzw. krankhaften Erbanlage.[875] Damit erfolgte gleichzeitig eine indirekte Rechtfertigung gegebener gesellschaftlicher Verhältnisse, da die Armut und hohe Prävalenz von Krankheiten in den unteren Bevölkerungsschichten nicht vorrangig widrigen Lebensbedingungen und sozialen Missständen zuzuschreiben waren; der eugenische Erklärungsansatz exkulpierte damit auf gewisse Weise den Staat und die Mehrheitsgesellschaft, er war sozusagen systemkonform. Es ist naheliegend, dass das Theorem insbesondere in bürgerlichen Schichten, denen auch die Ärzte angehörten, Verbreitung fand; ab der Jahrhundertwende gewann die Eugenik zunehmend an Popularität.[876] Etwa zeitgleich wie in Deutschland entwickelte sich die Eugenik auch in anderen europäischen Ländern sowie den USA, wo sie bereits früh in Form von Sterilisierungsgesetzen Einzug in die politische Sphäre hielt.[877]

Die konzeptuelle Grundlage und der therapeutische Anspruch der offenen Fürsorge beruhten im Gegensatz zur Eugenik auf der sozialpsychiatrischen Überzeugung, dass soziale Umstände und die Lebensbedingungen von

---

874 Weiss: German Eugenics 2008, S. 17; die Ursachen des Anstiegs der Anstaltspopulationen in der zweiten Hälfte des 19. Jh. waren komplex, vgl. S. 52.
875 Siemen: Sozialpsychologie 2017, S. 392 f.
876 Weiss: German Eugenics 2008, S. 17.
877 Vgl. Kevles: International Eugenics 2008.

Menschen für deren psychische Gesundheit von großer Bedeutung waren. Dadurch, dass Reformpsychiater wie Kolb, Hermann Simon (1867–1947) und Hans Roemer (1878–1947) gegen Ende der 1920er Jahre die langfristige Lösung psychiatrischer Kernfragen wie Umgang mit chronisch Kranken, Alkoholismus und Psychopathie in der Eugenik erblickten, wandten sie sich von jenem sozialpsychiatrischen Grundsatz ab und bekundeten ihre Loyalität gegenüber dem Staat und den Interessen der Mehrheitsgesellschaft. Die Gründe hierfür waren vielschichtig und komplex und werden im Verlauf näher erörtert; vorweg sei angemerkt, dass eine Veränderung der Rahmenbedingungen gewissen Radikalisierungstendenzen Vorschub leistete. Die aufgrund des Hungersterbens der Jahre 1917/1918 zunächst weniger Patienten behandelnden Anstalten hatten gegen Ende der 1920er Jahre erneut mit Überfüllungszuständen zu kämpfen, die ihre Funktionsfähigkeit gefährdeten (zwischen 1924 und 1929 stieg die Zahl an Psychiatriepatienten in Deutschland von 185.397 auf über 300.000); ebenso überlastet waren auch die Außenfürsorgedienste, so etwa in Erlangen. Während der Weimarer Wohlfahrtsstaat infolge der Weltwirtschaftskrise finanziell zusammenbrach, gewann der radikale Lösungsansatz der Eugenik auch unter Psychiatern immer größeren Zuspruch.[878] Nachdem bereits in den letzten Jahren der Weimarer Republik ein Sterilisationsgesetz entwickelt worden war, wurde basierend hierauf im Juli 1933 von der NS-Regierung das *Gesetz zur Verhütung erbkranken Nachwuchses* (GzVeN) verabschiedet, mit dem die Zwangssterilisation von Psychiatriepatienten legalisiert wurde.

In der Forschung zu Gustav Kolb ist in Anlehnung an den 1946 veröffentlichten Artikel (vgl. S. 376 ff.) des Erlanger Anstaltsarztes Karl Walz (1912–?) behauptet worden, Kolb sei ein Gegner der NS-Erbgesundheitspolitik gewesen und habe aufgrund dessen Ende des Jahres 1933 seine Versetzung in den Ruhestand beantragt. Darüber hinaus postulieren einige Autoren, dass Kolbs Rücktritt gar von politischer Seite erzwungen wurde.[879] Die behauptete Opposition des Erlanger Reformpsychiaters gegenüber der NS-Erbgesundheitspolitik erscheint auf den ersten Blick hin plausibel zu sein. Denn durch sie verliert der scheinbar paradoxe Entwicklungsverlauf der Erlanger offenen Fürsorge, von einer patientenzugewandten, sozialpsychiatrischen Einrichtung zu einem Instrument der NS-Rassenhygiene, an Widersprüchlichkeit und wird ein Stück weit nachvollziehbarer. Musste die rassenhygienische Neuausrichtung der

---

878 Burleigh: Death and Deliverance 1994, S. 29, S. 33.
879 Vgl. Böcker: offene Irrenfürsorge 1985, S. 63 f., 80; Braun/Kornhuber: Würdigung Kolbs 2014.

offenen Fürsorge 1933/34 nicht zwangsläufig mit dem Rückzug ihres Begründers Gustav Kolb einhergehen? War die progressive Reformpsychiatrie Kolbs, die sich der Verbesserung der Lebensbedingungen von Psychiatriepatienten verschrieben hatte, nicht in ihren Grundsätzen unvereinbar mit den Forderungen der psychiatrischen Erbbiologie, Eugenik und NS-Rassenhygiene?

Nach Auswertung des gesamten zugänglichen Quellenmaterials, einschließlich erstmalig berücksichtigter Schriftdokumente, muss die behauptete NS-Gegnerschaft Kolbs sowie die vermeintliche Unvereinbarkeit von Reformpsychiatrie und psychiatrischer Eugenik, wie im Verlauf dieses Kapitels dargelegt werden soll, als unzutreffend bezeichnet werden.[880] In dieser Hinsicht besonders relevante Quellen sind u.a. Kolbs Korrespondenzen mit dem Leiter der Genealogisch-Demographischen Abteilung der Deutschen Forschungsanstalt für Psychiatrie in München, Ernst Rüdin (1874–1952) und seinem Stellvertreter Hans Luxenburger (1894–1976), seine Korrespondenzen mit führenden NS-Politikern Mittelfrankens sowie sein Vortrag auf dem *First International Congress on Mental Hygiene* in Washington D.C. im Jahre 1930.

Ähnlich wie bei den anderen herausragenden Reformpsychiatern der 1920er Jahre, Roemer, Simon und Faltlhauser wird auch in den Veröffentlichungen und Korrespondenzen Gustav Kolbs erkennbar, dass Reform und Radikalisierung keine unvereinbaren Gegensätze darstellten; im Gegenteil: Der therapeutische Aktivismus der Reformpsychiater trug zu ihrer Radikalisierung, ihrer zunehmenden Hinwendung zur psychiatrischen Erbbiologie und Eugenik bei. Hans-Ludwig Siemen hat diesen wichtigen Aspekt im Rahmen seiner aufschlussreichen Forschungsarbeiten bereits eindrücklich herausgearbeitet.[881] Der „Wunsch zum Handeln, zum Lösen der Probleme psychischen Krankseins" schien mit den vom Nationalsozialismus dargebotenen radikalen eugenischen Methoden die Möglichkeit zu erhalten, eine „gesellschaftssanitäre Utopie nicht nur zu denken, sondern auch umzusetzen".[882]

Entgegen der Behauptung, Kolb habe den Schulterschluss mit der psychiatrischen Eugenik gesucht, um die allmählich deutschlandweit Fuß fassende offene Fürsorge vor Einsparungsmaßnahmen im Zuge der Weltwirtschaftskrise zu schützen, steht die Tatsache, dass der Annäherungsprozess des Erlanger

---

880 Vgl. auch Davidson: Reformpsychiatrie 2022.
881 Siemen: Reform Radikalisierung 1991, S. 191–200; bezüglich der Biografien, der hier genannten Reformpsychiater vgl.: Pötzl: Faltlhauser 1995; Grütter: Simon 1995; Plezko: Roemer 2011.
882 Siemen: Psychiatrie Reform Nationalsozialismus 1987, S. 137; Siemen: Reformpsychiatrie 1993, S. 107 f.

Reformpsychiaters an die psychiatrische Eugenik bereits zu einem Zeitpunkt einsetzte, als die Weimarer Republik sich noch in einer Phase relativer Stabilität befand. Wie hier dargelegt wird, beruhte der Annäherungsprozess nur zu einem gewissen Teil auf taktischem Kalkül, wichtiger waren hingegen gewisse inhaltliche Berührungspunkte zwischen offener Fürsorge und psychiatrischer Eugenik.[883]

4.1.2 Das Verhältnis der Reformpsychiatrie Gustav Kolbs zur psychiatrischen Eugenik im Zeitraum 1902–1928

Um den Annäherungsprozess Gustav Kolbs an die psychiatrische Eugenik und seine ca. 1928 begonnene Zusammenarbeit mit der erbbiologischen Forschung nachvollziehen zu können, ist es vorab wichtig, sie im Kontext des gesamten Entwicklungsverlaufs seiner reformpsychiatrischen Bemühungen einzuordnen. In den Schriftdokumenten Kolbs, seinen Veröffentlichungen, Vorträgen, Korrespondenzen und seinen in Verwaltungsdokumenten getätigten Aussagen ist der Themenbereich der psychiatrischen Eugenik und Erbbiologie bis etwa 1928 von randständiger Bedeutung. Zwar finden sich bereits in seiner ersten bedeutenden Publikation, dem *„Sammel-Atlas für den Bau von Irrenanstalten"* aus dem Jahre 1902, einzelne Anmerkungen zur Notwendigkeit, die Allgemeinheit über die Gefahren hereditärer Belastung aufzuklären und der Ausbreitung von psychischen Erkrankungen nach Kräften entgegenzuarbeiten, doch sind diese Aussagen in Relation zur Fülle der in diesem monumentalen Werk hervorgebrachten Ideen – allen voranstehend das Konzept einer psychiatrisch geleiteten Außenfürsorge – von völlig nachrangiger Bedeutung.[884] Zudem unterschied sich Kolb mit seinen erbbiologischen Bemerkungen keineswegs von der Mehrzahl seiner psychiatrischen Fachkollegen und spiegelte lediglich die allgemeine psychiatrische Lehrmeinung um die Jahrhundertwende wider.

In der Praxis der seit Ende des Jahres 1911 in Ausbau begriffenen Erlanger offenen Fürsorge spielten eugenische Aspekte zunächst eine nebensächliche Rolle. Eugenische Präventionsmaßnahmen beliefen sich auf die sogenannte

---

883 Zu den Themenfeldern der psychiatrischen Eugenik, Rassenhygiene und NS-Euthanasie vgl. (Auswahl): Bock: Zwangssterilisation 1986; Schmuhl: Rassenhygiene 1987; Weingart/Kroll/Bayertz: Rasse Blut Gene 1988; Kaiser/Nowak/Schwartz (Hgg.): politische Biologie 1992; Burleigh: Death and Deliverance 1994; Bachrach/Kuntz (Hgg.): Deadly Medicine 2008; Klee: „Euthanasie" 2010; Aly: Belasteten 2013; Baader/Peter (Hgg.): Eugenik 2018.
884 Kolb: Sammel-Atlas Teil A 1902, S. 29.

Eheberatung von Fürsorgepatienten und Angehörigen, bei denen hereditäre Erkrankungen diagnostiziert worden waren; durch Aufklärung über die Vererbungslehre versuchten die Fürsorgeärzte hierbei von Heirat und Elternschaft abzuraten.

Nach dem Ende des Ersten Weltkrieges beschäftigte sich Kolb in seinen Referaten und Veröffentlichungen vermehrt mit dem Themenbereich der Psychopathie und deren gesellschaftlichen Auswirkungen. Wie bereits in den Abschnitten über *„Psychopathen"* und *„geistig Minderwertige"* sowie *Gustav Kolb und die Politik* (S. 236, S. 289) beschrieben, warnte er im Mai 1919 nach dem Sturz der Münchener Räterepublik erstmals vor politisch sich betätigenden Psychopathen und psychopathisch veranlagten Menschen, welche in seinen Augen die Sicherheit und Stabilität der Gesellschaft und des Staates gefährden würden. Auf der Hamburger Jahresversammlung des Deutschen Vereins für Psychiatrie im Mai 1920 sprach Kolb von neuen psychiatrischen Aufgaben, die sich nun nach Ende des Krieges stellten; es galt allen voran eine Fürsorge zu organisieren, die sich gewisser Personengruppen annahm: der psychopathischen Kriegsneurotiker, von Morphin und Kokain abhängigen ehemaligen Soldaten sowie des „wohl zu einem erheblichen Teile degenerierten Nachwuchs[es] aus den von Minderwertigen in und nach dem Kriege geschlossenen Ehen."[885] Die außerhalb der Anstalten lebenden Psychopathen in eine psychiatrische Fürsorge einzubinden und hierdurch die Fortpflanzung „schwer degenerierter Menschen", die angeblich oftmals zu unsinnigen Eheschließungen neigten, einzuschränken, hielt Kolb für wichtige psychiatrische Fragestellungen.[886] Im Vergleich zu seinen Referaten vor Ausbruch des Ersten Weltkrieges kam eugenischen Aspekten nun größere Bedeutung zu.

Zusammenfassend gilt zu sagen, dass die von Kolb erstmals in den Jahren 1919/1920 voll umschriebene „Psychopathen-Problematik" vor allem drei Aspekte berücksichtigte: den gesellschaftlichen Störfaktor, den die Psychopathen durch ihr unangepasstes, von der Norm abweichendes Verhalten darstellten, die Bedrohung für die Stabilität von Staat und Gesellschaft, die von den Psychopathen ausging, sowie die demografische Gefahr, welche die angeblich disproportional hohe Geburtenziffer unter den als Psychopathen bezeichneten Menschen bedingte.

Im Aufnahmegebiet der Anstalt Erlangen realisierte Kolb das, was er im Rahmen seiner Vorträge und Veröffentlichungen 1919/1920 wiederholt

---

885 Kolb: Inwieweit Änderungen 1920, S. 163.
886 Ebd., S. 164.

gefordert hatte: Ab 1923 wiesen die städtischen Behörden Nürnbergs und Fürths zunehmend viele sogenannte psychiatrische Grenzfälle, d.h. Psychopathen, Alkoholkranke und andere vermeintlich geistig Minderwertige, der offenen Fürsorge zu. Im Rahmen der Schutzaufsicht und Psychopathenfürsorge sollten die Fürsorgeärzte und Fürsorgepflegerinnen diese Personen beaufsichtigen, kontrollieren und unter Anwendung disziplinierender und repressiver Mittel ein angepasstes, gesellschaftskonformes Verhalten herbeiführen.[887] Zunächst begründeten Kolb und sein engster Mitarbeiter, Oberarzt Valentin Faltlhauser, die Ausübung dieser neuen Tätigkeitsbereiche mit der Notwendigkeit, störende, unangepasste sowie potentiell für die Stabilität der Gesellschaft gefährliche Elemente psychiatrisch überwachen zu müssen; eugenische Zielvorstellungen spielten hierbei noch keine vorrangige Rolle.

Im Gegenteil, die offene Fürsorge wurde zu dieser Zeit vielmehr wegen gewisser erbbiologischer Bedenken kritisiert, schließlich erlaubte sie den Anstalten, die Zahl ihrer Entlassungen deutlich zu steigern, da die Kranken nachgehend psychiatrisch betreut und im Zweifelsfall ohne besonderen Aufwand wieder aufgenommen werden konnten. Von einigen namhaften Psychiatern wurde aufgrund dessen die Befürchtung geäußert, die zahlreichen entlassenen erbkranken Patienten würden infolge die Möglichkeit erhalten, Nachkommen zu zeugen.

Kolb versuchte in dem 1927 erschienenen Standardwerk „*Die offene Fürsorge in der Psychiatrie und ihren Grenzgebieten*" diese Bedenken zu zerstreuen und wies darauf hin, dass das außerhalb der Anstalten lebende „Heer von Minderwertigen", auf das man bislang keinerlei Einfluss auszuüben vermochte, für die „geistige Struktur unserer nächsten Generation" eine größere Gefahr darstellte. Damit drehte Kolb sozusagen den Spieß um und stellte die offene Fürsorge nicht als Risiko, sondern als Notwendigkeit dar, um die Fortpflanzung von sogenannten geistig Minderwertigen eindämmen zu können.[888]

Auch Valentin Faltlhauser widersprach den erbbiologischen Bedenken gegenüber der offenen Fürsorge: Er behauptete, seit dem Jahre 1922 stets darauf geachtet zu haben, einer Elternschaft entlassener Patienten wie auch außerhalb der Anstalt lebender „geistig Abnormer", vorzubeugen. Sein Nachfolger als Leiter der offenen Fürsorge, Hubert Schuch, habe hierfür ebenso weiterhin Sorge

---

887 Auf diesen für den weiteren Entwicklungsverlauf der offenen Fürsorge so bedeutsamen Aufgabenbereich ist in einem vorigen Kapitel bereits eingegangen worden (vgl. ab S. 234).
888 Kolb: Einwände und Bedenken 1927, S. 161 f.

getragen. Im Jahre 1928, rechnete Faltlhauser vor, hätten von den insgesamt 3850 durch die offene Fürsorge betreuten Personen lediglich 31, also 0,8 % Kinder gezeugt, wobei davon 9 im engeren Sinne psychisch krank und die übrigen Grenzfälle gewesen seien. „Man tut der o.f. Unrecht, wenn man sie als eugenischen Sündenbock hinstellen will", schlussfolgerte Faltlhauser.[889]

Im Vergleich zu den Jahren 1919/1920 kam dem zuvor beschriebenen Aspekt der vermeintlichen demografischen Bedrohung durch die Psychopathen und geistig Minderwertigen in der von Kolb, Faltlhauser und Roemer im Jahre 1927 veröffentlichten *„Die Offene Fürsorge in der Psychiatrie und ihren Grenzgebieten"* größere Bedeutung zu; hier zeichnete sich bereits in Ansätzen die in den Folgejahren sich vollziehende eugenische Wende der Reformpsychiater ab. Zwar setzten die erbbiologischen Bedenken an der offenen Fürsorge die Reformpsychiater in gewisser Weise unter Druck, zu eugenischen Fragestellungen deutlich Stellung zu beziehen, da sie befürchten mussten, dass jene Kritik die deutschlandweite Ausdehnung der offenen Fürsorge möglicherweise beeinträchtigen könnte. Dass die Reformpsychiater eugenischen Themen nun mehr Bedeutung zusprachen, ist aber nur zu einem Teil auf einen „Druck von außen" zurückzuführen. Entscheidend waren letztlich inhaltliche Berührungspunkte und gemeinsame Zielvorstellungen zwischen offener Fürsorge und psychiatrischer Eugenik; die Hinwendung zur Eugenik vollzog sich somit primär aus einer inneren Überzeugung heraus, wie im nächsten Unterkapitel erläutert wird.

Es gilt festzuhalten, dass die Ereignisse während und unmittelbar nach dem Ersten Weltkrieg auf den Entwicklungsverlauf sowohl der Reformpsychiatrie Kolbs als auch der Geschichte der Deutschen Psychiatrie einen bestimmenden Einfluss ausübten. Auf Kolb hatte der Krieg, den er als Chefarzt eines Feldlazaretts in unmittelbarer Nähe zur Front in seiner ganzen Brutalität erlebte, einen prägenden Einfluss.[890] Seine Einstellung gegenüber den als geistig minderwertig bezeichneten Menschen veränderte sich infolge eindeutig zum Negativen; so beschuldigte er diese, maßgeblich an Fahnenflucht, Verhetzung und Straffälligkeiten während des Krieges beteiligt gewesen zu sein.[891] Darüber hinaus machte Kolb, wie bereits erwähnt, Psychopathen bzw. psychopathisch

---

889 Faltlhauser: Eugenik offene Geisteskrankenfürsorge 1932, S. 97.
890 Zu Gustav Kolbs Militärkarriere und seiner Beteiligung an zahlreichen Gefechten, Schlachten und Stellungskämpfen vgl. BayHStA (Kriegsarchiv), Offizierspersonalakte 42936, Gustav Kolb.
891 Vgl. Kolb: allgemeinen und besonderen Gründe 1927, S. 157 f.

veranlagte Menschen für die politischen Unruhen und Konflikte während der Nachkriegsjahre verantwortlich.

Hinsichtlich des zuvor erwähnten demografischen Aspekts der Psychopathen-Thematik ist der Erste Weltkrieg auch insofern von entscheidender Bedeutung, als er in den Augen Kolbs, wie auch vieler seiner Zeitgenossen, eine Form von *negativer Selektion* bewirkt hatte. Philipp Rauh hat diese Anschauung anhand der 1922 getätigten Aussagen des renommierten Neurologen Max Nonne (1861-1959) in prägnanter Form wiedergegeben: „Der Krieg hätte die »Zuchtwahl Darwins« regelrecht konterkariert, seien doch auf dem Schlachtfeld millionenfach »hochwertige« und leistungsfähige Männer gestorben, während sich die »Untauglichen« und »Minderwertigen« zu Hause in Sicherheit gewogen hätten."[892]

Kolb war der Ansicht, dass das hieraus resultierende Missverhältnis u.a. durch die Gesetze der Weimarer Republik weiter verschärft wurde, verführte doch angeblich die „sonst segensreich wirkende soziale Gesetzgebung" geistig Minderwertige dazu, „sich auf Kosten der Allgemeinheit den Lebensunterhalt zu sichern."[893] Paraphrasierend sind Kolbs hieraus resultierende Befürchtungen wie folgt zusammenzufassen: Während die „geistig Vollwertigen" bemüht waren, ihre Existenzgrundlage zu sichern und verantwortungsvoll mit der Entscheidung umgingen, Kinder zu zeugen, lebten die „geistig Minderwertigen" auf Kosten des Staates und pflanzten sich aufgrund ihrer psychopathisch bedingten Hemmungslosigkeit und vielfach unter dem Einfluss von Alkohol unkontrolliert fort.[894] Ähnlich wie bei den zuvor beschriebenen politischen und

---

892 Rauh: Berthold Kihn 2016, S. 216; der einflussreiche Emil Kraepelin vertrat eine noch radikalere Ansicht. In seinem 1918 veröffentlichten Artikel „*Ziele und Wege psychiatrischer Forschung*" behauptete er, dass eine von Mitleid geprägte Fürsorge von psychisch kranken Menschen der „natürlichen Auslese [...] wirksam entgegenarbeitet". Die Einrichtungen, deren Auftrag darin bestand „das Leben der Kranken, Schwachen, Untauglichen nach Möglichkeit zu erhalten und menschenwürdig zu gestalten" würden zwangsläufig bewirken, „daß sich unserem Nachwuchse dauernd ein breiter Strom minderwertiger Keime beimischt, der eine Verschlechterung der Rasse bedeutet." Die „demographische Forschung", so erhoffte sich Kraepelin im Jahre 1918, würde in Zukunft wirksame Präventionsmaßnahmen zur „Bekämpfung der Krankheiten" zur Verfügung stellen. Damit antizipierte Kraepelin die eugenische Wende in der deutschen Psychiatrie. Vgl. Kraepelin: Ziele und Wege 1918, S. 196, S. 202.
893 Kolb: Offene Fürsorge psychische Hygiene 1928, S. 41 f.
894 Vgl. hierzu Weber: Jahresversammlung 1928, S. 227; Kolb: Einwände und Bedenken 1927, S. 161 f.; Kolb: offene Fürsorge 1931, S. 118.

gesellschaftlichen Aspekten der Psychopathen-Thematik (vgl. S. 240 ff.) sahen die Erlanger Reformpsychiater Kolb und Faltlhauser auch in diesem demografischen Aspekt ein gewisses Versagen des Weimarer Staates begründet. Die Überzeugung, dass die Gesetzgebung der Republik für die Psychopathen-Problematik mitverantwortlich war und kein adäquates Vorgehen gegenüber unangepassten, sich abweichend verhaltenden Personen erlaubte, stellte letztlich einen wichtigen Faktor bei der Annäherung zwischen offener Fürsorge und psychiatrischer Eugenik dar. An dieser Stelle wird dieser Gesichtspunkt zum Abschluss noch einmal rekapitulierend erläutert. Im Detail ist er bereits im Unterkapitel über die *Schutzaufsicht und Psychopathenfürsorge* beleuchtet worden.

Die regelmäßigen Auseinandersetzungen zwischen dem Fürsorgepersonal und den ihnen im Rahmen der Schutzaufsicht und Psychopathenfürsorge zugewiesenen Patienten empfanden die Fürsorgeärzte als äußerst frustrierend. Sie beklagten dabei, dass ihnen der Gesetzgeber keine Mittel mit ausreichender disziplinierender und repressiver Wirkung zur Verfügung stellte, um eine dauerhafte Verhaltensänderung und Angepasstheit ihrer Klientel herbeizuführen. Desillusioniert, überfordert und frustriert erlagen die Erlanger Fürsorgeärzte bereits Mitte der 1920er Jahre als Folge einer Art Ohnmachtsgefühl. Aussagen im Fürsorgebericht 1934 lassen deutlich erkennen, dass die Fürsorgeärzte im *Gesetz zur Verhütung erbkranken Nachwuchses* und den hierdurch legalisierten Sterilisationsmaßnahmen letztlich das langersehnte Mittel zu erhalten glaubten, um der „Psychopathen-Problematik" beikommen zu können. Einerseits beugte man auf diesem Wege der Weitergabe von vermeintlich krankhaftem Erbgut an Folgegenerationen vor, andererseits entfaltete die Anwendung von Sterilisation und Zwangssterilisation wie auch die Verbringung in Konzentrationslager eine deutlich einschüchternde Wirkung (Vgl. hierzu S. 251, S. 349).[895]

4.1.3 „Der gegenwärtige Stand der Entartungsfrage" – die Jahresversammlung des Vereins bayerischer Psychiater 1928, ein Schlüsselmoment?

Versucht man anhand Kolbs Veröffentlichungen und seinen in Schriftdokumenten festgehaltenen Äußerungen den Ausgangspunkt in seinem Annäherungsprozess an die psychiatrische Eugenik auszumachen, scheint die Jahresversammlung des Vereins bayerischer Psychiater im Juni 1928 eine

---

895 Vgl. HA-BZK Erlangen: Fürsorgebericht 1934, S. 3 f., S. 11.

Art Schlüsselmoment gewesen zu sein. Johannes Lange (1891–1938), seit dem Vorjahr Leiter der klinischen Abteilung der von Emil Kraepelin (1856–1926) gegründeten Deutschen Forschungsanstalt für Psychiatrie (DFA) in München und eine führende Persönlichkeit auf dem Gebiet der rassenhygienischen Forschung, hielt auf dieser Tagung einen Vortrag über den „gegenwärtigen Stand der Entartungsfrage".[896] Im Rahmen seines Referats erklärte Lange die Auffassung zahlreicher führender Psychiater der Vorkriegsjahre, welche die sogenannte „Entartungsfrage" als belanglos dargestellt hatten, für unzutreffend. Er behauptete, angesichts einer Fülle von neuen Untersuchungen sehe man heute klarer und betonte, dass man vielmehr „nach den verschiedensten Richtungen hin entarten" und sich „deutlich den Verhältnissen, wie sie bei den westeuropäischen Juden gegeben sind", nähern würde (zum Antisemitismus der Fürsorgeärzte vgl. S. 219).[897] Lange stellte entschieden fest, dass die Lage äußerst bedrohlich sei und alles getan werden müsse, um das Ausmaß der Gefahr zu erfassen: „Wir müssen wissen, um zu handeln. Wir werden nicht verloren sein, wenn wir unerbittlich die Folgerungen aus unserem Wissen ziehen."[898]

Im Anschluss an das Referat ergriff Gustav Kolb das Wort und erklärte, dass die wertvollen und interessanten Ausführungen von Johannes Lange Fragen aufwarfen, deren Beantwortung „für das deutsche Volk lebenswichtig" seien. Der Aufforderung Langes folgend, sprach sich Kolb nachdrücklich dafür aus, die offene Fürsorge in den Dienst der erbbiologischen Forschung zu stellen. Um jenes „Wissen", welches Lange als Grundlage zukünftiger eugenischer Maßnahmen beschrieben hatte, zu generieren, war es laut Kolb nötig, eine „möglichst lückenlose Erfassung aller geistig anormalen Menschen tunlichst über ihr ganzes Leben aus möglichst vielen Gebieten" anzustreben; eine Maßnahme, die im Konzept der offenen Fürsorge seit 1902 vorgesehen war und seit 1923 im Erlanger Fürsorgegebiet konsequent umgesetzt wurde. Mit Hilfe eines derart gestalteten Erfassungs- und Registrierungsprogramms wäre es möglich, die

---

896 Kreuter: Lexikon 1996, S. 820.
897 Eigenartigerweise war Johannes Lange trotz seiner offenkundig antisemitischen Äußerungen in erster Ehe mit einer jüdischen Ärztin, Katharina Silbersohn (1891–1937), verheiratet. Silbersohn reichte allerdings im Jahre 1934 die Scheidung ein; wenige Jahre später, im Jahre 1937, beging sie Suizid, vgl. Azar: Silbersohn 2008, S. 122; vgl. zu Langes Antisemitismus auch Mayr: Jahresversammlung 1921, S. 155 f.; zur Person Langes vgl. Kreuter: Lexikon 1996, S. 820.
898 Weber: Jahresversammlung 1928, S. 226 f.

benötigte zuverlässige psychiatrische Individualstatistik zu erheben, schlussfolgerte der Erlanger Reformpsychiater.[899]

In Kolbs Augen war die offene Fürsorge darüber hinaus auch die geeignete Instanz, die aus dieser Forschungsarbeit gewonnenen Erkenntnisse in die Praxis umzusetzen. Zu diesem Zeitpunkt, im Juni 1928, meinte er damit allerdings vorrangig die zuvor erwähnte Eheberatung und die auf den Prinzipien der psychischen Hygiene beruhende Bekämpfung des Alkoholismus, der laut Kolb in unmittelbarem Zusammenhang mit dem Kinderreichtum gewisser Familien stand. Im Gegensatz zu einigen seiner Kollegen (siehe unten) war Kolb zu diesem Zeitpunkt noch nicht der Überzeugung, dass radikalere Methoden, wie etwa Sterilisierungsmaßnahmen, zu den unmittelbar zu ergreifenden eugenischen Maßnahmen gehörten.

Um ihrer wissenschaftlichen Verpflichtung neben all ihren praktischen Aufgaben genügen zu können, forderte Kolb vor der Jahresversammlung 1928, dass die psychiatrischen Kliniken und die Deutsche Forschungsanstalt für Psychiatrie den Außenfürsorgediensten Hilfskräfte, ähnlich den von „unserem führenden Forscher Rüdin" beschriebenen *Wanderassistenten*, zur Verfügung stellten. Diese spezialisierten Hilfskräfte sollten die Fürsorgeärzte bei ihren erbbiologischen Forschungsvorhaben anleiten und beraten.[900]

Interessanterweise gehörte Johannes Lange zu den Psychiatern, welche die offene Fürsorge aufgrund des zuvor beschriebenen Risikos einer Elternschaft

---

899 Unter Individualstatistik ist eine Statistik zu verstehen, die es im Gegensatz zur sogenannten Reichsgebrechlichenzählung erlaubte, dezidiert psychiatrische Fragestellungen zu bearbeiten; im Zuge eines 1928 erschienenen Artikels in der Zeitschrift für psychische Hygiene bemängelte Kolb: „Fachärztliche Beobachtungen und praktische Erfahrungen hinsichtlich dieser außerhalb von Anstalten lebenden Menschen mangeln meist, vor allen Dingen fehlen große, von Fachärzten fortlaufend über das ganze Land und über das ganze Leben der Einzelnen nach einheitlichen Gesichtspunkten zielbewußt vorgenommene Beobachtungsreihen." Vgl. Kolb: offene psychiatrische Fürsorge psychische Hygiene 1928, S. 40.
900 Weber: Jahresversammlung 1928, S. 227; auch Faltlhauser äußerte sich 1928 zur Kooperation zwischen den Fürsorgeärzten und der erbbiologischen Wissenschaft: „Die offene Fürsorge hat die Möglichkeit und die Mittel, Stein um Stein zur Verbesserung unserer vielfach recht lückenhaften, unklaren und dunklen Erkenntnis von den Zusammenhängen geistiger Erkrankung und Abnormität zusammenzutragen, um Unterlagen zu sammeln für die wissenschaftliche Forschung und die vielfach noch auf recht unsicheren Pfeilern ruhenden Vorbeugungsmaßnahmen. Sie schafft damit Grundlagen für die Aufklärung und zukünftige Gesetzgebung und die Ausbildung." Vgl. Faltlhauser: offene Geisteskrankenfürsorge 1928, S. 35.

entlassener Patienten kritisierten: „Wird der weitreichende individuelle Segen, den diese Neuerung bedeutet, nicht mit einem viel zu großen Schaden für die Allgemeinheit, wenn er auch in der Zukunft liegt, erkauft?"[901] Es ist bezeichnend, dass Kolb trotz dieser schwerwiegenden Kritik an der offenen Fürsorge so positiv auf Langes Vortrag reagierte und dessen Aufruf zur Unterstützung der erbbiologischen Forschung mit soviel Nachdruck befürwortete. Dabei werden verschiedene Aspekte eine Rolle gespielt haben. Zum einen war Kolb, wie bereits erwähnt, darum bemüht, erbbiologische Bedenken zu beschwichtigen, und beabsichtigte vermutlich, den einflussreichen Wissenschaftler als Unterstützer der offenen Fürsorge zu gewinnen. Andererseits war Kolbs Förderung der erbbiologischen Forschung weit mehr als ein strategischer Schachzug. Die Annäherung zwischen der von psychohygienischen Vorstellungen geprägten offenen Fürsorge und der psychiatrischen Eugenik bzw. erbbiologischen Forschung beruhte vielmehr auf gemeinsamen Interessen und Zielvorstellungen.

Beide strebten eine möglichst weitreichende Erfassung und Registrierung aller außerhalb der Anstalten lebenden psychisch kranken und abnormen Menschen an. Während die Erbbiologen hierbei primär wissenschaftliche Interessen verfolgten, waren die Beweggründe der Erlanger Reformpsychiater unterschiedlicher Art. Zum einen spielten professionspolitische Motive eine Rolle, zum anderen das Bestreben, außerhalb der Anstalt prophylaktisch tätig zu sein, um auf diesem Wege zukünftige Anstaltseinweisungen vorbeugen zu können. Dieser im Konzept der offenen Fürsorge seit Anbeginn enthaltene prophylaktische Anspruch wie auch das im Zuge der Schutzaufsicht verfolgte Ziel der Fürsorgeärzte, ein angepasstes, gesellschaftskonformes Verhalten ihrer Klientel im Sinne der psychischen Hygiene herbeizuführen, standen dem Präventionsgedanken der psychiatrischen Eugenik und erbbiologischen Forschung inhaltlich bereits sehr nahe. Denn es war nur ein vergleichsweise kleiner gedanklicher Schritt im Sinne einer Sozialhygiene, in vorbeugender, normierender Weise auf die Gesellschaft einzuwirken, zu der Zielvorstellung der Eugeniker, krankhafte bzw. abnorme biologische Veranlagungen in der Bevölkerung auszumerzen. Beiden Anschauungen war das Bestreben gemein, einer Idealvorstellung von Gesellschaft bzw. Volk näherzukommen, die frei war von Krankheit, Abnormität und unangepasst sich verhaltenden Individuen.

Auf die inhaltliche Nähe des Prophylaxe- und Erziehungsgedankens der Psychischen-Hygiene-Bewegung zu den Präventionsbestrebungen der Rassenhygiene wies Ernst Rüdin (1874–1952) hin. Dabei nahm er indirekt Bezug auf

---

901 Johannes Lange zitiert nach Kankeleit: Unfruchtbarmachung 1929, S. 821.

die bereits geschilderten, bislang wenig erfolgreichen Versuche der Reformpsychiater, ihre sozialhygienischen Vorstellungen zu realisieren. Geschickt argumentierend wies Rüdin darauf hin, dass die Anwendung eugenischer Methoden ganz den Interessen und Zielen der Fürsorgepsychiatrie und psychischen Hygiene entsprach, als er 1930 in der Zeitschrift für psychische Hygiene festhielt:

> „Die Mißstände, die durch die ungeheure Zahl von Erbgeisteskranken in und außerhalb von Irrenanstalten, durch die Schwachsinnigen, Armen, Verwahrlosten, durch die Erbanlage-Kriminellen, chronischen Alkoholisten, Psychopathen, durch die erblich-körperlich Kranken und Defekten entstehen, sind anerkannt. Und mit Recht sucht die psychische Hygiene diese Mißstände auf alle Art zu bekämpfen. Dieselben sind aber nicht bloß Folge einer bisher mangelnden individuellen Vorbeugung, Fürsorgeerziehung und Therapie, sondern zu einem großen Teil Folgen der pathologischen Erblichkeit, also einer fehlenden Eugenik!
> Deshalb sollte die psychische Hygiene auf den einzelnen, auf Behörden und auf die Öffentlichkeit dahin zu wirken suchen, daß Maßnahmen angeraten und durchgeführt würden, um die Erzeugung dieser krankhaft veranlagten Menschen zu verhindern; dann erst wird die psychische Hygiene ihre kostbaren Kräfte in befriedigender Weise entfalten und ihre schönsten Früchte ernten können."[902]

Wie Rüdin nahelegte, begünstigten die im Rahmen der offenen Fürsorge gesammelten Erfahrungen den Annäherungsprozess der Reformpsychiater an die Eugenik. Im Gegensatz zu ihren Kollegen in den Anstalten waren die Fürsorgeärzte unmittelbar mit dem sozialen Elend in der Gesellschaft in Form von Armut, Alkoholismus, Wohnungsnot und Arbeitslosigkeit konfrontiert; ihre Interventionsmöglichkeiten, so mussten die von einem Aktivismus getriebenen Fürsorgeärzte sehr bald desillusioniert feststellen, waren beschränkt und blieben oftmals wirkungslos. Darüber hinaus schien die konsequent vorangetriebene Durchsuchung des Erlanger Fürsorgegebiets nach vermeintlich geistig Abnormen den Psychiatern eindrücklich vor Augen zu führen, dass außerhalb der Anstalten ein, wie Kolb es bezeichnete, „Heer von Minderwertigen" lebte, das keiner eugenischen Kontrolle unterlag.[903] Die Erfahrungen bei der Ausübung von Schutzaufsicht und Psychopathenfürsorge zeigten zudem, dass sich jene „geistig Minderwertigen" einer effektiven psychiatrischen Kontrolle oftmals zu entziehen wussten, die Versuche der Fürsorgeärzte, ein angepasstes Verhalten ihrer Klientel herbeizuführen, regelmäßig fehlschlugen und die Umsetzung psychohygienischer Vorstellungen an der Realität scheiterte. Ähnlichen Gefühlen der Frustration und Überforderung erlagen gegen Ende

---

902 Rüdin: Eugenik 1930, S. 145.
903 Vgl. Kolb: Einwände und Bedenken 1927, S. 162.

der 1920er auch viele Anstaltspsychiater, da der primär durch das Reichsfürsorgegesetz von 1924 provozierte Anstieg der Patientenzahlen bei zugleich bestehender finanzieller Notlage eine Überlastung der Anstaltspsychiatrie zur Folge hatte.

Zusammenfassend gilt zu sagen, dass die inhaltliche Nähe zwischen offener Fürsorge und psychiatrischer Eugenik und die ähnlichen Zielvorstellungen von psychischer Hygiene und Rassenhygiene die Grundlage für die eugenische Radikalisierung der Erlanger Reformpsychiatrie bildeten und dass dieser Prozess durch die im Rahmen der offenen Fürsorge gemachten Erfahrungen vorangetrieben wurde. Um sich jedoch einem umfassenderen Verständnis des Wandlungsprozesses zu nähern und die Abkehr der Reformpsychiater von ihren z.T. auf humanitäre Beweggründe zurückzuführenden sozialpsychiatrischen Überzeugungen und ihre Hinwendung zu der so offensichtlich gegen die Interessen der Patienten gerichteten Eugenik nachvollziehen zu können, müssen das Selbstverständnis der Reformpsychiater und ihre Haltung gegenüber ihren Patienten im Kontext der Entwicklung der Psychiatrie in Deutschland genauer betrachtet werden.

Kolb bezeichnete sich als Vertreter einer kritischen Humanität, d.h., er sah sich als Psychiater nicht dazu verpflichtet, in uneingeschränkter Weise die Interessen seiner Patienten zu vertreten und für diese bedingungslos Partei zu ergreifen, sondern war der Überzeugung, dass es zu prüfen galt, inwiefern psychisch kranke und unangepasst sich verhaltende Menschen für ihr Handeln eigenverantwortlich und ihre Interessen mit denen der Gesellschaft vereinbar waren.[904] Mit dieser Auffassung entsprach Kolb nicht nur dem psychiatrischen Berufsethos der meisten seiner Fachkollegen, er verwies mit jener Beschreibung einer „kritischen Humanität" auf eine in der Psychiatrie fortwährend erforderliche Interessensabwägung, eine Art Spannungszustand, welcher die Psychiatrie aufgrund ihrer gesellschaftspolitischen Funktion vielmehr als andere medizinische Fachbereiche seit Anbeginn charakterisierte und in dem sich auch die heutige Psychiatrie nach wie vor befindet. Während die Erlanger Reformpsychiatrie Kolbs zunächst eine vermittelnde Position zwischen den gegenüberstehenden Interessensgruppen anstrebte, ja bisweilen sogar die Interessen der Patienten zu priorisieren schien, begann sie sich im Laufe der 1920er Jahre neu zu positionieren. Konform zur Haltung der deutschen Psychiatrie galt ihre Loyalität nun primär den gesellschafts- und sicherheitspolitischen Interessen des Staates und der Mehrheitsgesellschaft. Die Gründe für diese

---

904 Kolb: Aufgaben Fürsorge 1927, S. 168.

Parteilichkeit sind naheliegend: Einerseits waren die meisten psychiatrischen Anstalten und Außenfürsorgedienste öffentliche, unter staatlicher Aufsicht stehende Einrichtungen mit einem klaren sicherheits- und gesellschaftspolitischen Auftrag, andererseits gehörten die Menschen, derer sich die Psychiatrie annahm, der Logik der psychiatrischen Direktive entsprechend zu gesellschaftlichen Randgruppen, deren Belange von Wenigen nur vertreten wurden und demnach geringe Bedeutung zugesprochen bekamen.

Es stellt sich diesbezüglich die durchaus schwierig zu beantwortende Frage, welche ethischen Prinzipien psychiatrischem Handeln überhaupt zugrunde lagen und die Psychiater davon abhielten, die Interessen ihrer Patienten nicht nach Belieben staatlichen und gesellschaftlichen Interessen zu opfern? Zwar waren für die Anfang des 19. Jahrhunderts entstandene, auf wissenschaftlichen Krankheitskonzepten beruhende Anstaltspsychiatrie humanitäre, von den Gedanken der Aufklärung abgeleitete Beweggründe zumindest offiziell von Bedeutung gewesen, doch bestand de facto an den Anstalten seit jeher eine Kluft zwischen Anspruch und Wirklichkeit. Und dennoch muss konstatiert werden, dass obwohl die Behandlung von Psychiatriepatienten im 19. und zu Anfang des 20. Jahrhunderts sicherlich oftmals inhuman und grausam gewesen war, die in den 1930er Jahren durch Psychiater begangenen Grenzüberschreitungen einen im Vergleich deutlichen qualitativen Unterschied darstellten, der auf eine Veränderung der psychiatrischem Handeln zugrundeliegenden ethischen Grundsätze hindeutet. Wenn auch die Frage, inwiefern ethisch-moralische Überzeugungen der Psychiater sich im Laufe der Zeit womöglich gewandelt hatten, nur schwer zu beantworten ist und an dieser Stelle nicht weiter verfolgt werden kann, ist zu schlussfolgern, dass die in den 1920er Jahren sich anbahnende Radikalisierung der Psychiatrie Ausdruck einer im größeren gesellschaftlichen Rahmen sich vollziehenden Radikalisierung von Ideologien war, deren Ursprünge im 19. Jahrhundert und z.T. deutlich früher zu verorten sind. In diesem Kontext zu nennen sind vor allem eugenische, sozialdarwinistische und kulturpessimistische Anschauungen, die katalysiert durch epochale Ereignisse, wie den Ersten Weltkrieg und die Weltwirtschaftskrise, eine Radikalisierungsdynamik entwickelten. Um zu verstehen, wie die von Psychiatern begangenen verbrecherischen Grenzüberschreitungen der NS-Zeit möglich waren, bedarf es demnach einer Analyse des von ihnen gepflegten, z.T. menschenverachtenden Gedankenguts.

Ein Beispiel hierfür war die bereits seit dem 19. Jahrhundert fest in der psychiatrischen Lehrmeinung verankerte Überzeugung von der unterschiedlichen Wertigkeit menschlicher Individuen und deren Erbgut, auf Grundlage derer Personen von den Psychiatern als minderwertig oder höherwertig eingestuft wurden. Nachdem die Abwertung von psychisch kranken und unangepasst sich verhaltenden Personen bereits im 19. Jahrhundert in einer defizitären Rechtslage für Psychiatriepatienten und in inhumanen Lebensbedingungen in den Anstalten Ausdruck fand, ließ die Relativität des Wertes eines Menschen in den 1930er Jahren letztlich auch dessen Recht auf Unversehrtheit und dessen Lebensrecht als relativierbar erscheinen. In einer von sozialdarwinistischen und eugenischen Anschauungen geprägten Gesellschaft war der Wert eines Menschen davon abhängig, inwiefern er der Gesellschaft bzw. der „Volksgemeinschaft" nützlich war. Aufgrund ihrer Unfähigkeit zu arbeiten, galten demnach viele Psychiatriepatienten nur als „nutzlose Esser".

Dass auch Kolb teilweise derartige Anschauungen vertrat, zeigt etwa eine bemerkenswerte Aussage aus der 1927 veröffentlichen *„Die offene Fürsorge in der Psychiatrie und ihren Grenzgebieten"*: Die „sittliche und religiöse Pflicht, die der starke und lebenstüchtige Mensch gegenüber dem schwachen und lebensuntüchtigen Bruder hat", kann nur so lange erfüllt werden, „als Zahl und Ansprüche der Minderwertigen sich in gewissen Grenzen halten".[905] Damit sprach sich Kolb zwar für eine gewisse ethische Verantwortung gegenüber psychisch kranken bzw. als abnorm angesehenen Menschen aus, gleichzeitig hielt er diese Verantwortung aber für relativierbar, denn sie leitete sich in seinen Augen nicht von einem unveräußerlichen, intrinsischen Wert jener Personen als menschliche Individuen ab, sondern beruhte vielmehr auf einem Mitleidsgefühl gegenüber den „Minderwertigen", das utilitaristischen Überzeugungen untergeordnet war.

Es ist wichtig festzuhalten, dass Gustav Kolb in den Jahren 1928–1930 wiederholt die Notwendigkeit betonte, eine empirisch fundierte wissenschaftliche Grundlage mit Hilfe der Erfassungs- und Registrierungsvorhaben der Außenfürsorgedienste schaffen zu müssen, *bevor* Entscheidungen darüber getroffen werden konnten, inwiefern eugenische Maßnahmen, wie etwa die Sterilisierung, anzuwenden waren.[906] Damit trat Kolb im Vergleich zu den

---

905 Kolb: Einwände und Bedenken 1927, S. 161 f.; an anderer Stelle sprach Kolb davon, dass eine umfassende soziale Unterstützung entlassener Anstaltskranker durch die o.F. ein „Gebot der Menschlichkeit" sei, vgl. Kolb: Irrengesetz 1926, S. 114.

906 Auch der Leiter der offenen Fürsorge Valentin Faltlhauser bemerkte im Jahre 1927, dass die Forschung zur Psychopathenfrage noch nicht weit genug sei, um derart eindeutige Ergebnisse liefern zu können, wie sie für die Begründung „so einschneidende[r] gesetzliche[r] Bestimmungen" nötig wären, vgl. Faltlhauser: Krankheitsformen 1927, S. 275 f.; vgl. auch Ley: Zwangssterilisation 2004, S. 211 f.; diesbezüglich änderte Faltlhauser jedoch seine Ansicht wenige Jahre später, als er sich nachdrücklich für

übrigen Befürwortern eugenischer Präventionsmaßnahmen für ein behutsameres Vorgehen ein. Der Psychiater Ewald Meltzer (1869–1940) etwa, der u.a. für seine Kritik an der Publikation „*Die Freigabe der Vernichtung lebensunwerten Lebens*" von Alfred Hoche und Karl Binding bekannt ist und ein erklärter Unterstützer der offenen Fürsorge war, betonte bereits 1928 mit Verweis auf die zuvor erwähnte, von Kolb postulierte ethische Verantwortung gegenüber „geistig Minderwertigen" (S. 318): Man könne einer solchen Verpflichtung nur mit der „Rückendeckung der Unfruchtbarmachung" nachkommen, der „normalbegabte Teil des Volkes" müsse sich in „Abwehrfront gegen die Minusvariante stellen."[907] Der Psychiater Otto Kankeleit (1887–1973) vertrat, wie seine 1929 veröffentlichten Ansichten erkennen lassen, einen ähnlichen Standpunkt. Er behauptete, die offene Fürsorge habe die Sterilisierungsthematik besonders aktuell werden lassen, und erachtete die Unfruchtbarmachung in vielen Fällen als notwendige Voraussetzung für die Entlassung in die offene Fürsorge. Dabei wurde Kankeleit äußerst konkret und beschrieb hierfür nötige operative Verfahren im Detail.[908]

4.1.4 Kolbs medizinalstatistische Bestrebungen 1929/1930

Die von Kolb im Anschluss an das Referat von Johannes Lange geäußerte Absicht, eine psychiatrische Individualstatistik zur Bearbeitung erbbiologischer Fragestellungen anzustreben, war durchaus kein Lippenbekenntnis, wie die von ihm im Vorfeld der Tagung des Deutschen Vereins für Psychiatrie durchgeführte Umfrage im Frühjahr 1929 bezeugt. Die Erfassung der außerhalb der Anstalten lebenden psychisch kranken bzw. abnormen Menschen im großen Stil war zu dieser Zeit noch nicht realistisch, da Außenfürsorgedienste vielerorts fehlten oder sich noch im Aufbau befanden.[909] Eine statistische Untersuchung der Anstaltspopulationen vorzunehmen, war hingegen durchaus praktikabel und stellte in gewisser Weise ein Desiderat dar, weil die bisherigen staatlichen Erhebungen keine Bearbeitung spezifischer psychiatrischer Fragestellungen erlaubten.

Sterilisationsmaßnahmen ausspracht, obwohl diese de facto weiterhin einer wissenschaftlichen Grundlage entbehrten.
907 Meltzer: offene Fürsorge 1929, S. 53.
908 Kankeleit: Unfruchtbarmachung 1929, S. 821 f., S. 829.
909 Vgl. diesbezüglich MPIP-DFA HL3: Schreiben Kolbs an Eitner, Statistiker der preußischen Provinzen vom 7. September 1929.

Anlass zur Umfrage bot die Tatsache, dass Kolb vom Deutschen Verein für Psychiatrie damit beauftragt worden war, auf der Danziger Tagung im Mai 1929 über die künftige Gestaltung der Anstalten unter besonderer Berücksichtigung der offenen Fürsorge zu referieren. Zwar stand fest, dass die Anstalten seit Kriegsende eine bedeutende Zunahme an sogenannten psychiatrischen Grenzfällen zu verzeichnen gehabt hatten, doch hielt es Kolb darüber hinaus für erforderlich festzustellen, inwiefern sich im Vergleich zu den Vorkriegsjahren die Zusammensetzung der Anstaltspopulationen und der eingewiesenen Patienten verändert hatte: Wie groß waren die Anteile der einzelnen Psychopathie-Untergruppen (Alkoholismus, psychopathische Persönlichkeiten, Imbezillität etc.)? Waren die 1927/1928 eingewiesenen Kranken jünger oder älter im Vergleich zur Vorkriegszeit? Um Daten zur Beantwortung dieser Fragen zu erhalten, bat Kolb einige Zeit vor der Jahresversammlung die Anstaltsdirektionen sämtlicher Heil- und Pflegeanstalten Deutschlands um ihre Teilnahme.[910]

Angesichts Kolbs enthusiastischer Rezeption des Vortrags Langes über die Entartungsfrage ein Jahr zuvor und seiner Überzeugung, der Erste Weltkrieg habe eine Art *negative Selektion* bewirkt (vgl. S. 310, S. 336 f.), scheint die Datenerhebung, welche eine im Vergleich zu den Vorkriegsjahren auffällige Zunahme psychisch Kranker und diverser Psychopathie-Untergruppen festzustellen versuchte, u.a. zur Bestätigung des von Lange behaupteten Entartungstheorems initiiert worden zu sein.[911] Obwohl nicht explizit geäußert, geben Kolbs Aussagen zu erkennen, dass nicht näher benannte preußische Politiker und Beamte offenbar die Mehrbelastung der Anstalten durch die Zunahme der psychisch Kranken und geistig abnormen Menschen verneint hatten, denn laut Kolb waren aus den an sich wertvollen statistischen Erhebungen der preußischen Behörden von Fachfremden Schlussfolgerungen gezogen worden, die in seinen Augen „unkritisch, unwissenschaftlich, falsch und hochgradig gefährlich" waren. Gegenüber den psychiatrischen Kollegen zeigte sich Kolb hierüber äußerst aufgebracht. Als Psychiater wisse man, wie sehr „Wohnungsnot, Arbeitslosigkeit; neuzeitliche soziale Gesetzgebung; die Zunahme des Alkoholverbrauchs

---

910 Kolb: künftige Gestaltung 1929, S. 182–187.
911 Unter Entartung ist gemäß der Definition Langes folgendes zu verstehen: „Entartung ist ganz allgemein von Generation zu Generation zunehmende Verschlechterung der Art, d.h. ein Vorgang, der nicht den Einzelnen betrifft, sondern nur in Blutskreisen, bei Stämmen, Völkern, Rassen, aber natürlich auch Sippen und Familien zustandekommen kann. Verschlechterung der Art bedeutet immer relative Zunahme der ungünstigen, Abnahme der günstigen Erbanlagen." Vgl. Lange: Entartung 1931, S. 368.

durch psychopathische Persönlichkeiten; die Lockerung der Familienbande" und „psychiatrisch bedenkliche Sitten bezüglich Erzeugung und Aufzucht des Nachwuchses" die Anstaltspsychiatrie überlasteten. Nun galt es Kolbs Ansicht nach, zur Aufklärung der Parlamente, der Behörden und der Bevölkerung die im Vergleich zu den Vorkriegsjahren angestiegene Zahl psychisch kranker und abnormer Personen, welche eine deutliche Mehrbelastung der Anstaltspsychiatrie bedingten, anhand statistischer Daten einwandfrei zu belegen.[912]

Mit dem Verband der preußischen Provinzen, dessen Erhebungen Anlass zu den erwähnten fehlerhaften Schlüssen geboten hatten, korrespondierte Kolb wenige Monate später bezüglich der Erfassung sogenannter Geistig-Gebrechlicher im Rahmen der für Juni 1930 geplanten Volkszählung. Eine solche sei zwar von außerordentlich großem praktischen und wissenschaftlichen Interesse für die Psychiatrie, versicherte Kolb, doch wies er darauf hin, dass aufgrund der noch im Aufbau befindlichen Außenfürsorgedienste bislang allein eine Erhebung der in den Anstalten lebenden Personen realisierbar war. Hinsichtlich der hierbei zu berücksichtigenden Aspekte gab Kolb den preußischen Beamten konkrete Ratschläge. Alles Weitere sollte im Rahmen eines persönlichen Treffens in Berlin im September 1929 besprochen werden.[913]

Interessanterweise schickte Kolb Durchschläge seines Schreibens an mehrere einflussreiche Fachvertreter: Karl Bonhoeffer (1868–1948), den Vorsitzenden des Deutschen Vereins für Psychiatrie, Georg Ilberg (1862–1942), Schriftführer des Vereins und Hauptschriftleiter der Allgemeinen Zeitschrift für Psychiatrie, Robert Sommer (1864–1937), Vorsitzender und Gründer des Deutschen Verbandes für psychische Hygiene, sowie Wilhelm Weygandt (1870–1939), Vorstandsmitglied selbigen Verbandes und Ordinarius für Psychiatrie in Hamburg, was den Stellenwert, den Kolb einer derartigen Statistik beimaß, unterstreicht. Dass Kolb darüber hinaus auch Durchschläge an die Professoren der Deutschen Forschungsanstalt für Psychiatrie (DFA), Ernst Rüdin und Johannes Lange verschickte, macht zum einen deutlich, dass erbbiologische Forschungsinteressen bei der Datenerhebung eine wichtige Rolle spielten, zum anderen deutet es darauf hin, dass Kolb offenbar sowohl mit Lange als auch Rüdin bereits eine Form von Zusammenarbeit eingegangen war. Fernerhin wird dadurch deutlich, wie

---

912 Kolb: künftige Gestaltung 1929, S. 154 f.; die Ergebnisse seiner Umfrage veröffentlichte Kolb gemeinsam mit dem für die preußischen Statistiken verantwortlichen Beamten Dr. F. Eitner in einem gemeinsamen Beitrag vgl. Kolb: Statistik Heilanstalten 1931, S. 89–98.
913 MPIP-DFA HL3: Brief Kolbs an Hr. F. Eitner, Statistiker der preußischen Provinzen, vom 7. September 1929.

Kolb bereits im September 1929 darum bemüht war, die Forschungsinteressen der Münchener Rassenhygieniker mit den Interessen der psychiatrischen Fachgesellschaften zu verbinden. Ernst Rüdin begrüßte in seinem Antwortschreiben die Bemühungen Kolbs um eine Erfassung aller psychisch Kranken und geistig Abnormen nachdrücklich als eines der erstrebenswertesten Ziele und betonte, wieviel er sich von einer Mitarbeit der offenen Fürsorge hierbei versprach. Rüdin bedauerte allerdings, bei den Verhandlungen mit den preußischen Statistikern in Berlin aufgrund seiner derzeitigen Arbeitslast an der DFA leider nicht teilnehmen zu können.[914]

Mit Gustav Kolb, einem der führenden Vertreter der praktischen Psychiatrie in Deutschland um 1930, gewannen die Rassenhygieniker der DFA in München einen wichtigen Verbündeten. Wie im nächsten Unterkapitel dargelegt wird, machte Kolb seinen Einfluss als Vorstandsmitglied im Deutschen Verein für Psychiatrie und Deutschen Verband für psychische Hygiene sowie in der Konferenz deutscher Anstaltsdirektoren geltend, um die Rezeption erbbiologischer Fragestellungen innerhalb der Fachgesellschaften voranzutreiben. Gemeinsam mit Rüdin und dessen Stellvertreter Hans Luxenburger (1894–1976) strebte Kolb die deutschlandweite Erfassung, Registrierung und Untersuchung aller außerhalb der Anstalten lebenden psychisch kranken und „abnormen" Menschen durch die offene Fürsorge an. Dabei erhofften sie sich, sobald die offene Fürsorge in einigen Jahren deutschlandweit genügend entwickelt sein würde, umfangreiche statistische Erhebungen durchführen zu können, um der erbbiologischen Forschung eine auf Empirie beruhende, wissenschaftliche Grundlage zu verleihen und letztendlich künftigen eugenischen Maßnahmen eine naturwissenschaftlich begründete Legitimation zu geben.

Kolb sollte sich den Rassenhygienikern aber nicht allein aufgrund seines Einflusses und seiner Reputation, sondern auch wegen seiner Expertise im Bereich der Medizinalstatistik als wichtiger Partner erweisen.[915] Denn hinsichtlich der Erhebung und Auswertung großer Mengen statistischer Daten hatte der Erlanger Psychiater jahrelange Erfahrung, wie seine gemeinsam mit Emil Kraepelin (1856–1926) in den Jahren nach dem Ersten Weltkrieg betriebene Forschungsarbeit zu einer vergleichenden internationalen Paralysestatistik bezeugt, für die Kolb umfangreiches statistisches Material aufarbeitete und analysierte. Neben einer Überprüfung der Forschungshypothese galt es hierbei Wege zu suchen,

---

914 MPIP-DFA HL3: Brief Rüdins an Kolb vom 11. September 1929.
915 Zu Kolbs Expertenstatus auf dem Gebiet der Medizinalstatistik vgl. auch Faltlhauser: Kolb 1930, S. 163.

wie eine Vergleichbarkeit des statistischen Materials verschiedener Länder hergestellt werden konnte.[916] Ein Anliegen, das Kolb auch 1930 auf dem ersten Kongress für psychische Hygiene in Washington D.C. aufgriff, wo er sich dafür aussprach, die statistische Erfassung aller außerhalb der Anstalten lebenden psychisch Abnormen anhand einer einheitlichen, international vergleichbaren diagnostischen Nomenklatur anzustreben; eine Vergleichbarkeit zwischen Datenerhebungen aus Nordamerika und Europas sollte auf diese Weise möglich sein. Seine Sachkenntnis bezüglich psychiatrischer Statistik wurde bei genanntem Kongresse gewürdigt, bei dem er nicht nur als Redner verpflichtet, sondern auch als Vertreter Deutschlands in das statistische Komitee berufen wurde.[917]

4.1.5 Der erbbiologischen Forschung eine empirische Grundlage verleihen – Kolbs Zusammenarbeit mit Ernst Rüdin und Hans Luxenburger

Wieweit die Beziehung zwischen Ernst Rüdin und Gustav Kolb zurückreichte, lässt sich anhand der Quellen nicht eindeutig klären. Vermutlich sind sie durch Emil Kraepelin (1856–1926) miteinander bekannt geworden, dem beide Psychiater bereits im ersten Jahrzehnt des 20. Jahrhunderts freundschaftlich verbunden waren. Kraepelin, seit 1903 Direktor der psychiatrischen Klinik München und Gründer sowie Leiter der 1917 ins Leben gerufenen Deutschen Forschungsanstalt für Psychiatrie in München, war im Gegensatz zu den meisten Fachkollegen Kolbs „von Anfang an ein warmer Freund der offenen Fürsorge" gewesen.[918] Darüber hinaus verband beide in den Jahren nach dem Ersten Weltkrieg bis zu Kraepelins Tod im Jahre 1926 ein gemeinsames Forschungsvorhaben zu einer vergleichenden internationalen Paralysestatistik, die einen Zusammenhang zwischen progressiver Paralyse und der Kuhpockenimpfung untersuchte.[919] Kraepelins Assistenten Eugen Kahn (1887–1973) ließ Kolb, wie

---

916 Vgl. Engstrom/Burgmair/Weber: German Research Institute 2016, S. 142.
917 Frankwood: Congress on Mental Hygiene 1932, S. 51.
918 Kolb: Begründung 1928, S. 459.
919 Vgl. Kolb: Paralysestatistik 1925, S. 1–6, S. 74–99; vgl. auch Kolb: Rätsel Paralyse 1926, S. 275–285; bei der sogenannten progressiven Paralyse handelte es sich um eine Verlaufsform der Neurosyphilis, bei der es u.a. zum Ausfall motorischer Nervenfasern kam. Die Hypothese, die Kolb aus Sorge, sie könne die Impfbereitschaft in der Bevölkerung verringern, zunächst nicht publik machte, postulierte, die Kuhpockenimpfung würde den Verlauf einer Syphiliserkrankung beeinflussen und die Entwicklung einer progressiven Paralyse provozieren, vgl. Kolb: Nil Nocere

zuvor erwähnt, im Sommer 1919 Material über Erich Mühsam (1878–1934) zukommen, das Kahn gemeinsam mit den in Zusammenarbeit mit Kraepelin und Rüdin erhobenen psychopathologischen Befunden in seinem Artikel „Psychopathen als revolutionäre Führer" veröffentlichte.[920] Kolb, der bereits zu dieser Zeit ein regelmäßiger Gast an der DFA in München war und dort mitunter Wochen verbrachte, empfand, wie persönliche Korrespondenzen nahelegen, gegenüber Kraepelin ein hohes Maß an Respekt und sah in ihm wohl eine Art väterlichen Freund.[921] Zweifellos gehörte der ältere Psychiater zu den wirkmächtigsten Psychiatern seiner Zeit und stellte für zahlreiche Psychiater zeitlebens eine Galionsfigur der wissenschaftlichen Psychiatrie dar. Mit seinem Klassifikationssystem psychischer Erkrankungen, das auf einer Gruppierung in einen schizophrenen und manisch-depressiven Formenkreis basierte, und der von ihm propagierten klinisch-deskriptiven Forschungsweise hatte er um die Jahrhundertwende einen Paradigmenwechsel innerhalb der wissenschaftlichen Psychiatrie herbeigeführt.

Kraepelin nahm allerdings auch auf dem Gebiet der psychiatrischen Rassenhygiene eine Vorreiterrolle ein; so sprach er sich bereits 1908 nachdrücklich für die wissenschaftliche Bearbeitung der Entartungsfrage aus und forderte zur Erhebung erbbiologischer Daten eine umfassende, staatlich geförderte Untersuchung der Bevölkerung durch Ärzte und Statistiker über Jahrzehnte hinweg.[922] Diesbezüglich arbeitete Kraepelin eng zusammen mit seinem Schüler Ernst Rüdin, den er 1907 zu sich nach München geholt hatte und der sich dort 1909 habilitierte.

Rüdins wissenschaftliche Tätigkeit konzentrierte sich von Anfang an auf den Themenbereich der psychiatrischen Erbbiologie.[923] Er gehörte zu den Gründungsmitgliedern des Archivs für Rassenhygiene und Gesellschaftsbiologie im Jahre 1904 sowie der Berliner Gesellschaft für Rassenhygiene im Folgejahr und widmete sich nach seiner Habilitation, maßgeblich von Kraepelin unterstützt,

---

1926, S. 68 f.; die Mehrheit der deutschen Psychiater vermutete zu dieser Zeit, dass es mindestens einen unbekannten Faktor gab, der dazu führte, dass eine Syphiliserkrankung zu einer progressiven Paralyse exazerbierte. Für die Hypothese Kolbs ließen sich keine eindeutigen Beweise finden. Vgl. diesbezüglich auch S. 40.

920 Kahn: Psychopathen 1919.
921 Vgl. MPIP-K K38/1: Gratulationsschreiben Kolbs an Kraepelin vom 14. Februar 1926; Ebd.: Arbeiten Forschungsanstalt 1926, S. 616.
922 Roelcke: Rüdin 2002, S. 28 f.
923 Zu Ernst Rüdin vgl. (Auswahl) Weber: Rüdin 1993; Roelcke: Rüdin 2002; Roelcke: Rüdin 2012; Schmuhl: Gesellschaft 2016.

ganz der psychiatrischen Genetik. Im Jahr 1916 stellte Rüdin erstmals im Rahmen einer Veröffentlichung zur Vererbung der Schizophrenie seine Methodik der *empirischen Erbprognose* vor, welche die Wahrscheinlichkeit einer Übertragung psychischer Erkrankungen an die Nachkommen zu berechnen versuchte und für die psychiatrische Genetik von wegweisender Bedeutung sein sollte.[924] Im Jahre 1917/1918 wurde Rüdin zum Leiter der neu eingerichteten Genealogisch-Demographischen Abteilung der DFA ernannt, die fortan zu einem Zentrum erbbiologischer Forschung wurde. Zu Zeiten der Weimarer Republik genoss Rüdin noch nicht die politische Rückendeckung, die er ab 1933 von Seiten der Nationalsozialisten bekommen sollte. Sein Rivale, der Direktor des Kaiser-Wilhelm-Instituts für Anthropologie, menschliche Erblehre und Eugenik, Eugen Fischer (1874–1967), übte im Weimarer Staat größeren Einfluss auf die Bearbeitung eugenischer Fragestellungen durch SPD und Zentrum aus und war im Gegensatz zu Rüdin an den Beratungen zum Gesetzesentwurf eines auf Freiwilligkeit basierenden Sterilisierungsprogramms im Jahre 1932 maßgeblich beteiligt. Rüdin, der seit 1931 Leiter der DFA war, gelang im Gegenzug jedoch ab 1933, u.a. dank seiner engen Verbindung zu dem im Amt für Volksgesundheit (Reichsinnenministerium) sitzenden Arthur Gütt (1891–1949), ein rascher Aufstieg zur führenden Persönlichkeit auf dem Gebiet der erbbiologischen/rassenhygienischen Forschung und binnen kurzer Zeit ebenso zum Vorsitzenden des Deutschen Verbandes für psychische Hygiene sowie stellvertretenden Vorsitzenden des Deutschen Vereins für Psychiatrie.[925] Gustav Kolb, der zu diesem Zeitpunkt zwar nicht mehr offiziell dem Vorstand des Verbandes für psychische Hygiene angehörte, aber weiterhin in engem Austausch mit dessen Mitgliedern stand, unterstützte den Aufstieg Rüdins nachdrücklich.

Entgegen Rüdins eigener Behauptung nach Ende des Zweiten Weltkriegs ist seine wissenschaftliche Tätigkeit keineswegs als unpolitisch einzuordnen, im Gegenteil. Auf Grundlage seiner Forschungsergebnisse zur Erblichkeit psychischer Erkrankungen forderte er bereits in der Weimarer Republik als Leitfigur einer *pressure group*, wie Astrid Ley es so treffend zum Ausdruck brachte, die Legalisierung der Sterilisation aus eugenischer Indikation.[926] Im Nationalsozialismus bildete seine Methodik der *empirischen Erbprognose* Teil des wissenschaftlichen Unterbaus des im Juli 1933 verabschiedeten Gesetzes zur Verhütung erbkranken Nachwuchses.[927] Der unter Rüdins Leitung im Januar

---

924 Ebd., S. 28; Roelcke: Rüdin 2002, S. 37.
925 Schmuhl: Gesellschaft 2016, S. 45 f.
926 Ley: Zwangssterilisation 2004, S. 261.
927 Vgl. beispielsweise Luxenburger: Erbprognose 1933.

1934 an der Deutschen Forschungsanstalt in München abgehaltene eugenische Lehrgang (vgl. S. 342) trug maßgeblich zur reibungslosen Umsetzung des Gesetzes bei. Wenige Jahre später gehörte der einflussreiche Psychiater zu den aktiven Unterstützern der Krankenmorde im Rahmen der NS-„Euthanasie".[928]

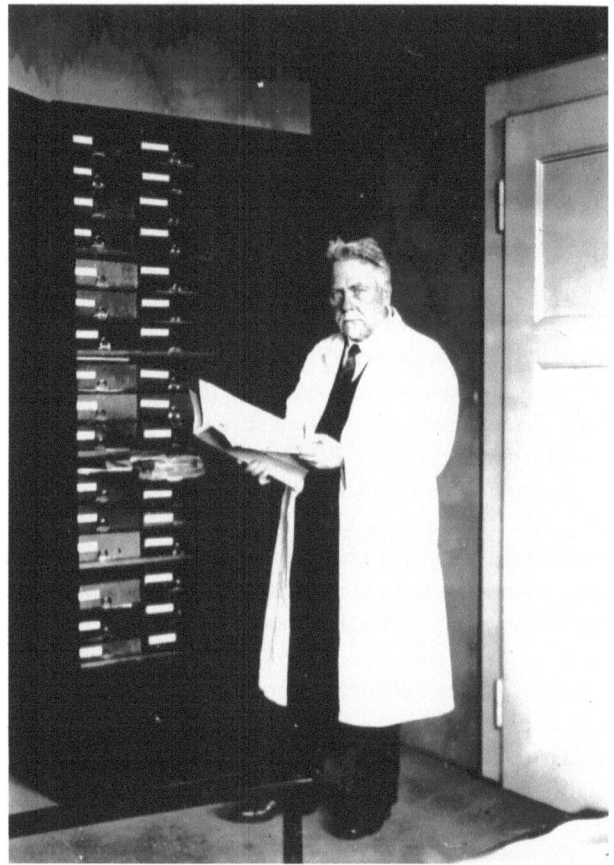

Abb. 25: Der Leiter der Genealogisch-Demographischen Abteilung der Deutschen Forschungsanstalt für Psychiatrie (DFA), Ernst Rüdin (1874–1952). Ab 1931 wurde er Direktor der DFA, 1933 Vorsitzender des Deutschen Verbandes für psychische Hygiene und stellvertretender Vorsitzender des Deutschen Vereins für Psychiatrie, die ein Jahr darauf infolge seiner Bemühungen um die Gleichschaltung der Fachgesellschaften zur Gesellschaft Deutscher Neurologen und Psychiater fusioniert wurden (Historisches Archiv des Max-Planck-Instituts für Psychiatrie MPIP-F38a).

---

928 Roelcke: Rüdin 2002, S. 52.

Wann sich Rüdin und Gustav Kolb erstmals kennenlernten, ist, wie zuvor erwähnt, nicht eindeutig festzustellen. Soweit erkennbar, trafen beide anlässlich eines Vortrag Rüdins über die „*Unterbringung geisteskranker Verbrecher und verbrecherischer Geisteskranker*" im Rahmen der Jahresversammlung des Vereins bayerischer Psychiater bereits 1910 aufeinander.[929] Nach Ende des Ersten Weltkriegs brachte ein weiteres Thema der forensischen Psychiatrie wohl eine erste Zusammenarbeit beider Psychiater zustande. Auf Veranlassung des Bayerischen Staatsministeriums der Justiz und des Innern hielten Kolb und Rüdin Kurse über die strafrechtliche Verantwortlichkeit von sogenannten kriegsbeschädigten Soldaten in Erlangen respektive München ab.[930] Dabei ist es durchaus wahrscheinlich, dass sich die Referenten untereinander austauschten, da Kolb im Zeitraum von 1917–1926 ohnehin aufgrund seiner gemeinsam mit Kraepelin betriebenen Studie regelmäßig die DFA besuchte.[931] Zudem beteiligte sich Kolb an der von Eugen Kahn in Zusammenarbeit mit Kraepelin und Rüdin betriebenen Psychopathologisierung von ehemaligen politischen Aktivisten der Münchener Räterepublik.

Wie Archivalien des Max-Planck-Instituts für Psychiatrie erkennen lassen, kam es im Zeitraum zwischen September 1929 und April 1930 zu einem recht intensiven Briefwechsel zwischen Kolb und Rüdin bzw. dessen Stellvertreter in der Genealogisch-Demographischen Abteilung (GDA), Hans Luxenburger.[932] Dabei ist allerdings davon auszugehen, dass einige Schriftdokumente nicht mehr vorhanden sind und der Beginn der Korrespondenz wesentlich früher anzusetzen ist. Die erhaltenen, in der Forschung zu Kolb erstmals im Rahmen dieser Arbeit ausgewerteten Dokumente geben Aufschluss über die Zusammenarbeit Kolbs mit den Wissenschaftlern der Genealogisch-Demographischen Abteilung. Wie im vorigen Unterkapitel bereits angesprochen, nutzte Kolb seinen Einfluss als Vorstandsmitglied im Deutschen Verein für Psychiatrie und im Rahmen der Konferenz deutscher Anstaltsdirektoren, um die Rezeption erbbiologischer Fragestellungen in der Fachgesellschaft anzuregen und für die

---

929 Hügel: Jahresversammlung 1910, S. 640 f.
930 Der Inhalt dieses Vortrags findet sich wieder in Kolb: Kriegsbeschädigten 1919; vgl. auch Kurzmitteilung. In: Münchener Medizinische Wochenschrift Nr. 66 (1919), S. 312.
931 Interessanterweise wies Faltlhauser bereits 1925 auf die Tatsache hin, dass mit Hilfe der offenen Fürsorge relativ leicht Stammbäume erstellt werden könnten, welche für die Familienforschung Rüdins nutzbringend waren, vgl. Faltlhauser: Erfahrungen 1925, S. 109.
932 Vgl. MPIP-DFA HL3; MPIP-DFA-GDA 127.

Partizipation der praktischen Psychiatrie an der erbbiologischen Forschung zu werben. Zu Beginn des Jahres 1930 wandte sich Kolb an Rüdin, um ihn von der Organisation der im April stattfindenden Jahresversammlung des Deutschen Vereins für Psychiatrie und der im Vorfeld stattfindenden Direktorenkonferenz zu unterrichten.[933] Kolb, als Vorstandsmitglied mit der Gestaltung der Jahresversammlung und Konferenz betraut, wollte Rüdin als Referenten zum Thema *„Mitarbeit unserer Anstalten an eugenischen Bestrebungen zunächst besonders durch Beteiligung an der erbbiologisch wichtigen Statistik"* gewinnen und bat ihn, des Weiteren seine Wünsche bezüglich der Programmgestaltung zu äußern. Zudem sicherte Kolb dem Münchener Professor zu, den von Hans Luxenburger entworfenen Fragebogen zur Familienanamnese seinen „Collegen ans Herz zu legen".[934] Mit Hilfe dieses Bogens sollten die Fürsorgeärzte dazu angeleitet werden, in standardisierter Form „familienbiologisches Material" für die Forschungsvorhaben der Genealogisch-Demographischen Abteilung der Deutschen Forschungsanstalt für Psychiatrie zu erheben.

In seinem Antwortschreiben bedauerte Rüdin, die Gelegenheit, vor den Anstaltsdirektoren zu sprechen, nicht wahrnehmen zu können, und empfahl ersatzweise seinen Stellvertreter Hans Luxenburger.[935] Kolb war mit dem Vorschlag einverstanden, riet Luxenburger allerdings dazu, für die Tagung einen Vortrag über die „Aufgaben und Wege erbbiologischer Forschung" anzumelden, um die Pläne der DFA darzulegen und die Anstaltspsychiater um ihre Mitarbeit zu bitten. Die zahlreichen teilnehmenden Anstaltsärzte und Regierungsbeamten für die Sache der psychiatrischen Erbbiologie zu gewinnen, so argumentierte Kolb, sei wichtiger als die Anstaltsdirektoren zu überzeugen.

Durch den Schulterschluss mit der psychiatrischen Erbbiologie gedachte Kolb auch seine eigenen reformerischen Bestrebungen voranzutreiben. In unverhohlener Weise bat er Rüdin, Luxenburger möge in seinem Vortrag darauf hinweisen, welche bedeutende Rolle der offenen Fürsorge bei der „Feststellung etwaiger Gefahren hinsichtlich des psychischen Erbgutes unseres Volkes" zukomme.[936]

---

933 MPIP-DFA HL3: Rundschreiben Kolbs an die Teilnehmer der Direktorenkonferenz, Kopie an Rüdin vom 7. Februar 1930.
934 MPIP-DFA HL3: Brief Kolbs an Rüdin vom 15. Februar 1930.
935 MPIP-DFA HL3: Brief Rüdins an Kolb vom 12. Februar 1930.
936 MPIP-DFA HL3: Brief Kolbs an Rüdin vom 15. Februar 1930.

Wenige Wochen vor der Stuttgarter Tagung des Deutschen Vereins für Psychiatrie und der im Vorfeld stattfindenden Anstaltsdirektorenkonferenz versandte Kolb an die Anstaltsdirektoren folgenden Rundbrief:

„Die Lösung des Problems, die <u>Fortpflanzung</u> der geistig Vollwertigen zu fördern, der pathologisch Veranlagten zu bremsen, ist eine Schicksalsfrage für unser Volk. Die psychiatrischen Grundlagen sind noch nicht genügend breit für wirksame Vorschläge. Unsere Anstalten können besonders durch die offene Fürsorge wesentlich beitragen zur Verbreiterung dieser Grundlage."[937]

In seinem Schreiben sprach sich Kolb nachdrücklich für die Mitarbeit der Anstalten an der psychiatrischen Erblichkeitsforschung aus. Um die Auseinandersetzung mit erbbiologischen Fragestellungen innerhalb der Fachgesellschaft anzuregen und die Erhebung kasuistischen sowie statistischen Materials durch die Anstalten anzustoßen, schlug Kolb seinen Kollegen vor, eine Preisaufgabe auszuschreiben, inwiefern eugenische Gesichtspunkte eine besondere Berücksichtigung bei der Organisation und Ausübung der offenen Fürsorge, insbesondere bei Frühentlassungen von Schizophrenie-Patienten, erforderten. Von Kolbs Seite aus war dies ein kluger Schachzug, denn er thematisierte damit offen die seit Jahren bestehenden rassenhygienischen Bedenken an der offenen Fürsorge, brachte aber gleichzeitig seine Unterstützung der erbbiologischen Forschung zum Ausdruck, die, wie er nachvollziehbar darlegte, der Mithilfe der offenen Fürsorge bedurfte.

Für den Vorabend der Tagung des Deutschen Vereins für Psychiatrie organisierte Kolb ein persönliches Treffen zwischen Luxenburger und einigen besonders interessierten Anstaltsdirektoren im Stuttgarter Hindenburgbau, anlässlich dessen Luxenburger die wichtigsten Punkte seines Vortrags vorab darlegen konnte. Hierbei war u.a. auch Paul Nitsche (1876–1948) anwesend, der wenige Jahre später gemeinsam mit Rüdin die Gleichschaltung der psychiatrischen Fachverbände herbeiführen und zu Beginn der 1940er-Jahre zum Obergutachter und Leiter der medizinischen Abteilung der T4-Organisation avancieren sollte.[938]

---

937 MPIP-DFA HL3: Rundschreiben Kolbs an die Direktoren der Heil- und Pflegeanstalten vom 7. April 1930 [die Unterstreichung stammt aus dem Original].
938 MPIP-DFA HL3: Rundschreiben Kolbs an die Direktoren der Heil- und Pflegeanstalten vom 7. April 1930; MPIP-DFA HL3: Schreiben Kolbs an Luxenburger vom 8. April 1930; MPIP-DFA HL3: Antwortschreiben Luxenburgers an Kolb vom 11. April 1930; Böhm: Nitsche 2012, S. 293–296; zu Nitsches Zusammenarbeit mit Rüdin vgl. Schmuhl: Gesellschaft 2016, S. 50–52.

Bei seinem Referat vor dem Deutschen Verein für Psychiatrie hob Luxenburger, wie von Kolb erwünscht, die besondere Rolle der offenen Fürsorge bei der Erhebung erbbiologischen Materials hervor. Diese ließe sich überaus leicht mit der psychiatrischen Familienforschung verbinden; durch den engen Kontakt mit den Angehörigen der Kranken werde die Erfassung und Aufbereitung familienbiologischen Materials ungemein vereinfacht.[939] Entsprechend Kolbs Bemühungen des Vorjahres, an möglichst vielen deutschen Anstalten eine Umfrage zur Veränderung der Anstaltspopulationen durchzuführen und an allen preußischen Anstalten eine Krankenzählung anzubahnen, betonte Luxenburger die wichtige Rolle der Anstaltspsychiatrie beim Zusammentragen erbbiologischen Forschungsmaterials. Ja die psychiatrische Erbforschung, so betonte Luxenburger, sei grundsätzlich auf die Mitarbeit der Anstalten angewiesen. Umgekehrt bedürfe die praktische Psychiatrie aber auch der erbbiologischen Wissenschaft, „wenn ihr Dienst am Kranken zu einem Dienste am Erbgut, die Individualtherapie zu einer Therapie der Rasse werden soll".[940]

Diesen Entwicklungsprozess, hatte die Erlanger offene Fürsorge bereits antizipiert, da in den vergangenen Jahren der Fürsorgegedanke ohnehin bereits zu Gunsten gewisser sozialhygienischer Zielvorstellungen immer mehr in den Hintergrund gerückt war. Im Laufe der 1930er Jahre sollte der „Dienst am Kranken" zunehmend für den „Dienst am Erbgut" aufgegeben werden.

---

939 Der offenen Fürsorge der Anstalt Tapiau nahe Königsberg kam unter Direktor Paul Wilhelm Holthausen (1876–1931) eine gewisse Vorreiterrolle bei der Erstellung einer erbbiologischen Kartei zu. Wie die dortigen Fürsorgeärzte diesbezüglich vorgingen, beschrieb Holthausen (der die Erlanger offene Fürsorge bereits *in persona* studiert hatte) in einem Artikel in der Zeitschrift für psychische Hygiene aus dem Jahre 1930: Zunächst sammelten die Tapiauer Fürsorgeärzte Informationen aus Krankenakten der Anstalten und psychiatrischen Kliniken und befragten örtliche Geistliche, Lehrer, Ortsvorsteher und Ärzte über dort ansässige Patienten sowie über deren Familienmitglieder. Darüber hinaus erhoben sie weitere Informationen im Rahmen von Beratungsstunden, die sie im gesamten Fürsorgegebiet abhielten. Letztlich wusste Holthausen insbesondere die vertrauensvolle Beziehung und persönliche Fühlungnahme der Fürsorgeärzte mit den Familien der betreuten Kranken zu nutzen, um erbbiologisches Material zu gewinnen. Offensichtlicherweise orientierte man sich hierbei am Vorbild Erlangen, denn die Methoden derer man sich in Tapiau bediente, entsprachen denen, die Faltlhauser einige Jahre zuvor bei der Ausdehnung der offenen Fürsorge auf die ländlichen Gebiete und der Erfassung aller dort lebenden „geistig Abnormen" angewandt hatte. Vgl. Holthausen: erbbiologischen Kartei 1930, S. 62; vgl. auch Holthausen: Holthausen 1987.
940 MPIP-DFA-HL3: Vortrag Hans Luxenburgers vor der Jahresversammlung des Deutschen Vereins für Psychiatrie am 24./25. April 1930.

Die Erlanger Reformpsychiatrie und die psychiatrische Eugenik 331

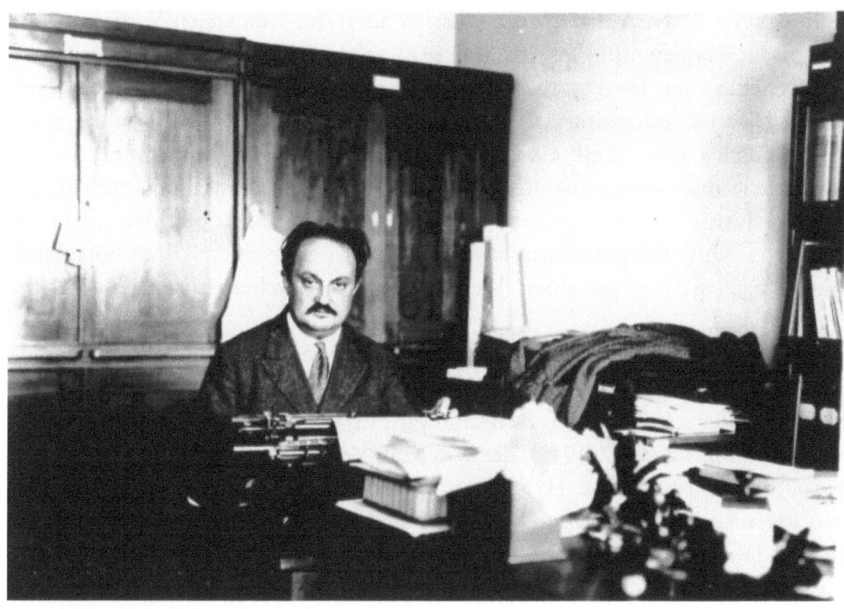

Abb. 26: Hans Luxenburger (1894–1976) war Psychiater und Stellvertreter Rüdins in der Genealogisch-Demographischen Abteilung der Deutschen Forschungsanstalt für Psychiatrie in München (Historisches Archiv des Max-Planck-Instituts für Psychiatrie MPIP-F34).

Rüdin und Luxenburger hatten es Gustav Kolb zu verdanken, dass sie im April 1930 die Gelegenheit bekamen, vor der Jahresversammlung des Deutschen Vereins für Psychiatrie die Pläne der Genealogisch-Demographischen Abteilung darzulegen, um Mitwirkung an erbbiologischen Forschungsvorhaben zu bitten und im Rahmen eines persönlichen Treffens mit den Anstaltsdirektoren wichtige Kontakte zu knüpfen. Wie Hans-Walter Schmuhl interessanterweise feststellte, war der Vortrag Luxenburgers in den Jahren vor 1934 das einzige Hauptreferat, das sich mit der psychiatrischen Eugenik befasste, denn auf den Tagungen des Deutschen Vereins für Psychiatrie war diese in den letzten Jahre der Weimarer Republik von allenfalls randständiger Bedeutung.[941] Auf Initiative Rüdins sollte sich dies in den Folgejahren ändern; durch seinen, auch von

---

941 Schmuhl: Gesellschaft 2016, S. 40.

Kolb unterstützten Aufstieg zum Vorsitzenden des Deutschen Verbandes für psychische Hygiene und der im Mai 1934 erfolgenden Fusionierung mit dem Deutschen Verein für Psychiatrie kamen rassenhygienischen Fragestellungen fortan zentrale Bedeutung zu.

Dass sich Gustav Kolb als einer der führenden Vertreter der praktischen Psychiatrie und Vorstandsmitglied beider Fachgesellschaften bereits früh für eine verstärkte Rezeption jener Fragestellungen und Mitarbeit der Anstalten und ihrer Außenfürsorgeeinrichtungen an der erbpsychiatrischen Forschung einsetzte, zeigt ihn als einen Wegbereiter der psychiatrischen Eugenik in Deutschland.

Kolb war allerdings nicht der einzige prominente Reformpsychiater, welcher sich vergleichsweise früh der psychiatrischen Eugenik, noch bevor diese innerhalb der großen Fachgesellschaften Fuß gefasst hatte, zuwandte. Auch Hermann Simon (1867–1947), der wie Kolb Vorstandsmitglied im Deutschen Verband für psychische Hygiene war und aufgrund seiner bahnbrechenden *aktiveren Heilbehandlung* zu den bedeutendsten Reformpsychiatern der 1920er Jahre zählte, hatte sich vergleichsweise früh für die psychiatrische Eugenik ausgesprochen. Rückblickend stellte Simon im Juli 1933 gegenüber Ernst Rüdin fest:

> „Wenn man bisher in irgendeinem ärztlichen oder sonst gebildeten Kreise von Eugenik oder psychischer Hygiene zu reden anfing, pflegte kaum jemand hinzuhören. Einen gelegentlichen Vortrag (wie z.B. von [Bernhard] Bavink [1879–1947]) fand man ‚interessant', ohne dass er eine nachhaltige Wirkung hinterließ. Man fand es langweilig, wenn unsereiner immer ‚dasselbe wiederholte', was vielen doch im Grunde genommen nicht passte. Es fehlte eben der – überall doch so nötige! – Druck von oben."[942]

Wie das Zitat nahelegt, ist Kolbs Schulterschluss mit der erbbiologischen Forschung Rüdins in den größeren Kontext des Annäherungsprozesses des Deutschen Verbandes für psychische Hygiene an die psychiatrische Erbbiologie und Eugenik einzuordnen. Die im Deutschen Verband für psychische Hygiene organisierten Reformpsychiater zeigten sich aufgrund ihres therapeutischen Aktivismus besonders anschlussfähig gegenüber der psychiatrischen Eugenik. Während ihre Versuche, in gesellschaftsnormierender und erzieherischer Weise gewissen von der Sozialhygiene geprägten Idealvorstellungen einer sanitären Gesellschaft näherzukommen, größtenteils scheiterten (siehe Schutzaufsicht

---

942 Zitiert nach Schmuhl: Gesellschaft 2016, S. 209.

und Psychopathenfürsorge), schien die von der Erbpsychiatrie gewiesene Richtung, nicht die Auswüchse, sondern die Wurzel psychischen Krankseins anzugehen, der einzig gangbare Weg.[943]

Das von Kolb in Zusammenarbeit mit Rüdin und Luxenburger verfolgte Ziel, mit Hilfe der offenen Fürsorge umfangreiche erbbiologische Daten zu erheben, um künftigen eugenischen Maßnahmen ein auf Empirie beruhendes wissenschaftliches Fundament zu verleihen, sollte nie realisiert werden. Aufgrund seiner sich stetig verschlechternden gesundheitlichen Verfassung zog sich Kolb 1932 offiziell aus dem Vorstand des Verbandes für psychische Hygiene zurück, ab Mitte des Folgejahres war er krankgemeldet, erlitt im Oktober 1933 einen schweren Unfall und musste im Dezember, aufgrund seines schlechten gesundheitlichen Zustands, die Versetzung in den dauerhaften Ruhestand beantragen. Obwohl Kolb wie auch Rüdin aufgrund des noch zu geringen Entwicklungsstandes der offenen Fürsorge auf nationaler Ebene frühestens Mitte der 1930er Jahre erwarteten, eine Erfassung aller außerhalb der Anstalten lebenden geistig Abnormen anbahnen zu können, und demnach noch keine umfassende erbbiologische Datenerhebung durchführen konnten, wurde Mitte Juli 1933 mit der Verabschiedung des *Gesetzes zur Verhütung erbkranken Nachwuchses* (GzVeN) die Zwangssterilisation von sogenannten Erbkranken legalisiert.[944] Wie Volker Roelcke interessanterweise feststellte, waren sich Rüdin und Luxenburger

---

943 Siemen: Reform Radikalisierung 1991, S. 191–200; Hans-Ludwig Siemen stellte zu recht fest, dass die NS-„Euthanasie" durch die Reformpsychiatrie eine eigene Prägung erhielt: „Was blieb von der Reformpsychiatrie und ihren Protagonisten? War sie nur eine kurze und belanglose Episode vor dem 1933 einsetzenden Grauen in der Psychiatrie? Keinesfalls. Die spezifische Ausprägung der Psychiatrie während des Nationalsozialismus, vor allem die eigentümliche Gleichzeitigkeit von Heilen und Vernichten, kann nur vor dem Hintergrund der Geschichte der Weimarer Reformpsychiatrie begriffen werden. Denn sie hatte innerhalb der deutschen Psychiatrie einen therapeutischen Aktivismus angestoßen, den Wunsch zum Handeln, zum Lösen der Probleme psychischen Krankseins freigesetzt. Und der Nationalsozialismus bot scheinbar die Möglichkeit, auf sehr radikale Weise im Hier und Jetzt eine gesellschaftssanitäre Utopie nicht nur zu denken, sondern auch umzusetzen, in der die heilbaren psychisch kranken Menschen durch Einsatz modernster therapeutischer und sozialpsychiatrischer Methoden geheilt und in die Gesellschaft reintegriert, die Unheilbaren vernichtet und die unbotmäßig sich verhaltenden, außerhalb von Anstalten lebenden Menschen über die Zwangssterilisation und andere repressive Maßnahmen befriedet würden." Vgl. Siemen: Reformpsychiatrie 1993, S 107 f.

944 MPIP-DFA HL3: Brief Rüdins an Kolb vom 11. September 1929.

dabei sehr wohl der Tatsache bewusst, dass ihre Forschung zum großen Teil auf Annahmen beruhte und weiterhin einer auf empirischen Daten beruhenden Fundierung bedurfte.[945]

Nach dem krankheitsbedingten Ausscheiden Kolbs setzte sein langjähriger Mitstreiter, der Reformpsychiater Hans Roemer (1878–1947), Direktor der Anstalt Illenau, die Zusammenarbeit mit Rüdin an einer Nutzung der offenen Fürsorge zur Gewinnung erbbiologischen Datenmaterials fort: Ab Juni 1933 setzten sich Rüdin und Roemer für die Beteiligung der praktischen Psychiatrie, d.h. der Anstalten und ihrer Außenfürsorgedienste, am Großprojekt der *erbbiologischen Bestandsaufnahme* ein.[946]

Der fehlende wissenschaftliche Unterbau des GzVeN wurde von einigen wenigen zeitgenössischen Psychiatern kritisiert. Auf Gustav Spechts in einem vertraulichen Schreiben an den Dekan der Medizinischen Fakultät Erlangen, Friedrich Jamin (1872–1951), geäußerte Bedenken ist bereits hingewiesen worden (vgl. S. 283).[947] Wie Schmuhl aufzeigte, gehörte eigentümlicherweise auch Alfred Hoche (1865–1943), der mit seiner 1920 veröffentlichten „Die Freigabe der Vernichtung lebensunwerten Lebens" ein geistiger Wegbereiter der Krankenmorde im Zuge der NS-„Euthanasie" war, zu den wenigen Kritikern des Gesetzes. Hoche erachtete den Wissensstand bezüglich der Schizophrenie als unzureichend, um Sterilisierungsmaßnahmen zu rechtfertigen und befürchtete mit dem GzVeN geschehe Unrecht.[948]

---

945 Roelcke: Rüdin 2002, S. 41 f.; vgl. zu diesem Aspekt auch Siemen: Sozialpsychologie 2017, S. 397.
946 Schmuhl: Gesellschaft 2016, S. 238–240; Roelcke: Roemer 2013, S. 1065; Roelcke: Rüdin 2002, S. 46 f.; vgl. zur Person Hans Roemers zudem Plezko: Roemer 2011; Roemer unterstützte Kolbs Reformvorschläge bereits früh, vgl. Roemer: Irrenärzte 1919/1920, S. 264.
947 Vgl. Rauh: Medizinverbrechen in Erlangen 2016, S. 268.
948 Schmuhl: Gesellschaft 2016, S. 234; Binding/Hoche: Freigabe 1920; zu Hoche vgl. auch Funke: Hoche 2002; Hofer/Leven: Freiburger Medizinische Fakultät 2003.

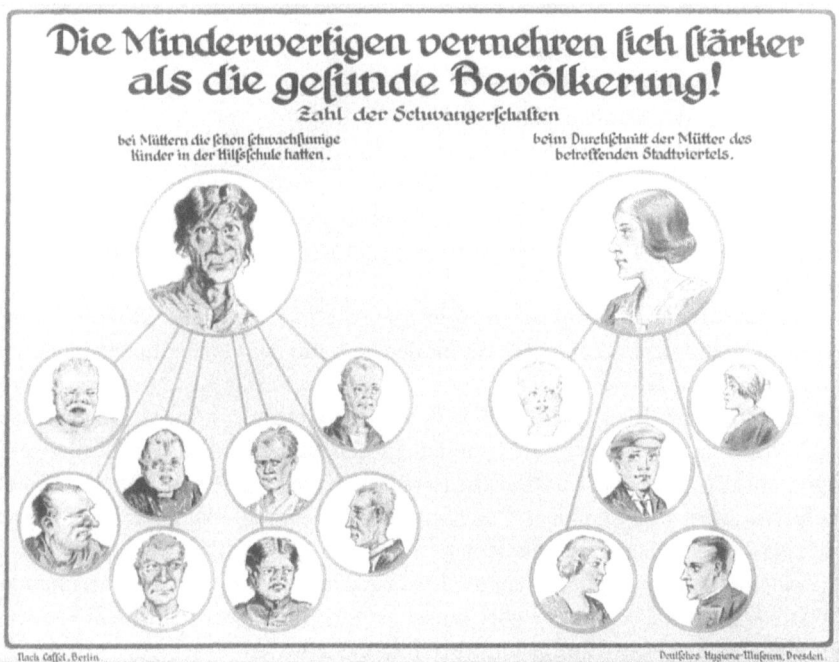

Abb. 27: Glasplattendiapositiv aus der ersten Lichtbildreihe „Vererbung, Rassenhygiene" des Deutschen Hygiene Museums in Dresden um das Jahr 1923. Das 1912 gegründete Museum war für die „hygienische Volksbelehrung" von grosser Bedeutung und hatte den Auftrag, die Hygiene-, Rassen- und Vererbungslehre zu popularisieren. Für die hier abgehaltene 2. Internationale Hygiene Ausstellung im Jahre 1930/1931 gestaltete der Deutsche Verband für psychische Hygiene in Kooperation mit Paul Nitsche (1876–1948) den Bereich „Seelische Hygiene". Aufgrund der engen Vergesellschaftung sozialhygienischer und rassenhygienischer Vorstellungen wandten sich die im Verband organisierten Reformpsychiater im Vergleich zur Mehrheit der Deutschen Psychiater bereits früh der Eugenik zu (Deutsches Hygiene Museum Dresden DHMD 2002/1379).

4.1.6 "We can no longer reject in advance, as we used to, the proposal to limit the propagation of these unfortunates" – Kolb auf dem First International Congress on Mental Hygiene 1930

Obwohl Kolb, wie im vorigen Unterkapitel beschrieben, an der Organisation der Ende April 1930 stattfindenden Konferenz deutscher Anstaltsdirektoren und der Stuttgarter Tagung des Deutschen Vereins für Psychiatrie maßgeblich beteiligt gewesen war, konnte er an beiden Veranstaltungen nicht teilnehmen, da er sich bereits zusammen mit der übrigen Delegation des Deutschen Verbandes für psychische Hygiene auf dem Seeweg in die Vereinigten Staaten von Amerika befand. Von Cuxhaven hatte Kolb am 25. April mit einem der beiden Schiffe der Hamburg-Amerika Linie, d.h. entweder der *Reliance* oder der *New York*, abgelegt. In Washington D.C. wurde vom 5. bis 10. Mai 1930 der erste internationale Kongress für psychische Hygiene abgehalten, bei dem Hans Roemer und Ernst Rüdin Vorträge hielten und Kolb als Diskussionsredner verpflichtet wurde.[949]

Zeichnet man die Annäherung Kolbs an die psychiatrische Eugenik, seine eugenische Radikalisierung gewissermaßen, anhand des Quellenmaterials nach, kommt seinem Referat in Washington D.C. eine zentrale Bedeutung zu. Dort legte Kolb erstmals in ausführlicher Weise dar, welche enorme demografische Bedrohung seiner Ansicht nach von den Psychopathen und geistig Minderwertigen ausging; die degenerationstheoretischen Überzeugungen, welche diesen Befürchtungen zugrunde lagen, werden hierbei deutlich erkennbar. Kolb hatte sich bis 1930 zur Sterilisationsthematik nicht explizit geäußert und bis dato auf die Notwendigkeit verwiesen, man müsse zunächst eine auf Empirie beruhende Wissensgrundlage schaffen, ehe Entscheidungen darüber getroffen werden konnten, welche Maßnahmen künftig einzusetzen waren. In seinem Vortrag vor dem Kongress für psychische Hygiene sprach sich Kolb erstmals für die Sterilisation von Psychiatriepatienten aus, allerdings nur nach deren Einwilligung. In der Forschung zu Kolb ist der Vortrag Kolbs als Quelle bislang noch nicht ausgewertet worden und wird aus diesem Grund wie auch wegen seines eindrücklichen Originaltons im Folgenden in besonderer Ausführlichkeit wiedergegeben.[950]

Kolbs Vortrag als Diskussionsredner ging ein Referat des amerikanischen Professors für öffentliche Gesundheitsverwaltung an der Columbia University, Haven Emerson (1874–1957), voraus über „*The magnitude of nervous and mental diseases as a public health problem*". In Fortsetzung seiner bisherigen medizinalstatistischen Bemühungen wies Kolb die Kongressteilnehmer auf die Wichtigkeit hin, außerhalb der Anstalten lebende psychisch kranke und abnorme Menschen statistisch zu erfassen und die hierbei erhobenen Daten entsprechend den Vorschlägen Rüdins mit Erkenntnissen der erbbiologischen Forschung zu verbinden. Er begründete dieses Anliegen mit der zuvor beschriebenen Theorie

---

949 StANu, Bezirkskrankenhaus Erlangen, Personalakte 365, Gustav Kolb Direktor, Laufzeit 1911–1941: Schreiben Kolbs an Kreisregierung Mittelfranken vom 28. März 1930; zum Vortrag Rüdins vgl. Rüdin: Eugenik 1930, S. 133–147; zum Vortrag Roemers vgl. Roemer: Vortrag Congress 1930, S. 266–280.

950 Hierzu vgl. auch Davidson: Reformpsychiatrie 2022, S. 179 f.

einer durch den Ersten Weltkrieg bedingten *negativen Selektion*. Während die Zahl der körperlich und geistig Hochwertigen dezimiert worden sei, hätten die körperlich und geistig Minderwertigen größtenteils überlebt. Nun frage man sich mit größter Sorge, ob die bisherigen Bemühungen der psychischen Hygiene um eine frühzeitige Behandlung und Anwendung präventiver Maßnahmen ausreichen würden, dem schädlichen Einfluss dieser Menschen auf das gesamte gesellschaftliche und kulturelle Leben entgegenzuwirken. Kolb bediente sich einer bildhaften Sprache, als er psychisch abnorme Menschen mit Sandkörnern verglich, die das komplexe Räderwerk von Staat und Gesellschaft lahmlegen oder zerstören könnten; durch sie würde der an sich gute Ansatz sozialer Gesetzgebung zu einer Geißel der Menschheit verwandelt werden. Womöglich würden psychisch abnorme Menschen eines Tages, wie bereits prognostiziert worden ist, den Anstoß zum Untergang der westlichen Zivilisation geben. Kolb schlussfolgerte, man könne nun nicht mehr von vorne herein den Vorschlag, die Fortpflanzung dieser Menschen einzuschränken, ablehnen. Damit äußerte sich Kolb erstmals, wenn auch indirekt, zur Sterilisation, die er nun als eine notwendige Maßnahme ansah. Die Zustimmung des Patienten und seiner Angehörigen wie auch das unabhängige, wohlwollende Urteil eines Psychiaters waren in Kolbs Augen hierfür jedoch erforderliche Voraussetzungen. Dank der wichtigen Forschungstätigkeit Rüdins könnte zukünftig das erbliche Risiko der verschiedenen Erkrankungen nach Verwandtschaftsgrad aufgezeigt werden. Kolb implizierte dabei, dass man hierdurch fähig wäre, genau zu bestimmen, wer für eine Sterilisation in Frage käme. Die Forschung Rüdins würde in Zukunft eine feste Grundlage bilden, von der aus einem weiteren Niedergang des Erbgutes des deutschen Volkes wie auch der Menschheit vorgebeugt werden könnte, so Kolb.

Zum Abschluss äußerte Kolb vor dem Kongress, dass Deutschland sich freuen würde, wenn man gemeinsam mit den ehemaligen Gegnern in freundschaftlicher Rivalität neue Wege suchen würde, jene negative Selektion des Ersten Weltkriegs zu kompensieren, und eine Form psychischer Hygiene entwickeln könnte, welche die Fortpflanzung der geistig hochwertigen Menschen förderte.[951] Bei diesem Vorschlag konnte Kolb auf die Zustimmung seiner nordamerikanischen Kollegen hoffen, denn eugenisches Gedankengut und der Glaube an eine biologisch determinierte Wertigkeit von Individuen waren in den USA und in Kanada äußerst populär, nicht nur unter Ärzten.[952] In den

---

951 Kolb: Congress on Mental Hygiene 1932, S. 229–232. Der Vortrag Kolbs wurde vom Autor aus dem Englischen übersetzt, dabei wurde großen Wert darauf gelegt die von Kolb verwendete bildhafte Sprache adäquat wiederzugeben.
952 Vgl. hierzu Weiss: German Eugenics 2008, S. 15; Kevlen: International Eugenics 2008.

USA waren bereits 20 Jahre zuvor erste Sterilisierungsgesetze in verschiedenen Bundesstaaten verabschiedet worden, welche u.a. die Zwangssterilisation von Psychiatriepatienten legalisierten.

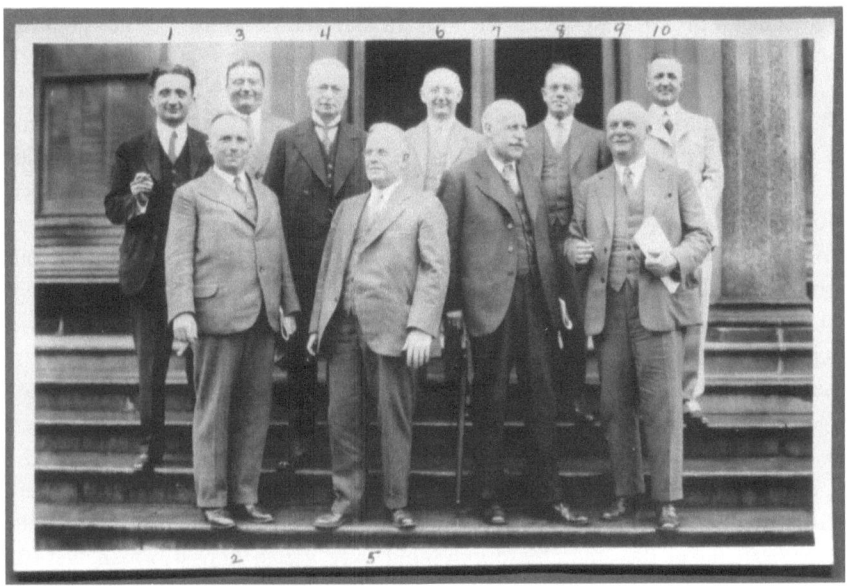

Abb. 28: Gustav Kolb mit anderen Teilnehmern des First International Congress on Mental Hygiene vor dem Greystone Park Mental Hospital (Morris Plains, New Jersey) am 14. Mai 1930. Zu sehen sind: Willem van de Wall (1), Gustav Gonser (2), Hans Roemer (3), Hermann Simon (4), Marcus Curry (5), Jacobus H. Pameijer (6), Gustav Kolb (7), Arthur G. Lane (8), Karl Hermkes (9) und NN (10) (LWL-Archivamt für Westfalen, Archiv LWL, Best. 926/172).

4.1.7 Gustav Kolb und der Aufstieg Ernst Rüdins zum Vorsitzenden des Deutschen Verbandes für psychische Hygiene

Ernst Rüdin wurde am 16. Juli 1933 zum Vorsitzenden des Deutschen Verbandes für psychische Hygiene ernannt, der in selbiger Sitzung den Zusatz „und Rassenhygiene" erhielt.[953] In enger Zusammenarbeit mit dem Vorstandsmitglied

---

953 In selbiger Sitzung vom 16. Juli 1933 erfolgte eine Umbenennung zum *Deutschen Verband für psychische Hygiene und Rassenhygiene*, vgl. Der Deutsche Verband für psychische Hygiene und Rassenhygiene 1933, S. 129 f.; Schmuhl: Gesellschaft 2016, S. 54.

Paul Nitsche (1876–1948) und dem Geschäftsführer Hans Roemer war es Rüdin gelungen, in einer geradezu konzertierten Aktion den bisherigen Vorsitzenden und Gründer des Verbandes Robert Sommer (1867–1934) beiseite zu drängen. Unterstützt wurde Rüdins Aufstieg durch das Reichsinnenministerium sowie ein Netzwerk aus Psychiatern, welche eine stärkere rassenhygienische Ausprägung der Fachgesellschaften anstrebten.[954] Ein Netzwerk, dem auch Gustav Kolb angehörte.

Infolge der Bemühungen Rüdins vollzog sich im Mai des Jahres 1934 die Vereinigung des Verbandes mit dem Deutschen Verein für Psychiatrie, wodurch, wie Hans-Walter Schmuhl es eindrücklich formulierte, gleichsam mit einem trojanischen Pferd die Interessen der Rassenhygiene innerhalb der psychiatrischen Fachgesellschaft gestärkt werden sollten. Bei diesem vom NS-Staat geforderten und geförderten Fusionierungs- bzw. Gleichschaltungsprozess kamen Rüdin wie auch Paul Nitsche als Vorstandsmitglied beider Fachgesellschaften eine instrumentale Rolle zu.[955] Hans-Walter Schmuhls aufschlussreiche Analyse der Korrespondenzen zwischen Rüdin und Nitsche zeigt deren orchestrierte Bemühungen auf, die Ausrichtung des Verbandes für psychische Hygiene in ihrem Sinne zu steuern und die Gleichschaltung der Fachgesellschaften voranzutreiben.

Nachdem Gustav Kolb beschlossen hatte, sich aus gesundheitlichen Gründen zumindest offiziell aus dem Vorstand des Deutschen Verbandes für psychische Hygiene zurückzuziehen, war Paul Nitsche im Jahre 1932 zu dessen Nachfolger gewählt worden.[956] An Nitsches freigewordener Stelle im weiteren Vorstand des Verbandes rückte wiederum Valentin Faltlhauser. Nitsche, der seit 1928 Direktor der Heil- und Pflegeanstalt Pirna-Sonnenstein war, kann aufgrund seines Engagements für die Umsetzung der Familienpflege, der offenen Fürsorge und der aktiveren Krankenbehandlung durchaus zu den Reformpsychiatern der 1920er Jahre gezählt werden. Ähnlich wie Valentin Faltlhauser nahm die Karriere von Nitsche während der 1930er Jahre allerdings eine scheinbar widersprüchliche Wendung, bei der sich ein zuvor patientenzugewandter therapeutischer Aktivismus ins Negative verkehrte.[957] Als Obergutachter und Leiter der medizinischen Abteilung der T4-Organisation wurde er zu einem Protagonist der Krankenmorde während der NS-Zeit.[958]

---

954 Ebd., S. 57.
955 Ebd., S. 51 f., S. 57, S. 71.
956 Ebd., S. 47; Kreuter: Lexikon 1996, S. 1036 f.
957 Siemen: Reformpsychiatrie 1993, S. 107 f.
958 Böhm: Nitsche 2012, S. 293–296.

Nitsches Wahl in den Vorstand des Verbandes für psychische Hygiene war, wie Hans-Walter Schmuhl herausarbeitet, so etwas wie ein strategischer Schachzug der Führung des Verbandes gewesen: Anlässlich der zweiten Internationalen Hygieneausstellung in Dresden 1930/1931 hatte man mit Nitsche, dem offiziellen Beauftragten des sächsischen Ministeriums bei der Gestaltung der Abteilung „seelische Hygiene", bereits zusammengearbeitet; nun wollte ihn der Verbandsvorstand quasi als Verbindungsmann zum Deutschen Hygiene-Museum in Dresden gewinnen, das im Bereich der hygienischen Volksbelehrung eine deutschlandweite Strahlkraft aufwies (vgl. Abb. 27).[959]

Dass Kolb seinen Platz im Vorstand für Nitsche gewissermaßen freimachte, scheint nicht für böses Blut zwischen den beiden Psychiatern gesorgt zu haben, ganz im Gegenteil; Kolb schätzte den jüngeren Kollegen als ruhigen, zielbewussten Psychiater, der unter den Anstaltsdirektoren viele Freunde hatte.[960] Kolbs Zurücktreten „aus zwingenden dienstlichen Gründen" war, wie bereits erwähnt, tatsächlich aufgrund einer Verschlechterung seiner gesundheitlichen Verfassung erfolgt, wie auch Anmerkungen gegenüber Rüdin nahelegen.[961] In einem Schreiben an die Regierung Mittelfranken vom 28. März 1930 hatte Kolb zudem seiner angeschlagenen Gesundheit wegen bereits angekündigt, sich in absehbarer Zeit von sämtlichen Ehrenämtern zurückzuziehen, um fortan seine gesamte Energie der Anstalt zu widmen.[962]

Prima facie wäre es naheliegend zu vermuten, dass Kolb mit der zunehmend rassenhygienischen Ausrichtung des Verbandes für psychische Hygiene möglicherweise nicht einverstanden gewesen war und aus diesem Grund aus dem Vorstand ausschied. Jedoch spricht die bereits zuvor beschriebene, seit mindestens 1929 bestehende Zusammenarbeit mit Rüdin hinsichtlich einer erbbiologischen Datenerhebung gegen eine solche Deutung, ebenso wie die späteren Korrespondenzen Kolbs mit dem Vorsitzenden in spe, Rüdin, und dem Vorstandsmitglied Hans Roemer. Die von Felix Böcker behauptete Gegnerschaft Kolbs zur rassenhygienischen Ausrichtung des Verbandes hält somit einer umfassenden Berücksichtigung der Quellen nicht stand.[963] In einem Brief Kolbs

---

959 Schmuhl: Gesellschaft 2016, S. 48.
960 MPIP DFA-GDA 127: Brief Gustav Kolbs an Ernst Rüdin vom 29. Juni 1933.
961 Niederschrift über die II. Mitgliederversammlung des Deutschen Verbandes für psychische Hygiene 1932, S. 182.
962 StANu, Bezirkskrankenhaus Erlangen, Personalakte 365, Gustav Kolb Direktor, Laufzeit 1911–1941: Brief Gustav Kolbs an die Regierung Mittelfranken vom 28. März 1930.
963 Vgl. Böcker: offene Irrenfürsorge 1985, S. 64, S. 80.

Die Erlanger Reformpsychiatrie und die psychiatrische Eugenik 341

an Hans Roemer vom 21. Juni 1933 wird deutlich, dass er die Bestrebungen Rüdins, zum Vorsitzenden des Verbandes für psychische Hygiene aufsteigen zu wollen, nachdrücklich unterstützte: „Gestern war ich bei Herrn Professor Rüdin. Ich freue mich ihn sehr frisch zu treffen; er war offenbar gehoben durch die Hoffnung sein Lebensziel, für das er mit solcher Hingabe und mit solchen Erfolg gearbeitet hat, nun in Bälde wirksam in Angriff genommen zu sehen." Gegenüber Rüdin wiederum äußerte Kolb, dass er „mit Genugtuung" von dessen kommender Übernahme der Leitung des Verbandes gehört hatte.[964]

Im unterschwellig ausgetragenen Konflikt zwischen Ernst Rüdin und dem bis Juli 1933 amtierenden Vorsitzenden des Verbandes, Robert Sommer, der beabsichtigte den Hamburger Psychiatrieprofessor Wilhelm Weygandt (1870–1939) zu seinem Nachfolger zu machen, positionierte sich Kolb gemeinsam mit allen Vorstandsmitgliedern, Hans Roemer, Hermann Simon, Paul Nitsche und Wilhelm Weygandt, klar auf der Seite Rüdins. Hans Roemer, den Rüdin als seinen Vertrauensmann im Vorstand bezeichnete, hatte sich ohnehin bereits seit längerem gegen Sommer gestellt und hatte zu diesem Zeitpunkt bereits, wie Schmuhl feststellt, ein völlig zerrüttetes Verhältnis zum Gründer des Verbandes.[965] Kolb sprach sich nachdrücklich dafür aus, den Weg für Roemer und Rüdin und damit der Gleichschaltung des Verbandes mit dem Deutschen Verein für Psychiatrie frei zu machen. Die Ziele der psychischen Hygiene waren Kolbs Ansicht nach, nurmehr durch die rassenhygienischen Vorstellungen Rüdins zu erreichen. So schrieb Kolb im Juni 1933 an Roemer:

> „[…] endlich aber scheint es mir bei aller menschlichen Anteilnahme an H.G.R. [Herr Geheimrat] Sommer notwendig, dass Sie als Geschäftsführer des Verbandes aus der Abhängigkeit herauskommen, die von mir mehr als einmal geradezu unwürdig empfunden wurde; was der Deutsche Verband an Selbstständigkeit einbüsst, wenn er Herrn Rüdin mehr freie Hand lässt, das wird in der erhöhten Selbstständigkeit des Geschäftsführers dem Verbande und seinen Zielen zugute kommen, zumal doch alle Psychiater einig sind oder einig sein müssten in der Ueberzeugung, dass der einzig wirksame Weg zu psychohygienischen Zielen in der zuerst von Herrn Rüdin gewiesenen Richtung geht."[966]

Abgesehen davon, dass Kolb die ideologische Neuausrichtung des Verbandes durch Ernst Rüdin nachdrücklich unterstützte, war es seiner Ansicht nach auch in finanzieller Hinsicht von Vorteil, die Leitung des Verbandes Rüdin zu

---

964 MPIP-DFA-GDA 127: Brief Kolbs an Roemer vom 21. Juni 1933; Ebd.: Brief Kolbs an Rüdin vom 29. Juni 1933.
965 Schmuhl: Gesellschaft 2016, S. 48 f.
966 MPIP-DFA-GDA 127: Brief Kolbs an Roemer vom 21. Juni 1933.

unterstellen. Im zentral regierten Führerstaat war nach der Verabschiedung des *Gesetzes zur Gleichschaltung der Gemeinden und Gemeindeverbände mit Land und Reich* im April 1933 von einer engen Beziehung zu den Kreisregierungen nicht mehr viel zu erhoffen, wie Kolb gegenüber seinem Kollegen Hans Roemer verdeutlichte. Mit Rüdin, der vom Reichsinnenministerium maßgebliche Unterstützung erfuhr, eine enge Bindung einzugehen, hielt Kolb demnach für eine kluge Entscheidung:

> „weil der Deutsche Verband auf Beihilfen des Reiches angewiesen ist – die Beziehungen, die der Deutsche Verband früher zu den damals massgebenden Kreisen hatte, werden jetzt eher ein Hindernis als eine Förderung bilden. Rüdin übersieht die Verhältnisse des Dahlemer Instituts [Kaiser Wilhelm Gesellschaft zur Förderung der Wissenschaften]; er übersieht die Kräfte der auf eugenischen Gebiete tätigen Forscher und Praktiker in der vollkommensten Weise; er übersieht wohl auch am besten die Gefahren, die aus einer zu weitgehenden Einbeziehung von rassenhygienischen Bestrebungen sich ergeben könnten".[967]

Welche Befürchtungen Kolb womöglich bezüglich einer zu weitgehenden Einbeziehung rassenhygienischer Bestrebungen hatte, ließen die untersuchten Quellen allerdings nicht erkennen.

4.1.8 Kolb und die Planung des eugenischen Lehrgangs an der Deutschen Forschungsanstalt für Psychiatrie in München

Wie Hans-Walter Schmuhl konstatiert, hatte der Vorstand des Verbandes bereits an Plänen zu eugenischen Fortbildungskursen für Psychiater gearbeitet, bevor eine engere Zusammenarbeit mit Rüdin zustande kam. Im Zuge dessen Aufstieg zum Vorsitzenden des Verbandes erschien es dem Vorstand wie auch Kolb vielversprechend, den Kurs unter der Schirmherrschaft Rüdins an der renommierten Deutschen Forschungsanstalt für Psychiatrie in München abzuhalten, mit der Absicht, möglichst viele Fachkollegen „mit der Erbgesundheitspolitik des neuen Deutschlands vertraut zu machen".[968] Das erklärte Ziel war es, an allen Heil- und Pflegeanstalten zumindest einen Psychiater mit erbbiologischer Fachkenntnis zu wissen. Jener erbbiologisch-rassenhygienische Lehrgang wurde schließlich im Januar 1934 realisiert und sollte für die Umsetzung des

---

967 MPIP DFA-GDA 127: Brief Gustav Kolbs an Hans Roemer vom 21. Juni 1933; einen Durchschlag seines Briefes an Roemer schickte Kolb weiter an Rüdin.
968 Zitat siehe Schmuhl: Gesellschaft 2016, S. 50.

Gesetzes zur Verhütung erbkranken Nachwuchses an den Heil- und Pflegeanstalten von außerordentlicher Bedeutung sein.[969]

Obwohl Kolb seinen Platz im Vorstand aufgegeben hatte, befand er sich noch in regem Austausch mit den anderen Vorstandsmitgliedern und war an der Planung jenes „erbbiologischen Kurses in seminaristischer Form" aktiv beteiligt. Im Rahmen eines gemeinsamen Treffens konferierte Kolb im Juni 1933 hierüber mit Rüdin.[970] Wie Kolb augenscheinlich zufrieden Hans Roemer gegenüber berichtete, schien Rüdin einem eugenischen Herbstkurs in München durchaus gewogen zu sein und sich diesbezüglich in der nächsten Zeit mit Roemer persönlich treffen zu wollen. Außer mit Rüdin hatte sich Kolb ebenfalls mit anderen einflussreichen Psychiatern bezüglich eines eugenischen Lehrkurses ausgetauscht. Laut Kolb war auch Fritz Lenz (1887–1976), seit 1923 Inhaber des ersten Lehrstuhls für Rassenhygiene in München, einem derartigen Kurs zugetan. Ferner glaubte Kolb, Professor Oswald Bumke (1877–1950), den Leiter der psychiatrischen Klinik in München, mit dem er eine durchaus freundschaftliche Beziehung pflegte, für den Kurs gewinnen zu können.[971] Letztlich wollte Kolb aber dessen Mitwirkung vom Placet Rüdins abhängig machen. Kolb vermutete, dass Bumke Sorge habe, „die NSDAP werde von ihm zuerst Einblick in seine beabsichtigten Ausführungen verlangen." Eine Befürchtung, die nahelegt in welcher unmittelbaren Nähe die geplante Veranstaltung zu den neuen Machthabern stehen sollte.

Hinsichtlich der weiteren Planung des Kurses sprach sich Kolb entschieden dafür aus, diese ganz nach den Wünschen Rüdins auszurichten:

> „Nach meiner festen Ueberzeugung wäre es sowohl gerecht, wie auch klug, wenn Sie [Roemer] bzw. der Deutsche Verband bezüglich des Kurses, des Kursprogrammes, der Teilnehmer, der Vortragenden Herrn Rüdin um seine Vorschläge bitten würden: es wäre gerecht, weil wir alle wissen, dass es im wesentlichen der zielbewussten Tätigkeit Rüdins zu danken ist, wenn die psychiatrischen Eugeniker mit scharfen Waffen in den Kampf eintreten können".[972]

Wenige Wochen vor Verabschiedung des GzVeN am 14. Juli 1933, für das Rüdin, einer der Autoren des amtlichen Kommentars, mit seiner Methodik *empirischer Erbprognosen* eine wissenschaftliche Fundierung geliefert hatte,

---

969 Ebd., S. 49 f., S. 210.
970 Ebd., S. 210.
971 Zur Beziehung Bumke und Kolbs vgl. StANu, Spruchkammer Erlangen-Stadt E 35, Entnazifizierungsakte Wilhelm Einsle: Schreiben Kolbs an Einsle vom 24. Juli 1934.
972 MPIP-DFA GDA 127: Brief Kolbs an Hans Roemer vom 21. Juni 1933.

zeigte sich Kolb mit dieser Aussage als deutlicher Befürworter der rassenhygienischen Bestrebungen Ernst Rüdins.[973]

In seinem Ende Juni 1933 verfassten Bericht an die NSDAP-Bezirksregierung versuchte Kolb trotz des bislang eisernen Sparprogramms die Nationalsozialisten davon zu überzeugen, mit einem Teil der im Vorjahr erzielten Rücklagen „den Kurs über Unfruchtbarmachung von Geisteskranken und geistig Minderwertigen sowie [...] die Teilnahme der Anstaltsärzte an diesem Kurs" zu finanzieren.[974] Über den Inhalt des ca. zwei Wochen später verabschiedeten *Gesetzes zur Verhütung erbranken Nachwuchses* (GzVeN) wird Kolb u.a. aufgrund seines Kontakts zu Rüdin vermutlich informiert gewesen sein. Obwohl er sich bezüglich der Sterilisierung von Geisteskranken noch 1930 für ein auf Freiwilligkeit basierendes Vorgehen aussprach, scheint Kolb nun auch die Anwendung von Zwang gebilligt zu haben. Es ist bezeichnend, dass sich Kolb in Anbetracht der finanziellen Notlage, die von der Anstalt, wie er selbst sagte, Opfer verlangte, für eine derartige Verwendung finanzieller Rücklagen aussprach. Es spricht daraus eine Überzeugung von der Notwendigkeit und Richtigkeit der rassenhygienischen Maßnahmen.

Am erbbiologisch-rassenhygienischen Lehrgang nahm Kolb, obwohl er an dessen Planung beteiligt gewesen war, nicht teil. Kurz zuvor war er so schwer erkrankt, dass er seine Versetzung in den dauernden Ruhestand hatte beantragen müssen. Die Veranstaltung wurde vom 8. bis 16. Januar 1934 mit

---

973 Bezüglich der wissenschaftlichen Grundlage des *Gesetzes zur Verhütung erbkranken Nachwuchses* vgl. Roemer: erbbiologisch-rassenhygienische Lehrgang 1934, S. 3.

974 StadtAN, C 29 Dir A Nr. 156: Bericht über die Besprechung Kolbs mit Benno Kuhr vom 28. Juni 1933; im Original heißt es: „Herr Rüdin ist der erfahrenste Forscher auf dem Gebiete der psychiatrischen Vererbungslehre; die von ihm und seinen Schülern herausgegebenen Arbeiten bilden eine feste Grundlage für psychiatrische Vorbeugungsmassnahmen. Es besteht Aussicht, einen mit ersten Fachärzten arbeitenden Kurs im Herbste 1933 in München, besonders für Anstaltsärzte und für Amtsärzte aus dem südlichen Teile Deutschlands, zustande zu bringen.
Es würde sowohl im gemeinnützigen, wie im finanziellen Interesse der Kreise liegen, dass die Kreisgemeinden den Kurs und die Teilnahme der Anstaltsärzte am Kurs finanzieren würden aus Einsparungen des Jahres 1932/33 (vgl. Ziff. [...]). Im Haushaltsentwurf der Anstalt Erlangen für 1933/34 ist eine Erhöhung des Rückhaltes (Kap. XVIII) beantragt. Diese Erhöhung ist notwendig, damit wir den Haushalt 33/34 tatsächlich ohne Ueberschreitungen abschliessen können; wenn zu diesem Zwecke nicht benötigt, könnte für den Kurs über Unfruchtbarmachung von Geisteskranken und geistig Minderwertigen sowie für die Teilnahme der Anstaltsärzte an diesem Kurs ein Betrag abgezweigt werden."

Unterstützung des NS-Reichsministers des Innern, Wilhelm Frick (1877–1946), an der Deutschen Forschungsanstalt für Psychiatrie abgehalten. Unter den Teilnehmern waren 127 Psychiater aus ganz Deutschland, darunter auch die Fürsorgeärzte der Heil- und Pflegeanstalt Erlangen.[975]

4.1.9 Die offene Fürsorge und das Gesetz zur Verhütung erbkranken Nachwuchses – Kolbs Haltung zu Sterilisation und Zwangssterilisation

Kolbs Ansichten hinsichtlich der Sterilisation bzw. Zwangssterilisation von Psychiatriepatienten sind aufgrund der unzureichenden Quellenlage nicht eindeutig auszumachen, daher muß in dieser Hinsicht das Bild lückenhaft bleiben. Wie zuvor beschrieben, scheint Kolbs Vortrag auf dem ersten internationalen Kongress für psychische Hygiene im Jahre 1930 eine Art Wendepunkt dargestellt zu haben, denn hier sprach sich Kolb erstmals deutlich für die Unfruchtbarmachung von Personen aus, bei denen erblich bedingte psychische Erkrankungen diagnostiziert worden waren. Eigenartigerweise hielt Kolb zwar auf der zweiten Tagung des Deutschen Verbandes für psychische Hygiene im Mai 1932, die ganz im Zeichen der Eugenik und Rassenhygiene stand, keinen Vortrag; allerdings begrüßte Kolb im Jahr darauf, wenige Wochen vor Verabschiedung des *Gesetzes zur Verhütung erbkranken Nachwuchses* (GzVeN), dass die „Erfolge der NSDAP" bewiesen hätten, dass die „leider abgeneigte Haltung" der katholischen Kirche gegenüber der Sterilisierung erbkranker Personen in der Bevölkerung nicht mehr richtungsweisend war und „dass die Seelen der Gläubigen in weltlichen Fragen sich aus der Abhängigkeit lösen" würden.[976] Kolb nahm damit Bezug auf die Ablehnung des Sterilisationsgesetzes von Seiten der katholischen Kirche, die auch der Vizekanzler unter Hitler, Franz von Papen (1879–1969), angesichts des kurz nach Verabschiedung des GzVeN am 20. Juli 1933 mit der katholischen Kirche eingegangenen Reichskonkordats zum Ausdruck brachte.[977] Nachdem das Sterilisationsgesetz im Januar 1934 in Kraft trat, fielen insgesamt ca. 350.000 Menschen der Verstümmelung zum Opfer, etwa 4000 bis 5000 verstarben an den Folgen der brutalen Operationsmethoden.[978]

---

975 Roemer: erbbiologisch-rassenhygienische Lehrgang 1934, S. 2.
976 Roemer: Bericht Tagung 1932; MPIP-DFA GDA 127: Brief Kolbs an Roemer vom 21. Juni 1933.
977 Vgl. Bock: Nazi Sterilization 2008, S. 68.
978 Siemen: Sozialpsychologie 2017, S. 396.

Abgesehen davon, dass Kolb seit 1929 in Zusammenarbeit mit der Genealogisch-Demographischen Abteilung der Deutschen Forschungsanstalt für Psychiatrie (DFA) die Erhebung erbbiologisch verwertbarer Daten anstrebte, sicherte er der NS-Bezirksregierung Ober- und Mittelfrankens noch vor Verabschiedung des GzVeN die Beteiligung der offenen Fürsorge an den Sterilisierungsmaßnahmen in einer organisatorischen und beaufsichtigenden Rolle zu:

> „Die Offene Fürsorge Erlangen, die begründet auf meine Arbeit und auf die Arbeit meiner Mitarbeiter einen Weltruf geniesst und von Aerzten aus aller Herren Länder studiert wurde, wird in der nächsten Zukunft neben ihren sonstigen Aufgaben statistisches Material für die künftige Unfruchtbarmachung der geisteskranken und geistig minderwertigen Menschen zu liefern haben, das in ähnlicher Vollkommenheit von keiner der Fürsorgestellen aus, die später entstanden und weniger gut entwickelt sind, geliefert werden kann; sie wird ferner die Aufgabe haben, die Durchführung der künftigen Unfruchtbarmachung auf einem psychiatrisch gut erfassten Gebiet zu überwachen."[979]

Das Bestreben Kolbs, die NS-Politiker von der Bedeutung der Erlanger offenen Fürsorge überzeugen zu wollen, wird in der unverhohlenen Weise, wie er über ihren Bekanntheitsgrad spricht, nur allzu deutlich. Dieses Zitat belegt nicht nur, dass Kolb die Mitwirkung der offenen Fürsorge an den Sterilisationsmaßnahmen befürwortete, sondern legt nahe, dass es sein Bestreben war, der offenen Fürsorge eine gewichtige Rolle im Rahmen des von den Nationalsozialisten im Jahre 1933 initiierten Großprojektes der erbbiologischen Bestandsaufnahme und bei der Ausführung des GzVeN zu sichern.[980]

In Bezug auf die Sterilisierungsthematik hatte Kolb auch eigene Vorstellungen entwickelt und bat diesbezüglich Ernst Rüdin, der für die Führungsriege des Verbandes für psychische Hygiene mittlerweile zu einer Art *spiritus rector* geworden war, Ende Juni 1933 um Stellungnahme. Dabei betonte Kolb wohl in Anbetracht der politischen Lage sein Bedürfnis nach einem vertraulichen Austausch.

> „Es wäre mir besonders wertvoll, wenn Sie mir eine vertrauliche offene Kritik meiner am 22.VI. übermittelten Vorschläge zur Frage der „künstlichen Unfruchtbarmachung aus psychiatrischen Gründen" gelegentlich zugehen lassen möchten; ich erlebe hier so unglaubliche Fälle von seniler Kritiklosigkeit gegenüber den eigenen, offensichtlich minderwertig gewordenen Leistungen, daß ich nach Lage meiner körperlichen

---

[979] StadtAN, C 29 Dir A Nr. 156: Bericht Kolbs über die Besprechung mit NS-Kreisrat Benno Kuhr vom 28. Juni 1933 [die Unterstreichung stammt aus dem Original].
[980] Zur erbbiologischen Bestandsaufnahme vgl. Schmuhl: Gesellschaft 2016, S. 237 ff.

Erscheinungen doppelt vorsichtig geworden bin gegenüber den eigenen Leistungen. In vorzüglicher Hochachtung, ergebener Dr. Kolb".[981]

Die gegenüber Rüdin erwähnten Vorschläge Kolbs zur künstlichen Unfruchtbarmachung ließen sich bei Archivrecherchen bedauerlicherweise nicht ausfindig machen, desgleichen bleibt unklar, was Kolb genau mit jenen Fällen seniler Kritiklosigkeit gemeint haben möge.[982] Aufgrund des expliziten Wunsches nach vertraulicher Behandlung dieser Vorschläge ist jedoch davon auszugehen, dass sich Kolbs Ansichten in einigen Punkten von denen der Nationalsozialisten unterschieden.

Festzuhalten gilt, dass Kolb der Sterilisation von Psychiatriepatienten prinzipiell nicht abgeneigt war. Tatsächlich hatte er als Anstaltsdirektor bereits zu Weimarer Zeiten die Sterilisation von insgesamt zehn Frauen und zwei Männern veranlasst, obwohl ein derartiger Eingriff, wenn er nicht aus streng medizinischer Indikation erfolgte, gemäß der damaligen Gesetzeslage im Sinne der Paragraphen 224 und 225 des Strafgesetzbuches als schwere Körperverletzung galt.[983] Im Fürsorgebericht 1934 würdigten die Fürsorgeärzte Hubert Schuch (1888–1977) und Ewald Grimm (1892–1974) die damalige „Verantwortungsfreudigkeit" Kolbs, mit der er diese „nur im Interesse der Gesundheitspflege liegende Maßnahme" durchgeführt habe. Teilweise wurde hierbei die sogenannte therapeutische Indikation herangezogen, aber in einigen Fällen, wo „eine besonders starke Gefahr einer minderwertigen Nachkommenschaft bestand", auch aus rein eugenischen Beweggründen gehandelt.[984]

---

981 MPIP-DFA GDA 127: Brief Kolbs an Rüdin vom 29. Juni 1933; StadtAN, C 29 Dir A Nr. 156: Bericht Kolbs über die Besprechung mit NS-Kreisrat Benno Kuhr vom 28. Juni 1933.
982 Mit mindestens einem Kreisratsmitglied war es, wie weiter unten dargelegt, zu Konflikten gekommen. Ob die Aussage Kolbs hierauf Bezug nahm, lässt sich jedoch nicht eindeutig klären. Darüber hinaus kann nur spekuliert werden, ob sich Kolbs Aussage womöglich auf den mittlerweile fast 73jährigen Gustav Specht bezog, der, obgleich er weit jenseits der Altersgrenze war, weiterhin an seiner Position als Klinikdirektor festhielt. Das Verhältnis der beiden Männer war, wie bereits dargestellt wurde, seit geraumer Zeit von Meinungsverschiedenheiten und Konflikten geprägt. In Anbetracht drohender Etats-Kürzungen und Einsparungsverordnungen durch die nationalsozialistische Bezirksregierung wäre es durchaus denkbar, dass Kolb mit dem Klinikdirektor Specht erneut in Konflikt geraten war.
983 Zur rechtlichen Lage während der Weimarer Zeit vgl. Kankeleit: Unfruchtbarmachung 1929, S. 824 f.
984 HA-BZK Erlangen: Fürsorgebericht 1934, S. 2 f.

Hinsichtlich der Zusammenarbeit zwischen Kolb und der erbbiologischen Forschung sowie der Beteiligung der offenen Fürsorge an den Sterilisierungsmaßnahmen spielten gewisse strategische Überlegungen, wie in der Sekundärliteratur wiederholt festgestellt wurde, sicherlich eine wichtige Rolle. Die allmählich deutschlandweit sich etablierende offene Fürsorge war infolge der Weltwirtschaftskrise vielerorts, so auch in Erlangen, von einschneidenden Sparmaßnahmen bedroht. Um dem Abbau der Außenfürsorgeeinrichtungen entgegenzuwirken, versuchten die Erlanger Reformpsychiater die offene Fürsorge durch Übernahme der Schutzaufsicht und durch Mitwirkung bei der Ausführung des GzVeN zu einem unverzichtbaren Bestandteil öffentlicher Gesundheitsfürsorge werden zu lassen. Dass die Interessen der Patienten dabei hinter denen des Staates und der Mehrheitsgesellschaft zurückstehen mussten, scheint Kolb als unvermeidlich akzeptiert zu haben.

Taktisches Kalkül allein greift jedoch als Erklärungsansatz für die Zusammenarbeit zwischen Kolb und Rüdin sowie die engagierte Mitwirkung der offenen Fürsorge beim Zwangssterilisierungsprogramm der Nationalsozialisten zu kurz. Zum einen ging Kolb noch vor Ausbruch der Weltwirtschaftskrise, zu einer Zeit, als sich die Weimarer Republik in einer Phase relativer Stabilität befand, jene Zusammenarbeit ein. Zum anderen bestanden, wie oben bereits beschrieben (vgl. S. 314), zwischen der psychiatrischen Eugenik bzw. Erbbiologie und der offenen Fürsorge inhaltliche Gemeinsamkeiten und ähnliche Zielvorstellungen. Das seit spätestens 1923 konsequent verfolgte Bestreben der Erlanger Reformpsychiater, möglichst alle psychisch kranken und abnormen Personen des Fürsorgegebiets zu erfassen und zu registrieren, begrüßte Ernst Rüdin mit Nachdruck, denn es stellte der psychiatrischen Erbbiologie in Aussicht, zukünftig statistische Untersuchungen im großen Stil durchführen zu können. Zudem standen die von den Prinzipien der psychischen Hygiene geprägten Zielvorstellungen der Erlanger Fürsorgepsychiatrie, im Rahmen der Schutzaufsicht und Psychopathenfürsorge in reglementierender und normierender Weise auf die Gesellschaft einzuwirken und der Entstehung psychischer Erkrankungen in der Bevölkerung vorzubeugen, der erklärten Absicht der psychiatrischen Eugenik nahe, im Sinne der Volksgesundheit krankhaftes Erbgut in der Bevölkerung auszuschalten.

Obwohl sich Kolb, Faltlhauser und die Erlanger Fürsorgeärzte Grimm und Schuch der Bedeutung von Umwelteinflüssen und sozialen Faktoren auf das Verhalten und Wohlbefinden von Patienten durchaus bewusst waren, sahen sie ihre Aufgabe letztlich nicht so sehr darin, eine Verbesserung der Lebensverhältnisse ihrer Patienten anzustreben, sondern vielmehr eine Verhaltensänderung und Angepasstheit ihrer Klientel mit Hilfe disziplinierender und repressiver Maßnahme herbeizuführen, wie z.B. durch die Unterbringung in „Psychopathenheimen" mit Arbeitszwang.[985] Wie bereits geschildert, förderte der therapeutische Aktivismus der Reformpsychiater, ihr Bestreben dem Ohnmachtsgefühl und einem sich allmählich in der Außenfürsorge (wie zuvor in der Anstaltsfürsorge) anbahnenden therapeutischen Nihilismus zu entkommen, ihre Radikalisierung.[986] Ohne apologetisch sein zu wollen, gilt es festzuhalten, dass die alltäglichen, frustrierenden Erfahrungen der Fürsorgeärzte diesen Radikalisierungsprozess begünstigten. Im Gegensatz zu ihren Kollegen in den Anstalten und psychiatrischen Kliniken sahen sich die Fürsorgeärzte tagtäglich mit schwerwiegenden Fällen häuslicher Gewalt, Alkoholismus und scheinbar unlösbaren, familiären Konfliktsituationen konfrontiert, die durch das enorme soziale Elend, insbesondere als Folge der Weltwirtschaftskrise, noch einmal verschärft wurden (vgl. hierzu S. 258 ff.). Diverse Formen sozialer Unterstützung gehörten zwar zum Repertoire der Fürsorge, doch deren Effekt war den von einem therapeutischem Aktivismus getriebenen Fürsorgeärzten zu geringfügig; eher als einem therapeutischen Nihilismus zu verfallen, strebten sie die Anwendung wirkungsvollerer Mittel an, die eine längerfristige Lösung der alltäglich in der Fürsorge sie beschäftigenden Probleme darstellen würde. Die vermeintlich kranke Erbanlage der psychisch Kranken, der Psychopathen, der „geistig Minderwertigen" war die Stellschraube an der zu drehen war; inwiefern die Lebensbedingungen oder gesellschaftliche Faktoren eine Erkrankung oder aberrantes Verhalten verursacht oder begünstigt hatten, war für die Erlanger Reformpsychiater nicht entscheidend. In der durch das *Gesetz zur Verhütung erbkranken Nachwuchses* legalisierten Zwangssterilisation glaubten sie letztlich ein Mittel zu erhalten, das ein effektives Agieren versprach, nicht zuletzt da es außer seiner präventiven Wirkung auch eine einschüchternde und disziplinierende aufwies. Die Fürsorgeärzte Grimm und Schuch hielten im Fürsorgebericht 1934 fest:

> „Es drängte sich gerade dem Fürsorgearzt, der die Gelegenheit hatte, in solchen belasteten Familien ein- und auszugehen und die unglückselige Auswirkung des krankhaften Erbstromes immer wieder mit eigenen Augen zu sehen, besonders stark der dringende Wunsch auf, aus der Untätigkeit und Hilflosigkeit gegenüber diesem sinnlosem Geschehen einen Ausweg zu sehen. Deshalb fand das neue Gesetz vielleicht gerade in den Kreisen der Fürsorgeärzte den stärksten und freudigsten Widerhall."[987]

---

985 Faltlhauser: Erfahrungen 1925, S. 123 f.; Faltlhauser: Krankheitsformen 1927, S. 273–275.
986 Siemen: Reformpsychiatrie 1993, S 107 f.
987 HA-BZK Erlangen: Fürsorgebericht 1934, S. 3.

Wie an diesem eindrücklichen Zitat ersichtlich, beruhte die engagierte Mitarbeit der Fürsorgeärzte bei der Ausführung des GzVeN nicht so sehr auf einer Überlebensstrategie, die offene Fürsorge vor einschneidenden Sparmaßnahmen zu schützen, als vielmehr auf einer bereits seit längerem entwickelten Überzeugung der Ärzte, mittels eugenischer Methoden eine wirksame Prävention betreiben zu können.[988] Die in den Jahren zuvor engagiert vorangetriebene Erfassung und Registrierung von geistig abnormen Personen, u.a. im Zuge der Durchkämmung des ländlichen Fürsorgegebiets, erlaubte ihnen dabei einen unmittelbaren Zugriff auf erbkranke Patienten:

> „Unsere Kartotheken, Aufzeichnungen und Krankengeschichten sind mit einem Schlag zu einem wertvollen Hilfsmittel in dem neu aufgenommenen Kampf um die Volksgesundheit geworden. Von Anfang an konnte aufgrund unserer persönlichen Kenntnis der besonderen Verhältnisse der in Fürsorge stehenden Erbkranken in der Ausführung des Gesetzes planmässig vorgegangen werden."[989]

Wie Nachforschungen Astrid Leys ergaben, wurden in den Jahren von 1934 bis 1945 etwa 1000 Menschen durch die Erlanger offene Fürsorge zur Sterilisation angezeigt.[990] Bei der Ausführung des GzVeN hatten die Fürsorgeärzte primär eine zuarbeitende Funktion, da sie im Gegensatz zu den Amtsärzten nicht befugt waren, eine Sterilisation von außerhalb der Anstalt lebenden Personen zu beantragen.[991] Die in der umfangreichen Fürsorgekartei sich befindenden Patientenunterlagen wurden von den Fürsorgeärzten dazu verwendet, alle Patienten der offenen Fürsorge zu identifizieren, die ein vom Sterilisationsgesetz benanntes Krankheitsbild aufwiesen. Bis zum Jahre 1935 war es ihnen so möglich, alle als erbkrank diagnostizierten Menschen des „bisherigen Krankenstandes" anzuzeigen.[992] Darüber hinaus übernahmen die Erlanger Fürsorgepsychiater, wie Ley darlegt, noch weitere Aufgaben im Rahmen des Sterilisationsgesetzes, wie beispielsweise die Ausarbeitung offizieller Antragsgutachten, die Beratung der Erbgesundheitsgerichte sowie die Erhebung der oftmals im Rahmen eines Sterilisationsverfahrens notwendigen Familienanamnese.[993] Die Bedeutung

---

988 Bernd Walter stellte bereits fest, dass die Grundlage der Radikalisierung der Reformpsychiatrie hauptsächlich auf ihrer Rezeption eugenischer und rassenhygienischer Konzepte beruhte. Vgl. Walter: Psychiatrie Gesellschaft 1996, S. 429.
989 HA-BZK Erlangen: Fürsorgebericht 1934, S. 4.
990 Ley: Zwangssterilisation 2004, S. 220 ff.
991 Schmuhl: Gesellschaft 2016, S. 216, S. 219, S. 239 f.
992 Zitiert nach Ley: Zwangssterilisation 2004, S. 221.
993 HA-BZK Erlangen: Brief verfasst i.A. des stellvertretenden Direktors der Anstalt, Wilhelm Caselmann, an Bezirksregierung, Kammer des Innern vom 12. März 1934.

professionspolitischer Motive für die engagierte Mitarbeit der Fürsorgeärzte bei der Umsetzung des GzVeN arbeitet Ley ebenso eindrücklich heraus.[994] Einen Blick aus der Patientenperspektive gewährt Philipp Rauhs ergreifende Darstellung des Leidenswegs des Erlanger Anstaltspatienten Hubert D., der Opfer der Zwangssterilisation und NS-„Euthanasie" wurde.[995]

Trotz der primär zuarbeitenden Rolle der offenen Fürsorge bei der Ausführung des GzVeN muss bemerkt werden, dass Hubert Schuch, seit 1929 Leiter der offenen Fürsorge, im Jahre 1934 zum stellvertretenden Richter beim Erbgesundheitsgericht Erlangen ernannt wurde und in dieser Tätigkeit regelmäßig über Anträge zur Zwangssterilisation entschied.[996] Schuch, der 1934 darüber hinaus zahlreichen NS-Organisationen beitrat, wurde 1938 zum Direktor der Heil- und Pflegeanstalt Ansbach ernannt und war in dieser Funktion maßgeblich an den Krankenmorden während der NS-„Euthanasie" beteiligt.

Entgegen der Hoffnung Kolbs und anderer im Verband für psychische Hygiene organisierten Reformpsychiater, die offene Fürsorge könne zu einem unverzichtbaren Teil der NS-Erbgesundheitspolitik werden, übernahmen die mit dem *Gesetz zur Vereinheitlichung des Gesundheitswesens* im Juli 1934 gegründeten, den einzelnen Stadt- und Landkreis zugeordneten Gesundheitsämter die erbbiologische Bestandsaufnahme, die Führung von Erbkarteien und die Verwaltung eines Erbarchivs.[997] Wie Schmuhl interessanterweise feststellte, waren Ernst Rüdin und Hans Roemer durch diese Entwicklung äußerst beunruhigt, da sie eine völlige Auflösung der Außenfürsorgedienste befürchten mussten. In ihrem Bittschreiben an das Reichsinnenministerium, in dem sie für den Erhalt der psychiatrischen Außenfürsorge eintraten, wiesen sie auf die wichtige Mitwirkung der offenen Fürsorge an der Ausführung des GzVeN, insbesondere in Bayern, hin: „Ein Abbau des Außendienstes würde daher die Anstalten ihres wichtigsten Organes zur Lösung ihrer heutigen rassenhygienischen Aufgaben berauben und ihnen die Fortsetzung ihrer bisherigen Arbeit unmöglich machen."[998] Sie befürchteten, die Psychiatrie würde ohne die von der Anstalt ausgehende offene Fürsorge an Einfluss und Bedeutung im Rahmen der NS-Erbgesundheitspolitik verlieren.

---

994 Ley: Zwangssterilisation 2004, S. 223, S. 227 f.
995 vgl. Rauh: ein Opfer 2016, S. 285–293.
996 HA-BZK Erlangen: Fürsorgebericht 1934, S. 9.
997 Schmuhl: Gesellschaft 2016, S. 239 f.
998 MPIP-HA GDA 127: Brief Rüdin und Roemers an das Reichsinnenministerium vom 24. Dezember 1934. Zitiert nach Schmuhl: Gesellschaft 2016, S. 239 f.

Letztlich konnten die Bemühungen Rüdins und anderer namhafter Psychiater den kontinuierlichen Abbau der Außenfürsorgedienste (wie die offene Fürsorge nurmehr bezeichnet wurde) nicht aufhalten. Nachdem Anstalten vielerorts gegen Ende der 1930er Jahre keine Außenfürsorge mehr ausübten, mussten die übrigen Anstalten, so auch die Heil- und Pflegeanstalt Erlangen, mit Beginn des Zweiten Weltkriegs ihren externen Dienst einstellen.

4.2 Kolbs letzte Monate als Direktor der Heil- und Pflegeanstalt: Das Ende der Erlanger Reformpsychiatrie

4.2.1 Die ersten Monate der NS-Herrschaft in Erlangen und Mittelfranken

Das folgende Unterkapitel skizziert die Geschehnisse in Erlangen und Nürnberg nach der Machtübernahme durch die Nationalsozialisten, um Kolbs letzte Monate als Direktor der Heil- und Pflegeanstalt in ihrem historischen Zusammenhang näher zu beleuchten. Beim Direktor wie auch dem übrigen Personal der unmittelbar im Stadtgebiet befindlichen Heil- und Pflegeanstalt werden die Ereignisse vor Ort sicherlich einen gewissen Eindruck hinterlassen haben. Zwar ist nicht bekannt, wie Kolb die gewalttätigen Aktionen der Nationalsozialisten beurteilte, doch erscheint es sinnvoll, sich zu vergegenwärtigen, was mitten in der Erlanger bzw. Nürnberger Öffentlichkeit vor sich ging, als Kolb mit führenden NS-Politikern Mittelfrankens in z.T. durchaus gewogenem Tonfall korrespondierte.

Adolf Hitler (1889–1945) war am 30. Januar 1933 zum Reichskanzler ernannt worden. Einen Monat später, am 28. Februar 1933, wurde infolge des Reichstagsbrands die *Verordnung des Reichspräsidenten zum Schutz von Volk und Staat* erlassen, wodurch die Bürgerrechte größten Teils außer Kraft gesetzt und tausende politische Gegner inhaftiert wurden. Anfang März 1933 überfiel in Erlangen eine 120 Mann starke Truppe aus SA- und SS-Männern die Räumlichkeiten der SPD-Kreisleitung, des bereits verbotenen sozialdemokratischen Erlanger Volksblattes und der Arbeiterjugend in der Nürnbergerstrasse.[999] In der Henkestrasse wurde das sogenannte Volksheim von der SA gestürmt, der SPD-Vorsitzende und Redakteur des Erlanger Volksblatts, Michael Poeschke (1901–1959), sein Stellvertreter Peter Zink sowie andere SPD-Mitglieder körperlich schwer misshandelt und verhaftet. Poeschke wurde wenig später ins KZ Dachau verschleppt. Zwar wurde er im Juni 1934 entlassen, er erhielt jedoch

---

999 Ziegler: Nationalsozialismus in Erlangen 1982, S. 575 f.

fortan Heimatverbot. Nach dem Krieg sollte er von 1946–1959 Oberbürgermeister in Erlangen sein.[1000]
Ähnlich wie in der Hugenottenstadt wurden auch in anderen Städten und Gemeinden Mittelfrankens politische Gegner der Nationalsozialisten rigoros verfolgt, um letztlich jegliche oppositionelle Vereinigung auszuschalten. Dabei agierten die Nationalsozialisten keineswegs allein, sondern durften sich bei ihren Überfällen oftmals der tatkräftigen Unterstützung der Polizei erfreuen. Die Gefängnisse waren vielerorts sehr bald überfüllt.[1001]

Am 1. März 1933 wurde die letzte Sitzung des demokratisch gewählten Nürnberger Stadtrates abgehalten. Mit der Reichstagswahl vom 5. März 1933, bei der die NSDAP in Mittelfranken 51,6 % der Stimmen im Verhältnis zur Gesamtwählerzahl erhielt, vollzog sich die Etablierung des totalitären Staates nun vollends auch auf kommunaler Ebene.[1002] Im Zuge der Gleichschaltung wurden in den Bezirksämtern SA- bzw. SS-Sonderkommissare zur Überwachung der Vorstände eingesetzt, sodass alle Amtsgeschäfte fortan im nationalsozialistischen Sinne fortgeführt wurden. Am 13. März wurde der rechtmäßige Oberbürgermeister Nürnbergs, Hermann Luppe (1874–1945), dazu gedrängt, sich aus dem Rathaus zurückzuziehen, wenige Tage später nahm ihn die SA in Schutzhaft.[1003] Das Amt des Oberbürgermeisters bekleidete fortan der NSDAP-Fraktionsvorsitzende Willy Liebel.[1004]

Am 1. April 1933 erfolgten unter der Leitung des sogenannten Frankenführers Julius Streicher (1885–1946) in Nürnberg, Fürth und Erlangen Boykott-Maßnahmen gegen jüdische Geschäfte, Warenhäuser, Kanzleien und Arztpraxen. SA-Männer waren hierfür bereits am Morgen angerückt, um sich mit Plakaten und Schildern vor den Eingängen jüdischer Geschäfte und Büros zu positionieren und auf einschüchternde Weise vor dem Kauf bzw. Umgang mit jüdischen Bürgern zu warnen.[1005] Am 19. April rief der aus Studenten und Dozenten der Universität sowie NSDAP-Vertretern bestehende „Kampfausschuss" dazu auf, den „Plunder jüdisch-marxistischen Gedankenguts" und „volksfremder, pazifistischer Gefühlsduseleien" auf den Scheiterhaufen zu werfen. Wenig später, am 12. Mai 1933, wurden mitten auf dem Erlanger Schlossplatz über 1500 Bücher sowie 1000 Zeitschriften und Zeitungen verbrannt. Die

---

1000 Ebd., S. 556.
1001 Hambrecht: Braune Bastion 2017, S. 306.
1002 Ebd., S. 304, S. 385.
1003 Ebd., S. 307.
1004 Pommereit: SPD-Geschichte 2016, S. 12 f.
1005 Sponsel: Erlanger Juden 1982, S. 646.

herbeigeschaffte Literatur stammte dabei größtenteils aus der Erlanger Bevölkerung und der Universitätsbibliothek.[1006]

Die Vorfälle gegenüber jüdischen Bürgern und politischen Gegnern in Erlangen stellten mitnichten ein neuartiges Phänomen dar, auch wenn sie in ihrer Ausprägung von einer bislang einzigartigen Vehemenz waren. In der Universitätsstadt war der Nationalsozialismus bereits seit Jahren präsent und hatte insbesondere unter den Studenten großen Rückhalt. So erzielten die Nationalsozialisten beispielsweise bereits 1929/30 bei den Wahlen des allgemeinen Studentenausschusses mit 51 % die absolute Mehrheit und bekamen 1930/31 sogar 76 % aller Stimmen.[1007] Auch die medizinische Fachschaft war von den Nationalsozialisten geprägt. Sie beschloss im Mai 1932, „Juden, Judenstämmige und nichtdeutschstämmige Ausländer" durch eine Satzungsänderung aus ihrer Organisation auszuschließen, da der „Arzt von Morgen [...] an den rassenpolitischen Fragen gar nicht mehr vorübergehen" könne und sich im Interesse seines Volkes dagegen zur Wehr zu setzen habe, „daß in Zeiten einer Überfüllung unseres Berufes fremdstämmige Ärzte in Deutschland bezahlte Posten bekleiden". Den faschistischen Bestrebungen begegnete zu diesem Zeitpunkt allerdings noch Widerstand. Der damalige Dekan der medizinischen Fakultät, Eugen Kirch (1888–1973), und der Universitätsrektor distanzierten sich deutlich von der „Klinikerschaft" und zwangen diese zur Rücknahme ihres Entschlusses.[1008] Unter dem Dekan Otto Goetze (1886–1955) vollzog die medizinische Fakultät jedoch bereits im nächsten Jahr den Kniefall vor dem NS-Regime; schon im Sommersemester 1933 wurden jüdische Studenten, insbesondere die der Human- und Zahnmedizin, zwangsexmatrikuliert.[1009]

4.2.2 Die Verordnung rigoroser Sparmaßnahmen durch den NS-Stadtrat Nürnberg und die NS-Bezirksregierung

Obwohl in den Jahren zuvor aufgrund ökonomischer Schwierigkeiten als Folge der Weltwirtschaftskrise bereits einschneidende Sparmaßnahmen verordnet

---

1006 Ebd., S. 648.
1007 Ziegler: Nationalsozialismus Erlangen 1982, S. 568.
1008 Erlanger Tagblatt vom 12.05.1932 zitiert nach Franze: Studentenschaft 1984, S. 36; Rauh: völkische Studentenbewegung 2016, S. 213.
1009 Sandweg: Die Dozentenschaft 1982, S. 42; zur Geschichte des Nationalsozialismus in Erlangen mit Blick auf die medizinische Fakultät der Friedrich-Alexander Universität vgl. Rauh: Medizin im Nationalsozialismus 2016, S. 221–226; Wittern-Sterzel: Denkmal 2016, S. 224 f.; Rauh: Erlanger Kliniker 2016, S. 226–242; Rauh: Medizinische Fakultät 2018, S. 65–126; Ude-Koeller: Reinmöller 2018.

worden waren, entschied der NSDAP-dominierte Kreistag, die finanziellen Mittel der Heil- und Pflegeanstalten im Jahre 1933 weiter zu kürzen. Hierdurch sollten insbesondere die extramuralen Versorgungsformen, die Familienpflege und die offene Fürsorge, großen Schaden nehmen.

Zu Beginn des Jahres 1933 wurden Plätze für Familienpflege gestrichen, sodass Patienten notgedrungen in die offene Fürsorge entlassen oder Heimen der Stadt Nürnberg übergeben werden mussten. Nachdem der durchschnittliche Verpflegungssatz für Patienten in Familienpflege bereits in den Jahren zuvor sukzessive herabgesetzt worden war, von 2,63 RM (Ende 1930) auf 2,22 RM (Ende 1931) und 1,97 RM (Ende 1932), sollte er Ende des Jahres 1933 eine abermalige Kürzung auf 1,64 RM erfahren.[1010]

Kolb versuchte der Kürzung von finanziellen Mitteln und sukzessiven Auflösung der Familienpflege durch die Nationalsozialisten verzweifelt Widerstand zu leisten. Einer aus finanziellen Gründen geplanten Einrichtung einer Pflegeabteilung in Ansbach widersprach er im Februar 1933 und trat stattdessen gegenüber dem Kreistag für den Erhalt und Ausbau der Familienpflege ein; diese würde ähnliche Einsparungen, wie sie eine Pflegeanstalt versprach, in Aussicht stellen, dabei aber die hoffnungsvollere und natürlichere Versorgungsform sein.[1011]

Wie bereits zuvor dargelegt (vgl. S. 150), hatte Kolb seit 1927 den Ausbau der Familienpflege vorangetrieben, um der kontinuierlich ansteigenden Belegung der Anstalt gegenzusteuern. Dieses Ziel versuchte er unter den neuen Machtverhältnissen weiter zu verfolgen und sprach sich gegenüber der NS-Bezirksregierung nachdrücklich dafür aus, neben einer Steigerung der Entlassungen der Familienpflege als billigste und therapeutisch gesehen aussichtsvollste Versorgungsform mehr Gewicht zu verleihen. Auffallend ist hierbei

---

1010 HA-BZK Erlangen: Jahresbericht 1933, S. 35; in Anbetracht der finanziellen Notlage zog die Bezirksregierung darüber hinaus die Schließung einer Anstalt des neugeschaffenen Regierungsbezirks Ober- und Mittelfranken, d.h. entweder Erlangen, Ansbach, Bayreuth oder Kutzenberg in Erwägung. Kolb hielt dieses Vorhaben zwar nicht für durchführbar, räumte aber ein, man müsse aufs Gründlichste prüfen, ob zu einem späteren Zeitpunkt, bei der Zusammenlegung aller drei fränkischen Kreise eine der insgesamt sechs dort befindlichen Anstalten geschlossen werden könnte, vgl. StadtAN, C 29 Dir A Nr. 156: Bericht über die Besprechung Kolbs mit Benno Kuhr vom 28. Juni 1933.

1011 StadtAN, C 29 Dir A Nr. 156: Abschrift eines Auszuges aus dem Bericht der Heil- und Pflegeanstalt Erlangen vom 14. Februar 1933 an die Regierung von Mittelfranken, Kammer des Innern.

allerdings, dass Kolb nun nicht mehr, wie er es im Rahmen seiner Vorträge vor dem Verein bayerischer Psychiater in den Jahren 1908 und 1911 getan hatte, mit dem Patientenwohl argumentierte. Vielmehr schien seine Ausdrucksweise nun die Sprache der neuen Machthaber widerzuspiegeln: Den Kranken im Rahmen der Familienpflege in normale Lebensverhältnisse zu versetzen, bedeutete laut Kolb, „sie der Verwöhnung durch Zentralheizung, Pflegepersonal, Fehlen einer ernsten Beschäftigung mit regelmässigen Pflichten" zu entziehen und „einer natürlichen Auslese in zulässigem Umfang" preiszugeben.[1012] Die behauptete Verwöhnung der von regelmäßigen Pflichten befreiten Kranken erinnert dabei an die Vorstellung der Nationalsozialisten von Psychiatriepatienten als „nutzlose Esser" und „Sozialschmarotzer". Abgesehen davon war eine derartige Behauptung abwegig, bedenkt man die aufgrund der Überfüllungszustände schwierigen Lebensumstände in der Anstalt Erlangen zu dieser Zeit, die alles andere als eine Verwöhnung der Kranken bedeuteten. Die zweite Behauptung Kolbs, Patienten sollten der natürlichen Auslese preisgegeben werden, zeugt hingegen von einer gewissen sozialdarwinistischen Denkweise, die das gesellschaftliche Leben als eine Art Überlebenskampf und Selektion der Stärkeren verstand.[1013]

Ob Kolb glaubte, die Nationalsozialisten eher davon überzeugen zu können, die Familienpflege bestehen zu lassen bzw. weiterauszubauen, indem er seine Argumentationsweise ihren Überzeugungen anpasste, oder ob Kolbs Sichtweise auf die Patienten sich tatsächlich zum Negativen verändert hatte, darüber kann nur spekuliert werden.

Aufgrund des Inkrafttretens des *Gesetzes zur Verhütung erbkranken Nachwuchses* musste die Familienpflege im Jahre 1934 zurückgefahren werden, da sogenannte erbkranke Patienten erst sterilisiert werden mussten, ehe man sie in Pflegefamilien unterbringen konnte.[1014] In Wirklichkeit erfolgte allerdings keine ziffernmäßig signifikante Rückverlegung. Auf Beschluss der NS-Bezirksregierung sollte die Familienpflege stattdessen im weiteren Verlauf der 1930er Jahre sukzessive abgebaut werden: Während sich im Jahre 1934 noch 104 Patienten in Familienpflege befanden, ging ihre Zahl in den Folgejahren auf 68 (1935) und 52 (1936) zurück.[1015] 1938 wurden die letzten Patienten aus

---

1012 StadtAN, C 29 Dir A Nr. 156: Bericht über die Besprechung Kolbs mit Benno Kuhr vom 28. Juni 1933.
1013 Zum Begriff „nutzlose Esser" vgl. Koppehl: „Euthanasie" 2021.
1014 HA-BZK Erlangen: Jahresbericht 1934, S. 38.
1015 MacLachlan Franks: Kolb 1939, S. 74.

der Familienpflege zurück in die Heil- und Pflegeanstalt verlegt, die, wie an späterer Stelle erläutert, aus Wirtschaftlichkeitsgründen mit Patienten überbelegt worden war (vgl. hierzu S. 364 f.).[1016]

Ähnlich wie die Familienpflege nahm auch die offene Fürsorge im Zuge der Sparmaßnahmen deutlichen Schaden. Am 13. März 1933 wurden auf Geheiß einer Direktorial-Verfügung durch den Nürnberger Stadtrat Walter Eickemeyer (1886–1959), einem sogenannten „Märzgefallenen", weitere unverzüglich durchzuführende Sparmaßnahmen verordnet.[1017] Ab 1. April wurden die bislang genehmigten sieben Freifahrtkarten, die es dem Fürsorgepersonal erlaubten, tagtäglich seine zahlreichen Patientenbesuche in der Stadt absolvieren zu können, gestrichen. In ihrer Mobilität drastisch eingeschränkt, war es den Fürsorgepflegerinnen und -ärzten damit nicht möglich, die für ein erfolgreiches Arbeiten der offenen Fürsorge notwendigen Visiten abzuhalten. Empört richtete sich der Nürnberger Fürsorgearzt Ewald Grimm an das städtische Gesundheitsamt, man empfinde „diese Maßnahme als eine durch nichts gerechtfertigte Härte". Schließlich leiste die Fürsorgestelle Nürnberg mindestens 2/3 ihrer Arbeit im Interesse der Stadt und nicht im Interesse des Kreises, welcher ihr eigentlicher Träger war. Grimm führte zudem an, dass von den 4097 Fürsorgepatienten des Jahres 1932 (1123 davon in latenter Fürsorge, vgl. S. 201) allein 1096 der Fürsorgestelle von der Stadt zur Betreuung zugewiesen worden waren, ohne je in einer mittelfränkischen Anstalt untergebracht worden zu sein. Rund 2/3 der insgesamt 241 von Grimm begutachteten Einzelfälle seien zudem von städtischen Stellen, wie dem Wohlfahrtsamt, der Amtsvormundschaft und dem Pflegekinderschutz, zugewiesen worden.[1018] Ob Grimm mit seiner Beschwerde Erfolg hatte und die Maßnahme zurückgenommen wurde, ließ sich anhand

---

1016 StadtAN, C 29 Dir A Nr. 122: Staatsministerium des Innern an die Regierung von Oberfranken und Mittelfranken bezüglich des Pflegepersonals der Heil- und Pflegeanstalten vom 22. Februar 1938; Ebd.: Schreiben des Oberregierungsrats Hetzel an Regierung von Oberfranken und Mittelfranken bezüglich des Pflegepersonals der Heil- und Pflegeanstalten vom 29. März 1938; zwar fand die Familienpflege vorübergehend zu Beginn des Krieges wieder Verwendung, um in der Anstalt Platz für ein Reservelazarett zu schaffen, doch wurde sie 1941 endgültig abgeschafft, vgl. Siemen: Heil- und Pflegeanstalt Erlangen 1993, S. 162.
1017 HA-BZK Erlangen: Schreiben des städtischen Gesundheitsamts an die Fürsorgestelle Nürnberg vom 28. März 1933.
1018 Ebd.: Schreiben Ewald Grimms an das städtische Gesundheitsamt Nürnberg vom 29. März 1933.

der untersuchten Archivalien nicht eindeutig feststellen. Da die offene Fürsorge aber zunächst weiter operierte, ist davon auszugehen.

Eine weitere auf Beschluss des nationalsozialistisch dominierten Nürnberger Stadtrates zum 1. April 1933 in Kraft tretende Sparmaßnahme war die Auflösung der seit 8½ Jahren bestehenden Feldbaugruppe Schniegling. Diese Verfügung empfanden die Fürsorgeärzte als sehr einschneidend und bedauernswert, hatte die Feldbaugruppe doch bislang mit einigem Erfolg alkoholkranke Fürsorgepatienten im Rahmen eines Arbeitsprogramms unter Supervision der offenen Fürsorge rehabilitiert.[1019] Am 28. März versuchte der Nürnberger Fürsorgearzt Ewald Grimm anlässlich einer Besprechung im Amtszimmer des Stadtrates Robert Plank (1889–1949) eine Revision der Entscheidung herbeizuführen. Neben Plank, der neuerdings NSDAP Mitglied war, und einigen Verwaltungsbeamten war auch der Bezirksarzt Sauerteig zugegen, der mit ziemlicher Sicherheit ebenso für einen Erhalt der Feldbaugruppe plädierte. Doch die Auflösung der Feldbaugruppe war, wie der anwesende Oberverwaltungsrat verkündete, eine beschlossene Sache, an der nichts zu ändern war.

Auch der Betrieb der Heil- und Pflegeanstalt war von den verschärften Sparmaßnahmen der Nationalsozialisten schwer betroffen. Nachdem bereits im August 1932 der Verpflegungssatz in der Anstalt von 3,50 RM auf 3,20 RM gesenkt worden war und die Verwaltung und Ärzteschaft der Anstalt sich um äußerste Sparsamkeit bemüht hatten, warnte Kolb die Bezirksregierung, dass die Verordnung weiterer Sparmaßnahmen die Funktionsfähigkeit der Anstalt gefährden würden. Er beantragte deshalb, den erzielten Überschuss des Rechnungsjahres 1932/33 der Anstalt für das Folgejahr zur Verfügung zu stellen.[1020]

Kolbs Haushaltsvoranschlag wurde zwar weitestgehend akzeptiert, doch beschloss die NS-Bezirksregierung am 14. Juli, weitere Einsparungen zu verordnen. Während die bislang gewährte Aufwandsentschädigung für das Fürsorgepersonal restlos gestrichen wurde, beschloss man zudem, den Verpflegungssatz in der Anstalt Erlangen zukünftig den oberfränkischen Anstalten anzugleichen, d.h. de facto weiter herabzusetzen von 3,20 RM auf 3 RM. Eine Maßnahme gegen die Kolb sich gesträubt hatte, da er den Vergleich mit den Anstalten Oberfrankens für unpassend hielt. Die herausfordernde großstädtische Klientel der Städte Nürnberg und Fürth verursachte der Anstalt Erlangen deutlich höhere Kosten, als die oberfränkischen Anstalten durch ihre

---

1019 Ebd.: Fürsorgebericht 1933, S. 2.
1020 StadtAN, C 29 Dir A Nr. 156: Bericht über die Besprechung Kolbs mit Benno Kuhr vom 28. Juni 1933.

vorwiegend aus ländlichen Gebieten stammenden Patienten hatten. Darüber hinaus forderte die nationalsozialistische Bezirksregierung von der Heil- und Pflegeanstalt, ab dem Rechnungsjahr 1934 in finanzieller Hinsicht völlig autark zu sein, d.h. sich allein durch ihre Einnahmen ohne Zuschüsse durch den Bezirk zu finanzieren.[1021]

4.2.3 Kolbs Konflikt mit einem Kreistagsmitglied und der Versuch, die Homöopathie an der Heil- und Pflegeanstalt Erlangen einzuführen

Trotz der Verhängung von einschneidenden Sparmaßnahmen scheint sich Liebel gegenüber der Erlanger Anstalt jedoch auch demonstrativ gönnerhaft gezeigt zu haben. Der von den Nationalsozialisten kontrollierte Kreistag schien zudem darum bemüht, eine gewisse Anteilnahme an der Anstalt und ihrer Kranken auszudrücken. So schrieb Kolb am 6. Mai 1933 an den neuen NS-Oberbürgermeister Nürnbergs und Kreistagspräsidenten:

„Sehr geehrter Herr Oberbürgermeister!
Sehr zu verehrender Herr Kreistagsvorsitzender!
Für die gütige Ueberweisung von 200. – RM zu Gunsten der Nürnberger Kranken danke ich vielmals; Sie haben mir durch die Spende eine grosse Freude bereitet. Ebenso sehr habe ich mich darüber gefreut, dass der Kreistag sich vor Beginn der Beratungen persönlich einen Einblick verschafft hat in die Versorgung der Kranken: wir Aerzte und unsere Kranken haben aus dem Besuche ersehen, dass die beteiligten Herrn Kreisräte warmen Anteil nahmen an den Kranken. Wir alle haben den Besuch warm begrüsst, der uns allen erleichtern wird die Opfer zu bringen, von denen unsere Anstalten nicht frei gehalten werden können angesichts der allgemeinen Notlage des Volkes.
Je nach dem Ergebnis meines Urlaubes werde ich mir gestatten mich nach dem Urlaub persönlich vorzustellen und die Sorgen, die mich für unser Volk, unsere Anstalten und für unser Irrenwesen, für unser Strafrecht bedrücken, dem Herrn Kreistagsvorsitzenden vorzutragen.
Bis dahin entscheidet sich auch, ob es meine Pflicht sein wird gerichtliches Einschreiten gegen ein Kreistagsmitglied zu beantragen.
In vorzüglicher Hochachtung und mit wiederholtem Danke,
Ihr ergebener Dr. Kolb"[1022]

1021 StadtAN, C 29 Dir A Nr. 156: Schreiben des Regierungspräsidenten Hans Georg Hofmann an Kreistagspräsidenten Liebel vom 6. September 1933 bezüglich des Haushaltsvoranschlags der Heil- und Pflegeanstalt Erlangen für das Rechnungsjahr 1933.
1022 StadtAN, C 29 Dir A Nr. 156: Brief Gustav Kolbs an Willy Liebel vom 6. Mai 1933.

Die im Brief geäußerte Absicht, das Ergebnis seines Urlaubs abwarten zu wollen, bevor er sich Liebel persönlich vorstelle und ihm seine Ansichten darlege, lässt erkennen, wie Kolb bereits im Mai 1933, augenscheinlich aus gesundheitlichen Gründen, einen Rückzug vom Dienst in Erwägung zog. Bezüglich der einschnürenden Sparmaßnahmen durch den nationalsozialistischen Kreistag zeigte sich Kolb insofern konziliant, als er sie als notwendiges Opfer in Anbetracht der Notlage des Volkes ansah.

Interessanterweise scheint Kolb mit einem Kreistagsmitglied, vermutlich bei der Begehung der Anstalt, in einen so heftigen Konflikt geraten zu sein, dass er tatsächlich erwog rechtliche Schritte einzuleiten. Ob die umfangreiche Beschwerdeschrift über die Heil- und Pflegeanstalt, die Liebel Mitte Juni an Kolb und den zuständigen Regierungsreferenten mit der Bitte um Durchsicht und kurze Stellungnahme weitergab, mit jenem Konflikt in Zusammenhang stand, ist anhand der vorliegenden Quellen nicht zu beurteilen. Liebel jedenfalls schien in der Sache Kolbs Partei zu ergreifen, da er nicht wünschte, dass der Beschwerdeführer bezüglich der Weitergabe an Kolb „einvernommen wird oder sonstwie Kenntnis davon erhält, daß sein Schriftsatz überhaupt einer amtlichen Bearbeitung unterzogen wird."[1023]

Durchaus denkbar ist, dass es sich in beiden Fällen um den Kreisrat, NSDAP-Politiker und Professor der Nürnberger Staatsschule für angewandte Kunst, Josef Pöhlmann (1882–1963), handelte, der als Kunstschmied im Dienste des Regimes mit der Gestaltung von Reichsadlerfiguren auf sich aufmerksam machte.[1024] Pöhlmann war laut eigener Aussage bei der Besichtigung der Anstalt Erlangen durch die Kreistagsmitglieder zu dem Entschluss gekommen, angesichts des Elends und der Überfüllung der psychiatrischen Anstalten „nichts unversucht lassen zu dürfen, um Besserung zu schaffen". Er wandte sich daraufhin im Juni 1933 an die Regierung von Mittelfranken:

> „Ich stelle daher den Antrag, daß zum Zwecke der rascheren Gesundung Nervenkranker und sonstiger Belasteter auch die freien Heilweisen, besonders die Homöopathie, versuchsweise zugelassen werden, da ich die Anschauung vertrete, daß dadurch den Menschen viel Krankheit und dem Staate hohe Kosten erspart bleiben."[1025]

1023 StadtAN, C 29 Dir A Nr. 156: Schreiben Liebels an die Regierung von Mittelfranken und Oberfranken vom 15. Juni 1933.

1024 Gnugesser-Mair: Nürnberger Künstlerlexikon 2016, S. 10 f.; Bröder: Hitlers Lieblingskünstler 2012.

1025 StadtAN, C 29 Dir A Nr. 122: Antrag des NSDAP Kreisrats Prof. Josef Pöhlmann an die Regierung von Mittelfranken, Kammer des Innern vom 30. Juni 1933 [Hervorhebungen stammen aus dem Original].

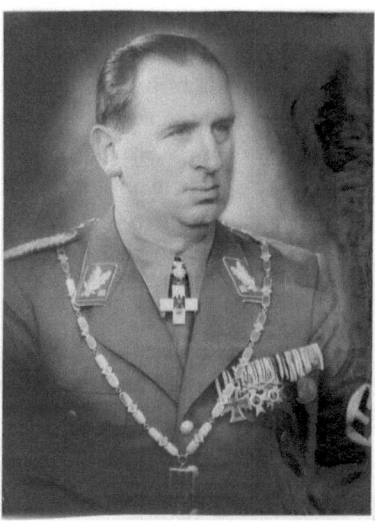

Abb. 29: Der nationalsozialistische Kreistagspräsident und Oberbürgermeister Nürnbergs, Willy Liebel (1897–1945), im Jahre 1937 (Bundesarchiv Bild 183-S32607).

Laut Pöhlmann durften die Heilerfolge der „nichtapprobierten, aber langjährig bewährten Heilpraktiker" in der Zeit des Wiederaufstiegs des deutschen Volkes nicht länger verschwiegen werden. Dass er dadurch auf Konfrontationskurs mit den Ärzten ging, war ihm bewusst, so zitierte er diesbezüglich einen ihm seit langem bekannten „Naturheilkundigen" wie folgt: „Für uns ist offengestanden der ewige Kampf mit der Ärzteschaft ganz gut. Wir müssen sorgfältigst arbeiten, denn überall lauert die Nachprüfung und Verfolgung. Wir bleiben frisch, immer neu suchend, aufbauend mit naturgemäßen Mitteln. Wir sind eigentlich die wahrhaftige Erneuerung der Heilkunst." Um die allopathische Medizin zu diskreditieren, versuchte Pöhlmann anhand eines vermeintlichen Zitats des Münchener Professors für Rassenhygiene, Fritz Lenz (1887–1967), den Fachärzten die Absicht zu unterstellen, an der wirklichen Bekämpfung von Erkrankungen nicht interessiert zu sein, da sie hierdurch ihre eigene Existenzgrundlage gefährden würden. Im Kontext des Briefes wird klar ersichtlich, dass Pöhlmann diesen Vorwurf explizit an die Psychiater richtete. Seine Forderung beschloss er mit den Worten: „Armes Deutsches Volk, mit Impf- und anderen Giften schwer belastet! Helfen Sie eine neue Wissenschaft zum Heile der Menschheit, insbesondere des deutschen Volkes, zu fördern. Heil Hitler!"[1026]

1026 Ebd.

Der vom NSDAP-Kreisratsmitglied Pöhlmann gestellte Antrag, die homöopathische Behandlung an der Anstalt Erlangen einzuführen, durfte auf die prominente Zustimmung des Gauleiters Julius Streicher (1885–1946) hoffen, der ebenso ein Befürworter der Homöopathie und Impfgegner war.[1027] Für Gustav Kolb, der bereits 1921 die Unwissenschaftlichkeit in Anthroposophie und Okkultismus öffentlich kritisiert hatte, musste der Antrag eine ungeheure Provokation darstellen.[1028] Obgleich über den weiteren Verlauf des Sachverhalts nichts bekannt ist, wurde die Homöopathie nicht, auch nicht versuchsweise, an der Anstalt Erlangen eingeführt.

4.2.4 „Wenn ich gesund wäre, würde ich selbst versuchen sie durchzusetzen." – Kolbs Pläne für die weitere Entwicklung der praktischen Psychiatrie

Obwohl gesundheitlich schwer angeschlagen, versuchte Kolb auch nach der Machtübernahme durch die Nationalsozialisten weiterhin Einfluss zu nehmen auf die Entwicklung der praktischen Psychiatrie in Bayern. Wie in einem späteren Unterkapitel näher erläutert (vgl. ab S. 376), kann sein Verhältnis zu den Nationalsozialisten dabei weder als Anhängertum noch als oppositionell beschrieben werden. Ob auf Basis gewisser Sympathien oder aus rein pragmatischen Gründen, feststeht, dass sich Kolb in der ersten Hälfte des Jahres 1933, um eine erfolgreiche Zusammenarbeit mit den Nationalsozialisten bemühte. Am 29. Juni 1933, rund zwei Wochen vor Verabschiedung des *Gesetzes zur Verhütung erbkranken Nachwuchses,* auf dessen Grundlage die Zwangssterilisation von sogenannten erbkranken Menschen legitimiert wurde, schrieb Kolb an Ernst Rüdin:

> „Beiliegend übermittle ich einen Bericht an meinen Kreistag bzw. an Herrn Kreistagsreferenten [Benno Kuhr (1896–1955)] und an Herrn Kreistagspräsidenten [Willy Liebel], die beide der NSDAP angehören und den Eindruck tüchtiger und charaktervoller

---

1027 Jütte: Homöopathie Nationalsozialismus 2014; Streicher soll laut dem späteren Direktor der Heil- und Pflegeanstalt Werner Leibbrand bisweilen auch im weißen Arztkittel gekleidet in der Erlanger Frauenklinik erschienen sein, um den dortigen Professoren Naturheilkunde „beizubringen". Zitiert nach: Voggenreiter/Ude-Koeller: NS-„Euthanasie" Erlangen 2022, S. 267; Ewald Grimm beschrieb Streicher auf ähnliche Weise, dieser sei ein „Oberpsychopath" gewesen, der „in alles dreinredete" und sich überall einmischte, vgl. PA Grimm, Nachlass Ewald Grimm: Memoiren, S. 7.
1028 Kolb: Okkultismus 1921.

Männer machen, die gewohnt sind ihre Pläne durchzuführen. Aus diesem beiliegenden Bericht können Sie auch ersehen, welche Pläne ich für unsere Kreisirrenanstalten für notwendig halte. Wenn ich gesund wäre, würde ich selbst versuchen sie durchzusetzen. Unter den tatsächlichen Verhältnissen muß ich mich darauf beschränken dem berufenen Vertreter meinen Rat zu geben sofern er Gewicht darauf legt."[1029]

Gegenüber Rüdin offenbarte Kolb im weiteren Verlauf des Briefes seine Frustration, bei Friedrich Ast (1872–1956), jenem berufenen Vertreter der praktischen Psychiatrie in Bayern, keine Unterstützung mehr für seine Pläne zu finden. Nach dem Tod Friedrich Vockes (1865–1927) war Ast zum Direktor der seit 1931 zusammengelegten Anstalt Eglfing-Haar ernannt worden, der größten Anstalt Bayerns.[1030] Bereits mit seinem Vorgänger Vocke war Kolb wiederholt in Konflikte geraten, weil die Leitung Eglfings aufgrund ihrer Nähe zum Ministerium in München auf gesundheitspolitische Entscheidungen besonderen Einfluss nahm (vgl. Aussagen Grimms auf S. 146). Von Ast hatte sich Kolb jedoch vermutlich ein gewisses Maß an Unterstützung erhofft, da er zu dessen Gunsten im Jahre 1928, wohl aus gesundheitlichen Gründen, auf den Vorsitz des Vereins bayerischer Psychiater verzichtet hatte. Zudem hatte er seinen Kollegen als Mitglied des Obermedizinalausschusses empfohlen, einem Gremium, dem im Staatsministerium des Inneren eine beratende und begutachtende Funktion zukam.

Obwohl Ast seinen älteren Kollegen zunächst in freundschaftlicher Weise um Rat gebeten hatte, verfolgte er seit einiger Zeit Pläne, welche Kolb für falsch hielt.[1031] In Übereinstimmung mit den Überzeugungen der Nationalsozialisten trat der Direktor Eglfing-Haars wie die Mehrheit der Anstaltsdirektoren aus

---

1029 MPIP-DFA-GDA 127: Brief Kolbs an Rüdin vom 29. Juni 1933.
1030 Kreuter: Lexikon 1996, S. 1498 f.
1031 Im Original heißt es: „Vertreter der praktischen Psychiatrie in Bayern war bisher der Direktor von Eglfing-Haar als Mitglied des Obermedicinalausschusses, den ich nach dem Tode von Vocke selbst als dessen Nachfolger empfohlen habe, da er im bezug auf Intellekt den anderem Bewerber, Herrn Dr. von Hößlin-Ansbach [Carl von Hößlin (1876–1949), Direktor der Anstalt Ansbach] weit überragt und ausserdem nicht jene eigentümliche Mischung von Halsstarrigkeit und Nachgiebigkeit zeigt, wie jener. Herr Ast hat bisher in freundschaftlicher Weise meinen Rat gesucht und angenommen. Seit Mitte des vorigen Jahres geht er unter dem Einflusse eines mir unbekannten Collegen Wege, die mir unrichtig scheinen. Sie sind in Punkt 2 des beiliegenden Berichtes als Ansicht der meisten Direktoren verzeichnet; auch hinsichtlich der Familienpflege (Punkt 3) finde ich keine Unterstützung bei ihm." Vgl. MPIP-DFA-GDA 127: Brief Kolb an Rüdin vom 29. Juni 1933.

finanziellen Gründen für eine Maximalbelegung der Anstalten ein. Man argumentierte diesbezüglich, dass Einsparungen durch eine Abnahme der Anstaltspopulation nicht zu erwarten seien, da die Betriebe dann unwirtschaftlich arbeiten würden.

Kolb relativierte diese Ansicht allerdings nachdrücklich: Durch einen Abbau von bis zu 10 % des Krankenstandes wären Einsparungen sehr wohl möglich, gerade weil die im Rahmen der Familienpflege anfallenden Verpflegungskosten geringer waren als die Kosten einer Anstaltsversorgung. Das „verarmte Deutschland" war Kolbs Ansicht nach in den nächsten Jahren nicht in der Lage, weiterhin die bisherige Zahl an Patienten in Anstalten zu versorgen, auch wenn die Verpflegungskosten weiter gesenkt würden.[1032] Kolb widersprach damit jener Strategie der Maximalbelegung und forderte eine geringere Belegung der Anstalten sowie eine Förderung der extramuralen Versorgung.

Ast war zwar ebenso ein Befürworter der offenen Fürsorge, die er an seiner Anstalt zusammen mit der Beschäftigungstherapie nach Simon eingeführt hatte und kontinuierlich ausbaute.[1033] Doch ließ er sich zur Enttäuschung Kolbs nicht dafür gewinnen, den Ausbau der Familienpflege zu unterstützen.

Da Kolb den im Obermedizinalausschuss sitzenden Friedrich Ast nicht überzeugen konnte, von der Maximalbelegungsstrategie abzulassen, versuchte er seine gute Beziehung zum einflussreichen Reichskommissar Rüdin zu nutzen, um auf diesem Wege auf die Entscheidungsprozesse des Ministeriums hinsichtlich der zukünftigen Gestaltung der praktischen Psychiatrie in Bayern Einfluss zu nehmen. Kolbs abschließende Frage in seinem Brief an Rüdin vom 29. Juni 1933, ob der Ministerialrat Theodor Viernstein (1878–1949) oder womöglich jüngere Kollegen unter den Anstaltspsychiatern für seine Pläne zu gewinnen seien, kann als unausgesprochene Bitte an Rüdin aufgefasst werden, seinen Plänen Vorschub zu leisten.

Der Subtext des Schreibens lässt eine gewisse Frustration des mittlerweile schwerkranken Kolb deutlich erkennen, als einer der bislang bedeutendsten Vertreter der praktischen Psychiatrie in Deutschland nunmehr so geringen Einfluss auf deren weitere Entwicklung nehmen zu können. Darüber hinaus zeigt sich in der unverblümten, die eigene Schwäche offen bekennenden Ausdrucksweise Kolbs, wie sehr die Beziehung des Erlanger Psychiaters zu Rüdin zu einem Vertrauensverhältnis geworden war.

1032 StadtAN, C 29 Dir A Nr. 156: Bericht Kolbs über die Besprechung mit NS-Kreisrat Benno Kuhr vom 28. Juni 1933.
1033 Vgl. Herr Obermedizinalrat Dr. Fritz Ast 1937, S. 98.

Kolbs Vorschlag konnte sich letztlich nicht durchsetzen. Gemäß der von Friedrich Ast und der Mehrheit der Anstaltsdirektoren vertretenen Maximalbelegungs-Strategie sollten die Patientenzahlen im Laufe der 1930er Jahre, so auch in Erlangen, weiter ansteigen. Davon überzeugt, durch eine maximale Belegung ein Höchstmaß an Wirtschaftlichkeit zu erreichen, versuchte man die Kapazitäten der Anstalt voll auszureizen; de facto überschritt man damit allerdings die für eine adäquate Versorgung der Patienten erforderliche Kapazitätsgrenze deutlich. Dass die Belegungszahlen der Heil- und Pflegeanstalt Erlangen in Folge der Weltwirtschaftskrise bereits anhaltend auf über 900 Patienten lagen und damit erstmalig wieder das Niveau der katastrophalen Überfüllungszustände von 1902 erreicht hatten, hielt die NS-Bezirksregierung nicht davon ab, die Belegung der bereits deutlich überfüllten Erlanger Anstalt gemäß dem Ministerialbeschluss des Innenministeriums weiter zu steigern. So wurde bereits 1938 an der Heil- und Pflegeanstalt die von der NS-Bezirksregierung definierte Maximalkapazität von 1100 erreicht.[1034] In einem Schreiben des Innenministeriums im März 1938 stellte der Oberregierungsrat Hetzel mit Genugtuung fest:

> „Die in der ME. [Ministerialentschließung] angeregten Massnahmen zur stärkeren Belegung und damit zur Hebung der Wirtschaftlichkeit der beiden mittelfr. Anstalten sind bereits seit längerem eingeleitet und zum Teil schon durchgeführt. Es ist bereits erreicht, dass die Anstalt Erlangen auf die höchstmögliche Belegungszahl (1100 Kranke) gebracht wurde, bei der Anstalt Ansbach wird die höchstmögliche Belegung spätestens im Laufe des kommenden Monats April erreicht werden. […]."[1035]

Allerdings sollte selbst diese mit einer humanitären Versorgung von psychiatrischen Patienten nicht zu vereinbarende Obermarke in den Folgejahren überboten werden.

Die hieraus resultierenden menschenunwürdigen Lebensbedingungen innerhalb der Anstalt und die damit einhergehende Verschlechterung der

---

1034 StadtAN, C 29 Dir A Nr. 113: Abdruck. Betreff: Das Pflegepersonal bei den Kreis-Heil- und Pflegeanstalten I.V. Hetzel, Reg. Mittel und Oberfranken 29. März 1938; StadtAN, C 29, Dir A, Nr. 122: Staatsministerium des Innern an die Regierung von Oberfranken und Mittelfranken bezüglich des Pflegepersonals der Heil- und Pflegeanstalten vom 22. Februar 1938; Ebd.: Schreiben des Oberregierungsrats Hetzel an Regierung von Oberfranken und Mittelfranken bezüglich des Pflegepersonals der Heil- und Pflegeanstalten vom 29. März 1938.

1035 StadtAN, C 29 Dir A Nr. 122: Schreiben des Oberregierungsrats Hetzel an Regierung von Oberfranken und Mittelfranken bezüglich des Pflegepersonals der Heil- und Pflegeanstalten vom 29. März 1938.

Krankheitserscheinungen bzw. des Verhaltens der Patienten wurden in Kauf genommen bzw. womöglich sogar bewusst herbeigeführt. Das sich infolge dessen beim Personal einstellende Gefühl der Überforderung belastete das Verhältnis der Ärzte und Pfleger zu den Kranken und leistete ohnehin bereits vorhandenen Radikalisierungstendenzen Vorschub.

4.2.5 Versetzung in den Ruhestand

Nachdem Kolb im Juli 1933 das von den Nationalsozialisten angeordnete Verfahren zur Wiederherstellung des Berufsbeamtentums durchlief, für das er neben amtlichen Zeugnissen seiner „arischen Abstammung" eine Bestätigung über den Erhalt des Eisernen Kreuzes I. Klasse einreichte, verschlechterte sich sein Gesundheitszustand im August abermals. Obwohl die Quellen keine genauen Rückschlüsse zulassen, ist durchaus denkbar, dass die bereits 1927 wiederholt aufgetretenen Gallensteinanfälle und Gallenblasenentzündungen ihm erneut Schwierigkeiten bereiteten. Allerdings wird auch eine gewisse psychische Belastung eine Rolle gespielt haben, da Kolb in seiner Urlaubsanfrage vom 3. August davon sprach, in seiner Dienstwohnung (die sich im Direktoriumsgebäude befand) nicht die für seine Genesung unbedingt erforderliche seelische Ruhe finden zu können und er deshalb gern an den Starnberger See reisen würde. Neben dem genannten Gallenstein- bzw. Gallenblasenleiden ist somit auch eine Aggravation der bereits Jahre zuvor beschriebenen „Nervenleiden" (vgl. S. 29, S. 32, S. 185) durchaus vorstellbar.

Nachdem ihm im August ein vierwöchiger Erholungsurlaub gewährt worden war, wurde Kolb am 3. Oktober zur Wiederherstellung seiner Gesundheit eine weitere Verlängerung seines Urlaubs unter der Prämisse gewährt, dass er im Falle einer bis Januar 1934 anhaltenden Dienstunfähigkeit ein amtsärztliches Gutachten seines Gesundheitszustandes vorlege.[1036] Eine Aufforderung, die sich als Menetekel herausstellen sollte. Wie einer im Rahmen dieser Arbeit erstmals ausgewerteten Quelle zu entnehmen ist, erlitt Gustav Kolb im Oktober 1933 einen schweren Unfall, der einen mehrmonatigen Aufenthalt in der chirurgischen Klinik München zur Folge hatte. Dort wurde er von dem ihm freundschaftlich verbundenen Psychiater und Neurologen Oswald Bumke

---

1036 StANu, Bezirkskrankenhaus Erlangen, Personalakte 365, Gustav Kolb Direktor, Laufzeit 1911–1941: Brief Kolbs an Regierung von Mittelfranken vom 3. August 1933; Ebd.: Antwortschreiben der Regierung Mittelfranken vom 7. August 1933; Ebd.: Brief der Regierung von Mittelfranken, Kammer des Innern an Direktion der Heil- und Pflegeanstalt Erlangen vom 3. Oktober 1933.

untersucht, was vermuten lässt, dass es bei dem Unfall zu einer Nervenläsion gekommen war. Jedenfalls verlor Kolb wohl dauerhaft die Fähigkeit, eigenständig zu schreiben.[1037] Etwa zwei Monate nach seinem Unfall zog er eine für ihn bittere Konsequenz:

> „In diesen Tagen werde ich meine Versetzung in den dauernden Ruhestand erbitten, da die Ärzte anscheinend erwarten, daß jeder Versuch der Tätigkeit einen neuen Rückfall auslösen wird, sodaß für die Anstalt u. für die Kreisgemeinde ein Nutzen aus einer vorübergehenden Wiederaufnahme der Arbeit nicht zur erwarten steht. Wie schwer es mir fällt, von meinen Kranken u. von meinen Mitarbeitern scheiden zu müssen, brauche ich Ihnen nicht erst zu sagen."[1038]

Dieser am 15. Dezember 1933 verfasste Brief an den Verwaltungsamtmann der Anstalt Erlangen war gänzlich in der Handschrift seiner Frau bzw. Tochter verfasst, Kolb war nunmehr darauf angewiesen, seine Briefe zu diktieren und konnte dem Schreiben lediglich eine ungewohnt zittrige Unterschrift hinzufügen (vgl. Abb. 30). In seinem Antwortschreiben bedauerte der Erlanger Verwaltungsamtmann das Kolb zugestoßene „Missgeschick"; kurz vor Weihnachten erhielt Kolb ein Schreiben der Anstaltsärzte, die ihm „nach dem vielen Schweren des vergangenen Jahres" von Herzen Besserung wünschten.[1039]

Wie anhand eines Rechnungsbescheids aus der Personalakte Kolbs ersichtlich, verfasste Erich Lexer (1867–1937) um den Jahreswechsel 1933/1934 ein ärztliches Zeugnis über Kolbs Gesundheitszustand, das nicht erhalten ist. Ob sich Kolb bei dem renommierten Kollegen, dem Präsidenten der Deutschen Gesellschaft für Chirurgie und Verfasser des chirurgischen Beitrags über die Sterilisation des Mannes im amtlichen Kommentar des GzVeN, in Behandlung befand, lässt sich nicht eindeutig klären, ist allerdings wahrscheinlich.[1040] Dass Kolb in München behandelt wurde, ergab sich wohl aus der Tatsache, dass er in Starnberg Urlaub machte.

1037 StANu, Spruchkammer Erlangen-Stadt E 35, Entnazifizierungsakte Wilhelm Einsle: Schreiben Kolbs an Einsle vom 24. Juli 1934; der Autor dankt Susanne Ude-Koeller und Marion Voggenreiter ganz herzlich dafür, dass Sie ihn auf diese wertvolle Quelle aufmerksam gemacht haben!
1038 StANu, Bezirkskrankenhaus Erlangen, Personalakte 365, Gustav Kolb Direktor, Laufzeit 1911–1941: Brief Kolbs an Verwaltungsamtmann Gottfried Herterich vom 15. Dezember 1933.
1039 Ebd.: Brief des Verwaltungsamtmanns Herterich an Kolb vom 17. Dezember 1933; Ebd.: Schreiben der Erlanger Anstaltsärzte an Kolb vom 23. Dezember 1933.
1040 Ebd.: Abschrift einer Rechnung der Chirurgischen Klinik München vom 12. Januar 1934.

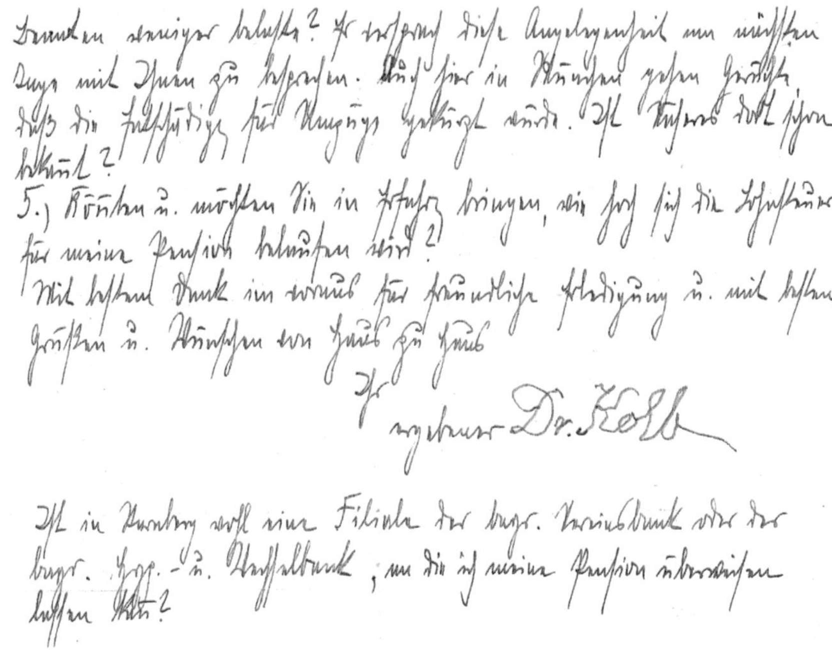

Abb. 30: Schreiben Kolbs an den Verwaltungsamtmann der Anstalt Erlangen anlässlich seiner Ruhestandversetzung. Die Handschrift ist entweder Kolbs Ehefrau Marie oder einer seiner Töchter zuzuordnen; Kolb fügte dem Schreiben lediglich eine ungewohnt zittrige Unterschrift hinzu. Vgl. diesbezüglich die Unterschrift Kolbs in Abb. 2 (StANu, Bezirkskrankenhaus Erlangen, Personalakte 365, Gustav Kolb Direktor, Laufzeit 1911–1941: Brief Kolbs an den Verwaltungsamtmann Gottfried Herterich vom 15. Dezember 1933).

Gemäß Entschluss des NS-Reichsstatthalters vom 26. Januar 1934 wurde Kolb seinem Ansuchen entsprechend vom 1. März 1934 an aufgrund nachgewiesener Dienstunfähigkeit in den dauernden Ruhestand versetzt. Nicht nur in der offiziellen Erklärung des bayerischen Staatsministeriums wurde seine vorzügliche Dienstleistung hervorgehoben, auch das Erlanger Tagblatt veröffentliche am 8. Februar 1934 einen Artikel über Kolb, der das Lebenswerk des Psychiaters würdigte (Abb. 31).[1041] Dabei wurde bewusst betont, wie sehr

---

1041 StANu, Bezirkskrankenhaus Erlangen, Personalakte 365, Gustav Kolb Direktor, Laufzeit 1911–1941: Schreiben des Staatsministeriums des Inneren an die Regierung von Mittelfranken vom 6. Februar 1934.

das erklärte Endziel des Erlanger Reformpsychiaters, eine Erfassung aller sogenannter geistig Abnormer durch die offene Fürsorge zu verwirklichen, im Sinne des Nationalsozialistischen Staates lag und den Bestrebungen der Erbgesundheitspflege diente.[1042]

Zu Kolbs Nachfolger als Direktor der Heil- und Pflegeanstalt Erlangen wurde Wilhelm Einsle (1887–1961) ernannt, der – wie Kolb zwanzig Jahre zuvor – von der oberfränkischen, im Pavillonstil (d.h. in aufgelöster Bauweise) errichteten Anstalt Kutzenberg nach Erlangen wechselte. Im Gegensatz zu seinem Vorgänger scheute Einsle allerdings die Herausforderungen, die ein großer Anstaltsapparat wie die im Korridorsystem errichtete Anstalt Erlangen an den Direktor stellte und trat das Amt wie er Kolb gegenüber in einem persönlichen Schreiben im Juli 1934 versicherte, nur unfreiwillig und „gezwungen" an. Einsle hatte sich zunächst nicht für die Stelle beworben und erst auf Druck des Ministerialrats im Staatsministerium des Innern Hans Schwindt (1877–1947) eine Bewerbung eingereicht. Seiner Meinung nach war er nicht die „repräsentative Persönlichkeit", welche für die Leitung der Anstalt Erlangen, die aus seiner Sicht unter Kolb „Weltruhm" erlangt hatte, erforderlich war.[1043]

Gleichwohl übersandte Kolb seinem Nachfolger im Juli 1934 herzlichste Glückwünsche und bedauerte, Einsle anlässlich der Tagung des Vereins bayerischer Psychiater Ende Juli 1934 nicht persönlich treffen zu können, da es sein Gesundheitszustand nicht gestattete. Zudem war Kolb der Überzeugung, dass Einsle sich zunächst ein eigenständiges Bild von der Anstalt machen

---

1042 Im Original heißt es: „Als Endziel schwebte Kolb vor, alle geistig erheblich Abnormen durch die Fürsorge zu erfassen […]. Wie sehr eine solche Erfassung im Sinne unseres Nationalsozialistischen Staates liegen muß, im Interesse der Bestrebungen der Erbgesundheitspflege sich auswirkt, liegt auf der Hand. Mittelpunkt aller dieser Bestrebungen sollten die örtlichen Heil- und Pflegeanstalten sein, die als Träger der offenen Fürsorge den schon vorhandenen Rahmen für eine das ganze Reich umfassende Organisation darstellten und die notwendige enge Verbindung zwischen geschlossener Anstalt und offener Fürsorge auf die natürlichste, vollkommenste und wirtschaftlichste Form erreichten." In: StadtAE, III.42.K.1: Artikel des Erlanger Tagblattes vom 8. Februar 1934 anlässlich Gustav Kolbs Versetzung in den Ruhestand.

1043 StANu, Spruchkammer Erlangen-Stadt E 35, Entnazifizierungsakte Wilhelm Einsle: Schreiben Einsles an Kolb vom 25. Juli 1934; im Widerspruch zu der in diesem Brief geäußerten Bescheidenheit und Demut Einsles, ließ sich der neue Direktor im Jahr nach seiner Anstellung eine luxuriöse Direktorenvilla errichten. Der Fürsorgearzt Grimm erinnerte sich: „Diese hatte sich Einsle bald nach seiner Ernennung bauen lassen, denn er war in solchen Dingen nicht so anspruchslos wie sein Vorgänger Kolb." In: PA Grimm, Nachlass Ewald Grimm: Memoiren, S. 61.

müsse: „Gerne würde ich über die Zukunft der Anstalt mit Ihnen sprechen. Aber ich glaube, es ist richtiger, wenn Sie sich zuerst über die Verhältnisse und Persönlichkeiten ganz unbeeinflußt Ihr eigenes selbstständiges Urteil bilden – sobald Sie wünschen, stehe ich dann zu Ihrer Verfügung." Ob Einsle das Angebot seines Vorgängers, sich über die Zukunft der Anstalt Erlangen auszutauschen, zu einem späteren Zeitpunkt wahrnahm, ließ sich anhand der eingesehenen Quellen nicht feststellen.

Mit Wilhelm Einsle übernahm ein politisch gesehen völlig systemkonformer Psychiater die Leitung der Heil- und Pflegeanstalt Erlangen. Der Fürsorgearzt Ewald Grimm beschrieb ihn in seinen Lebenserinnerungen als hundertprozentigen Nationalsozialisten, der kein Interesse an der offenen Fürsorge hatte. Unter dem neuen Direktor wurden die finanziellen Mittel des Außenfürsorgedienstes sukzessive gekürzt sowie Personal eingespart; im Jahre 1938 war Grimm der einzige verbleibende Fürsorgearzt. Diesbezüglich erinnerte er sich Jahrzehnte später in seinen Memoiren: „Ich war praktisch ohne jede Hilfe im Regelfall und Einsle fragte nie, ob ich zurechtkomme."[1044] Einsles politische Zuverlässigkeit wird sicherlich bei seiner Ernennung zum Direktor der Heil- und Pflegeanstalt Erlangen eine entscheidende Rolle gespielt haben. Dem von der NS-Bezirksregierung initiierten Abbau der offenen Fürsorge und Familienpflege im Laufe der 1930er scheint er, soweit das Quellenmaterial hierüber Aufschluss gibt, keinen Widerstand geleistet zu haben.[1045]

1044 PA Grimm, Nachlass Ewald Grimm: Memoiren, S. 32, S. 36; die Rechtschreibung des Zitats wurde korrigiert.

1045 Im Jahre 1936 fand ein Revisionsbericht des Bayerischen Prüfungsverbandes öffentlicher Kassen zur Wirtschaftlichkeitsprüfung der Heil- und Pflegeanstalt, dass die Erlanger offene Fürsorge in ihrer bisherigen Form keine Existenzberechtigung hatte: Die Betreuung von psychisch kranken Menschen außerhalb der Anstalten sei nicht ihre Aufgabe, sondern die der städtischen Amtsärzte und Bezirksärzte. Zudem empörte sich die Prüfungskommission darüber, dass die offene Fürsorge Pflegefamilien sowie Angehörigen, die ihre kranken Familienmitglieder versorgten, finanzielle Unterstützung aus dem Anstaltsetat hatte zukommen lassen. Die im Grunde einzige Existenzberechtigung der psychiatrischen Außenfürsorge, ihre Beteiligung an der erbbiologischen Forschung, sei letztlich keine Angelegenheit des Kreises, sondern der des Reiches, wie der Bericht urteilte. Damit wurde die Trägerinstanz der offenen Fürsorge, die Kreis- bzw. Bezirksregierung darin bestärkt, den Abbau der Außenfürsorge weiter fortzuführen. Vgl. StadtAN, C 29 Dir A Nr. 152: Revisionsbericht Ober- und Mittelfränkische Heil- und Pflegeanstalten vom 1. September bis 24. Oktober 1936, S. 41 f.; bezeichnend ist in diesem Kontext womöglich auch die Entscheidung von Kolbs ehemaligen Oberarzt und Stellvertreter Wilhelm Caselmann (1878–1957), der kein Parteimitglied der

Gustav Kolb ließ sich nach seiner Pensionierung in Starnberg nieder, wo er die Jahre zuvor regelmäßig seinen Urlaub verbracht hatte. Für die nächsten zwei Jahre betätigte sich Kolb laut eines 1939 in Kanada veröffentlichten Nachrufs noch auf rein wissenschaftlicher Basis, konnte dies aber bereits 1936 aufgrund seiner zunehmend schlechten gesundheitlichen Verfassung nicht mehr fortführen.[1046] Mittels Quellenrecherche war es allerdings nicht möglich, Veröffentlichungen Kolbs für den Zeitraum ab 1934 bis zu seinem Tod ausfindig zu machen, was nahelegt, dass entweder keine wissenschaftliche Betätigung stattfand oder dass Kolb keine Veröffentlichung seiner Arbeit anstrebte. Eine Ausgrenzung Kolbs von der psychiatrischen Wissenschaftsgemeinschaft aufgrund eines mutmaßlichen Zerwürfnisses mit Vorstandsmitgliedern des Deutschen Verbandes für psychische Hygiene und Rassenhygiene (vgl. S. 373) ist zwar denkbar, jedoch nicht wahrscheinlich. Ein gewisses Interesse an Publikationen Kolbs scheint jedenfalls bestanden zu haben: Johannes Bresler (1866–1942), der Herausgeber der Psychiatrisch-Neurologischen Wochenschrift, einer der führenden psychiatrischen Fachzeitschriften, bat im Oktober 1936 den Nachfolger Kolbs, Wilhelm Einsle, um die Anschrift des ehemaligen Direktors. Bresler bemühte sich darum, pensionierte Psychiater zu kontaktieren und anzufragen, ob diese Interesse hätten, ihre oftmals wertvollen Beobachtungen und Erfahrungen zu publizieren. Darüber hinaus bat er Einsle um Benachrichtigung bei Jubiläen oder im Todesfalle, um einen entsprechenden Festaufsatz oder Nachruf in der Wochenschrift erscheinen zu lassen.[1047] Der Nürnberger Fürsorgearzt Ewald Grimm scheint Kolb wohl in Starnberg besucht zu haben. In seinen zu Beginn der 1970er Jahre verfassten Memoiren hielt er fest, dass Kolb auch nach seiner Ruhestandsversetzung sein Interesse an der offenen Fürsorge bewahrt hatte, und „wenn er Gelegenheit hatte davon zu hören, immer ein aufmerksamer Zuhörer" war.[1048]

Am 20. März 1938 verstarb Gustav Kolb in Starnberg. Sein ehemaliger Oberarzt und lange Zeit engster Mitarbeiter, Valentin Faltlhauser, verfasste in der Psychiatrisch-Neurologischen Wochenschrift einen Nachruf auf Kolb:

NSDAP war, im Jahre 1937 mit knapp 60 Jahren seine Versetzung in den Ruhestand zu beantragen. Siehe StANu, Bezirkskrankenhaus Erlangen, Personalakte 36, Personalakte Wilhelm Caselmann, Anstaltsarzt, Laufzeit 1930–1957: Amtsärztliches Zeugnis vom 5. August 1937.

1046 MacLachlan Franks: Kolb 1939, S. 75.
1047 StANu, Bezirkskrankenhaus Erlangen, Personalakte 365, Gustav Kolb Direktor, Laufzeit 1911–1941: Schreiben Johannes Breslers an Wilhelm Einsle vom Oktober 1936.
1048 PA Grimm, Nachlass Ewald Grimm: Memoiren, S. 9.

"Es war in den letzten Jahren still um diesen Mann geworden, der einst durch Wort und Tat die psychiatrische Welt nicht nur des Inlandes, sondern auch des Auslandes erfüllt hatte. Nur wenige seiner engsten Freunde und Berufskameraden wußten und hörten noch von ihm und seinem leidensvollen Geschick, das ihn, den früher nimmermüden, rastlos tätigen, immer von Plänen erfüllten Mann zu einsamer Ruhe zwang. Die ihn in den letzten Jahren noch besuchen durften, erlebten dabei freilich immer wieder schmerzlich das Aufbäumen dieser kraftvollen, auch im Leiden noch kämpferisch eingestellten Natur gegen ein grausames Unvermögen."[1049]

Neben Faltlhauser nahm auch Friedrich Ast, bis 1937 Direktor der Anstalt Eglfing-Haar und seit den späten 1920er Jahren einer der einflussreichsten Psychiater auf dem Gebiet der praktischen Psychiatrie, mit einem Nachruf in der Allgemeinen Zeitschrift für Psychiatrie Anteilnahme am Tode Kolbs. Wie bereits im vorangegangenen Kapitel (S. 363) dargelegt, war es zwischen beiden Männern in den letzten Jahren vor Kolbs beruflichem Rückzug zu Meinungsverschiedenheiten bezüglich der Belegungsstrategie der Anstalten und der Bedeutung der Familienpflege gekommen. Allerdings bemerkte Kolb gegenüber seinem Nachfolger Einsle im Juli 1934, dass Ast ihm bei seiner Ruhestandsversetzung mit größter Kollegialität und Rücksichtnahme begegnet sei.[1050] In seinem Beitrag anlässlich des Todes von Kolb würdigte Ast seinen älteren Kollegen auf folgende Weise: Als einer von nur wenigen Psychiatern, habe Kolb bereits früh die Grenzen und Nachteile der Anstaltspsychiatrie erkannt; er habe Bahnbrechendes geleistet und sei ein Mensch *integer vitae scelerisque purus* (lateinisches Zitat nach Horaz: untadelig im Leben und frei von Verbrechen) gewesen. Die Psychiatrie habe Kolb ungemein viel zu verdanken. Es bleibt der Spekulation überlassen, ob Ast den Abbau der Außenfürsorgedienste in ganz Deutschland kritisierte, als er des weiteren über Kolbs Anschauungen schrieb: „Es wäre nur zu wünschen, daß seine lichtvollen, die Dinge bis ins letzte klarlegenden Darlegungen jetzt, in einer Zeit, da die Geisteskrankenfürsorge wiederum vor neue organisatorische Aufgaben gestellt ist, die entsprechende Beachtung fänden." Ast, war zwar von der rassenhygienischen Ausrichtung der Psychiatrie voll überzeugt und war laut Kolbs Aussagen noch 1933 für eine Mehrbelegung der Anstalten eingetreten, doch war er ein Verfechter der Außenfürsorge und sprach sich dafür aus, möglichst viele Patienten nach erfolgter Sterilisierung in die offene Fürsorge zu entlassen.[1051]

1049 Faltlhauser: Kolb 1938, S. 175.
1050 StANu, Spruchkammer Erlangen-Stadt E 35, Entnazifizierungsakte Wilhelm Einsle: Schreiben Kolbs an Einsle vom 24. Juli 1934.
1051 Ast: Kolb 1938, S. 401 f.; Stockdreher: Heil- und Pflegeanstalt Eglfing-Haar 1993, S. 328.

Auch im Ausland zeigte man Anteilnahme am Tode Kolbs. Die kanadische Psychiaterin Ruth MacLachlan Franks, die Kolb im Jahre 1931 in Erlangen besucht und interviewt hatte, verfasste im Canadian Journal of Occupational Therapy einen im Rahmen dieser Arbeit erstmalig ausgewerteten, recht langen Nachruf.[1052] Kolbs Vortrag auf dem *First International Congress on Mental Hygiene* im Jahre 1930 und sein Besuch zahlreicher psychiatrischer Einrichtungen in den USA und Kanada scheinen bei einigen Fachkollegen in Übersee einen bleibenden Eindruck hinterlassen zu haben.

Auffällig ist, wie Felix Böcker richtigerweise feststellt, dass in der Zeitschrift für psychische Hygiene und Rassenhygiene, deren Mitherausgeber Kolb viele Jahre war, weder zur Ruhestandsversetzung noch zum Tode des ehemaligen Vorstandmitglieds ein Beitrag erschien.[1053] Was umso verwunderlicher ist angesichts der Tatsache, dass in der Zeitschrift regelmäßig umfassende Beiträge anlässlich des Todes, der Geburtstage sowie Pensionierungen prominenter Mitglieder des Verbandes veröffentlicht wurden. Ob Kolb, wie Böcker behauptet, in den Augen des Verbandsvorstandes *persona non grata* war, muss kritisch hinterfragt werden, da es hierfür keine eindeutigen Hinweise gibt. Hingegen zeigen die Quellen, dass sich Kolb, wie zuvor ausführlich dargelegt, bis kurz vor seinem beruflichen Rückzug in engem Austausch mit Hans Roemer, dem Geschäftsführer des Deutschen Verbandes für psychische Hygiene, sowie Ernst Rüdin, der 1933 die Leitung des Verbandes übernahm, befand. Ebenso nahm Kolb bis mindestens Juni 1933 an der Planung des eugenischen Lehrkurses an der DFA aktiv teil und versuchte der offenen Fürsorge bei der Ausführung des Zwangssterilisationsgesetzes eine tragende Rolle zu sichern. Dass der offenen Fürsorge allerdings bei der Umsetzung des Gesetzes letztlich nicht die gewichtige Rolle zukam, die sich Kolb und andere Reformpsychiater erhofft hatten, mag für ihn die Richtigkeit seines beruflichen Rückzuges bestätigt haben.

Wie ist die fehlende Stellungnahme des Deutschen Verbandes für psychische Hygiene und Rassenhygiene anlässlich der Ruhestandsversetzung und des Todes

---

1052 Diese Quelle lässt vermuten, dass Kolb sich in den ersten beiden Jahren seiner Pensionierung weiterhin forschend betätigte. Leider gibt die Autorin des Nachrufs keine genaueren Informationen zum Inhalt dieser Forschungsarbeiten. In: MacLachlan Franks: Kolb 1939.
1053 Böcker: offene Irrenfürsorge 1985, S. 64; zu Beginn der Jahresversammlung der Gesellschaft deutscher Neurologen und Psychiater Ende September 1938 wurde Kolbs Namen in einer Reihe mit den übrigen 1938 verstorbenen Psychiatern genannt, dabei wurde lediglich auf den Tod des Rassenhygienikers Johannes Lange näher eingegangen, vgl. Bumke/Foerster/Gaupp/Nonne/Rüdin/Scholz/Wilmanns (Hgg.): Bericht 1938, S. 4 f.

von Gustav Kolb nun zu deuten? Denkbar ist, dass Kolb im Zeitraum von Juli 1933 bis Anfang des Jahres 1934 mit einem oder mehreren Vorstandsmitgliedern des Verbandes in Konflikt geraten war. Ein Stein des Anstoßes mag dabei möglicherweise der Abbau der Familienpflege und die vermehrte Verlegung sogenannter erbkranker Pfleglinge in die ohnehin bereits überfüllten Anstalten gewesen sein. Zudem ist möglich, dass Kolb, der noch in der ersten Hälfte des Jahres 1933 versucht hatte auf Entscheidungsprozesse innerhalb des Deutschen Verbandes für psychische Hygiene wie auch des Bayerischen Staatsministeriums weiterhin Einfluss zu nehmen, nunmehr als invalider Pensionist aus dem engeren Zirkel des Verbandsvorstandes gedrängt und bei der Planung des erbbiologischen Lehrganges an der DFA nicht mehr länger miteinbezogen wurde. Für Kolb wäre eine solche Abwendung der ehemaligen Kollegen mit Sicherheit zutiefst kränkend gewesen und hätte vermutlich ein Zerwürfnis zur Folge gehabt.

Bedauerlicherweise fehlt das Quellenmaterial, anhand dessen die beschriebene Entfremdung zwischen Kolb und dem Verbandsvorstand erklärt werden könnte. Als wahrscheinlich darf jedoch gelten, dass ein verbandsinterner Konflikt zwischen Kolb und dem Vorstand hierfür ursächlich war und nicht etwa politische Gründe. Wäre Kolb politisch untragbar gewesen, wie in der Sekundärliteratur z.T. behauptet wird, hätten wohl weder Valentin Faltlhauser noch Friedrich Ast, beide von den rassenhygienischen Bestrebungen der Nationalsozialisten überzeugte Psychiater, in führenden Fachzeitschriften 1938 eine Würdigung Kolbs verfasst.

Aus der Tatsache, dass die von den Nationalsozialisten im Laufe der 1930er Jahre vorangetriebene deutschlandweite Auflösung der psychiatrischen Außenfürsorgeeinrichtungen und Familienpflege von einem Großteil der Psychiater getragen wurde, ist zu schliessen, dass sich der psychiatrische Zeitgeist deutlich entfernt hatte von den Vorstellungen Kolbs, wie praktische Psychiatrie gestaltet werden sollte. Für Kolb muss die Abkehr von alternativen psychiatrischen Versorgungsformen eine bittere Enttäuschung dargestellt haben; sein Verhältnis zu ehemaligen Kollegen im Verband für psychische Hygiene und Rassenhygiene mag als Folge dessen, wie bereits angedeutet, belastet worden sein.

Darüber hinaus ist denkbar, dass ein Nachruf auf Kolb in der Zeitschrift des Verbandes zwangsläufig auf sein im Niedergang begriffenes Lebenswerk, die offene Fürsorge, hätte hinweisen müssen, sodass die Verfasser notgedrungen in der ein oder anderen Weise zu ihrem Abbauprozess hätten Stellung beziehen müssen. Womöglich wollte sich der Verbandsvorstand hierdurch nicht in Verlegenheit bringen und entschied sich deshalb, den Tod Kolbs unkommentiert zu lassen. Letztendlich bleibt das Stillschweigen des Verbandsvorstandes anlässlich der Ruhestandsversetzung sowie des Todes Gustav Kolbs jedoch nicht erklärbar.

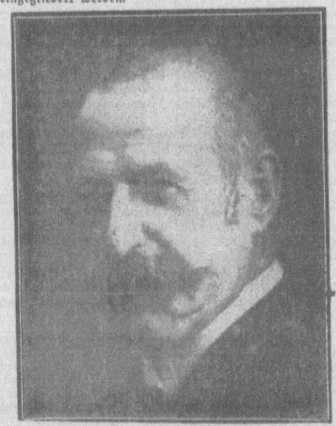

Abb. 31: Artikel des Erlanger Tagblattes vom 8. Februar 1934 anlässlich Gustav Kolbs Versetzung in den Ruhestand (StadtAE, III.42.K.1).

4.2.6 Gustav Kolb und der Nationalsozialismus

Die Vorstellung, dass Gustav Kolb ein Gegner des Nationalsozialismus war und sein beruflicher Rückzug Mitte 1933, gefolgt von seiner Pensionierung Ende des Jahres, hierauf zurückzuführen ist, beruht auf dem zuvor genannten Beitrag des Anstaltsarztes Karl Walz (1912–?) in Werner Leibbrands 1946 erschienenem Buch *„Um die Menschenrechte der Geisteskranken"*. In der Sekundärliteratur ist diese Sichtweise z.T. übernommen worden, ohne hinreichend kritisch geprüft worden zu sein. Walz, bei dem davon auszugehen ist, dass er Kolb nie persönlich kennengelernt hatte, zeichnete ein Bild von Kolb, welches zwar interessant und in Teilen vermutlich auch zutreffend, aber in seiner Gesamtheit und insbesondere bezüglich Kolbs Haltung zum NS als verklärend bezeichnet werden muss.

Für Walz befand sich Kolb in einem Spannungsverhältnis: Einerseits sei er, seine ganze Arbeitskraft für den Staat einsetzend und sich dessen Autorität freudig unterordnend, das „Idealbild eines Beamten" gewesen, andererseits sei der Reformpsychiater im Rahmen der psychiatrischen Fürsorge für die Prinzipien persönlicher Freiheit eingetreten. Dieser Zwiespalt führte laut Walz dazu, dass Kolb schließlich gegen staatliche Interessen, gegen das Bestreben, störende Elemente der Gesellschaft auszuschalten bzw. zu reglementieren, ankämpfte. Kolb habe in letzter Konsequenz die „Menschenrechte" und „Freiheit der Persönlichkeit" über die Interessen des Staates gestellt.[1054] In Anbetracht des heute zugänglichen Quellenmaterials muss allerdings festgestellt werden, dass das exakte Gegenteil der Fall gewesen ist. Durch die ab 1923 erfolgende Ausübung von Schutzaufsicht und Psychopathenfürsorge diente die Erlanger offene Fürsorge primär den Interessen des Staates bzw. der Stadtverwaltung Nürnbergs. Dabei stellte sie diese eindeutig über die Interessen der im Rahmen der

---

1054 Im Original heißt es bei Walz: „So sehr Kolb das Idealbild eines Beamten verkörperte, der seine ganze Arbeitskraft für den Staat einsetzte, sich dessen Autorität freudig unterordnete und dessen Gesetze peinlich befolgte, so sehr trat er in seiner psychiatrischen Fürsorge für die Prinzipien der persönlichen Freiheit ein. So kommt es phänomenologisch betrachtet zu einer höchst eigenartigen Situation. Der staatsautoritär gebundene Beamte kämpft schließlich gegen die eigentlichen Interessen des organisierten Staatsgebildes, die im Sinne des hierarchischen Ordnungssinnes doch darin bestehen müssen, alles was diese Geordnetheit stört, auszuschalten oder entsprechend neu einzuordnen. [...] Diese kurze Betrachtung mag zeigen, daß Kolb die Menschenrechte und die Freiheit der Persönlichkeit in der letzten Konsequenz über die Interessen des Staates stellt." In: Walz: System Irrenfürsorge Kolbs 1946, S. 100 f.

Schutzaufsicht beaufsichtigten Personen und im Grunde genommen auch der übrigen Fürsorgepatienten, da die eigentliche Fürsorgearbeit zu Gunsten jener neuen Tätigkeitsbereiche zurücktreten musste und nicht mehr auf dem bisherigen Niveau fortgeführt werden konnte. In vorigen Kapiteln ist dies bereits eingehend dargelegt worden (S. 190, S. 246). Abgesehen von diesem Aspekt, erfolgten die im Konzept der offenen Fürsorge bereits seit Anbeginn enthaltene und im Laufe der 1920er Jahre konsequent durchgeführte Erfassung und Registrierung aller sogenannten geistig Abnormen des Aufnahmegebiets keineswegs in den Diensten der „Menschenrechte" oder „Freiheit der Persönlichkeit". Vielmehr ging es darum, die Kompetenzen der Erlanger Fürsorgepsychiatrie zu erweitern, ihr neue Handlungsräume zu eröffnen und sie zunehmend zu einem unverzichtbaren Bestandteil öffentlicher Gesundheitsfürsorge werden zu lassen. Auch die Ende der 1920er Jahre begonnene Zusammenarbeit Kolbs mit der erbbiologischen Forschung Ernst Rüdins und die Überzeugung Kolbs, die Fortpflanzung der sogenannten geistig Minderwertigen einzudämmen, sei eine Schicksalsfrage für das deutsche Volk, können ebenso wenig als Ausdruck der von Walz behaupteten „Menschenrechte" oder „Freiheit der Persönlichkeit" gedeutet werden.[1055]

Entsprechend seiner idealisierten Charakterzeichnung des Erlanger Anstaltsdirektors kommt Walz in seinem Beitrag zu folgendem Ergebnis:

> „daß ein Charakter wie Kolb, erfüllt von den Idealen demokratischer Freiheit und Menschenrechte, den Lehren des Nationalsozialismus von vornherein ablehnend gegenüberstehen mußte. Er machte auch nie einen Hehl aus dieser Einstellung und ließ den Kollegen gegenüber immer wieder durchblicken, daß er es nicht wünsche, daß irgendeiner seiner Herren einer solchen Partei beitrete. Als 1933 der Nationalsozialismus an die Macht gekommen war, zog Kolb die Konsequenzen. In einem Brief an einen noch in der Regierung sitzenden Freund schreibt er im Februar 1933, daß er den Eindruck habe, daß die Kreisregierung seine Abwesenheit am Wahltage als Erleichterung betrachte und daß er vorhabe, sich in den Ruhestand versetzen zu lassen, da er sich nach all den Vorgängen, die an der Beamtentreue zum Nachteil für Anstalt und Kranke rütteln, den Pflichten seiner Stellung, wie er sie auffasse, nicht mehr „gewachsen fühle". Die Aufforderung des damaligen Regierungspräsidenten [Anm.: SA-Obergruppenführer, Oberst Hans Georg Hofmann (1873–1942)], der Partei beizutreten, lehnte Kolb im Mai 1933 ab. Nachdem man ihm von allen Seiten Schwierigkeiten machte, zog er sich aus dem Dienst zurück und wurde schließlich, wie erwähnt, im März 1934 offiziell in den Ruhestand versetzt."[1056]

1055 Vgl. MPIP-DFA HL3: Rundschreiben Kolbs an die Direktoren der Heil- und Pflegeanstalten vom 7. April 1930.
1056 Walz: System Irrenfürsorge Kolbs 1946, S. 101.

Das von Walz nicht näher erläuterte Schreiben Kolbs an einen befreundeten Regierungsbeamten konnte weder in Kolbs Personalakte noch in anderen im Staatsarchiv und Stadtarchiv Nürnberg befindlichen Archivalien ausfindig gemacht werden. Zwar ist eine nicht öffentlich geäußerte kritische Meinung Kolbs gegenüber dem Nationalsozialismus vorstellbar, da er tatsächlich nie der NSDAP beitrat, doch sprechen einige Quellen eher für eine kooperationswillige Haltung des Erlanger Anstaltsdirektors. So äußerte sich Kolb beispielsweise im zuvor zitierten Ende Juni 1933 verfassten Schreiben an Ernst Rüdin über den Nürnberger NS-Oberbürgermeister und Kreistagspräsidenten Willy Liebel und NSDAP-Kreisleiter und SS-Mitglied Benno Kuhr, diese würden auf ihn den Eindruck charaktervoller, tüchtiger Männer machen. In selbigem Brief ließ Kolb auch klar sein Bedauern erkennen, seine Pläne für die Kreisirrenanstalten nicht selbst durchsetzen zu können, da es seine angeschlagene Gesundheit nicht zulasse, und betonte zum Abschluss des Schreibens, dass er angesichts seiner schlechten körperlichen Verfassung besonders kritisch geworden sei gegenüber seinen eigenen Leistungen.

In den Korrespondenzen mit Benno Kuhr und Willy Liebel sowie den Berichten an die NS-Regierung Mittel- und Oberfrankens wird deutlich, dass Kolb zu einer Zusammenarbeit mit den neuen Machthabern durchaus bereit war. Nach der Besprechung mit Kuhr am 28. Juni 1933 hob Kolb in seinem Bericht gegenüber der NS-Kreisregierung die unverzichtbare Rolle hervor, welche die Erlanger offene Fürsorge im Zuge der rassenhygienischen Maßnahmen der Nationalsozialisten künftig zu erfüllen habe. Keine der anderen, später entstandenen und weniger gut entwickelten Fürsorgeeinrichtungen könne das für die künftige Unfruchtbarmachung der Geisteskranken und geistig Minderwertigen nötige statistische Material in der Vollkommenheit liefern wie die Erlanger offene Fürsorge, betonte Kolb und unterstrich dabei den Weltruf und die Vorbildfunktion, welche die von ihm begründete Einrichtung genoss. Darüber hinaus bezeichnete Kolb es in seinem Bericht ausdrücklich als Aufgabe der offenen Fürsorge, die Durchführung der Unfruchtbarmachung innerhalb eines dank der Registrierungsarbeiten der Fürsorgeärzte psychiatrisch gut erfassten Gebietes zu überwachen.[1057] Kolbs Bestreben, die Erlanger offene Fürsorge den Nationalsozialisten als eine für die Erfüllung der rassenhygienischen Aufgaben unverzichtbare Einrichtung anzudienen, wird in seinem Bericht nur allzu deutlich.[1058] Kolb war demnach nicht nur mit der Beteiligung der Erlanger

---

1057 StadtAN, C 29 Dir A Nr. 156: Bericht über die Besprechung in Hof/a.S. mit Herrn Kreisrat Kuhr vom 28. Juni 1933.
1058 StadtAN, C 29 Dir A Nr. 156: Bericht über die Besprechung Kolbs mit Benno Kuhr vom 28. Juni 1933; darüber hinaus einigten sich Kuhr und Kolb darauf, dass

Fürsorgepsychiatrie am Rassenhygiene-Programm der Nationalsozialisten einverstanden, sondern versuchte diese aktiv zu fördern. Dass er sich davon erhoffte, die Erlanger offene Fürsorge vor weiteren Einsparungsmaßnahmen und letztlich vor einer in naher Zukunft möglicherweise drohenden Auflösung zu bewahren, ist naheliegend.

Kolbs Beurlaubung vom Anstaltsdienst in der zweiten Hälfte des Jahres 1933 und die von ihm selbst Ende des Jahres beantragte Ruhestandsversetzung waren somit nicht, wie von Walz behauptet, politisch motiviert, sondern waren seiner schlechten gesundheitlichen Verfassung geschuldet, die sich durch einen Unfall im Oktober 1933 noch einmal dramatisch verschlechtert hatte.[1059] Kolbs eigene schriftliche Aussagen wie auch die seiner Ehefrau bestätigen dies. Nach Ende des Zweiten Weltkriegs, als es durchaus von Vorteil war, eine frühe und konsequente Distanz zum Nationalsozialismus für sich und Angehörige in Anspruch zu nehmen, sprach Marie Kolb gegenüber dem Hauptkassenverwalter der Regierung von Mittelfranken mit keinem Wort von einer politisch motivierten Ruhestandsversetzung, sondern betonte vielmehr die gesundheitlichen Leiden ihres Ehemannes bei seiner Pensionierung.[1060] Auch Aussagen von Kollegen bestätigen den schlechten Gesundheitszustand Kolbs als Grund für seine Ruhestandsversetzung. Josef Klüber (1873–1936), Kolbs ehemaliger Oberarzt und Stellvertreter während des Ersten Weltkriegs, äußerte sich im April 1934 gegenüber einer ehemaligen Erlanger Patientin hinsichtlich der Pensionierung Kolbs, wie folgt: „Auch Sie werden, wie ich, seine schwere Krankheit und sein dadurch bedingtes vorzeitiges Ausscheiden aus dem Dienst, für den er allzeit lebte und webte, aufrichtig bedauern".[1061] Fürsorgearzt Ewald Grimm erinnerte

---

Österreicher sowie „erholungsbedürftige Angehörige der S.A., S.S. und des Stahlhelms", die von Mitarbeitern der Anstalt im Sinne eines „Geburtstagsgeschenks an Adolf Hitler" beherbergt wurden, gegen Zahlung eines entsprechenden Betrags in der Anstalt verköstigt werden konnten.

1059 StANu, Spruchkammer Erlangen-Stadt E 35, Entnazifizierungsakte Wilhelm Einsle: Schreiben Kolbs an Einsle vom 24. Juli 1934.

1060 Vgl. StANu, Bezirkskrankenhaus Erlangen, Personalakten 164, Marie Kolb (Ehefrau), Versorgung als Witwe des am 20.3.1938 gestorbenen Obermedizinalrates und Leiters der Heil- und Pflegeanstalt Dr. Gustav Kolb, Laufzeit 1934–1960.

1061 StANu, Heil- und Pflegeanstalt Erlangen, Patientinnen aus der Anstalt entlassen bis 1945: Brief Josef Klübers an ehemalige Patientin der Heil- und Pflegeanstalt Erlangen vom 8. April 1934; Josef Klüber, Kolbs ehemaliger Stellvertreter und Direktor der Anstalt Klingenmünster, geriet wiederholt in Konflikte mit Mitarbeitern seiner Anstalt, die der NSDAP angehörten. Nachdem er im Jahre 1935 eine als „fanatische Anhängerin der Hitlerbewegung" geltende Pflegerin, wegen einer von ihr begangenen Misshandlung einer Patientin entlassen hatte, wurde er nachts in

sich in seinen Anfang der 1970er Jahre verfassten Memoiren an den etwas verfrühten Ruhestand Kolbs und hielt diesbezüglich fest: „er war ein kranker Mann, der sich nie Ruhe gegönnt hatte".[1062] Die schon zuvor erwähnte zittrige Unterschrift Kolbs auf dem von seiner Frau bzw. Tochter in seinem Namen Ende des Jahres 1933 verfassten Schreiben kann als zusätzliches Indiz für seine tatsächlich schwer angeschlagene Gesundheit angesehen werden.[1063]

Weitere Belege dafür, dass die von Walz behauptete Gegnerschaft zum NS als unzutreffend angesehen werden muss, finden sich in Kolbs bereits beschriebener Unterstützung des Reichskommissars Rüdin als Vorsitzenden des Verbandes für psychische Hygiene, seiner Befürwortung der rassenhygienischen Ausrichtung des Verbandes sowie seiner Beteiligung an der Planung des erbbiologischen Lehrkurses in München, welcher die rassenhygienische Ausbildung von Psychiatern ermöglichen und für die Umsetzung des *Gesetzes zur Verhütung erbkranken Nachwuchses* von enormer Bedeutung sein sollte.

Karl Walz schloss seinen Beitrag über das „*System der Irrenfürsorge Gustav Kolbs*" mit der Hoffnung, die Welt eines Kolb, die er als eine Welt der „Menschenrechte, der persönlichen Freiheit, der Sitte und Moral" beschrieb, möge im Nachkriegs-Deutschland wiederauferstehen und mit ihr der Neuaufbau einer psychiatrischen Fürsorge beginnen. Hierfür dringend erforderlich schien es ihm gemäß den Forderungen seines Direktors, Werner Leibbrand (vgl. S. 391), „die Schöpfer und Bahnbrecher auf dem Gebiet der Sozialpsychiatrie wieder als Vorbild in die Oeffentlichkeit zu stellen."[1064] Damit offenbarte der Autor, was er mit seiner idealisierten Charakterisierung Kolbs zu erreichen versuchte. Als überzeugte Anhänger einer Sozialpsychiatrie hatten Walz und sein Vorgesetzter, Anstaltsdirektor Werner Leibbrand (1896–1974), ein ausgesprochenes Interesse daran, an eine hauseigene, von den Verbrechen der NS-Psychiatrie unberührte, sozialpsychiatrische Tradition anzuknüpfen. Die offene Fürsorge, während des Krieges zum Stillstand gekommen, sollte unter der Leitung des

---

seiner Dienstwohnung von nationalsozialistischen Mitarbeitern der Anstalt überfallen und brutal misshandelt. Während die Täter nur kurze Haftstrafen absetzen mussten verbrachte Klüber längere Zeit im Krankenhaus und war fortan dienstunfähig. Im Jahr darauf verstarb er. Vgl. Steinberg/Pritzel (Hgg.): Klingenmünster 2012, S. 21 f.; vgl. Siemen: bayerischen Heil- und Pflegeanstalten 1993, S. 421.

1062 PA Grimm, Nachlass Ewald Grimm: Memoiren, S. 32.
1063 StANu, Bezirkskrankenhaus Erlangen, Personalakte 365, Gustav Kolb Direktor, Laufzeit 1911–1941: Brief Kolbs an Verwaltungsamtmann Gottfried Herterich vom 15. Dezember 1933.
1064 Walz: System Irrenfürsorge Kolbs 1946, S. 102.

ehemaligen Nürnberger Fürsorgearztes Ewald Grimm wiederaufleben, weshalb sich Leibbrand auch engagiert für dessen Entnazifizierung einsetzte.[1065] Von der unmittelbaren Vergangenheit der Erlanger Anstaltspsychiatrie, den in der Anstalt und ausgehend von der Anstalt begangenen Krankenmorden, an denen Erlanger Ärzte und Ärztinnen, wie z.b. Leibbrands spätere Lebenspartnerin Annemarie Wettley (1913–1996), beteiligt gewesen waren, versuchte man sich zu distanzieren. Inwieweit Walz, der seit 1937 an der Anstalt tätig war, ebenfalls in die Geschehnisse vor Ort involviert gewesen ist, ob er überhaupt zu dieser Zeit in Erlangen zugegen war oder wie Ewald Grimm an der Front dienen musste, entzieht sich dem heutigen Kenntnisstand. Fest steht lediglich, dass er der NSDAP angehörte.[1066] Wie Wettley, Heinrich Tschakert und Ewald Grimm wurde Walz nach dem Krieg weiterhin in der Anstalt beschäftigt.[1067]

Zusammenfassend ist zu sagen, dass der von Walz verfasste Beitrag über Kolb keine kritische, ergebnisoffene Analyse seines Wirkens und seiner Person darstellt, sondern vielmehr den Versuch der Erlanger Nachkriegspsychiatrie, einen ehemaligen Erlanger Anstaltsdirektor und Wegbereiter der Sozialpsychiatrie zu präsentieren, der zweifelsfreien Vorbildcharakter besaß und an dessen Auffassungen es anzuknüpfen galt.

Ausgehend von einer umfassenden Betrachtung der Quellenlage ist anzunehmen, dass sich Kolbs Haltung gegenüber dem NS weder durch Gegnerschaft noch durch Anhängertum definierte. Hinweise auf eine ideologische Nähe sind, abgesehen von seinen eugenischen Überzeugungen, nicht erkennbar. So war Kolb bezeichnenderweise wie gesagt auch nie Mitglied der NSDAP, obwohl es wahrscheinlich ist, dass man ihn aufgrund seiner Funktion als Anstaltsdirektor hierzu aufgefordert hatte. Ein wesentliches Motiv Kolbs, nach der Machtübernahme durch die Nationalsozialisten weiterhin beruflich aktiv zu sein und eine Zusammenarbeit mit den neuen Machthabern einzugehen, war zweifelsohne ein großes Bedürfnis seinerseits, auf die Zukunft seiner Anstalt, der Erlanger offenen Fürsorge und die weitere Entwicklung der praktischen Psychiatrie auf nationaler Ebene Einfluss zu nehmen. Aufgrund der ökonomischen Folgen der Weltwirtschaftskrise und der Abneigung der Nationalsozialisten,

---

1065 Vgl. PA Grimm, Nachlass Ewald Grimm: Memoiren, S. 36.
1066 StANu, Spruchkammerakte Erlangen Stadt Nr. M 179, Müller – Hermann: Zeugenaussage Karl Walz vom 27. Oktober 1948.
1067 Vgl. PA Grimm, Nachlass Ewald Grimm: Abschrift eines Schreibens des Oberbürgermeisters von Erlangen vom 11.08.1945 bezüglich der Beibehaltung von Beamten der Heil- und Pflegeanstalt Erlangen, hierunter Karl Walz, Ewald Grimm, Heinrich Tschakert und Annemarie Wettley.

für die Versorgung psychisch kranker Menschen finanzielle Mittel bereitzustellen, fiel sein Lebenswerk, die Erlanger offene Fürsorge, sukzessive rigorosen Sparmaßnahmen zum Opfer. In Kolbs Korrespondenzen mit führenden NS-Politikern der Region wird dementsprechend ein gewisses Gefühl der Verzweiflung erkennbar; so bat er im Vorfeld der Etataufstellung für das Jahr 1934, bei der eine weitere Kürzung der finanziellen Mittel für die Anstalt drohte, den Kreisrat Benno Kuhr, „die im Interesse meiner Kranken, der Anstalt und des Personals wohl unbedingt notwendige persönliche Fühlungnahme zu erreichen".[1068] Für Kolb, der sich laut Aussagen seiner Mitarbeiter ohnehin niemals körperlich geschont hatte und außerordentlich schaffensfreudig war, gab es keine Alternative, als seiner angeschlagenen Gesundheit zum Trotz für seine Überzeugungen einzustehen und zu versuchen, die Errungenschaften der Erlanger Reformpsychiatrie zu bewahren. Dass sich Kolb den nationalsozialistischen Machthabern soweit ersichtlich nicht widersetzte und sich mit ihnen gewissermaßen arrangierte, ist demnach nicht auf Sympathien gegenüber dem Nationalsozialismus zurückzuführen, sondern vermutlich Ausdruck einer pragmatischen Haltung des Erlanger Anstaltsdirektors.

1068 Im Original heißt es: "[…] Für persönliche Rücksprache stehe ich jederzeit, auch an Samstagen und Sonntagen gerne zur Verfügung; voraussichtlich werde ich zwischen dem 17. und 21. VI in München abwesend sein [Anm.: zum Treffen mit Ernst Rüdin]. Wenn Sie, sehr geehrter Herr Kreisrat, vor der Etatsaufstellung nicht nach Erlangen kommen können, dann halte ich es für meine Pflicht meinerseits nach Hof zu fahren; wenn Sie diesen Besuch nicht grundsätzlich ablehnen, dann wäre ich für Bekanntgabe der genauen Adresse, ferner eines Tages und einer Stunde dankbar, zu der ich hoffen darf die im Interesse meiner Kranken, der Anstalt und des Personals wohl unbedingt notwendige persönliche Fühlungnahme zu erreichen. In vorzüglicher Hochachtung gez. Dr. Kolb." Vgl. StadtAN, C 29 Dir A Nr. 156: Brief Kolbs an Kuhr vom 15. Juni 1933; Kuhr ließ sich bitten und kam nicht nach Erlangen, woraufhin Kolb ihn in Hof aufsuchte. Am 28. Juni verfasste Kolb einen Bericht an die Bezirksregierung Ober- und Mittelfranken (ehemals Kreisregierung) über die dortige Besprechung mit dem Kreisrat, indem er u.a. verdeutlichte, was er hinsichtlich der zukünftigen Entwicklung der Kreisirrenanstalten für notwendig erachtete. Eine Kopie des Berichtes schickte Kolb, wie an obiger Stelle bereits erwähnt wurde, auch an Ernst Rüdin. Soweit die Quellenlage darüber Aufschluss gibt, stellt der Bericht die letzte offizielle Stellungnahme Kolbs zu psychiatrischen Themenbereichen dar. Kernpunkte des Berichtes sind aufgrund ihres thematischen Bezugs in verschiedenen Kapiteln wiedergegeben worden. Vgl. StadtAN, C 29 Dir A Nr. 156: Bericht über die Besprechung Kolbs mit Benno Kuhr vom 28. Juni 1933.

Wie die Haltung des im Jahre 1938 verstorbenen Kolb gegenüber den ab 1939 erfolgenden Krankenmorden im Rahmen der sogenannten NS-„Euthanasie" gewesen sein möge, darüber lässt sich allenfalls spekulieren. Laut Karl Walz behauptete die Ehefrau Kolbs nach dem Krieg, es sei „das größte Glück für ihn [gewesen], daß es ihm erspart blieb, die Tötungen der Geisteskranken, als deren „Vater" er in seiner Anstalt gegolten hatte, miterleben zu müssen."[1069] Obwohl sich Kolb soweit ersichtlich nie über die Thematik von aktiver Sterbehilfe oder „Vernichtung lebensunwerten Lebens" äußerte, darf vermutet werden, dass er diese aus ethischen Gründen verurteilt hätte.[1070] Eine Aussage Kolbs aus dem Jahre 1908 scheint diese Annahme nahezulegen. Kolb schilderte, wie Angehörige, welche für ihre psychisch kranken Familienmitglieder oftmals jahre- oder jahrzehntelang die Anstaltsverpflegungskosten zahlen mussten und infolge geradezu verarmten, die Ärzte, um Maßnahmen aktiver Sterbehilfe baten. Kolb brachte zwar Verständnis auf für derartiges Ansinnen, bezeichnete dieses allerdings als traurig und sah es dadurch bedingt, dass sich zuvor offensichtlich alle ethischen Gefühle gelöst hatten.[1071] Kolb hatte es bereits 1902 zu einer zentralen Aufgabe psychiatrischer Fürsorge erklärt, einer erkrankungsbedingten oder erkrankungsfolgebedingten Verkürzung der Lebenszeit der Kranken vorzubeugen.[1072] Von dieser Maxime, so lassen die Veröffentlichungen Kolbs und sonstige Quellen vermuten, ist er zeitlebens nicht abgerückt. So bekräftigte Kolb beispielsweise im Jahre 1926: Die offene Fürsorge habe peinlichst „alles zu vermeiden, was den Pfleglingen oder deren Familien schaden könnte".[1073]

Wie kann nun zusammenfassend betrachtet die Einstellung Kolbs gegenüber dem Nationalsozialismus beurteilt werden? Während der Erlanger Reformpsychiater einerseits die rassenhygienischen Bestrebungen der Nationalsozialisten, die Unfruchtbarmachung von sogenannten erbkranken Geisteskranken und geistig Minderwertigen, wohl für richtig hielt und allem Anschein nach

---

1069 Walz: System Irrenfürsorge Kolbs 1946, S. 101 f.
1070 Binding/Hoche: Freigabe 1920.
1071 Im Original heißt es: „Man kann sich denken, mit welchem Gefühlen eine solche Familie, die durch die Geisteskrankheit eines Gliedes von relativem Wohlstand bis hart an den Bettelstab gebracht wird, der Irrenfürsorge, der Anstalt, deren Ärzten gegenübersteht; es ist traurig, aber nicht unbegreiflich, wenn sich alle ethischen Gefühle lösen, wenn die Angehörigen nur noch der eine Wunsch beseelt, daß der Kranke möglichst bald sterben möge, ein Wunsch, der sich gar nicht so selten zu der Frage verdichtet, ob denn der Arzt gar nichts dazu tun könne, daß es schneller gehe mit dem Ende." Vgl. Kolb: Vorschläge für die Ausgestaltung 1908, S. 13 f.
1072 Kolb: Sammel-Atlas Teil A 1902, S. 29.
1073 Kolb: Irrengesetz 1926, S. 117.

unterstützte, zeigte er sich andererseits, angesichts der von den Nationalsozialisten verhängten drastischen Einsparungsmaßnahmen im Anstaltsbetrieb und in der extramuralen Versorgung äußerst besorgt um die Zukunft der offenen Fürsorge, Familienpflege und praktischen Psychiatrie in Erlangen, wie auch in ganz Deutschland. Obwohl er sich der psychiatrischen Eugenik und Erbbiologie zugewandt hatte, war es Kolb weiterhin ein Hauptanliegen, extramurale Versorgungsstrukturen zu erhalten, und die Lebensbedingungen von Psychiatriepatienten innerhalb und außerhalb der Anstalten zu verbessern. Dass er sich dazu bereit erklärte, mit den Nationalsozialisten zu kooperieren, ist vor allem darauf zurückzuführen, dass Kolb sich angesichts der Notlage, in der sich die praktische Psychiatrie nicht nur in Erlangen zu dieser Zeit befand, verpflichtet sah, für seine Überzeugungen wie psychiatrische Praxis gestaltet werden sollte einzustehen. Die Erlanger offene Fürsorge und die Heil- und Pflegeanstalt hatten mehr als zwanzig Jahre lang den absoluten Mittelpunkt seines Lebens und seines Wirkens gebildet, für Kolb gab es demnach vermutlich keine Alternative, als sich mit den Nationalsozialisten zu arrangieren, und eine von Pragmatismus geprägte Haltung einzunehmen.

4.3 Fazit und Ausblick

4.3.1 Fazit

Nachdem psychiatrische Versorgung in Deutschland seit etwa Mitte des 19. Jahrhunderts gleichbedeutend war mit einer (meist jahrelangen) Unterbringung in einer Anstalt, ermöglichte die im Laufe der 1920er Jahre sich deutschlandweit ausbreitende offene Fürsorge Kolbs erstmals einer großen Zahl von Anstaltspatienten die Rückkehr in ein Leben jenseits der Anstaltsmauern. Diese Öffnung der bislang auf Verwahrung ausgerichteten Anstalten veränderte gleichwohl nicht allein die Lebensbedingungen vieler Psychiatriepatienten, sie wirkte sich auch auf die Lebensrealität der Psychiater aus, deren Erlebnishorizont zuvor meist auf den Mikrokosmos Anstalt beschränkt gewesen war. Die offene Fürsorge ermöglichte es der Psychiatrie, wie einst der Reformpsychiater Rudolf Leubuscher (1821–1861) im Jahre 1848 gefordert hatte, aus den engen Mauern der Irrenhäuser hinaus ins Leben zu greifen, was allerdings bedeutete, dass sich die Machtstrukturen der Psychiatrie ebenso nach außen richteten.[1074]

1074 Leubuscher: Vorwort 1848, S. 4; vgl. Schmiedebach/Beddies: Diskussion Familienpflege 2001, S. 82; vgl. Kolb: Vorschläge für die Ausgestaltung 1908, S. 27; Walter: Psychiatrie Gesellschaft 1996, S. 299.

Dies hatte zur Folge, dass eine psychiatrische Fürsorge außerhalb der Anstalten einhergehen musste mit der Ausübung von Kontrolle und eines Normierungsdrucks; zudem war die Psychiatrie bestrebt, entsprechend der Ausdehnung ihrer Wirkdomäne, ihren Einfluss nicht allein auf psychisch kranke Menschen im engeren Sinne zu begrenzen, sondern auch auf andere Bevölkerungsgruppen auszudehnen, die als störend und unangepasst wahrgenommen wurden. So beschränkte sich die offene Fürsorge Kolbs nicht allein darauf, entlassene Anstaltspatienten zu betreuen, sondern sie erhob den Anspruch, alle außerhalb der Anstalten lebenden sogenannten psychiatrischen Grenzfälle zu erfassen, zu registrieren und in die Fürsorge einzubeziehen.

Die mit einer erhöhten Risikobereitschaft der behandelnden Psychiater einhergehende liberalere Entlassungspraxis und Erhöhung der Entlassungszahlen, welche die offene Fürsorge ermöglicht hatte, lässt Kolbs Reformpsychiatrie im Vergleich zur Anstaltspsychiatrie der Kaiserzeit zunächst weniger sicherheitsorientiert und kontrollbedürftig erscheinen. Doch stellte die Außenfürsorge de facto einen verlängerten Arm der Anstalt dar, der es den Psychiatern gestattete, auf die außerhalb der Anstalten lebenden psychisch kranken bzw. sich abweichend von der gesellschaftlichen Norm verhaltenden Menschen ein zuvor nie dagewesenes Maß an Kontrolle auszuüben und in einer Weise normierend und reglementierend auf die Gesellschaft einzuwirken, wie es ihnen zuvor nicht möglich gewesen war.[1075]

Damit erfüllte die Erlanger Reformpsychiatrie nicht allein ein Bedürfnis nach Macht und Kontrolle, sondern sie diente sich auch den Interessen der städtischen Behörden an, da sie in Aussicht stellte, der Allgemeinheit eine Form von Schutz gewähren zu können, den die Anstaltspsychiatrie bis dato nie hatte gewähren können.[1076] Um der offenen Fürsorge einen festen Platz im Gefüge öffentlicher Gesundheitsfürsorge und der Psychiatrie eine Einflusssphäre außerhalb der Anstalten zu sichern, war Kolb dazu bereit, die offene Fürsorge mit der Schutzaufsicht und Psychopathenfürsorge Aufgabengebiete übernehmen zu lassen, die primär an staatlichen Interessen ausgerichtet und nicht medizinischen Charakters waren. Dementsprechend wenig medizinisch waren auch die von den Fürsorgeärzten zur Lösung dieser Aufgaben verwendeten bzw. vom Gesetzgeber erbetenen Mittel der Repression und Disziplinierung. Dass sich die Fürsorgeärzte Kolbs an der Ausübung des Zwangssterilisationsgesetzes

---

1075 Vgl. auch Böcker: offene Irrenfürsorge 1985, S. 79; Siemen: Psychiatrie Reform Nationalsozialismus 1987, S. 142.
1076 Vgl. Kolb: Einwände und Bedenken 1927, S. 159 f.

mit Engagement beteiligten und die Verbringung in Konzentrationslager als effektvolles Mittel gegen renitente Psychopathen befürworteten, illustriert den Grad ihrer Radikalisierung.

Die Gründe für den Radikalisierungsprozess der Fürsorgepsychiater sind bereits beleuchtet worden, an dieser Stelle sei noch einmal rekapitulierend ein ganz wesentlicher Punkt hervorgehoben: Während die Psychiater dazu befähigt waren, über ihre Patienten in den Anstalten große Macht auszuüben, waren ihnen im Umgang mit herausfordernden Patienten in der offenen Fürsorge, gerade im Rahmen der Schutzaufsicht und Psychopathenfürsorge, oftmals die Hände gebunden.[1077] Für die von einem therapeutischen Aktivismus getriebenen Fürsorgeärzte war dies jedoch inakzeptabel, denn es hätte einen Rückfall in ein Ohnmachtsgefühl, einen therapeutischen Nihilismus bedeutet, dem sie durch ihre Abkehr von der Anstaltspsychiatrie glaubten entflohen zu sein.

Nachdem der therapeutische Aktivismus die Fürsorgeärzte dazu veranlasst hatte, sich mit Engagement an den eugenischen Bestrebungen des Nationalsozialismus zu beteiligen, verlieh er auch der späteren NS-„Euthanasie" eine eigene Prägung, die nach der eugenischen Wende um 1930 eine neue Stufe im Radikalisierungsprozess der deutschen Psychiater darstellte. Angestoßen durch neue therapeutische Maßnahmen wie die Insulin- und Cardiazol-Schocktherapien erhielt der therapeutische Aktivismus Ende der 1930er Jahre Aufschwung und trug auf Grundlage eines inhumanen Ökonomisierungsdenkens und einer nunmehr völligen Entwertung von psychisch kranken bzw. andersartigen Menschen maßgeblich bei zur Entstehung einer verhängnisvollen Dynamik von „Heilen und Vernichten".[1078] Es ist in diesem Sinne bezeichnend, dass die beiden ehemaligen Reformpsychiater und Leiter der Erlanger offenen Fürsorge, Valentin Faltlhauser und Hubert Schuch, zu Protagonisten der Krankenmorde wurden.

Gustav Kolb hat diesen Radikalisierungsprozess, wie an seiner Zusammenarbeit mit der erbbiologischen Forschung und seiner Unterstützung der

---

1077 Vgl. auch Siemen: Reformpsychiatrie 1993, S. 106.
1078 Siemen: Reform Radikalisierung 1991, S. 197 f.; auch die aktivere Heilbehandlung des Reformpsychiaters Hermann Simon, die an nahezu allen deutschen Anstalten umgesetzt wurde, begünstigte den Radikalisierungsprozess. Durch diese Form der Arbeitstherapie wurde die Anstaltspopulation in arbeitsfähige, heilbare und nicht arbeitsfähige, unheilbare Patienten unterteilt. Die Unfähigkeit zu arbeiten stellte im Zuge der T4-Aktion eines der wichtigsten Selektionskriterien für den Transport in eine Tötungsanstalt dar. Vgl. Siemen: Reformpsychiatrie 1993, S. 107 f.; bezüglich der Dialektik von Heilen und Vernichten vgl. Siemen: Heilen Vernichten 2015.

Fazit und Ausblick

psychiatrischen Eugenik feststellbar, zum Teil durchlaufen. Da er durch seine schwere Erkrankung Mitte des Jahres 1933 aus dem Dienst ausschied, bleibt es letzten Endes allerdings der Spekulation überlassen, inwiefern er den weiteren Entwicklungsverlauf der Psychiatrie im Nationalsozialismus unterstützt und sich wie zahlreiche seiner ehemaligen reformpsychiatrischen Mitstreiter zunehmend radikalisiert hätte. Wie zuvor erläutert, darf gemutmaßt werden, dass er zumindest der NS-„Euthanasie" kritisch gegenübergestanden wäre (vgl. S. 383).

Kolbs um das Jahr 1928 einsetzende eugenische Radikalisierung mag schwer nachvollziehbar erscheinen angesichts seiner mehr als 30 Jahre andauernden, u.a. von humanitären Beweggründen geprägten reformpsychiatrischen Bestrebungen. Was veranlasste Kolb dazu, die Beteiligung der offenen Fürsorge an den Zwangssterilisationen zu befürworten, einer so offensichtlich gegen das Wohl der Patienten gerichteten Maßnahme? Kann ein ausschlaggebendes Moment festgestellt werden, dass die Radikalisierung Kolbs, die Hinwendung des Reformpsychiaters zur psychiatrischen Erbbiologie und Eugenik, die gleichsam eine Abwendung von den Interessen der Patienten darstellte, erklären würde?

Es ist sicherlich schwierig, eine historische Persönlichkeit wie Gustav Kolb aus der Retrospektive psychologisch auszuloten. Ohne apologetisch zu sein, muss festgehalten werden, dass sich Kolb als Anstaltsdirektor und Staatsbeamter, insbesondere während der Weltwirtschaftskrise und der mit ihr einhergehenden Krise der Anstaltspsychiatrie, in keiner einfachen Situation befand. Er war beruflichen Zwängen ausgesetzt, die verlangten, zwischen den Interessen verschiedener Gruppen (Patienten, Pflege, Ärzte, Kreis Mittelfranken) abzuwägen und schwierige Entscheidungen zu treffen. Dass die Patienten, und unter ihnen insbesondere die als „unheilbar" und arbeitsunfähig geltenden Menschen, letztlich die größten Entbehrungen zu ertragen hatten, ist unter anderem darauf zurückzuführen, dass sie die schwächste dieser Interessensgruppen darstellten; sie waren ohne Fürsprecher und ihre Rechte und Bedürfnisse waren verhandelbar. Auch die Reformbemühungen Kolbs und Hermann Simons hatten, obwohl erste Ansätze einer anderen Sicht auf den Patienten erkennbar waren, hieran nichts geändert.

Während auf die inhaltlichen Berührungspunkte zwischen der Erlanger Reformpsychiatrie, der psychischen Hygiene und der psychiatrischen Erbbiologie bzw. Eugenik bereits eingegangen wurde (S. 314 ff.), ist es wichtig festzustellen, dass Kolb trotz gewisser humanitärer Beweggründe und seinem Bestreben, die Lebensbedingungen von Psychiatriepatienten verbessern zu wollen, keine grundlegend neue, wertungsfreie Haltung gegenüber psychisch kranken Menschen entwickelte.[1079] Wie nahezu alle zeitgenössischen Psychiater, einschliesslich seiner Reformpsychiater-Kollegen, war Kolb in einem Denken verhaftet, das Menschen abhängig von ihren psychischen Eigenschaften und Fähigkeiten einen Wert beimaß und dementsprechend zwischen psychisch minderwertigen und höherwertigen Personen unterschied. Ein zentraler Aspekt dieser Bewertung war der Nutzen, den eine Person der Gesellschaft brachte, d.h. im psychiatrischen Kontext v.a. die Arbeitsfähigkeit eines Patienten. Dass die Eigenschaften und Fähigkeiten eines Individuums letztlich als biologisch determiniert angesehen wurden, führte dazu, dass man die Wertigkeit eines Menschen von der Qualität seiner Erbanlage ableitete. Der Bedeutung von sozialen Faktoren hinsichtlich der psychischen Verfassung eines Menschen war sich Kolb zwar bewusst, doch hatten diese in seinen Augen allein einen modulierenden Einfluss auf eine vom Erbgut geprägte psychische Konstitution. Auf der Basis dieser Überzeugungen war eine eugenische Radikalisierung nicht nur im Rahmen des Möglichen, sondern nahezu prädestiniert. Denn einerseits schienen eugenische Maßnahmen ein valides Mittel zu sein, den Bevölkerungsanteil von Personen mit minderwertigem Erbgut und demnach inferioren Eigenschaften zu reduzieren. Andererseits ließ die Tatsache, dass der Wert eines Individuums relativ war auch sein Recht auf Unversehrtheit und sein Recht auf Leben relativierbar werden. Bis psychisch kranken und anderen in ihrem Verhalten von der sozialen Norm abweichenden Personen ein unveräußerlicher Wert als Mensch und damit einhergehend unantastbare Rechte zugesprochen wurden, bedurfte es eines langen Entwicklungsprozesses, der auch heute noch nicht abgeschlossen ist.

4.3.2 Ausblick

Gustav Kolbs Versetzung in den Ruhestand bedeutete das Ende der Erlanger Reformpsychiatrie. Unter seinem Nachfolger Wilhelm Einsle (1887–1961) entwickelte sich die einstige Vorzeigeanstalt Erlangen im Laufe der 1930er Jahre zu einer Verwahranstalt, in der sich die Lebensbedingungen der Patienten stetig verschlechterten. Den Forderungen der NS-Gesundheitspolitik entsprechend, wurden die extramuralen Versorgungsstrukturen, die offene Fürsorge und die Familienpflege, sukzessive abgebaut und eine massive Überbelegung der Anstalt, vorgeblich aus Wirtschaftlichkeitsgründen, angestrebt: Zu Beginn des Jahres 1940 waren 1169 Patienten in der Heil- und Pflegeanstalt Erlangen untergebracht, so viele wie noch nie zuvor in ihrer Geschichte.[1080] Selbst in den

---

1079 Vgl. Siemen: Reformpsychiatrie 1993, S. 105 f.
1080 HA-BZK Erlangen: Jahresbericht 1939, S. 32.

Jahren massiver Überbelegung zu Beginn des 20. Jahrhunderts, waren es fast 200 Patienten weniger gewesen (vgl. S. 56 f.). Da Kolb stets vor dem verheerenden Einfluss derartiger Überfüllungszustände auf den Anstaltsbetrieb sowie das Wohlbefinden und Verhalten der Patienten gewarnt hatte (vgl. S. 59 f.), ist anzunehmen, dass er einer derartigen Entwicklung im Gegensatz zu Einsle Widerstand geleistet hätte. Während die vom Landesfürsorgeverband gezahlten Verpflegungssätze für Anstaltspatienten im Laufe der 1930er Jahre mehrmals abgesenkt wurden, reduzierte man darüber hinaus 1936 auch die Qualität und Menge der Patientenkost.[1081]

Wie Hans-Ludwig Siemen feststellte, führte der Prozess der fortschreitenden Entrechtung der Anstaltsbewohner und der Verschlechterung ihrer Lebensbedingungen in letzter Instanz zur Vernichtungsaktion der NS-„Euthanasie".[1082] Nachdem im Herbst 1939 die sogenannte T4 Aktion begann, folgten im September und November 1940 die ersten Transporte von Erlanger Patienten in die Tötungsanstalten Pirna-Sonnenstein und Hartheim bei Linz. Auch nach dem offiziellen Abbruch der Aktion T4 im August 1941 wurden die Morde an Erlanger Patienten durch Verabreichung einer Hungerkost und möglicherweise mittels letaler Dosen von Medikamenten fortgesetzt.

Unmittelbar nach Ende des Zweiten Weltkrieges wurden Einsle sowie sein Stellvertreter, der seit 1929 an der Anstalt tätige Oberarzt Hermann Müller (1895–1945), auf Anordnung der amerikanischen Militärregierung wegen ihrer Beteiligung an den Krankenmorden verhaftet. Müller beging kurze Zeit später Selbstmord, was Einsle nutzte, um sich zu exkulpieren und die Verantwortung für die Krankenmorde seinem Stellvertreter zuzuschieben. Die Taktik ging auf, Einsle wurde im Entnazifizierungsverfahren 1950 als Mitläufer eingestuft.[1083]

Aufgrund personeller Kontinuitäten wurde an vielen deutschen Anstalten die psychiatrische Praxis nach dem Krieg im Sinne von *business as usual* unverändert fortgeführt, und meist überall wurde es vermieden, sich mit den Verbrechen der deutschen Psychiatrie während der NS-Zeit auseinanderzusetzen. Werner Leibbrand (1896–1974), seit Mai 1945 Leiter der Heil- und Pflegeanstalt Erlangen, war in dieser Hinsicht eine Ausnahme.[1084] In dem 1946 veröffentlichten Werk *„Um die Menschenrechte der Geisteskranken. Gedenk- und Mahnworte der Ärzte der Erlanger Heil- und Pflegeanstalt aus Anlaß deren 100jährigen*

1081 Siemen: Heil- und Pflegeanstalt Erlangen 1993, S. 161.
1082 Siemen: Psychiatrie Reform Nationalsozialismus 1987, S. 170 f.
1083 Voggenreiter/Ude-Koeller: NS-„Euthanasie" Erlangen 2022, S. 287.
1084 Wittern-Sterzel: Dozenten 1999, S. 113 f.

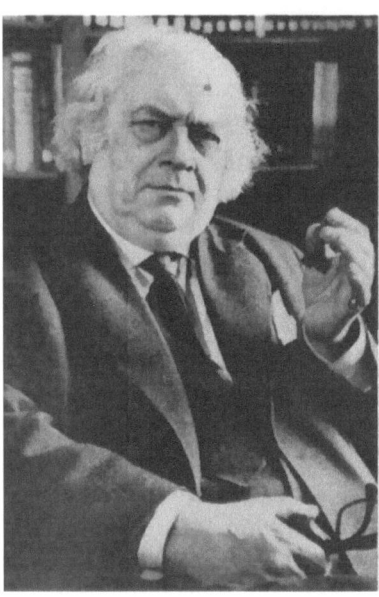

Abb. 32: Werner Leibbrand (1896–1974), Direktor der Heil- und Pflegeanstalt Erlangen 1945–1953 (Bayerisches Ärzteblatt Nr. 2 (1961), S. 41).

Bestehens" versuchte Leibbrand, der aufgrund seiner politischen Ansichten und jüdischstämmigen Ehefrau vom NS-Regime verfolgt worden war, eine Auseinandersetzung mit den „Euthanasie"-Verbrechen anzustoßen. Er war überzeugt, nur durch eine „Begegnung" mit ihrer Geschichte würde die Psychiatrie ihren zukünftigen Weg finden.[1085] Gleichwohl, so muss angemerkt werden, war Leibbrand indirekt in die Problematik der NS-„Euthanasie" verstrickt: Bei einem Ende des Jahres 1948 abgehaltenen Gerichtsprozess bagatellisierte er in einem offiziellen Gutachten die Hungerkost an der Anstalt Erlangen, um einen Freispruch der angeklagten Anstaltsärztin Annemarie Wettley (1913–1996) zu erwirken, die ihm persönlich verbunden war und die er 1962 heiratete.[1086]

Leibbrand war sich 1946 wohl bewusst, dass die Reputation der Psychiatrie in der jüngsten Vergangenheit ungeheuren Schaden genommen hatte, und

---

1085 Leibbrand: Einleitung 1946, S. 6.
1086 Vgl. Leven: Leibbrand 2018, S. 176 f.; zu Wettley und den Patientenmorden in der Heil- und Pflegeanstalt Erlangen vgl. Siemen: Sozialpsychologie 2017; Siemen: bayerischen Heil- und Pflegeanstalten 1993, S. 448–452.

stellte fest: „Es ist die Tragik, daß denen, die guten Willens sind, ein solches Erbe geschichtlich anzutreten, die numinose Wirkung der Vergangenheit dennoch seitens der öffentlichen Meinung nachhängt. Und dennoch müssen wir das Erbe antreten, ob wir wollen oder nicht."[1087] Bemüht um eine differenzierte Betrachtung der geschichtlichen Entwicklung, erkannte Leibbrand in den reformpsychiatrischen Bestrebungen der 1920er Jahre einen Anknüpfungspunkt für die zukünftige Entwicklung der praktischen Psychiatrie. Davon überzeugt, dass die Entwicklung der deutschen Psychiatrie während des NS auf „geschichtliche Blindheit" und einen bereits Ende des 19. Jh. sich anbahnenden „übersteigerten Biologismus" zurückführen war, berief sich der Direktor der Heil- und Pflegeanstalt Erlangen Leibbrand auf die hauseigene reformpsychiatrische Tradition unter Gustav Kolb. Sie sollte der zukünftigen Entwicklung der Psychiatrie nicht nur in Erlangen als Ausgangspunkt dienen. Es galt „an Früheres, Besseres" anzuknüpfen, „um von dort aus das Zukünftige anzuvisieren", denn, so fragte Leibbrand auf rhetorische Weise: „Ist es nicht letzter Sinn echter „Evolutio", die Fackel echter Erkenntnis durch die Jahrhunderte zu reichen?"[1088]

Um das Bewusstsein für jene Errungenschaften und Erkenntnisse der Vergangenheit zu schärfen, setzte sich Leibbrands Veröffentlichung des Jahres 1946 v.a. aus Beiträgen über führende Erlanger Psychiater der Vergangenheit zusammen, darunter Karl August von Solbrig (1809–1872), Friedrich Wilhelm Hagen (1814–1888), Anton Bumm (1849–1903) sowie Gustav Specht (1860–1940) und Gustav Kolb. Ihre Erkenntnisse sollten in Leibbrands Augen der Psychiatrie den zukünftigen Weg weisen, und sie selbst sollten der jüngeren Generation von Psychiatern als „würdige Vorbilder" dienen.[1089] In Anbetracht dessen war es kein Zufall, dass gerade der 1912 geborene Erlanger Anstaltsarzt Karl Walz den würdigenden und z.T. verklärenden Beitrag über Kolb in Leibbrands Veröffentlichung verfasste (vgl. S. 376 ff.).

Mit der Absicht, die offene Fürsorge Kolbs wiederaufzubauen, setzte sich Leibbrand für einen Freispruch des ehemaligen Nürnberger Fürsorgearztes Ewald Grimm bei dessen Entnazifizierungsverfahren ein.[1090] Nachdem Grimm im August 1946 als Mitläufer eingestuft worden war, nahm er im Jahr darauf als

---

1087 Leibbrand: Einleitung 1946, S. 5.
1088 Ebd., S. 5.
1089 Ebd., S. 6.
1090 PA Grimm, Nachlass Ewald Grimm: Memoiren, S. 36, S. 40 f., S. 56; Ebd.: Brief des stellvertretenden Direktors der Anstalt Erlangen Tschakert an Militärregierung vom 28. August 1945; Ebd.: Brief Leibbrands [ohne Adressaten] vom 11. März 1946.

Leiter der offenen Fürsorge seine Tätigkeit wieder auf.[1091] 1950 sollte Grimm zum Stellvertreter Leibbrands avancieren und nurmehr nebenamtlich in der Fürsorge tätig sein; im Jahre 1954 zu Leibbrands Nachfolger als Direktor der Heil- und Pflegeanstalt Erlangen ernannt, übernahm fortan Stephan Murar nebenamtlich die fürsorgeärztlichen Aufgaben im Raum Erlangen, Nürnberg und Fürth.[1092]

1091 PA Grimm, Nachlass Ewald Grimm: Memoiren, S. 7; obwohl das Gesundheitsamt, in dem sich die Nürnberger Fürsorgestelle befand im Krieg vollkommen zerstört wurde, war es der Fürsorgepflegerin gelungen die Karteikarten und Krankengeschichten zuvor in Sicherheit zu bringen, sodass sie nach dem Krieg wieder verwendet werden konnten, vgl. Ebd., S. 45.

1092 Zwischen Leibbrand und seinem bisherigen Stellvertreter Heinrich Tschakert war es wiederholt zu Konflikten gekommen, vgl. PA Grimm, Nachlass Ewald Grimm: Memoiren, S. 52; Grimm kam mit Leibbrand zwar gut zurecht, hielt ihn allerdings für einen Karrieristen, der an der Organisation und Leitung des Anstaltsbetriebs nicht wirklich interessiert war. In seinen Lebenserinnerungen machte er über seinen ehemaligen Vorgesetzten einige interessante Bemerkungen: „Seitdem ich stellv. Direktor geworden war, kümmerte sich Leibbrand um den eigentlichen Anstaltsbetrieb überhaupt nicht mehr [...]. Ich verständigte natürlich immer Leibbrand von Anordnungen der Direktion schon vorher und suchte sie mit ihm zu besprechen. Er stimmte fast immer gleich zu oder wir diskutierten eben darüber. Denn Leibbrand wollte ja unbedingt die Münchner Professur für Medizingeschichte und hatte so für sich genug zu tun, um Gott und die Welt für seine Interessen einzuspannen. Leibbrand repräsentierte gern und verstand auch Anstaltsfeste gut aufzuziehen. Hielt immer recht geistreiche Reden, er war eben ein ungeheuer universell gebildeter Mann und sicher eine gewisse barocke Figur. In der Erlanger Fakultät hat man ihn nie so recht verstanden, einige der Uniprofessoren standen ihm sogar ablehnend gegenüber. Er fiel eben aus dem stockkonservativen Rahmen heraus. Aber der Kleinkram der Direktion, der eben auch von seinem Inhaber geleistet werden musste, war ihm eine unliebsame Bürde, die entweder gar nicht zu tragen oder noch besser an andre zu übermitteln, darin war er Meister. Mit der Regierung stand Leibbrand immer auf Kriegsfuss. [...] Wie ich schon einmal hier berichtete, bemühte L. für seine Kanditatur in München alle möglichen hochgestellten Leute und es erregte fast Heiterkeit als unter den Genannten sich auch seine Heiligkeit der Papst befand. Eine hohe katholische Auszeichnung hatte der Protestant Leibbrand, der auch stets mit dem Talar bei der Fronleichnamsprozession in Erlangen ging." Vgl. PA Grimm, Nachlass Ewald Grimm: Memoiren, S. 54 f.; bezüglich der Renovierungen und Neuerungen in der Anstalt, die er als stellvertretender Direktor veranlasste, bemerkte Grimm: „Leibbrand hatte für all diese Neuausstattungen nur sehr wenig Interesse. Er erklärte mir ganz offen, er sei in erster Linie Hochschullehrer und Wissenschaftler, meinte er selbstgefällig. Ich hätte gar keinen besseren stellv. Direktor finden können meinte er dann lächelnd." Ebd., S. 66 [die grammatikalischen Unstimmigkeiten entstammen dem Original].

Zum Anstalts-Direktor ernannt

Dr. Grimm Nachfolger von Prof. Leibbrand

In diesen Tagen hat Medizinalrat Dr. Ewald Grimm als Nachfolger von Prof. Dr. Arno Leibbrand, der — wie wir bereits berichteten — einen Ruf an die Münchener Universität angenommen hat, die Leitung der Erlanger Heil- und Pflegeanstalt übernommen. Gleichzeitig mit der Uebernahme dieses Amtes ist Dr. Grimm zum Direktor dieser Anstalt und zum Obermedizinalrat ernannt worden.

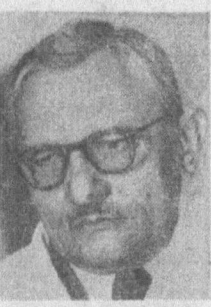

Der neue Leiter der Heil- und Pflegeanstalt, Dr. Ewald Grimm.

Dr. Grimm gehört der Heil- und Pflegeanstalt bereits seit 1924 an. Sein Verdienst ist es, den psychiatrischen Außendienst der Erlanger Heil- und Pflegeanstalt in Mittelfranken aufgebaut zu haben. Regelmäßige Sprechstunden wurden von ihm in den dreißiger Jahren in Erlangen, Nürnberg, Fürth, Schwabach, Lauf und Hiltpoltstein eingerichtet. „Unsere wichtigste Aufgabe ist es, die Betreuung unserer Kranken so durchzuführen, daß ein Anstaltsaufenthalt vermieden werden kann", sagte uns der neue Direktor. Zu Beginn des zweiten Weltkrieges wurde er aus seinem Schaffen gerissen: Er wurde Soldat, kam drei Jahre an die Front und übernahm dann eine große Abteilung in einem Sonderlazarett.

1945: wieder von vorne anfangen

Sofort nach dem Zusammenbruch nahm Dr. Grimm seine Außenfürsorge wieder auf und mußte fast restlos von vorn anfangen: Alles, was er in den langen Jahren vor dem Krieg mühsam aufgebaut hatte, war während des Krieges zusammengebrochen. 1950 wurde Dr. Grimm zum stellvertretenden Leiter der Anstalt ernannt.

Obermedizinalrat Dr. Grimm ist 62 Jahre alt. Er besuchte 1911 das humanistische Gymnasium in Nürnberg und studierte dann in Erlangen, Leipzig und München. Im ersten Weltkrieg war er Feldunterarzt in einer psychiatrischen Abteilung eines Lazaretts und promovierte 1921 an der Erlanger Universität.

Wie uns Dr. Grimm mitteilte, dürfte Medizinalrat Dr. Murra nunmehr die Leitung des Außendienstes der Heil- und Pflegeanstalt übernehmen. — Zur Anstalt gehören zur Zeit 1000 Patienten. 200 weitere Kranke, die in anderen Kliniken untergebracht sind, werden ebenfalls

Abb. 33: Kolbs langjähriger Fürsorgearzt Ewald Grimm (1892–1974) war von 1954–1959 Direktor der Anstalt Erlangen. (PA Grimm, Nachlass Ewald Grimm, es ließ sich nicht feststellen aus welcher Zeitung dieser Artikel stammt).

Obwohl Leibbrand wie auch Grimm von der offenen Fürsorge überzeugt waren, nahm sie in den Jahren nach Ende des Zweiten Weltkriegs im Vergleich zu ihrem Entwicklungsstand unter Kolb bedeutend kleinere Ausmaße an. Im Widerspruch zu dem von Leibbrand so pathetisch formulierten Zukunftsbild und seiner Aufforderung, sich der Errungenschaften und Erkenntnisse früherer Erlanger Anstaltsdirektoren, insbesondere Gustav Kolbs, zu besinnen, stellte das Personal der Heil- und Pflegeanstalt laut Grimm nach Leibbrands Abschied einstimmig fest, dass sein Wirken keine besonderen Spuren hinterlassen hatte.[1093] Laut Grimm hatte sich Leibbrand v.a. für repräsentative Aufgaben und seine weitere Karriere (als Professor für Medizingeschichte in München) interessiert; die Organisation und Verwaltung des Anstaltsbetriebs habe er hingegen als äußerst mühsame Aufgaben empfunden und diese nur allzu gerne delegiert. Allerdings baute auch Grimm, soweit feststellbar, die offene Fürsorge während seiner 5 Jahre als Direktor nicht weiter aus. Grimm deutete an, dass die offene Fürsorge unter seinem Nachfolger, Josef Hann, nur noch einen geringfügigen Stellenwert einnahm.[1094]

Es gilt festzuhalten, dass der Wiederaufbau der offenen Fürsorge der Heil- und Pflegeanstalt Erlangen unter Leibbrand und Grimm bescheidene Ausmaße annahm. Während zwischen 1926 und 1934 drei Erlanger Psychiater (V. Faltlhauser 1920–1929, E. Grimm 1924–1939, H. Schuch 1926–1938, G. Reinhardt 1929–1934) die in offener Fürsorge bzw. Familienpflege untergebrachten Patienten betreuten, waren es im Zeitraum 1947 bis 1959 nurmehr ein einziger Fürsorgearzt, der zudem meist nur nebenamtlich in der Fürsorge tätig war (E. Grimm 1947–1954, S. Murar 1954–?). Bei den Fürsorgepflegekräften mangelte es ebenso an Personal, was u.a. darauf zurückzuführen war, dass Pflegekräfte v.a. in der Anstalt benötigt wurden.[1095] Soweit feststellbar, erfolgte an einigen anderen westdeutschen Anstalten nach Ende des Zweiten Weltkriegs ebenfalls ein Wiederaufbau psychiatrischer Außenfürsorgedienste; über die Größenordnung dieser Einrichtungen konnte jedoch nichts in Erfahrung gebracht werden.[1096] Eine an psychiatrischen Einrichtungen in beiden deutschen Staaten feststellbare Steigerung der Entlassungen ab Mitte der 1950er Jahre war laut neueren Forschungsergebnissen wohl vor allem durch die Entwicklung der ersten Antipsychotika ermöglicht worden.[1097]

1093 Ebd., S. 59.
1094 Ebd., S. 69.
1095 Ebd., S. 55.
1096 Schmiedebach/Priebe: Social Psychiatry 2004, S. 455.
1097 Oeser/Steinberg: Antipsychotika 2021, S. 77.

Das Konzept der offenen Fürsorge Kolbs wurde in der psychiatrischen Fachliteratur der 1950er Jahre zwar noch teilweise rezipiert, als in den 1960er Jahren allerdings die letzten Psychiater aus dem Dienst ausschieden, die noch persönlich in Kontakt gekommen waren mit der offenen Fürsorge der 1920er und frühen 1930er Jahre, geriet der Name und das Werk Kolbs allmählich in Vergessenheit.[1098]

Die gegen Ende der 1960er Jahre sich formierenden psychiatriekritischen Reformbestrebungen nahmen auf die Reformpsychiatrie Kolbs keinen Bezug. Einerseits bestand wohl Unkenntnis des historischen Vorläufers, andererseits erschien es womöglich nicht opportun, auf einen Fachvertreter Bezug zu nehmen, da die jüngere Reformbewegung im Gegensatz zur Reformpsychiatrie Kolbs einen gewissen anti-institutionellen Charakter hatte und keine vornehmlich innerpsychiatrische Initiative darstellte, sondern von weiten Teilen der Bevölkerung getragen wurde (ähnlich wie die Psychiatriekritiker-Bewegung um 1900, vgl. S. 66).

Aufgrund der von einer breiten gesellschaftlichen Basis hervorgebrachten Kritik am Verwahrcharakter der psychiatrischen Versorgung und den Lebensbedingungen von Anstaltspatienten erfolgte 1971 eine vom Deutschen Bundestag beauftragte Untersuchung zur Lage der Psychiatrie in der BRD.[1099] Ein sich in den Folgejahren anschließender Diskurs führte 1975 zum Bericht der sogenannten Psychiatrie-Enquete, deren zentrale Forderungen u.a. waren: eine gemeindenahe Versorgung von Psychiatriepatienten zu etablieren, länger andauernde Hospitalisierung zu vermeiden sowie verschiedene sozialpsychiatrische Versorgungsformen zu implementieren, um eine therapeutische Kette, d.h. eine kontinuierliche Betreuung von Patienten auch nach Entlassung zu gewährleisten.[1100] Ausgehend von den Forderungen der Enquete, begann sich die psychiatrische Praxis in der Bundesrepublik allmählich zu reformieren.

Dass Gustav Kolb bereits zu Beginn des 20. Jahrhunderts vergleichbare Missstände kritisiert und ähnliche Forderungen erhoben hatte und mit der offenen Fürsorge eine gemeindenahe Versorgungsform geschaffen hatte, die in Anbindung an die örtliche Anstalt eine therapeutische Kette und Kontinuität der Behandlung ermöglichte, war den Psychiatriereformern der 1970er und 1980er Jahre, soweit feststellbar, nicht bewusst.[1101] Erst die medizinhistorische

---

1098 Bezüglich der Rezeption von Kolb in den 1950er Jahren vgl. Schmiedebach/Priebe: Social Psychiatry 2004, S. 455.
1099 Schmiedebach/Beddies/Schulz/Priebe: Reformansätze 2000, S. 141.
1100 Ebd.
1101 Ebd., S. 142.

Wissenschaft der 1980er Jahre beschäftigte sich erstmals wieder mit Kolb und der Erlanger Reformpsychiatrie. Auch wenn die von Gustav Kolb angestoßene Reform der psychiatrischen Versorgung in den 1920er Jahren letztlich keine andauernde Verbesserung der Lebensbedingungen von Psychiatriepatienten herbeigeführt hatte, sollte er mit einer bereits 1902 geäußerten Vorhersage recht behalten: In Anbetracht der Jahrzehnte später ab den 1970er Jahren erfolgenden Reformierung der psychiatrischen Versorgung in Deutschland kann bestätigt werden, dass die Entwicklung von der geschlossenen Anstaltsfürsorge über offene Abteilungen hin zu einer extramuralen Versorgung von Psychiatriepatienten letztlich einem organischen, logischen, auf einer „inneren Notwendigkeit" beruhenden Prozess entsprach, der darauf abzielte, „jedem Kranken das mit seinem momentanen Zustande zu vereinbarende Mass von Freiheit und Annäherung an die normalen Lebensverhältnisse zu gewähren."[1102]

1102 Kolb: Sammel-Atlas Teil A 1902, S. 48 f., S. 65; Kolb: Familienpflege bayrischen Verhältnisse 1911, S. 274.

Abkürzungsverzeichnis

StANu:	Staatsarchiv Nürnberg
StadtAN:	Stadtarchiv Nürnberg
StadtAE:	Stadtarchiv Erlangen
HA-BZK Erlangen:	Historisches Archiv des Bezirksklinikums am Europakanal, Erlangen
MPIP:	Historisches Archiv des Max-Planck-Instituts für Psychiatrie, München
LWL-Archivamt für Westfalen:	Archiv des Landschaftsverbands Westfalen Lippe
BayHStA (Kriegsarchiv):	Bayerisches Hauptstaatsarchiv, Abteilung Kriegsarchiv, München
Historisches Archiv des Bezirkskrankenhauses Kaufbeuren	
PA Grimm:	Privatarchiv Herbert Grimm

Abbildungsverzeichnis

Cover:	siehe Abb. 2, Abb. 11, sowie Zeitschrift für Psychische Hygiene Nr. 3 (1930), S. 161.	
Abb. 1:	Titelblatt der 1927 veröffentlichten „Offene Fürsorge" (Kolb/Roemer/Faltlhauser (Hgg.): Offene Fürsorge 1927).	33
Abb. 2:	Fotografie Gustav Kolbs (1870–1938) unbekannten Datums (Zeitschrift für psychische Hygiene Nr. 3 (1930), S. 160)	37
Abb. 3:	Titelblatt des 1931 erschienenen „Handwörterbuchs der psychischen Hygiene und der psychiatrischen Fürsorge" (Bumke/Kolb/Roemer/Kahn (Hgg.): Handwörterbuch 1931).	39
Abb. 4:	Fotografie Valentin Faltlhausers (1876–1961) unbekannten Datums, vermutlich um 1930 (Historisches Archiv des Bezirkskrankenhauses Kaufbeuren).	45
Abb. 5:	Titelseite eines Beitrags über die Geschichte der Kreisirrenanstalt Erlangen verfasst von deren Direktor August Würschmidt (1853–1919) (Würschmidt: Kreisirrenanstalt Erlangen 1904, S. 23)	71
Abb. 6:	Einband der 1909 erschienenen Denkschrift Georg Wetzers (Universitätsbibliothek Erlangen-Nürnberg, N.MED.A-X 31.)	75
Abb. 7:	Fotografie des Festsaals der Heil- und Pflegeanstalt Erlangen um 1900 (Würschmidt: Kreisirrenanstalt Erlangen 1904, S. 43)	83
Abb. 8:	Fotografie des Direktionsgebäudes der Heil- und Pflegeanstalt Erlangen um 1900 (Würschmidt: Kreisirrenanstalt Erlangen 1904, S. 25).	105
Abb. 9:	Schaubild von Robert Davidson.	112
Abb. 10:	Fotografie Gustav Spechts (1860–1940) unbekannten Datums (Zeitschrift für die gesamte Neurologie und Psychiatrie Nr. 171 (1940), S. 607).	135
Abb. 11:	Luftaufnahme der Heil- und Pflegeanstalt Erlangen aus dem Jahre 1960 (StadtAE, XIII.11.B.2).	175
Abb. 12:	Grundriss der Heil- und Pflegeanstalt Erlangen um 1900 (Würschmidt: Kreisirrenanstalt Erlangen 1904, S. 65).	176
Abb. 13:	Diagramm Todesfälle prozentual zum Durchschnittsstand der Heil- und Pflegeanstalt Erlangen mit gesonderter Kurve für Patienten mit Tuberkulose bzw. cerebraler Syphilis (StANu, Reg. v. Mittelfranken, Abg. 1952, Nr. 2058 d,	

	Jahresberichte der Heil- und Pflegeanstalten Ansbach und Erlangen 1919–1932: Jahresbericht 1930). ... 184
Abb. 14:	Fotografie Ewald Grimms ca. 1919 (Privatarchiv Herbert Grimm, Nachlass Ewald Grimm). ... 191
Abb. 15:	Karte des Erlanger Fürsorgegebiets aus dem Jahre 1927 (Faltlhauser: offene Fürsorge 1927, S. 29). ... 197
Abb. 16:	Diagramm Entwicklung der offenen Fürsorge bis zum Jahr 1930 (StANu, Regierung von Mittelfranken, Abg. 1952, V, Nr. 2058 d, Jahresberichte der Heil- und Pflegeanstalten Ansbach und Erlangen 1919–1932: Jahresbericht 1930). ... 200
Abb. 17:	Karte Verbreitung der offenen Fürsorge in Deutschland im Jahre 1928 (aus dem Nachlass Hermann Simons zitiert n. Walter: Psychiatrie Gesellschaft 1996, S. 307). ... 206
Abb. 18:	Diagramm der Entlassungszahlen der Heil- und Pflegeanstalt Erlangen (StANu, Reg. v. Mittelfranken Abg. 1952, 2058d, Jahresberichte der Heil- und Pflegeanstalten Ansbach und Erlangen 1919–1932: Jahresbericht 1930). ... 221
Abb. 19:	Fotografie des Ärztewohnhauses der Heil- und Pflegeanstalt Erlangen um 1900 (Würschmidt: Kreisirrenanstalt Erlangen 1904, S. 69). ... 234
Abb. 20:	Diagramm Bestands- und Aufnahmezahlen von psychiatrischen Grenzfällen in der Anstalt Erlangen (StANu, Reg. V. Mittelfranken, Abg. 1952, Nr. 2058 d, Jahresbericht 1930). ... 249
Abb. 21:	Revers mit einzuhaltenden Bedingungen (Kolb: Reform Irrenfürsorge 1919, S. 162). ... 255
Abb. 22:	Fotografie Gustav Kolbs und seiner Ärzte ca. 1926/1927 (Die Kontaktaufnahme mit dem Eigentümer der Bildrechte war bedauerlicherweise nicht möglich). ... 267
Abb. 23:	Diagramm Beschäftigungsgrad von Patienten der Heil- und Pflegeanstalt Erlangen (StANu, Regierung von Mittelfranken, Abg. 1952, V, Nr. 2058 d, Jahresberichte der Heil- und Pflegeanstalten Ansbach und Erlangen 1919–1932: Jahresbericht 1930 ... 276
Abb. 24:	Fotografie Erich Mühsams (1878–1934) aus dem Jahre 1928 (Bundesarchiv Bild 146-1981-003-08). ... 293
Abb. 25:	Fotografie Ernst Rüdins (1874–1952) unbekannten Datums (Historisches Archiv des Max-Planck-Instituts für Psychiatrie MPIP-F38a). ... 326

Abb. 26: Fotografie Hans Luxenburgers (1894–1976) unbekannten Datums (Historisches Archiv des Max-Planck-Instituts für Psychiatrie MPIP-F34). 331
Abb. 27: Glasplattendiapositiv aus der ersten Lichtbildreihe „Vererbung, Rassenhygiene" des Deutschen Hygiene Museums in Dresden um das Jahr 1923 (Deutsches Hygiene Museum Dresden DHMD 2002/1379). 335
Abb. 28: Fotografie Gustav Kolb und Teilnehmer des First International Congress on Mental Hygiene vor dem Greystone Park Mental Hospital (Morris Plains, New Jersey) am 14. Mai 1930 (LWL-Archivamt für Westfalen, Archiv LWL, Best. 926/172). 338
Abb. 29: Fotografie des nationalsozialistischen Kreistagspräsidenten und Oberbürgermeister Nürnbergs Willy Liebel (1897–1945) aus dem Jahre 1937 (Bundesarchiv Bild 183-S32607). 361
Abb. 30: Schreiben Kolbs an den Verwaltungsamtmann der Anstalt Erlangen anlässlich seiner Ruhestandversetzung (StANu, Bezirkskrankenhaus Erlangen, Personalakte 365, Gustav Kolb Direktor, Laufzeit 1911–1941: Brief Kolbs an den Verwaltungsamtmann Gottfried Herterich vom 15. Dezember 1933). 368
Abb. 31: Artikel des Erlanger Tagblattes vom 8. Februar 1934 anlässlich Gustav Kolbs Versetzung in den Ruhestand (StadtAE, III.42.K.1). 375
Abb. 32: Portrait Werner Leibbrands (Bayerisches Ärzteblatt Nr. 2 (1961), S. 41). 390
Abb. 33: Nachrichtenartikel zu Ewald Grimms (1892–1974) Ernennung zum Direktor der Anstalt Erlangen (PA Grimm, Nachlass Ewald Grimm, es ließ sich nicht feststellen aus welcher Zeitung dieser Artikel stammt). 393

Erläuterungen zur Zitierweise

Die meisten Quellen in dieser Arbeit werden in folgender Form angegeben: Autor: Kurztitel, Erscheinungsjahr, Seitenangabe. Bei Jahresversammlungen psychiatrischer Fachgesellschaften wird der Name des Schriftführers als Autor angegeben; hier bezieht sich die Jahreszahl ausnahmsweise nicht auf das Jahr der Veröffentlichung, sondern auf das Jahr, in dem die Veranstaltung abgehalten wurde. Kurzmitteilungen ohne Autorenangabe bzw. Titel sind mit einem ungekürzten Verweis auf die Quelle versehen. Archivalische Quellen sind durchgehend in ungekürzter Form zitiert. Darüber hinaus werden des Öfteren zusätzliche, einen bestimmten Aspekt betreffende Informationen in den Fussnoten wiedergegeben.

Quellen und Bibliographie

Archivalien

Staatsarchiv Nürnberg

StANu, Bezirkskrankenhaus Erlangen, Personalakte 365, Gustav Kolb Direktor, Laufzeit 1911–1941.

StANu, Bezirkskrankenhaus Erlangen, Personalakte 164, Marie Kolb (Ehefrau), Versorgung als Witwe des am 20.3.1938 gestorbenen Obermedizinalrates und Leiters der Heil- und Pflegeanstalt Dr. Gustav Kolb, Laufzeit 1934–1960.

StANu, Bezirkskrankenhaus Erlangen, Personalakte 36, Personalakte Wilhelm Caselmann, Anstaltsarzt, Laufzeit 1930–1957.

StANu, Bezirkskrankenhaus Erlangen, Personalakte 51, Personalakte Georg Dobeneck, Abteilungspfleger, Laufzeit 1906–1947.

StANu, Bezirkskrankenhaus Erlangen, Personalakte 363, Reserve-Personalakte Philipp Seisser, Anstaltsarzt, Laufzeit 1915–1927.

StANu, Bezirkskrankenhaus Erlangen, Personalakte 231, Personalakte Robert Neupert, Anstaltsarzt, Laufzeit 1890–1957.

StANu, Regierung von Mittelfranken, Kammer des Innern, Abg. 1968, V, 33 Ärztliches Personal der Heil- und Pflegeanstalten 1921–1929.

StANu, Regierung von Mittelfranken, Abg. 1968, Ib, Nr. 2072, Vorentscheidung gegen den K. Direktor der Kreisirrenanstalt Dr. Würschmidt, Laufzeit 1909–1910.

StANu, Regierung von Mittelfranken, Abg. 1968, V, Nr. 90, Außenfürsorge für Geisteskranke, Aufsichtspersonal Band II, Laufzeit 1929–1932.

StANu, Spruchkammer Erlangen-Stadt E 35, Entnazifizierungsakte Wilhelm Einsle.

StANu, Spruchkammerakte Erlangen-Stadt Nr. M 179, Müller – Hermann.

StANu, Heil- und Pflegeanstalt Erlangen, Verwaltungsakten, III, Nr. 60, Valentin Faltlhauser: Fürsorgebericht 1926.

StANu, Heil- und Pflegeanstalt Erlangen, Verwaltungsakte Nr. 133, Amt für Volkswohlfahrt, Kreis Erlangen 1934 (N.S.V. Dr. Schuch).

StANu, Heil- und Pflegeanstalt Erlangen, Verwaltungsakte Nr. 21, Verwaltungspersonal der Heil- und Pflegeanstalt und Amtsübergaben, Laufzeit 1910–1934.

StANu, Regierung von Mittelfranken, Abg. 1968, V, Nr. 76, Anstaltskolonie Eggenhof der Heil- und Pflegeanstalt Erlangen Band IV, Laufzeit 1914–1924.

StANu, Regierung von Mittelfranken, Abg. 1968, V, Nr. 77, Anstaltskolonie Eggenhof der Heil- und Pflegeanstalt Erlangen Band V, Laufzeit 1925–1932.

StANu, Heil- und Pflegeanstalt Erlangen, Verwaltungsakte 108, Manual für den Bau einer Heilstätte in der Anstaltskolonie Eggenhof.

StANu, Regierung von Mittelfranken, Abg. 1968, Ib, Nr. 1259, Die Heil- und Pflegeanstalt Erlangen, Laufzeit 1921–1926.

StANu, Regierung von Mittelfranken, Abg. 1968, V, Nr. 30, Verhältnisse der Beamten der Heil- und Pflegeanstalten Ansbach und Erlangen, Laufzeit 1913–1921.

StANu, Regierung von Mittelfranken, Abg. 1952, V, Nr. 2058 d, Jahresberichte der Heil- und Pflegeanstalten Ansbach und Erlangen 1919–1932.

StANu, Regierung von Mittelfranken, Abg. 1952, V, Nr. 2058 e, Jahresberichte der Heil- und Pflegeanstalten Ansbach und Erlangen 1928–1932.

StANu, Regierung von Mittelfranken, Abg. 1968, V, Nr. 33, Das ärztliche Personal der Heil- und Pflegeanstalten Ansbach und Erlangen, Laufzeit 1921–1929.

StANu, Regierung von Mittelfranken, Abg. 1968, V, Nr. 88, Rechenschaftsberichte über die Zustände der Kreisirrenanstalt Erlangen Band VIII (enthält: Jahresberichte 1906–1927), Laufzeit 1906–1927.

StANu, Heil- und Pflegeanstalt Erlangen, Verwaltungsakten Nr. 31–50, Aufzeichnungen und Korrespondenzen betr. Kranke [enthalten Protokolle und Krankengeschichten aus der offenen Fürsorge].

StANu, Heil- und Pflegeanstalt Erlangen, Patientenakten männlich aus der Anstalt entlassen bis 1945.

StANu, Heil- und Pflegeanstalt Erlangen, Patientenakten weiblich aus der Anstalt entlassen bis 1945.

StANu, Heil- und Pflegeanstalt Erlangen, Patientenakten weiblich in der Anstalt verstorben bis 1945.

Stadtarchiv Nürnberg

StadtAN, C 29 Dir A Nr. 113.
StadtAN, C 29 Dir A Nr. 116.
StadtAN, C 29 Dir A Nr. 120.
StadtAN, C 29 Dir A Nr. 122.
StadtAN, C 29 Dir A Nr. 152.
StadtAN, C 29 Dir A Nr. 156.

Stadtarchiv Erlangen

StadtAE, XIV.29.P.1, Kreisirrenanstalt, Heil und Pflegeanstalt, Bezirkskrankenhaus, bis 1976.

StadtAE, III.42.K.1, Artikel des Erlanger Tagblattes vom 8. Februar 1934 anlässlich Gustav Kolbs Versetzung in den Ruhestand.

StadtAE, XIII.11.B.2, Luftaufnahme der Heil- und Pflegeanstalt Erlangen um 1960.

Historisches Archiv des Max-Planck-Instituts für Psychiatrie in München

MPIP-K K38/1 Kolb, G.
MPIP-K.20/II/1.
MPIP-K.20/II/2.
MPIP-DFA-HL3, Nachlass Hans Luxenburger.
MPIP-DFA-GDA 127.

Bayerisches Hauptstaatsarchiv – Kriegsarchiv

BayHStA (Kriegsarchiv), Offizierspersonalakte 42936, Gustav Kolb.
BayHStA (Kriegsarchiv), Offizierspersonalakte 39762, Valentin Faltlhauser.
BayHStA (Kriegsarchiv), Offizierspersonalakte 19518, Ewald Grimm.

Privatarchiv Herbert Grimm

PA Grimm, Nachlass Ewald Grimm.

Historisches Archiv des Bezirksklinikums am Europakanal in Erlangen

HA-BZK Erlangen, Dokumente der Heil- und Pflegeanstalt Erlangen.

Veröffentlichungen Gustav Kolbs

Projekt einer Wachabteilung für unruhige Kranke. In: Psychiatrisch-Neurologische Wochenschrift Nr. 3 (1901), S. 57–63.

Projekt eines Stadtasyles. In: Psychiatrisch-Neurologische Wochenschrift Nr. 4 (1902), S. 289–296.

Sammel-Atlas für den Bau von Irrenanstalten: ein Handbuch für Behörden, Psychiater und Baubeamte [Teil A und Teil B]. Halle/S. 1902–1907.

Vorschläge für die Ausgestaltung der Irrenfürsorge und die Organisation der Irrenanstalten unter besonderer Berücksichtigung der bayerischen Verhältnisse. Halle a.S. 1908.

Die Familienpflege, unter besonderer Berücksichtigung der bayerischen Verhältnisse. In: Zeitschrift für die gesamte Neurologie und Psychiatrie Nr. 6 (1911), S. 273–304.

Zweikernige Ganglienzellen. Vortrag vor der Jahresversammlung des Vereins bayerischer Psychiater in München am 27./28. Juni 1913. In: Zeitschrift für die gesamte Neurologie und Psychiatrie Nr. 19 (1913), S. 341–358, Taf. VIII.

Die Größe der Anstalten. Vortrag auf Jahresversammlung des Deutschen Vereins für Psychiatrie in Breslau am 13. und 14. Mai 1913. In: Allgemeine Zeitschrift für Psychiatrie Nr. 70 (1913), S. 837–839.

Irrenfürsorge und Rechtspflege. In: Zeitschrift für Rechtspflege in Bayern, Nr. 10 (1914), S. 82–84.

Die nervös Kriegsbeschädigten vor Gericht und im Strafvollzug. Nach einem Vortrag für Richter, Ärzte, Strafanstaltsbeamte. München 1919.

Diktatur und Psychiatrie. In: Münchener Post Nr. 102 (1919), S. 8.

Reform der Irrenfürsorge [enthält: Dienstordnung Fürsorgepflegerin, Antrag Angehörige auf probeweise Entlassung, Revers, Protokoll, Merkblatt, Bestimmungen für Fürsorgestelle]. In: Zeitschrift für die gesamte Neurologie und Psychiatrie Nr. 47 (1919), S. 137–172.

Der ärztliche Dienst in den öffentlichen Irrenanstalten. In: Psychiatrisch-Neurologische Wochenschrift Nr. 22 (1920), S. 31–38.

Inwieweit sind Änderungen im Betriebe der Anstalten geboten? Referat auf der Jahresversammlung des Deutschen Vereins für Psychiatrie in Hamburg am 27. und 28. Mai 1920. In: Psychiatrisch-Neurologische Wochenschrift Nr. 22 (1920), S. 133–139, S. 149–154, S. 163–176.

Okkultismus. In: Münchener Medizinische Wochenschrift Nr. 68 (1921), S. 779–780.

Fürsorge für die Geisteskranken außerhalb der Anstalten. In: Psychiatrisch-Neurologische Wochenschrift Nr. 24 (1922/23), S. 272.

Eine vergleichende internationale Paralysestatistik. 1. Ein Programm und eine Bitte 2. Vorläufige Schlüsse aus der provisorischen Paralysestatistik. Mit Vorwort von Emil Kraepelin. In: Zeitschrift für die gesamte Neurologie und Psychiatrie Nr. 96 (1925), S. 1–6, S. 74–99.

Irrengesetz und offene Fürsorge. In: Psychiatrisch-Neurologische Wochenschrift Nr. 28 (1926), s. 113–117.

Nil nocere! Bemerkungen zur Abhandlung Daraszkiewicz „Das Rätsel der Paralyse". In: Allgemeine Zeitschrift für Psychiatrie und psychisch-gerichtliche Medicin Nr. 83 (1926), S. 68–70.

Zum Rätsel der Paralyse. Festschrift für Emil Kraepelin. In: Allgemeine Zeitschrift für Psychiatrie und psychisch-gerichtliche Medizin Nr. 84 (1926), S. 275–285.

Gemeinsam mit Roemer, Hans/Faltlhauser, Valentin (Hgg.): *Die offene Fürsorge in der Psychiatrie und ihren Grenzgebieten. Ein Ratgeber für Ärzte, Sozialhygieniker, Nationalökonomen, Verwaltungsbeamte sowie Organe der öffentlichen und privaten Fürsorge.* Berlin 1927.

Die offene Geisteskrankenfürsorge im Auslande. In: Roemer/Kolb/Faltlhauser (Hgg.): offene Fürsorge 1927, S. 94–132.

Die allgemeinen und besonderen Gründe für die Einrichtung der Fürsorge. In: Roemer/Kolb/Faltlhauser (Hgg.): offene Fürsorge 1927, S. 154–159.

Die Einwände und Bedenken gegen die Fürsorge. In: Roemer/Kolb/Faltlhauser (Hgg.): offene Fürsorge 1927, S. 159–167.

Die Aufgaben der Fürsorge. In: Roemer/Kolb/Faltlhauser (Hgg.): offene Fürsorge 1927, S. 167–175.

Die Anbahnung der Fürsorge. In: Roemer/Kolb/Faltlhauser (Hgg.): offene Fürsorge 1927, S. 175–184.

Schlusswort. In: Roemer/Kolb/Faltlhauser (Hgg.): offene Fürsorge 1927, S. 390–397.

Anhang. In: Roemer/Kolb/Faltlhauser (Hgg.): offene Fürsorge 1927, S. 398–405.

Psychiatrischer Entwurf zu Richtlinien für die Außenfürsorge in Bayern. Referat am 16.2.1928 für den bayerischen Kreistagsverband in München.

In: Allgemeine Zeitschrift für Psychiatrie und psychisch-gerichtliche Medizin Nr. 88 (1928), S. 433–448.

Begründung [des Entwurfs von Richtlinien für die Außenfürsorge in Bayern]. Referat am 16.2.1928 für den bayerischen Kreistageverband in München. In: Allgemeine Zeitschrift für Psychiatrie und psychisch-gerichtliche Medizin Nr. 88 (1928), S. 449–459.

Die geschlossene Anstaltsfürsorge für Geisteskranke. In: Roemer (Hg.): Bericht Tagung 1928, S. 13–18.

Offene psychiatrische Fürsorge und psychische Hygiene. In: Zeitschrift für psychische Hygiene Bd. 1 (1928), S. 39–45.

Entwurf zu Bestimmungen der Anstalt Erlangen über die Familienpflege. Vereinbarungen mit der pflegenden Familie. In: Psychiatrisch-Neurologische Wochenschrift Nr. 32 (1928), S. 343–346.

Die offene Irrenpflege und ihre Bedeutung. In: „Jugend- und Volkswohl" Hamburgische Blätter für Wohlfahrtspflege und Jugendhilfe Nr. 5 (1928).

Psychiatrischer Entwurf zu Leitsätzen für die Einbeziehung der Alkoholisten in die öffentliche Irrenfürsorge Bayerns. In: Allgemeine Zeitschrift für Psychiatrie und psychisch-gerichtliche Medicin Nr. 91 (1929), S. 228–230.

Die geschlossene Anstaltsfürsorge für Geisteskranke. In: Zentralblatt für die gesamte Neurologie und Psychiatrie Nr. 51 (1929), S. 630.

Die künftige Gestaltung der Irrenanstalten unter besonderer Berücksichtigung der offenen Fürsorge. Referat im Mai 1929 auf der Jahresversammlung des Deutschen Vereins für Psychiatrie in Danzig. In: Psychiatrisch-Neurologische Wochenschrift Nr. 31 (1929), S. 182–187.

Die künftige Gestaltung der Irrenanstalten unter besonderer Berücksichtigung der offenen Fürsorge, der offenen Nervenabteilungen und der Abteilungen für Süchtige. In: Allgemeine Zeitschrift für Psychiatrie und psychisch-gerichtliche Medicin Nr. 93 (1930), S. 4–7.

Vortrag über offene Fürsorge in Stuttgart, sowie Aufgaben und Zweck der offenen Fürsorge und bisherige Entwicklung in Deutschland. Bericht über Besprechung der Vertreter der Hilfsvereine und der offenen Fürsorge für Geisteskranke in Stuttgart am 23. April 1930. In: Zeitschrift für psychische Hygiene Bd. 3 (1930), S. 122–123.

Zusammenarbeit der Heil- und Pflegeanstalten einschl. Außenfürsorge mit den Trinkerheilstätten und den Organisationen für Trinkerfürsorge. In: Allgemeine Zeitschrift für Psychiatrie und psychisch-gerichtliche Medicin Nr. 93 (1930), S. 53–65.

Gemeinsam mit Bumke, Oswald/Roemer, Hans/Kahn, Eugen (Hgg.): *Handwörterbuch der psychischen Hygiene und der psychiatrischen Fürsorge*. Berlin 1931.

Allgemeine Organisation der geschlossenen psychiatrischen Fürsorge. In: Bumke/ Kolb/Roemer/Kahn (Hgg.): Handwörterbuch 1931, S. 81-89.

Die Statistik der Heilanstalten. In: Bumke/Kolb/Roemer/Kahn (Hgg.): Handwörterbuch 1931, S. 89-98.

Die offene psychiatrische Fürsorge. In: Bumke/Kolb/Roemer/Kahn (Hgg.): Handwörterbuch 1931, S. 117-120.

Was wir in der Anstalt Erlangen erreicht haben. Psychiatrisch-Neurologische Wochenschrift Nr. 33 (1931), S. 571-572.

Vortrag Kolbs vor dem Congress on Mental Hygiene 1930. In: Discussion on a paper by Haven Emerson: The Magnitude of nervous and mental diseases as a public-health problem. In: Frankwood, E. Williams (Ed.): Proceedings of the First International Congress on Mental Hygiene, Band 1. New York 1932, S. 229-232.

Literatur vor 1946

Alt, Konrad: Beitrag zur Entwickelungsgeschichte der familiären Irrenpflege. In: Psychiatrische Wochenschrift Nr. 45 (1902), S. 450-452.

Alt, Konrad: Zehn Jahre Familienpflege in der Provinz Sachsen. In: Psychiatrisch-Neurologische Wochenschrift Nr. 8 (1906), S. 67-68.

Ast, Friedrich: Gustav Kolb. In: Allgemeine Zeitschrift für Psychiatrie Nr. 108 (1938), S. 401f.

Baumann, Friedrich/Rein, Oskar: Zur Reform der Irrenfürsorge. In: Allgemeine Zeitschrift für Psychiatrie und psychisch-gerichtliche Medicin Nr. 76 (1920), S. 112-127.

Berze, Josef: Schlußsätze zum Referate über Kolbs Reform der Irrenfürsorge. In: Psychiatrisch-Neurologische Wochenschrift Nr. 35/36 (1919), S. 273-274.

Beyer, Bernhard: Zur Irrengesetzgebung in Bayern. In: Psychiatrisch-Neurologische Wochenschrift Nr. 8 (1909), S. 61-65.

Beyer, Bernhard: Antipsychiatrische Skizze. In: Psychiatrisch-Neurologische Wochenschrift Nr. 31 (1909), S. 275-278.

Beyer, Bernhard: Die Zentrale für Reform des Irrenwesens. In: Psychiatrisch-Neurologische Wochenschrift Nr. 38 (1909), S. 335-338.

Beyer, Bernhard: Zur Abwehr der Presse-Angriffe. In: Psychiatrisch-Neurologische Wochenschrift Nr. 31 (1911), S. 313-315.

Binding, Karl/Hoche, Alfred: Die Freigabe der Vernichtung lebensunwerten Lebens: Ihr Maß und ihre Form. Leipzig 1920.

Birk, W.: Vor einem Jahr. In: Kriegszeitung der Burschenschaft „Derendingia" zu Tübingen Nr. 7 (1915), S. 14-23.

Bleuler, Eugen: Frühe Entlassungen. In: Psychiatrisch-Neurologische Wochenschrift Nr. 45 (1905), S. 441–444.

Born, W.: Wohnungsnot und Psychopathie (ein Beitrag zur sozialen Psychiatrie). In: Archiv für Psychiatrie und Nervenkrankheiten Nr. 71 (1924), S. 581–609.

Bufe, Ernst: Psychiatrische Familienpflege. In: Bumke/Kolb/Roemer/Kahn (Hgg.): Handwörterbuch 1931, S. 113–117.

Bumke, Oswald/Foerster, Otfrid/Gaupp, Robert/Nonne, Max/Rüdin, Ernst/Scholz, Willibald/Wilmanns, Karl (Hgg.): Bericht über die vierte Jahresversammlung der Gesellschaft deutscher Neurologen und Psychiater in Köln vom 25.–27. September 1938. Berlin 1939.

Brandl, K. (Schriftführer): VII. Jahresversammlung des Vereins bayrischer Psychiater in München am 1. und 2. Juni 1909. In: Allgemeine Zeitschrift für Psychiatrie Nr. 66 (1909), S. 918–939.

Brandl, K. (Schriftführer): Jahresversammlung des Vereins bayerischer Psychiater am 3. und 4. August [1919] zu München. In: Allgemeine Zeitschrift für Psychiatrie und psychisch-gerichtliche Medicin Nr. 76 (1920/21), S. 248–266.

Bresler, Johannes: Bemerkung zu dem Vorschlag des Herrn Kollegen Lomer. In: Psychiatrisch-Neurologische Wochenschrift Nr. 21 (1909), S. 179.

Bresler, Johannes: Die Familienpflege in der Tagespresse. In: Psychiatrisch-Neurologische Wochenschrift Nr. 14 (1910), S. 136–137.

Bresler, Johannes: Zur „Irrenreform-Bewegung". In: Psychiatrisch-Neurologische Wochenschrift Nr. 17 (1911), S. 160–166.

Dobrick, Georg: Videant consules …! In: Psychiatrisch-Neurologische Wochenschrift Nr. 27 (1911), S. 265–269.

Dobrick, Georg: Ketzergedanken eines Psychiaters. In: Psychiatrisch-Neurologische Wochenschrift Nr. 12 (1911), S. 383–385, S. 393–395.

Ewald, Gottfried: Nachruf Gustav Specht. In: Zeitschrift für die gesamte Neurologie und Psychiatrie Nr. 171 (1940), S. 607–610.

Faltlhauser, Valentin (als Schriftführer): VI. Jahresversammlung des Vereins bayrischer Psychiater in Erlangen am 9. und 10. Juni 1908. In: Allgemeine Zeitschrift für Psychiatrie Nr. 66 (1909), S. 144–173.

Faltlhauser, Valentin: Über Paraldehydismus. In: Zeitschrift für die gesamte Neurologie und Psychiatrie Nr. 19 (1913), S. 577–595.

Faltlhauser, Valentin: Geisteskrankenpflege. Halle a.S. 1923.

Faltlhauser, Valentin: Geisteskrankenfürsorge außerhalb der Anstalten. In: Die Irrenpflege Nr. 27 (1923), S. 81–93.

Faltlhauser, Valentin: Ein Fürsorgetag. In: Die Irrenpflege. Monatsschrift für Irren- und Krankenpflege Nr. 28 (1924), S. 97–108.

Faltlhauser, Valentin: Wie bilde ich mich zum Fürsorger (zur Fürsorgerin) für Geistes- und Nervenkranke, geistig Abnorme, Trunksüchtige usw. aus? In: Die Irrenpflege Nr. 29 (1925), S. 1–11.

Faltlhauser, Valentin: Zur Abhandlung von Maria Breuer „Die Fürsorge für Geisteskranke und Nervöse außerhalb der Anstalten". In: Psychiatrisch-Neurologische Wochenschrift Nr. 27 (1925), S. 153–154.

Faltlhauser, Valentin: Erfahrungen des Erlanger Fürsorgearztes. In: Allgemeine Zeitschrift für Psychiatrie und psychisch-gerichtliche Medizin Nr. 80 (1925), S. 102–125.

Faltlhauser, Valentin: Der externe Dienst. In: Psychiatrisch-Neurologische Wochenschrift Nr. 18 (1925), S. 169–174, S. 179–187, S. 201–207.

Faltlhauser, Valentin: Die offene Fürsorge der mittelfränkischen Heil- und Pflegeanstalt Erlangen. In: Roemer/Kolb/Faltlhauser (Hgg.): offene Fürsorge 1927, S. 21–30.

Faltlhauser, Valentin: Die Entwicklung und Einrichtung einer Fürsorge. In: Roemer/Kolb/Faltlhauser (Hgg.): offene Fürsorge 1927, S. 184–199.

Faltlhauser, Valentin: Die Pfleglinge und Krankheitsformen. In: Roemer/Kolb/Faltlhauser (Hgg.): offene Fürsorge 1927, S. 252–278.

Faltlhauser, Valentin: Die offene Geisteskrankenfürsorge und die Gesellschaft. In: Roemer/Kolb/Faltlhauser (Hgg.): offene Fürsorge 1927, S. 325–348.

Faltlhauser, Valentin: Die offene Fürsorge in der Psychiatrie und ihren Grenzgebieten. In: Allgemeine Zeitschrift für Psychiatrie und psychisch-gerichtliche Medizin Nr. 88 (1928), S. 138–158.

Faltlhauser, Valentin: Die offene Geisteskrankenfürsorge von der öffentlichen Heilanstalt aus. In: Roemer, Hans (Hg.): Bericht über die Erste Deutsche Tagung für psychische Hygiene in Hamburg am 20. September 1928. Berlin 1929, S. 31–35.

Faltlhauser, Valentin: Geisteskrankenpflege. 3. Auflage. Halle a.S. 1929.

Faltlhauser, Valentin: Psychiatrische Schutzaufsicht und psychische Hygiene. In: Zeitschrift für Psychische Hygiene Bd. 2 (1929), S. 20–29.

Faltlhauser, Valentin: Der Alkoholismus als Problem der Fürsorge. In: Blätter für praktische Trinkerfürsorge 12. Jahrgang (1930).

Faltlhauser, Valentin: Der gegenwärtige Stand der offenen Fürsorge an den deutschen öffentlichen Heil- und Pflegeanstalten. In: Zeitschrift für psychische Hygiene Bd. 3 (1930), S. 163–175.

Faltlhauser, Valentin: Herrn Obermedizinalrat Dr. Gustav Kolb zum sechzigsten Geburtstag. In: Psychiatrisch-Neurologische Wochenschrift Nr. 32 (1930), S. 576.

Faltlhauser, Valentin: Inwieweit können wir Psychiater nach dem Stande unseres heutigen Wissens eine Sterilisation von geistig Abnormen aus eugenischen Gründen empfehlen? In: Zeitschrift für psychische Hygiene Bd. 4 (1931), S. 135–146.

Faltlhauser, Valentin: Hagen in Irsee. In: Zeitschrift für die gesamte Neurologie und Psychiatrie Nr. 131 (1931), S. 44–62.

Faltlhauser, Valentin: Die wirtschaftliche Unentbehrlichkeit und die wirtschaftliche Gestaltung der offenen Geisteskrankenfürsorge in der Gegenwart unter besonderer Berücksichtigung der Fürsorge in der Stadt. In: Zeitschrift für psychische Hygiene Bd. 5 (1932), S. 84–98.

Faltlhauser, Valentin: Eugenik und offene Geisteskrankenfürsorge. In: Roemer (Hg.): Bericht Tagung 1932, S. 93–100.

Faltlhauser, Valentin: Die Bestrebungen zur Errichtung psychiatrischer Abteilungen bei den allgemeinen Krankenhäusern vom Standpunkt der bisherigen öffentlichen Geisteskrankenfürsorge aus betrachtet. Referat, erstattet in der Konferenz deutscher Anstaltsdirektoren in Würzburg am 19. April 1933. Kaufbeuren 1933.

Faltlhauser, Valentin: Erbpflege und Rassenpflege. Halle 1934.

Faltlhauser, Valentin/Ast, Fritz: Die dem Außendienst der öffentlichen Heil- und Pflegeanstalten erwachsenden Aufgaben im neuen Staate. In: Zeitschrift für Psychische Hygiene Bd. 7 (1934), S. 131–142.

Faltlhauser, Valentin: Gustav Kolb. In: Psychiatrisch-Neurologische Wochenschrift Nr. 40 (1938), S. 175.

Faltlhauser, Valentin: Irrenanstalten und nationalsozialistische Bevölkerungspolitik. In: Psychiatrisch-Neurologische Wochenschrift Nr. 41 (1939), S. 179–183.

Fischer, Max: Neue Aufgaben der Psychiatrie in Baden. In: Allgemeine Zeitschrift für Psychiatrie Nr. 69 (1912), S. 34–68.

Frank, Ludwig: Bemerkungen zu Dr. G. Kolb's Project einer Wachabteilung für unruhige Kranke. In: Psychiatrische Wochenschrift Nr. 10 (1901), S. 105–106.

Frankwood, E. Williams (Ed.): Proceedings of the First International Congress on Mental Hygiene, Bd. 1. New York 1932.

Griesinger, Wilhelm: Die Pathologie und Therapie der psychischen Krankheiten für Aerzte und Studirende. 2. Auflage, Stuttgart 1861.

Griesinger, Wilhelm: Ueber Irrenanstalten und deren Weiter-Entwickelung in Deutschland. Berlin 1868.

Grimm, Ewald: Die Sterblichkeit an Lungentuberkulose in Bayern während der Kriegszeit. Dissertation, Erlangen 1921.

Grunau, Hermann: Ueber Frequenz; Heilerfolge und Sterblichkeit in den öffentlichen preußischen Irrenanstalten von 1875 bis 1900. Halle a.S. 1905.

Hellwig, Alfred: Nutzanwendung der Leitsätze Dr. G. Kolb's (Sammelatlas für Bau von Irrenanstalten) für die Ausgestaltung der Irrenanstaltsfiliale in Iglau (Mähren) zu einer selbständigen Irrenanstalt. In: Psychiatrisch-Neurologische Wochenschrift Nr. 10 (1912), S. 105–109.

Holthausen, Paul Wilhelm: Zur Einrichtung einer erbbiologischen Kartei. In: Zeitschrift für psychische Hygiene Bd. 3 (1930), S. 54–63.

Holthausen, Lotte: Dr. Paul Wilhelm Holthausen, Direktor der Heil- und Pflegeanstalt Tapiau von 1919–1931. In: Wehlauer Heimatbrief Nr. 38 (1987), S. 7–14.

Hügel (Schriftführer): IX. Jahresversammlung des Vereins bayrischer Psychiater vom 19. bis 21. Mai 1910. In: Allgemeine Zeitschrift für Psychiatrie Nr. 67 (1910), S. 637–652.

Kafka/Jakob (Schriftführer): Jahresversammlung des Deutschen Vereins für Psychiatrie in Hamburg am 27. und 28. Mai 1920. In: Allgemeine Zeitschrift für Psychiatrie Nr. 76 (1920), S. 593–667.

Kankeleit, Otto: Unfruchtbarmachung oder Internierung. In: Archiv für Psychiatrie und Nervenkrankheiten Nr. 86 (1929), S. 818–830.

Kahn, Eugen: Psychopathen als revolutionäre Führer. In: Zeitschrift für die gesamte Neurologie und Psychiatrie Nr. 52 (1919), S. 90–106.

Kahn, Eugen: Psychopathie und Revolution. In: Münchener Medizinische Wochenschrift Nr. 34 (1919), S. 968–969.

Kluge (Schriftführer): IX. Jahresversammlung des Vereins bayrischer Psychiater in München am 6. Und 7. Juni 1911. In: Allgemeine Zeitschrift für Psychiatrie Nr. 69 (1912), S. 101–121.

Kluge (Schriftführer): Bericht über die Jahresversammlung des Deutschen Vereins für Psychiatrie zu Breslau am 13. und 14. Mai 1913. In: Allgemeine Zeitschrift für Psychiatrie Nr. 70 (1913), S. 779–854.

Kraepelin, Emil: Ziele und Wege der psychiatrischen Forschung. In: Zeitschrift für die gesamte Neurologie und Psychiatrie Nr. 42 (1918), S. 169–205.

Kunowski, von: Abwehr. In: Psychiatrisch-Neurologische Wochenschrift Nr. 36 (1909), S. 313–318.

Leibbrand, Werner (Hg.): Um die Menschenrechte der Geisteskranken. Gedenk- und Mahnworte der Ärzte der Erlanger Heil- und Pflegeanstalt aus Anlaß deren 100jährigen Bestehens. Nürnberg 1946.

Leibbrand, Werner: Einleitung. Der Irrenarzt und die jüngste Vergangenheit. In: Leibbrand (Hg.): Menschenrechte 1946, S. 3–6.

Leibbrand, Werner: Naturrecht und Fürsorge. In: Leibbrand (Hg.): Menschenrechte 1946, S. 22–30.

Leubuscher, Rudolf: Vorwort. In: Calmeil, Louis: Der Wahnsinn in den letzten vier Jahrhunderten. Halle 1848, S. 3–6.

Leubuscher, Rudolf: Über Pathologie und Therapie der Gehirn-Krankheiten für Ärzte und Studierende. Berlin 1854.

Lomer, Georg: Ein antipsychiatrisches Zentralorgan. In: Psychiatrisch-Neurologische Wochenschrift Nr. 31 (1909), S. 273–275.

Luxenburger, Hans: Die Ergebnisse der Erbprognose in den vier wichtigsten psychischen Erbkreisen. In: Zeitschrift für psychische Hygiene Bd. 6 (1933), S. 131–135.

MacLachlan Frank, Ruth: The Extra-Mural Care of the Mentally Ill. In: Canadian Public Health Journal Vol. 24, No. 7 (1933).

MacLachlan Franks, Ruth: Gustav Kolb. A Pioneer in Occupational Therapy and in Family Care of the Mentally Ill. In: Canadian Journal of Occupational Therapy and Physiotherapy No. 6 (1939), S. 72–75.

Matthies, Paul: Die Familienpflege der Irrenanstalt Dalldorf von 1885–1905. In: Psychiatrisch-Neurologische Wochenschrift Nr. 45 (1907), S. 411–414 und Nr. 46 (1907), S. 420–423.

Mayr (Schriftführer): XV. Jahresversammlung des Vereins bayerischer Psychiater am 20. und 21. Juli 1921 in München. In: Allgemeine Zeitschrift für Psychiatrie Nr. 78 (1922), S. 143–156.

Mayr (Schriftführer): XVIII. Jahresversammlung des Vereins bayerischer Psychiater am 26. und 27. Juli 1924 in Nürnberg. In: Allgemeine Zeitschrift für Psychiatrie Nr. 82 (1925), S. 332–341.

Meltzer, Ewald: Geschlossene und offene Fürsorge für Schwachsinnige und Epileptische (einschl. Hilfsschulwesen). In: Roemer (Hg.): Bericht Tagung 1928, S. 49–55.

Mühsam, Erich: Tagebücher. Online Edition von Chris Hirte und Conrad Piens, Berlin. URL: http://www.muehsam-tagebuecher.de/tb/index.php (Zugriff am 16.06.2020)

Pfeiffer: Über mehrkernige Ganglienzellen in der menschlichen Hirnrinde. In: Zeitschrift für die gesamte Neurologie und Psychiatrie Nr. 114 (1928), S. 530–566.

Plesch: Rezension zum Referat Ernst Rehms bei der Jahresversammlung des Vereins bayrischer Psychiater 1908. In: Psychiatrisch-Neurologische Wochenschrift Nr. 49 (1909), S. 422–424.

Pollock, Horatio: Family Care and the Institution Problem. In: Psychiatric Quarterly No. 7 (1933), S. 28-36.

Recktenwald, Johann: Zur Reformfrage. In: Psychiatrisch-Neurologische Wochenschrift Nr. 41/42 (1921), S. 319-322.

Rehm, Ernst: Über die künftige Ausgestaltung des Irrenfürsorge in Bayern. In: Zentralblatt für Nervenheilkunde und Psychiatrie Nr. 31 (1908), S. 601-627.

Rein, Oskar: Standesfragen. In: Psychiatrisch-Neurologische Wochenschrift, Teil I: Nr. 27/28 (1920), S. 216-222, Teil II: Nr. 29 (1920), S. 237-242.

Riebeth, Adolf: Beiträge zur Frage der vorzeitigen Entlassung von Geisteskranken aus der Irrenanstalt. In: Zeitschrift für die gesamte Neurologie und Psychiatrie Nr. 126 (1930), S. 545-620.

Ritterhaus, Ernst: Die Irrengesetzgebung in Deutschland nebst einer vergleichenden Darstellung des Irrenwesens in Europa. Berlin 1927.

Roemer, Hans: Zur gewerkschaftlichen Organisation der beamteten Irrenärzte Deutschlands. In: Psychiatrisch-Neurologische Wochenschrift Nr. 35/36 (1919/1920), S. 261-265.

Roemer, Hans: Über die sozialen Aufgaben des Irrenarztes in der Gegenwart. Vortrag bei der 44. südwestdeutschen Psychiater-Versammlung in Karlsruhe 6/7.11.1920 In: Allgemeine Zeitschrift für Psychiatrie Nr. 76 (1920), S. 850-856.

Roemer, Hans: Über die sozialen Aufgaben des Irrenarztes in der Gegenwart. (erweiterte Form) In: Psychiatrisch-Neurologische Wochenschrift Nr. 45/46 (1921), S. 343-351.

Roemer, Hans: Die offene Geisteskrankenfürsorge und die wissenschaftliche Psychiatrie. In: Roemer/Kolb/Faltlhauser (Hgg.): offene Fürsorge 1927, S. 379-390.

Roemer, Hans: Die Eingliederung der offenen Geisteskrankenfürsorge in die allgemeine Fürsorge und Wohlfahrtspflege. In: Roemer/Kolb/Faltlhauser (Hgg.): offene Fürsorge 1927, S. 289-325.

Roemer, Hans: Der Stand der offenen Geisteskrankenfürsorge in Baden. In: Allgemeine Zeitschrift für Psychiatrie Bd. 88 (1928), S. 460-468.

Roemer, Hans: Psychotherapeutische Gesichtspunkte in der offenen Geisteskrankenfürsorge. In: Nachtrag zu dem Bericht über den 2. allgemeinen ärztlichen Kongreß für Psychotherapie in Bad Nauheim. Archiv für Psychiatrie und Nervenkrankheiten Vol. 82 (1928), S. 278-284.

Roemer, Hans (Hg.): Bericht über die Erste Deutsche Tagung für psychische Hygiene in Hamburg am 20. September 1928. Berlin 1929.

Roemer, Hans: Die Frühentlassung der Schizophrenen. In: Zeitschrift für psychische Hygiene Bd. 4 (1931), S. 10–24.

Roemer, Hans: Psychische Hygiene. In: Bumke/Kolb/Roemer/Kahn (Hgg.): Handwörterbuch 1931, S. 296–313.

Roemer, Hans: Vorläufiger Bericht nach Eigenberichten über Zweite Deutsche Tagung für psychische Hygiene Mai 1932. In: Zeitschrift für psychische Hygiene 5. Bd. (1932), S. 65–80 [enthält: Beiträge von Rüdin, Luxenburger, Faltlhauser].

Roemer, Hans: Vortrag vor dem International Congress on Mental Hygiene in Washington D.C. 1930. In: Frankwood (Ed.): Congress on Mental Hygiene 1932, S. 266–280.

Roemer, Hans (Hg.): Bericht über die Zweite Deutsche Tagung für psychische Hygiene in Bonn am 21. Mai 1932. Berlin 1932.

Roemer, Hans: Die Sparprogramme für die offene Gesundheitsfürsorge und die offene Geisteskrankenfürsorge. In: Zeitschrift für psychische Hygiene Bd. 5 (1932), S. 47–50.

Roemer, Hans: Die eugenischen Aufgaben der praktischen Psychiatrie. In: Zeitschrift für psychische Hygiene Bd. 6 (1933), S. 97–115.

Roemer, Hans: Der erbbiologisch-rassenhygienische Lehrgang für Psychiater in München. In: Zeitschrift für psychische Hygiene Bd. 7 (1934), S. 2–6.

Roller, Christian Friedrich Wilhelm: Psychiatrische Zeitfragen aus dem Gebiete der Irrenfürsorge in und ausser den Anstalten und ihren Beziehungen zum staatlichen und gesellschaftlichen Leben. Berlin 1874.

Rüdin, Ernst: Vererbungslehre und Psychiatrie. Vortrag auf Jahresversammlung des Vereins bayerischer Psychiater Juli 1922 [beinhaltet Diskussion Gustav Specht]. In: Allgemeine Zeitschrift für Psychiatrie und psychisch-gerichtliche Medizin Nr. 79 (1923), S. 452–453.

Rüdin, Ernst: Erblichkeit und Psychiatrie. In: Zeitschrift für die gesamte Neurologie und Psychiatrie Nr. 93 (1924), S. 502–527.

Rüdin, Ernst: Die Bedeutung der Eugenik und Genetik für die psychische Hygiene. In: Zeitschrift für psychische Hygiene Bd. 3 (1930), S. 133–147.

Sommer, Robert u.a.: Herrn Obermedizinalrat Dr. Gustav Kolb zum 60. Geburtstag. In: Zeitschrift für psychische Hygiene Bd. 3 (1930), S. 161–163.

Schneider, Kurt: Rezension zu Gustav Kolbs Reform der Irrenfürsorge. In: Zeitschrift für die gesamte Neurologie und Psychiatrie. Referate und Ergebnisse Nr. 20 (1920), S. 64–65.

Schneider, Kurt: Die Fürsorgestelle für Nervöse der Stadt Köln. In: Roemer/Kolb/Faltlhauser (Hgg.): offene Fürsorge 1927, S. 54–57.

Schuch, Hubert/Grimm, Ewald: Eingliederung der offenen Fürsorge in die allgemeine, insbesondere die städtische Gesundheits- und Wohlfahrtspflege in Nürnberg und Fürth. In: Zeitschrift für die gesamte Neurologie und Psychiatrie Bd. 131 (1930), S. 327–337.

Schuch, Hubert: Ist die Aufhebung oder Einschränkung der offenen psychiatrischen Fürsorge eine wirksame Sparmaßnahme? In: Zeitschrift für psychische Hygiene Bd. 5 (1932), S. 35–47.

Schroeder, Hans: 5. Anstaltswesen und Statistik. In: Snell, Otto (Hg.): Bericht über die Psychiatrische Literatur im Jahre 1908. Literaturheft zum 66. Bande der Allgemeinen Zeitschrift für Psychiatrie Nr. 66 (1909), S. 224–239.

Schroeder, Hans: 5. Anstaltswesen und Statistik. In: Snell, Otto (Hg.): Bericht über die Psychiatrische Literatur im Jahre 1909. Literaturheft zum 67. Bande der Allgemeinen Zeitschrift für Psychiatrie Nr. 67 (1910), S. 240–307.

Sellmann, Adolf: Das Seelenleben unserer Kriegsbeschädigten. Witten 1916.

Simon, Hermann: Aktivere Krankenbehandlung in der Irrenanstalt. Berlin 1929. Nachdruck mit einem Vorwort von Asmus Finzen und Anmerkungen von Christine Teller, Bonn 1986.

Sioli, Emil: Ist das heutige System villenartiger Pavillons für alle Irrenanstalten das allein richtige? Berichterstattung der 36. Versammlung der südwestdeutschen Irrenärzte 1905. In: Psychiatrisch-Neurologische Wochenschrift Nr. 39 (1905), S. 358–359.

Spatz, Bernhard: Referat über Reform der Irrenfürsorge auf der Jahresversammlung des Vereins bayerischer Psychiater vom 3. Bis 4. August 1919. In: Münchener Medizinische Wochenschrift Nr. 66 (1919), S. 944–945.

Specht, Gustav: Die Mystik im Irrsinn. Erwiderung an Baron Dr. Carl du Prel. Wiesbaden 1891.

Specht, Gustav: Prof. Dr. Anton Bumm. In: Münchener Medizinische Wochenschrift Nr. 50 (1903), S. 1162–1166.

Specht, Gustav: Chronische Manie und Paranoia. In: Centralblatt für Nervenheilkunde und Psychiatrie Nr. 16 (1905), S. 590–597.

Specht, Gustav: Modernpsychiatrisches vom alten Hagen. In: Festschrift I. Rosenthal zur Vollendung seines siebzigsten Lebensjahres. Leipzig 1906, S. 167–180.

Specht, Gustav: Ueber die klinische Kardinalfrage der Paranoia. In: Zentralblatt für Nervenheilkunde und Psychiatrie Nr. 31 (1908), S. 817–833.

Specht, Gustav: Über die familiale Verpflegung der Geisteskranken in Bayern. Referat auf Jahresversammlung des Vereins bayrischer Psychiater 6.6.1911 München, In: Zeitschrift für die gesamte Neurologie und Psychiatrie Nr. 6 (1911), S. 305–325.

Specht, Gustav: Ueber den sogenannten Querulantenwahnsinn und seine forensische Bedeutung. München/Berlin 1912.

Specht, Gustav: Krieg und Geistesstörung. Rede beim Antritt des Prorektorates am 4.11.1913, Erlangen 1913.

Specht, Gustav: Zur Psychopathologie der Fahnenflucht. In: Münchener Medizinische Wochenschrift Nr. 62 (1915), S. 267.

Specht, Gustav: Einige historische und ästhetische Nebengedanken über die Erfahrungen mit den psychogenen Kriegsstörungen. In: Münchener Medizinische Wochenschrift Nr. 49 (1919), S. 1406–1407.

Specht, Gustav: Allgemeine Behandlung der Geisteskrankheiten. In: Penzoldt, Franz/Stintzing, Roderich (Hgg.): Handbuch der Gesamten Therapie der Erkrankungen des Nervensystems und der Geisteskrankheiten, 6. Auflage. Jena 1927, S. 849–905.

Specht, Gustav: Festschrift zum 70. Geburtstag. In: Zeitschrift für die gesamte Neurologie und Psychiatrie Bd. 131, H. 1–3 (1930).

Specht, Gustav: Über das Isolieren. In: Psychiatrisch-Neurologische Wochenschrift Nr. 32 (1930), S. 489–493.

Steck, Hans: Moderne Anstaltsbehandlung und offene Fürsorge in der Psychiatrie betrachtet vom Standpunkt der Vorurteilsbekämpfung. In: Schweizerische Monatsschrift Nr. 60 (1930), S. 49–52.

Steiner, Rudolf: 19. Vortrag vor Mitgliedern der Anthroposophischen Gesellschaft Dornach 7. August 1921. In: Rudolf Steiner Gesamtausgabe Band VI, «Menschenwerden, Weltenseele und Weltengeist». Dornach 1991, S. 112–115.

Wachsmuth, Hans: Ärztliche Dienstverteilung an den Anstalten. In: Psychiatrisch-Neurologische Wochenschrift Nr. 46 (1908), S. 417–423.

Walz, Karl: Das System der Irrenfürsorge Gustav Kolbs. In: Leibbrand (Hg.): Menschenrechte 1946, S. 91–102.

Weber (Schriftführer): XXII. Jahresversammlung des Vereins bayerischer Psychiater in Bamberg und Kutzenberg am 22. Und 23. Juni 1928. In: Allgemeine Zeitschrift für Psychiatrie Nr. 91 (1929), S. 225–252.

Wendenburg, Friedrich: Soziale Hygiene. In: Handbücherei für Staatsmedizin Bd. 13. Berlin 1929.

Werner, G.: Über die Fortschritte des Irrenwesens. (Über Außenfürsorge Kutzenberg) In: Psychiatrisch-Neurologische Wochenschrift Nr. 34 (1911), S. 344–349.

Wetzer, Georg: Petition an Reichstag 1908. In: Beyer: Zentrale Reform Irrenwesens 1909, S. 337f.

Wetzer, Georg: Erlangen'er Irrenhaus-Erlebnisse oder „Sind unsere Irren-Anstalten Heil- und Pflegeanstalten?". Nürnberg 1909.

Würschmidt, August: Die Kreisirrenanstalt Erlangen. In: Denkschrift zur Errichtung der Kreis-Irrenanstalt Ansbach. Ansbach 1904, S. 23–72.

Würschmidt, August: Allgemeines Programm für die Errichtung einer zweiten Kreisirrenanstalt in Mittelfranken. In: Denkschrift zur Errichtung der Kreis-Irrenanstalt Ansbach. Ansbach 1904, S. 371–387.

Würschmidt, August: Programm für die Errichtung einer zweiten mittelfränkischen Kreisirrenanstalt. In: Denkschrift zur Errichtung der Kreis-Irrenanstalt Ansbach. Ansbach 1904, S. 393–401.

Veröffentlichungen ohne Autor oder Herausgeber

Rezension zu Kolb Sammel-Atlas. In: Psychiatrische Wochenschrift Nr. 3 (1901–1902).

Rezension zu Kolb Sammel-Atlas. In: Centralblatt für Nervenheilkunde und Psychiatrie Nr. 32 (1909).

Kreis Mittelfranken (Hg.): Denkschrift zur Errichtung der Kreis-Irrenanstalt Ansbach. Ansbach 1904.

Satzungen der Kreis-Irrenanstalten Ansbach und Erlangen. In: Denkschrift zur Errichtung der Kreis-Irrenanstalt Ansbach. Ansbach 1904, S. 464–475.

Dienstes-Anweisung für das Pflege-Personal der Kreisirrenanstalten Ansbach und Erlangen. In: Denkschrift Ansbach 1904, S. 520–529.

Kurzmitteilung. In: Münchener Medizinische Wochenschrift Nr. 66 (1919), S. 312.

Arbeiten aus der Deutschen Forschungsanstalt für Psychiatrie in München (Kaiser-Wilhelm-Institut), Bd. 11. Berlin 1926.

[Bericht über] The First International Congress on Mental Hygiene. In: The Lancet (17.05.1930).

Niederschrift über die II. Mitgliederversammlung des Deutschen Verbandes für psychische Hygiene in Bonn im Auditorium Maximum der Universität am 20. Mai 1932. In: Zeitschrift für psychische Hygiene Nr. 5 (1932), S. 179–183.

Der Deutsche Verband für psychische Hygiene und Rassenhygiene. In: Zeitschrift für psychische Hygiene Nr. 6 (1933), S. 129–130.

Gesetz zur Verhütung erbkranken Nachwuchses. In: Zeitschrift für psychische Hygiene Nr. 6 (1933), S. 152–155.

Herr Obermedizinalrat Dr. Fritz Ast. In: Zeitschrift für psychische Hygiene Nr. 10 (1937), S. 97–99.

Sekundärliteratur

Aly, Götz: Die Belasteten. „Euthanasie" 1939–1945. Eine Gesellschaftsgeschichte. Bonn 2013.

Ankele, Monika: Innerhalb und außerhalb der Anstalt: Zu den Dynamiken von Arbeit als Therapie in der Weimarer Zeit. Das Beispiel der Staatskrankenanstalt Hamburg-Langenhorn. In: Medizinhistorisches Journal, Bd. 48, H. ¾ (2013), S. 241–272.

Azar, Gudrun: Die erste Ärztin in Pasing: Dr. med. Käthe Silbersohn. In: Schoßig, Bernhard (Hg.): Ins Licht gerückt. Jüdische Lebenswege im Münchner Westen. Eine Spurensuche in Pasing, Obermenzing und Aubing. München 2008, S. 121f.

Baader, Gerhard: Zwischen sozialpsychiatrischen Reformansätzen und Vernichtungsstrategien. In: Tögel, Lischka (Hg.): »Euthanasie« und Psychiatrie, Uchtpringer Schriften zu Psychiatrie, Neurologie, Schlafmedizin, Psychologie und Psychoanalyse Bd. 3. Uchtspringe 2005, S. 21f.

Baader, Gerhard/Peter, Jürgen (Hgg.): Public Health, Eugenik und Rassenhygiene in der Weimarer Republik und im Nationalsozialismus: Gesundheit und Krankheit als Vision der Volksgemeinschaft. Frankfurt a.M. 2018.

Bachrach, Susan/Kuntz, Dieter (Hgg.): Deadly Medicine: Creating the Master Race. Chapel Hill 2008.

Baer, Rolf: Die Anfänge der Sozialpsychiatrie. In: Baer, Rolf (Hg.): Themen der Psychiatriegeschichte. Stuttgart 1998, S. 159–167.

Banzhaf, Katharina: Vorläufer der psychiatrischen Genetik: Die psychiatrische Erblichkeitsforschung in der deutschsprachigen Psychiatrie im Spiegel der Allgemeinen Zeitschrift für Psychiatrie, 1844 bis 1911. Dissertation, Gießen 2014.

Becker, Thomas/Fangerau, Heiner/Fassl, Peter/Hofer, Hans-Georg (Hgg.): Psychiatrie im Ersten Weltkrieg. Konstanz 2018.

Beddies, Thomas: „In den Symptomen des Niedergangs, über die sich so viele entrüstet haben, habe ich nichts erblicken können als Krankheitserscheinungen". Profilierung und Positionierung deutscher Psychiater nach dem Ersten Weltkrieg. In: Schmiedebach (Hg.): Entgrenzungen des Wahnsinns, Berlin 2016, S. 29–44.

Beyer, Christof: »Oder sollen wir etwa geheilt werden, um [...] uns immerdar die Endlosigkeit unseres Aufenthalts hier vor Augen zu halten [...]?« – Eine Patientenperspektive in der Psychiatrie zwischen Krankheit, Normalisierung und Normalität (1921–1937). In: Jütte, Robert (Hg.): Medizin, Gesellschaft und Geschichte, Jahrbuch des Instituts für Geschichte der Medizin der Robert-Bosch-Stiftung, Bd. 30 (2012).

Beyme, Ingrid von/Hohnholz, Sabine (Hgg.): Vergissmeinnicht – Psychiatriepatienten und Anstaltsleben um 1900. Berlin 2018.

Blasius, Dirk: Umgang mit Unheilbaren. Studien zur Sozialgeschichte der Psychiatrie. Bonn 1986.

Blasius, Dirk: Einfache Seelenstörung. Geschichte der deutschen Psychiatrie 1800–1945. Frankfurt a.M. 1994.

Brink, Cornelia: »Nicht mehr normal und noch nicht geisteskrank…« Über psychopathologische Grenzfälle im Kaiserreich. In: WerkstattGeschichte Nr. 33 (2002), S. 22–44.

Brink, Cornelia: Grenzen der Anstalt: Psychiatrie und Gesellschaft in Deutschland 1860–1980. Göttingen 2010.

Bock, Gisela: Zwangssterilisation im Nationalsozialismus. Studien zur Rassenpolitik und Geschlechterpolitik. Münster 1986.

Bock, Gisela: Nazi Sterilization and Reproductive Policies. In: Bachrach/Kuntz (Hgg.): Deadly Medicine 2008, S. 61–88.

Böcker, Felix: Psychiatrische Familienpflege und offene Irrenfürsorge: Sozialpsychiatrische Konzepte bei Gustav Kolb und heute. In: Lungershausen/Baer (Hgg.): Psychiatrie in Erlangen 1985, S. 62–82.

Böcker, Felix: Von der Familienpflege zur offenen Fürsorge: der Beitrag von Gustav Kolb zur deutschen Sozialpsychiatrie im ersten Drittel des 20. Jahrhunderts. In: Sozialpsychiatrische Informationen, H. 4 (2004), S. 11–18.

Böcker, Felix: Von der Familienpflege zur offenen Fürsorge. In: Psychiatrische Familienpflege – Betreutes Leben in Gastfamilien gestern–heute–morgen Dokumentation der 20. Bundestagung Familienpflege 2005 in Jena. Jena 2006, S. 97–102.

Böhm, Boris: Paul Nitsche – Reformpsychiater und Hauptakteur der NS-„Euthanasie". In: Der Nervenarzt Nr. 3 (2012), S. 293–303.

Braun, Birgit/Kornhuber, Johannes: Das „Erlanger System" der offenen Fürsorge: Eine Würdigung Gustav Kolbs (1870 – 1938). In: Fortschritte der Neurologie, Psychiatrie Nr. 82 (2014), S. 401–413.

Bröder, Friedrich: Hitlers Lieblingskünstler. In: Donaukurier, 25.07.2012. URL: https://www.donaukurier.de/nachrichten/kultur/Nuernberg-Hitlers-Lieblingskuenstler;art598,2635507 (Zugriff am 12.11.2020)

Brückner, Burkhart: Geschichte der psychiatrischen Sozialarbeit in Deutschland im 20. Jahrhundert – ein Überblick. In: Dörr, Margret (Hg.): Sozialpsychiatrie im Fokus sozialer Arbeit. Hohengehren 2015, S. 21–32.

Brückner, Burkhart: Modelle psychischer Gesundheit und Störung in der Sozial- und Gemeindepsychiatrie aus historischer Perspektive. In: Brähler, Elmar/Hoefert, Hans-Wolfgang/Klotter, Christoph (Hgg.): Wandel der Gesundheits- und Krankheitsvorstellungen. Lengerich 2018, S. 289–298.

Burleigh, Michael: Death and Deliverance. 'Euthanasia' in Germany c. 1900–1945. Cambridge 1994.

Cranach, Michael von/Siemen, Hans-Ludwig (Hgg.): Psychiatrie im Nationalsozialismus. Die Bayerischen Heil- und Pflegeanstalten zwischen 1933 und 1945, Berlin 1993.

Cranach, Michael: Menschenversuche in den bayerischen Heil- und Pflegeanstalten. In: Cranach/Siemen (Hgg.): Psychiatrie im Nationalsozialismus 1993, S. 405–411.

Ceccherini-Nelli, Alfonso/Priebe, Stefan: Economic factors and psychiatric hospital beds – an analysis of historical trends. In: International Journal of Social Economics Vol. 34, No. 11 (2007), S. 788–810.

Crouthamel, Jason: War Neurosis versus Savings Psychosis: Working-class Politics and Psychological Trauma in Weimar Germany. In: Journal of Contemporary History Vol. 37, No. 2 (2002), S. 163–182.

Davidson, Robert/Ude-Koeller, Susanne: „Wird auch der Irrenarzt … zum Freund und Helfer". Gustav Kolb, Valentin Faltlhauser, Gustav Specht und die Entwicklungen der Reformpsychiatrie und Universitätspsychiatrie in Mittelfranken von 1900–1934. In: Müller, Saskia (Hg.): Patient Bezirksklinik. Erhaltung, Nutzung, Weiterentwicklung. Würzburg 2020, S. 19–50.

Davidson, Robert: „Die Fortpflanzung der geistig Vollwertigen zu fördern, der pathologisch veranlagten zu bremsen, ist eine Schicksalsfrage für unser Volk." Gustav Kolbs Reformpsychiatrie und ihre Beziehung zur psychiatrischen Eugenik. In: Rauh/Voggenreiter/Ude-Koeller/Leven (Hgg.): Medizintäter 2022, S. 167–189.

Dieckhöfer, Klemens: Frühe Formen der Antipsychiatrie und die Reaktion der Psychiatrie. In: Medizinhistorisches Journal Bd. 19 (1984), S. 100–111.

Dörner, Klaus: Psychiatrie und soziale Frage. Plädoyer für eine erweiterte Psychiatrie-Geschichtsschreibung. In: Frei, Norbert (Hg.): Medizin und Gesundheitspolitik in der NS-Zeit. München 1991, S. 287–294.

Ehmer, Josef/Ferdinand, Ursula/Reulecke, Jürgen (Hgg.): Herausforderung Bevölkerung. Zu Entwicklungen des modernen Denkens über die Bevölkerung vor, im und nach dem „Dritten Reich". Wiesbaden 2007.

Engelhardt, Thomas: Denkmal Hupfla. Ein Rundgang zur Geschichte der ehemaligen Heil- und Pflegeanstalt Erlangen 1846–1978. Erlangen 2020. URL: https://www.erlangen.de/Portaldata/1/Resources/080_Stadtverwaltung/Tag_des_offenen_Denkmals/2020/PDF_Denkmal_Hupfla-4,2.pdf (Zugriff am 07.12.2021)

Engstrom, Eric: Clinical Psychiatry in Imperial Germany. Cornell 2003.

Engstrom, Eric/Burgmair, Wolfgang/Weber, Matthias: Psychiatric governance, völkisch corporatism, and the German Research Institute of Psychiatry in Munich (1912–26). In: History of Psychiatry No. 27 (2016), S. 38–50, S. 137–152.

Faulstich, Heinz: Hungersterben in der Psychiatrie 1914–1949: mit einer Topographie der NS-Psychiatrie. Freiburg 1998.

Funke, Andreas: Der Psychiater Alfred Erich Hoche und "Die Freigabe der Vernichtung lebensunwerten Lebens". Bern 2002, S. 76–91.

Franze, Manfred: Die Studentenschaft. In: Erlangen im Nationalsozialismus. Ausstellung im Stadtmuseum Erlangen. Erlangen 1984, S. 35–38.

Freis, David: Die »Psychopathen« und die »Volksseele«. Psychiatrische Diagnosen des Politischen und die Novemberrevolution 1918/1919. In: Schmuhl, Hans-Walter/Roelcke, Volker (Hgg.): »Heroische Therapien« Die Deutsche Psychiatrie im internationalen Vergleich 1918–1945. Göttingen 2013, S. 48–68.

Freivogel, Thomas: Hans Steck. In: Historisches Lexikon der Schweiz (HLS), Version vom 29.02.2012. URL: https://hls-dhs-dss.ch/de/articles/027773/2012-02-29/ (Zugriff am 25.09.2021)

Fromm, Waldemar: Goldene Zwanziger Jahre. In: Historisches Lexikon Bayerns 2011. URL: https://www.historisches-lexikon-bayerns.de/Lexikon/Goldene_Zwanziger_Jahre (Zugriff am 17.12.2021)

Gast, Ursula: Alternativen zur Anstaltspsychiatrie. Familienpflege und Offene Fürsorge zwischen bürgerlicher Revolution und Faschismus. Dissertation Medizin, Hannover 1986.

Gast, Ursula: Sozialpsychiatrische Traditionen zwischen Kaiserreich und Nationalsozialismus. In: Psychiatrische Praxis Nr. 16 (1989), S. 78–85.

Gnugesser-Mair, Max: Kritik an der geschönten und verkürzten Darstellung zahlreicher Künstlerbiografien der Nazizeit im Nürnberger Künstlerlexikon. Fürth 2016. URL: https://www.nazistopp-nuernberg.de/download/1602_Kuenstlerlexikon_Fassung__6_2_2016_Layout_15.02.2016.pdf (Zugriff am 11.11.2020)

Grütter, Angela: Hermann Simon: die Entwicklung der Arbeits- und Beschäftigungstherapie in der Anstaltspsychiatrie; eine biographische Betrachtung. Herzogenrath 1995.

Güse, Hans-Georg/Schmacke, Norbert: Aufstieg und Zerstörung der wissenschaftlichen Psychiatrie in Deutschland. In: Jahrbuch für kritische Medizin Bd. 4, H. 37 (1979), S. 166–191.

Hahn, Judith: Anarchisten, Attentäter und Revolutionäre: Zur Psychopathologisierung „politischer Verbrecher" zwischen 1880 und 1920. In: Medizinhistorisches Journal Bd. 51, H. 1 (2016), S. 40–71.

Hambrecht, Rainer: Die Braune Bastion. Der Aufstieg der NSDAP in Mittel- und Oberfranken. Nürnberg 2017.

Haselbeck, Helmut: Zur Sozialgeschichte der „Offenen Irren-Fürsorge" – Vom Stadtasyl zum Sozialpsychiatrischen Dienst. In: Psychiatrische Praxis Nr. 12 (1985), S. 171–179.

Hildebrandt, Helmut: Offene Fürsorge und psychische Hygiene in der Weimarer Republik: die zwei Gesichter eines sozialpsychiatrischen Versuchs. In: Psychologie und Gesellschaftskritik Nr. 10 (1986), S. 7–31.

Hildebrandt, Helmut: Das Bild der Psychiatrie zwischen 1880 und 1910: 'Überwachen und Strafen' oder gesundheits- und sozialpolitische Degeneration? In: Psychologie und Gesellschaftskritik Nr. 11 (1987), S. 21–44.

Hippius, Hanns/Möller, Hans-Jürgen/Müller, Norbert/Neundörfer, Gabriele: Die Psychiatrische Klinik der Universität München. Heidelberg 2005.

Hirjak, Dusan/Leweke, Franz-Markus/Deuschle, Michael u.a. (Hgg.): Das ZI-Track Konzept in der modernen Psychiatrie: Eine syndromspezifische sektorenübergreifende Behandlung. In: Fortschritte der Neurologie, Psychiatrie Nr. 88 (2020), S. 12–23, S. 24–32.

Hofer, Hans-Georg/Leven, Karl-Heinz (Hgg.): Die Freiburger Medizinische Fakultät im Nationalsozialismus. Bern 2003.

Hofer, Hans-Georg: Psychiatrie und die „Biologisierung des Sozialen". Zu Geschichte der Degenerationslehre im späten 19. und frühen 20. Jahrhundert. In: Praxis. Schweizerische Rundschau für Medizin Nr. 92 (2003), S. 1104–1006.

Hofer, Hans-Georg: Nervenschwäche und Krieg. Modernitätskritik und Krisenbewältigung in der österreichischen Psychiatrie (1880–1920). Wien 2004.

Jütte, Robert: Homöopathie und Nationalsozialismus: Letztendlich keine Aufwertung der Homöopathie. In: Deutsches Ärzteblatt Nr. 8 (2014), S. 304–306.

Kaiser, Jochen-Christoph/Nowak, Kurt/Schwartz, Michael (Hgg.): Eugenik, Sterilisation, „Euthanasie": politische Biologie in Deutschland 1895–1945. Eine Dokumentation. Berlin 1992.

Kaufmann, Doris: Psychiatry in the First World War and Weimar Germany. In: Journal of Contemporary History Vol. 34, No. 1 (1999), S. 125–144.

Kevles, Daniel: International Eugenics. In: Bachrach/Kuntz (Hgg.): Deadly Medicine 2008, S. 41–60.

Killen, Andreas: Berlin Electropolis: Shock, Nerves, and German Modernity. Berkeley/Los Angeles 2006.

Klee, Ernst: „Euthanasie" im Dritten Reich. Die „Vernichtung lebensunwerten Lebens". Frankfurt a.M. 2010.

Koppehl, Lucas: Aktueller Begriff. „Euthanasie" – Morde im Nationalsozialismus. Wissenschaftliche Dienste, Deutscher Bundestag. URL: https://www.bundestag.de/resource/blob/488084/d91b41cac0fd7945180acbccc27454b6/euthanasie-morde-im-nationalsozialismus-data.pdf (Zugriff am 03.08.2021)

Korporal, Johannes/Ulmer, Hans-Joachim: Psychiatrie und Sozialpsychiatrie: Zur Problematik sozialpsychiatrischer Reform. In: Sozialer Fortschritt Vol. 26, No. 12 (1977).

Kreuter, Alma: Deutschsprachige Neurologen und Psychiater. Ein biographisch-bibliographisches Lexikon von den Vorläufern bis zur Mitte des 20. Jahrhunderts. München 1996.

Krumm, Silvia/Becker, Thomas: Historische Aspekte und Konzepte der Sozialpsychiatrie. In: Schmid, Marc/Tetzer, Michael/Rensch, Katharina/Schlüter-Müller, Susanne (Hgg.): Handbuch Psychiatriebezogene Sozialpädagogik. Göttingen 2012, S. 40–57.

Langewiesche, Dieter: „Staat" und „Kommune". Zum Wandel der Staatsaufgaben in Deutschland im 19. Jahrhundert. In: Historische Zeitschrift 248. Bd., H. 3 (1989), S. 621–635.

Lauterbach, Karin: Anstalt als sozialer Raum. Gewährung und Entzug von Raum als Behandlungsmethode am Beispiel der Privatheilanstalt Kennenburg/Esslingen 1876–1907. Dissertation, Heidelberg 2013.

Leven, Karl-Heinz/Plöger, Andreas (Hgg.): 200 Jahre Universitätsklinikum Erlangen, 1815–2015. Köln 2016.

Leven, Karl-Heinz/Rauh, Philipp/Thum, Andreas/Ude-Koeller, Susanne (Hgg.): Die Medizinische Fakultät der Universität Erlangen-Nürnberg. Kontexte, Köpfe, Kontroversen. Köln 2018.

Leven, Karl-Heinz: Werner Leibbrand – Ambivalenter Gegner der NS-»Euthanasie«. In: Leven/Rauh/Thum/Ude-Koeller (Hgg.): Medizinische Fakultät 2018, S. 176f.

Ley, Astrid: Zwangssterilisation und Ärzteschaft. Hintergründe und Ziele ärztlichen Handelns 1934–1945. Frankfurt a.M. 2004.

Ley, Astrid: Psychiatriekritik durch Psychiater. Sozialreformerische und professionspolitische Ziele des Erlanger Anstaltsdirektors Gustav Kolb. In: Fangerau, Heiner/Nolte, Karen (Hgg.): „Moderne" Anstaltspsychiatrie im 19. und 20. Jahrhundert: Legitimation und Kritik. Stuttgart 2006, S. 195–219.

Luderer, Hans-Jürgen: Zur Geschichte der psychosozialen Versorgung. In: Baer, Rolf (Hg.): Themen der Psychiatriegeschichte. Stuttgart 1998, S. 148–158.

Lungershausen, Eberhard/Baer, Rolf (Hgg.): Psychiatrie in Erlangen. Festschrift zur Eröffnung des Neubaues der Psychiatrischen Universitätsklinik Erlangen. Erlangen 1985.

Lungershausen, Eberhard: Einführung. Von der „Irrenanstalt" zur Psychiatrischen Klinik. In: Lungershausen/Baer (Hgg.): Psychiatrie in Erlangen 1985, S. 6–8.

Metzger, Nadine/Derichs, Dana: Anfänge und Durchsetzung des medizinischen Frauenstudiums an der Friedrich-Alexander-Universität in der ersten Hälfte des 20. Jahrhunderts. In: Leven/Rauh/Thum/Ude-Koeller (Hgg.): Medizinische Fakultät 2018, S. 47–65.

Müller, Thomas/Beddies, Thomas: "The Destruction of Life unworthy of Living" in National Socialist Germany. In: International Journal of Mental Health, Vol. 35, No. 3 (2006), S. 94–104.

Müller, Thomas: Rückführung des Irren in die Gesellschaft? In: Schmiedebach, Heinz-Peter (Hg.): Entgrenzungen des Wahnsinns. Psychopathie und Psychopathologisierung um 1900. Berlin 2016, S. 79–94.

Nolte, Karen/Fangerau, Heiner: Einleitung. In: Fangerau, Heiner/Nolte, Karen (Hgg.): „Moderne" Anstaltspsychiatrie im 19. und 20. Jahrhundert: Legitimation und Kritik. Stuttgart 2006, S. 7–11.

Oeser, Christian/Steinberg, Holger: Die Einführung der Antipsychotika an der Neurologisch-Psychiatrischen Klinik der Universität Leipzig und ihre Auswirkungen auf andere Therapieformen sowie auf die Verweildauer und Verlegungen. In: Der Nervenarzt Nr. 92 (2021), S. 69–80.

Ottermann, Bernd/Meyer, Ulrich: Der Irren-Reformer Georg Wetzer aus Hersbruck. Ein Beitrag zur Geschichte der antipsychiatrischen Bewegung des beginnenden 20. Jahrhunderts. In: Würzburger medizinhistorische Mitteilungen Bd. 5 (1987), S. 311–321.

Pernice, Andreas: Die Kontroversen über Familienpflege und Anstaltspsychiatrie in der Allgemeinen Zeitschrift für Psychiatrie in der Zeit von 1844–1902. Dissertation Medizin, Lübeck 1991.

Plezko, Anna: Handlungsspielräume und Zwänge in der Medizin des Nationalsozialismus: Das Leben und Werk des Psychiaters Dr. Hans Roemer (1878–1947). Dissertation Zahnmedizin, Gießen 2011.

Pötzl, Ulrich: Dr. Valentin Faltlhauser. Reformpsychiatrie, Erbbiologie und Lebensvernichtung. In: Cranach/Siemen (Hgg.): Psychiatrie im Nationalsozialismus 1993, S. 385–403.

Pötzl, Ulrich: Sozialpsychiatrie, Erbbiologie und Lebensvernichtung. Valentin Faltlhauser, Direktor der Heil- und Pflegeanstalt Kaufbeuren-Irsee in der Zeit des Nationalsozialismus. München 1995.

Pommereit, Kerstin: Mehr Miteinander. Ein Streifzug durch 150 Jahre SPD-Geschichte in Nürnberg. Nürnberg 2016. URL: https://www.spd-nuernb erg.de/fileadmin/user_upload/_partei_neu/Geschichte/Jubilaeumsbeilage_ LOW_RZ2.pdfp (Zugriff am 12.11.2020)

Rauh, Philipp: Zwischen Forschungsinteresse, postmortalem Persönlichkeitsschutz und den schutzwürdigen Belangen Dritter. Psychiatrische Krankenakten aus der NS-Zeit als Quelle historischer Forschung und Gedenkarbeit. In: Die brisante Akte. Problembehaftete Bestände in Universitäts- und Wissenschaftsarchiven, Frühjahrstagung der Fachgruppe 8 im Verband deutscher Archivarinnen und Archivare e.V. März 2015 Erlangen. Leipzig 2016, S. 23–46.

Rauh, Philipp: Erlangen und die völkische Studentenbewegung der Weimarer Republik. In: Leven/Plöger (Hgg.): 200 Jahre 2016, S. 207–214.

Rauh, Philipp: Der Erlanger Psychiater Berthold Kihn als Vordenker der NS-»Euthanasie«. In: Leven/Plöger (Hgg.): 200 Jahre 2016, S. 216.

Rauh, Philipp: Die Erlanger Medizin im Nationalsozialismus. In: Leven/Plöger (Hgg.): 200 Jahre 2016, S. 221–226.

Rauh, Philipp: Erlanger Kliniker im Nationalsozialismus. In: Leven/Plöger (Hgg.): 200 Jahre 2016, S. 226–242.

Rauh, Philipp: Medizinverbrechen in Erlangen. In: Leven/Plöger (Hgg.): 200 Jahre 2016, S. 263–285.

Rauh, Philipp: Hubert D. – ein Opfer von Zwangssterilisation und NS-„Euthanasie" in Erlangen. In: Leven/Plöger: 200 Jahre 2016, S. 285–293.

Rauh, Phillip: Die Medizinische Fakultät in Erlangen im Zeitalter der Weltkriege (1914–1945). In: Leven/Rauh/Thum/Ude-Koeller (Hgg.): Medizinische Fakultät 2018, S. 65–126.

Rauh, Philipp/Voggenreiter, Marion/Ude-Koeller, Susanne/Leven, Karl-Heinz (Hgg.): Medizintäter. Ärzte und Ärztinnen im Spiegel der NS-Täterforschung. Göttingen 2022.

Roelcke, Volker: Programm und Praxis der psychiatrischen Genetik an der „Deutschen Forschungsanstalt für Psychiatrie" unter Ernst Rüdin: Zum Verhältnis von Wissenschaft, Politik und Rasse-Begriff nach 1933. In: Medizinhistorisches Journal Bd. 37, H. 1 (2002), S. 21–55.

Roelcke, Volker: Ernst Rüdin – renommierter Wissenschaftler, radikaler Rassenhygieniker. In: Der Nervenarzt Nr. 83 (2012), S. 303–310.

Roelcke, Volker: Hans Roemer (1878–1947). Überzeugter Eugeniker, Kritiker der Krankentötungen. In: Der Nervenarzt Nr. 84 (2013), S. 1064–1068.

Rössler, Alice: Zur Geschichte der Universitäts-Nervenklinik Erlangen. In: Lungershausen/Baer (Hgg.): Psychiatrie in Erlangen 1985, S. 9–36.

Rohnert-Koch, Friedgard: Hydrotherapie in der Psychiatrie des 19. Jahrhunderts. Dissertation Medizin, Gießen 2009.

Sandmeier, Judith: Die ehemalige Heil- und Pflegeanstalt Erlangen. In: Erlanger Bausteine zur fränkischen Heimatforschung Nr. 54 (2012), S. 163–172.

Sandmeier, Judith: Reflexionen einer nervösen Epoche? Bauliche und konzeptionelle Analyse der Heil- und Pflegeanstalten Kutzenberg und Lohr am Main im Kontext medizinischer, gesellschaftlicher und stadtbaukünstlerischer Reformbewegungen um 1900. In: Jahrbuch für fränkische Landesforschung Bd. 73 (2013), S. 219–257.

Sandweg, Jürgen: Erlangen. Von der Strumpfer- zur Siemens-Stadt. Beiträge zur Geschichte Erlangens vom 18. zum 20. Jahrhundert. Erlangen 1982.

Sandweg, Jürgen: Die Dozentenschaft. In: Sandweg (Hg.): Geschichte Erlangens 1982, S. 41–49.

Sang, Stephanie: Die antipsychiatrische Bewegung am Ende des 19. Jahrhunderts am Beispiel der Neuen Preußischen Zeitung. Dissertation Medizin, Hamburg 2017.

Schmiedebach, Heinz-Peter: Eine „antipsychiatrische Bewegung" um die Jahrhundertwende. In: Dinges, Martin (Hg.): Medizinkritische Bewegungen im Deutschen Reich (ca. 1870 – ca. 1933). MedGG-Beihefte Nr. 9 (1996), S. 127–159.

Schmiedebach, Heinz-Peter/Beddies, Thomas/Schulz, Jörg/Priebe, Stefan: Offene Fürsorge – Rodewischer Thesen – Psychiatrie-Enquete: Drei Reformansätze im Vergleich. In: Psychiatrische Praxis Nr. 27 (2000), S. 138–143.

Schmiedebach, Heinz-Peter; Beddies, Thomas: Die Diskussion um die ärztlich beaufsichtigte Familienpflege in Deutschland. Historische Entwicklung einer Maßnahme zur sozialen Integration psychisch Kranker. In: Sudhoffs Archiv Bd. 85, H. 1 (2001), S. 82–107.

Schmiedebach, Heinz-Peter/Priebe, Stefan: Open Psychiatric Care and Social Psychiatry in 19th and Early 20th Century Germany. In: Engstrom, Eric/Roelcke, Volker (Hgg.): Psychiatrie im 19. Jahrhundert. Basel 2003, S. 263–281.

Schmiedebach, Heinz-Peter/Priebe, Stefan: Social Psychiatry in Germany in the Twentieth Century: Ideas and Models. In: Medical History Vol. 48, Issue 4 (2004), S. 449–472.

Schmiedebach, Hein-Peter/Schwoch, Rebecca: „Querulantenwahnsinn", Psychiatriekritik und Öffentlichkeit um 1900. In: Medizinhistorisches Journal Bd. 42, H. 1 (2001), S. 30–60.

Schmiedebach, Heinz-Peter: The Reputation of Psychiatry in the first half of the twentieth century. In: European Archives of Psychiatry and Clinical Neuroscience No. 261 (2011), S. 192–196.

Schmiedebach, Heinz-Peter (Hg.): Entgrenzungen des Wahnsinns. Psychopathie und Psychopathologisierung um 1900. Berlin 2016.

Schmitt, Wolfram: Das Modell der Naturwissenschaft in der Psychiatrie im Übergang vom 19. zum 20. Jahrhundert. In: Berichte zur Wissenschaftsgeschichte Nr. 6 (1983), S. 89–101.

Schmuhl, Hans-Walter: Rassenhygiene, Nationalsozialismus, Euthanasie. Von der Verhütung zur Vernichtung „lebensunwerten Lebens", 1890–1945. Göttingen 1987.

Schmuhl, Hans-Walter: Grenzüberschreitungen. Das Kaiser-Wilhelm-Institut für Anthropologie, menschliche Erblehre und Eugenik 1927–1945. Göttingen 2005.

Schmuhl, Hans-Walter: Die Gesellschaft Deutscher Neurologen und Psychiater im Nationalsozialismus. Berlin 2016.

Schott, Heinz/Tölle, Rainer: Geschichte der Psychiatrie: Krankheitslehren, Irrwege, Behandlungsformen. München 2006.

Schulze, Dietmar: „Auch der ‚Gnadentod' ist Mord" Der Augsburger Strafprozess über die NS-„Euthanasie"-Verbrechen in Kaufbeuren und Irsee. Irsee 2019.

Schwoch, Rebecca: »Mein jahrelanger Kampf gegen den Psychiater Größenwahn« »Irrenbroschüren« als Form einer Psychiatriekritik um 1900. In: Wolters, Christine/Beyer, Christof (Hgg.): Abweichung und Normalität: Psychiatrie in Deutschland vom Kaiserreich bis zur Deutschen Einheit. Bielefeld 2013, S. 71–95.

Siemen, Hans-Ludwig: Menschen blieben auf der Strecke … Psychiatrie zwischen Reform und Nationalsozialismus. Gütersloh 1987.

Siemen, Hans-Ludwig: Reform und Radikalisierung. Veränderungen der Psychiatrie in der Weltwirtschaftskrise. In: Frei, Norbert (Hg.): Medizin und Gesundheitspolitik in der NS-Zeit. München 1991, S. 191–200.

Siemen, Hans-Ludwig: Die Reformpsychiatrie der Weimarer Republik: Subjektive Ansprüche und die Macht des Faktischen. In: Kersting, Franz-Werner/Teppe, Karl/Walter, Bernd (Hgg.): Nach Hadamar. Zum Verhältnis von Psychiatrie und Gesellschaft im 20. Jahrhundert. Paderborn 1993, S. 98–108.

Siemen, Hans-Ludwig: Psychiatrie im Nationalsozialismus. In: Cranach/Siemen (Hgg.): Psychiatrie im Nationalsozialismus 1993, S. 15–34.

Siemen, Hans-Ludwig: Heil- und Pflegeanstalt Erlangen. In: Cranach/Siemen (Hgg.): Psychiatrie im Nationalsozialismus 1993, S. 159–173.

Siemen, Hans-Ludwig: Die bayerischen Heil- und Pflegeanstalten während des Nationalsozialismus. In: Cranach/Siemen (Hgg.): Psychiatrie im Nationalsozialismus 1993, S. 417–474.

Siemen, Hans-Ludwig: 150 Jahre Psychiatrie in Erlangen. In: Bezirk Mittelfranken (Hg.): Festschrift zum 150-jährigen Jubiläum des Bezirkskrankenhauses Erlangen. Erlangen 1996, S. 22–29.

Siemen, Hans-Ludwig: Heilen und Vernichten – sozialpsychologische Erklärungen für psychiatrisches Handeln im Nationalsozialismus. Vortrag: „Erinnern für die Zukunft", Hamburg 7. Mai 2015. URL: https://www.beratungszentrum-alsterdorf.de/fileadmin/abz/data/Menu/Fachdiskussion/Erinnern_an_die_Zukunft/Dr._Siemen_Heilen_und_Vernichten.pdf (Zugriff am 29.12.21)

Siemen, Hans-Ludwig: »In allen Lüften hallt es wie Geschrei«. Zur Sozialpsychologie der NS-Psychiatrie-Täter. In: Psyche. Zeitschrift für Psychoanalyse und ihre Anwendungen Nr. 71 (2017), S. 389–411.

Söhner, Felicitas: Familiäre psychiatrische Versorgung an der Schwelle vom langen 19. Jahrhundert zur Moderne. In: Schmiedebach, Heinz-Peter (Hg.): Entgrenzung des Wahnsinns 2016, S. 95–129.

Sponsel, Ilse: Das Schicksal der Erlanger Juden in der NS-Zeit. In: Sandweg (Hg.): Geschichte Erlangens 1982, S. 633–698.

Steinberg, Reinhard/Pritzel, Monika (Hgg.): 150 Jahre Pfalzklinikum. Psychiatrie, Psychotherapie und Nervenheilkunde in Klingenmünster. Neustadt a. H. 2012.

Stockdreher, Petra: Heil- und Pflegeanstalt Eglfing-Haar. In: Cranach/Siemen (Hgg.): Psychiatrie Nationalsozialismus 1993, S. 327–362.

Topp, Leslie: Otto Wagner and the Steinhof Psychiatric Hospital: Architecture as Misunderstanding. In: The Art Bulletin Vol. 87, No. 1 (2005), S. 130–156.

Trenckmann, Ulrich: Familienforschung und -therapie in den psychiatrischen Krankheitskonzepten des 19. Jahrhunderts. In: Bach, Otto/Scholz, Michael (Hg.): Familientherapie und Familienforschung. Leipzig 1982, S. 9–15.

Ude-Koeller, Susanne: Psychiatrische Krankenakten von NS-Zwangsarbeitern und Zwangsarbeiterinnen als historische Quellen interdisziplinärer Forschung. In: Alsheimer, Rainer/Weibezahn, Roland (Hgg.): Körperlichkeit und Kultur. Bremen 2004, S. 175–190.

Ude-Koeller, Susanne: „Wegsperren. Exklusionsmechanismen als gesellschaftliche Konfliktlösung." In: Tagungsbericht Historische, soziologische und psychiatrische Aspekte. Moringen 2008.

Ude-Koeller, Susanne/Rauh, Philipp: Die Medizin und der Erste Weltkrieg – Die Behandlung von „Kriegskrüppeln" und „Kriegsneurotikern" im Großraum Nürnberg. In: Der Sprung ins Dunkle. Die Region Nürnberg im Ersten Weltkrieg 1914–1918. Begleitband zu den Ausstellungen des Stadtarchivs Nürnberg, des Stadtarchivs Erlangen, des Universitätsarchivs Erlangen-Nürnberg und der Universitätsbibliothek Erlangen-Nürnberg, des Stadtarchivs und des Stadtmuseums Fürth. Neustadt a. A. 2014, S. 481–501.

Ude-Koeller, Susanne: „ein bißchen verkrüppelt, aber doch der Alte geblieben" Kriegsinvalide im Ersten Weltkrieg. In: Zeitschrift für medizinische Ethik Nr. 3 (2014), S. 259–269.

Ude-Koeller, Susanne: Kriegsversehrt: Massenphänomen und Einzelschicksal. In: Ruisinger, Marion Maria (Hg.): Spurensuche. Röntgenbilder aus dem Ersten Weltkrieg. Kataloge des Deutschen Medizinhistorischen Museums Ingolstadt Nr. 41. Ingolstadt 2014, S. 92–101.

Ude-Koeller, Susanne: Eine Universität macht mobil – zum Erlanger Lazarettwesen im Ersten Weltkrieg. In: Leven/Plöger (Hgg.): 200 Jahre 2016, S. 146–170.

Ude-Koeller, Susanne: Damit die „Verhältnisse […] nach den Absichten des Professors Reinmöller geregelt werden" In: Zahnärzte und Zahnheilkunde im „Dritten Reich", Eine Bestandsaufnahme. Berlin 2018, S. 263–284.

Ude-Koeller, Susanne/Siemen, Hans-Ludwig: Die „Hupfla" – mitten in der Stadt und doch außen vor. In: Leven/Rauh/Thum/Ude-Koeller (Hgg.): Medizinische Fakultät 2018, S. 272f.

Ude-Koeller, Susanne: »Krieg und Geistesstörung«. Eine Rede von 1913. In: Leven/Plöger (Hgg.): 200 Jahre 2016, S. 154.

Vodosek, Peter (Hg.): Bibliothek – Kultur – Information. München 1993.

Voggenreiter, Marion/Ude-Koeller, Susanne: „…und wir waren nicht daran beteiligt" Die Direktoren Wilhelm Einsle und Hermann Müller und die NS-„Euthanasie" in der Heil- und Pflegeanstalt Erlangen. In: Rauh/Voggenreiter/Ude-Koeller/Leven (Hgg.): Medizintäter 2022, S. 253–298.

Walter, Bernd: Fürsorgepflicht und Heilungsanspruch: Die Überforderung der Anstalt? (1870–1930). In: Kersting, Franz-Werner (Hg.): Nach Hadamar. Zum Verhältnis von Psychiatrie und Gesellschaft im 20. Jahrhundert. Paderborn 1993, S. 66–97.

Walter, Bernd: Psychiatrie und Gesellschaft in der Moderne, Geisteskrankenfürsorge in der Provinz Westfalen zwischen Kaiserreich und NS-Regime. Paderborn 1996.

Walter, Bernd: Hermann Simon – Psychiatriereformer, Sozialdarwinist, Nationalsozialist? In: Nervenarzt Nr. 73 (2002), S. 1047–1054.

Weber, Matthias: Ernst Rüdin. Eine kritische Biographie. Berlin 1993.

Weingart, Peter/Kroll, Jürgen/Bayertz, Kurt: Rasse, Blut und Gene: Geschichte der Eugenik und Rassenhygiene in Deutschland. Frankfurt a.M. 1988.

Weisenseel, Reiner: Heil- und Pflegeanstalt Ansbach. In: Cranach/Siemen (Hgg.): Psychiatrie im Nationalsozialismus 2012, 2. Auflage, S. 143–157.

Weiss, Sheila Faith: German Eugenics, 1890–1933. In: Bachrach/Kuntz (Hgg.): Deadly Medicine 2008, S. 15–39.

Wittern-Sterzel, Renate (Hg.): Die Professoren und Dozenten der Friedrich-Alexander-Universität Erlangen-Nürnberg 1743–1969. Teil 2 Medizinische Fakultät, bearbeitet von Astrid Ley. Erlangen 1999.

Wittern-Sterzel, Renate: Die Psychiatrie – der lange Weg zur Selbstständigkeit. In: Leven/Plöger (Hgg.): 200 Jahre 2016, S. 131–139.

Wittern-Sterzel, Renate: Ein Denkmal wird geschändet und zerstört. In: Leven/Plöger (Hgg.): 200 Jahre 2016, S. 224f.

Wolters, Christine/Beyer, Christof/Lohff, Brigitte (Hgg.): Abweichung und Normalität. Psychiatrie in Deutschland vom Kaiserreich bis zur Deutschen Einheit. Bielefeld 2012.

Zenk, Alfons: Die Betreuung hospitalisierter Menschen in der oberfränkischen Heil- und Pflegeanstalt Kutzenberg 1905–1946. Würzburg 1995.

Ziegler, Siegfried: Nationalsozialismus in Erlangen. Jahre der Entscheidung und Anpassung 1932–1934. In: Sandweg (Hg.): Geschichte Erlangens 1982, S. 541–632.

Personenregister

Alt, Konrad 108, 119, 120, 139, 148, 173
Ast, Friedrich 32, 34, 35, 42, 107, 168, 363–365, 372, 374

Baumann, Friedrich 113, 114, 164, 167
Bavink, Bernhard 332
Berze, Josef 163, 208
Beyer, Bernhard 66–69, 78, 89, 97
Binding, Karl 319, 334, 383
Bleuler, Eugen 38, 63, 111, 196, 208
Bonhoeffer, Karl 321
Bratz, Emil 149, 208
Bresler, Johannes 67, 123, 371
Bruglocher, Erwin 90, 93–95
Bufe, Ernst 119, 149, 152, 153
Bumke, Oswald 38, 39, 343, 366, 373
Bumm, Anton 78, 281, 391

Caselmann, Wilhelm 287, 350, 370, 371
Conolly, John 27
Curry, Markus 338

Darwin, Charles 303
Dobeneck, Georg 272–274
Dobrick, Georg 51, 64, 65, 145, 231

Eickemeyer, Walter 357
Einsle, Wilhelm 20, 36, 170, 191, 273, 343, 367, 369–372, 379, 388, 389
Emerson, Haven 336
Entres, Josef Lothar 162

Fischer, Eugen 325
Fischer, Max 118, 208

Freud, Sigmund 63
Frick, Wilhelm 345

Gardiner Hill, Robert 27
Goetze, Otto 354
Gonser, Gustav 338
Griesinger, Wilhelm 27, 48–51, 62, 63, 118
Grimm, Ewald 21, 23, 26, 27, 32, 33, 103, 110, 126, 146, 147, 149, 169–171, 180, 181, 191–194, 199, 202, 204, 205, 214, 230–233, 235, 248, 250, 253, 256–260, 262, 265–270, 275, 276, 280, 347–349, 357, 358, 362, 363, 369–371, 379–381, 391–394
Grunau, Hermann 54, 55
Gückel, Hans 188, 194
Gütt, Arthur 253, 325
Guttstadt, Albert 53

Hagen, Friedrich Wilhelm 173, 281, 391
Hann, Josef 394
Herfeldt, Adolf 95, 129, 194
Hermkes, Karl 338
Hincks, Clarence 205
Hitler, Adolf 296, 345, 352, 379
Hoche, Alfred 319, 334, 383
Hofmann, Hans Georg 359, 377
Holthausen, Paul Wilhelm 330

Ilberg, Georg 321

Jamin, Friedrich 283, 334
Jaspers, Karl 63
Jobst, Michael 190

Kankeleit, Otto 319, 347
Kirch, Eugen 354
Klüber, Josef 30, 31, 33, 117, 147, 151, 182, 183, 379, 380
Koerbling, Ignaz 90, 94
Kolb, Gertrud 25, 26
Kolb, Karl-Adolf 25, 26
Kolb, Luise 25, 26
Kolb, Marie (geb Kraussold) 36, 289, 290, 368, 379
Kraepelin, Emil 17, 40, 63, 115, 122, 132, 142, 143, 162, 205, 208, 237, 290, 292–294, 300, 310, 312, 322–324, 327
Kraussold, Karl 25, 78, 105
Kuhr, Benno 152, 279, 285, 287, 344, 346, 347, 355, 356, 358, 362, 364, 378, 382

Lane, Arthur 338
Lange, Johannes 38, 208, 219, 227, 282, 312–314, 319–321, 373
Leibbrand, Werner 21, 35, 87, 88, 147, 171, 362, 376, 380, 381, 389–392, 394
Lenz, Fritz 343, 361
Leubuscher, Rudolf 63, 126, 384
Lexer, Erich 367
Liebel, Willy 273, 274, 286, 288, 289, 353, 359–362, 378
Lomer, Georg 67–69
Luppe, Hermann 353
Luxenburger, Hans 14, 19, 20, 23, 34, 170, 197, 203, 218, 228, 230, 305, 322, 323, 325, 327, 328–330, 331, 333

MacLachlan Franks, Ruth 24, 26, 32, 36, 356, 371, 373
Meggendorfer, Friedrich 283
Meltzer, Ewald 319
Mendel, Gregor 303

Meynert, Theodor 62
Moeli, Carl 119, 120
Mühsam, Erich 20, 159, 222, 290, 293, 295, 296, 324
Müller, Hermann 381, 389
Murar, Stephan 392, 394

Neupert, Robert 95, 268, 270, 271
Nitsche, Paul 38, 329, 335, 339–341
Nonne, Max 310, 373

Oetter, Oskar 73, 174
Oppermann, Wilhelm 80, 81, 147, 162, 266–270, 275

Pameijer, Jacobus 205, 338
Plank, Robert 358
Poeschke, Michael 352
Pöhlmann, Josef 360–362
Priessmann, Hans 266, 267
Prinzing, Alfred 132, 140, 142, 172

Raecke, Julius 208
Recktenwald, Johann 167
Rehm, Ernst 55, 57, 94, 128, 131–134, 136, 140, 141, 162, 240
Rein, Oskar 114, 164, 167, 274
Reinhardt, Gustav 151, 394
Ritterhaus, Ernst 97
Roemer, Hans 17, 20, 32, 33, 38, 39, 42, 110, 111, 122, 208, 216, 217, 239, 304, 305, 309, 334, 336, 338–345, 351, 373
Roller, Christian Friedrich Wilhelm 49, 118
Rüdin, Ernst 19, 20, 23, 34, 44, 145, 170, 197, 203, 218, 228, 230, 253, 282, 283, 292, 301, 305, 313–315, 321–329, 331–334, 336–344, 346–348, 351, 352, 362–364, 373, 377, 378, 380, 382

Sauerteig, Albert 187, 194, 358
Schmidt-Kraepelin, Toni 205
Schroeder, Hans 132, 133
Schuch, Hubert 21, 147, 170, 193, 195, 198, 199, 202, 214, 230, 232, 233, 235, 250, 253, 266–268, 308, 347–349, 351, 386, 394
Schulze, Alfred 205
Schwarz, Karl 174, 284
Schwindt, Hans 369
Seisser, Philipp 31, 182, 183, 266
Serger, Carl 69
Simon, Hermann 17, 18, 20, 99, 111, 205, 206, 216, 275, 276, 304, 305, 332, 338, 341, 364, 386, 387
Sommer, Robert 216, 261, 321, 339, 341
Specht, Gustav 16, 23, 41, 78, 79, 81, 82, 98, 128–131, 134–146, 158, 173, 178, 208, 225, 226, 280–289, 334, 347, 391
Steck, Hans 214
Steiner, Rudolf 213, 294, 298, 299
Streicher, Julius 353, 362

Toenissen, Erich 30
Tschakert, Heinrich 381, 391, 392

van de Wall, Willem 338
Viernstein, Theodor 364
Vocke, Friedrich 32, 128, 133, 142, 146, 162, 168, 363
von Hößlin, Carl 363
von Kunowski, Albrecht 69
von Papen, Franz 345
von Solbrig, Karl August 391
von Ziemssen, Hugo 25, 281

Walz, Karl 35, 101, 103, 171, 263, 296, 304, 376–381, 383, 391
Wendenburg, Friedrich 18, 164, 208, 265
Wernicke, Carl 62
Wettley, Annemarie 381, 390
Wetzer, Georg 22, 42, 47, 64, 72–82, 84–99, 101, 102, 137, 268–272
Weygandt, Wilhelm 132, 321, 341
Wigert, Viktor 208
Wilmanns, Karl 208, 373
Würschmidt, August 41, 56–58, 60, 71, 76–78, 81–83, 85–87, 90–94, 96, 99, 102, 104, 105, 128, 176, 234, 263, 268, 270, 271, 275, 281

Zink, Peter 352

Medizingeschichte im Kontext

Herausgegeben von Karl-Heinz Leven, Mariacarla Gadebusch Bondio,
Hans-Georg Hofer und Livia Prüll

Die Reihe *Medizingeschichte im Kontext* veröffentlicht Studien, die Themen aus der Geschichte der Medizin und des Gesundheitswesens in wissenschafts- und kulturhistorischer Perspektive betrachten. Die Reihe versteht sich zugleich als Fortsetzung der von Ludwig Aschoff 1938/39 mit zwei Heften begründeten, von Eduard Seidler 1971-1994 mit 17 Bänden weitergeführten *Freiburger Forschungen zur Medizingeschichte*. Die Bände 1 bis 11 (1999 bis 2004) wurden von Karl-Heinz Leven und Ulrich Tröhler herausgegeben.

Band 1 Christine Hummel: Das Kind und seine Krankheiten in der griechischen Medizin. Von Aretaios bis Johannes Aktuarios (1. bis 14. Jahrhundert). 1999.

Band 2 Cécile Mack: Henriette Hirschfeld-Tiburtius (1834-1911). Das Leben der ersten selbständigen Zahnärztin Deutschlands. 1999.

Band 3 Susanne Mende: Die Wiener Heil- und Pflegeanstalt *Am Steinhof* im Nationalsozialismus. 2000.

Band 4 Bernhard Gessler: Eugen Fischer (1874-1967). Leben und Werk des Freiburger Anatomen, Anthropologen und Rassenhygienikers bis 1927. 2000.

Band 5 Jochen Binder: Zwischen Standesrecht und Marktwirtschaft. Ärztliche Werbung zu Beginn des 20. Jahrhunderts im deutsch-englischen Vergleich. 2000.

Band 6 Cécile Mack: Die badische Ärzteschaft im Nationalsozialismus. 2001.

Band 7 Beate Waigand: Antisemitismus auf Abruf. Das Deutsche Ärzteblatt und die jüdischen Mediziner 1918-1933. 2001.

Band 8 Georg Schomerus: Ein Ideal und sein Nutzen. Ärztliche Ethik in England und Deutschland 1902-1933. 2001.

Band 9 Barbara Rabi: Ärztliche Ethik – Eine Frage der Ehre? Die Prozesse und Urteile der ärztlichen Ehrengerichtshöfe in Preußen und Sachsen 1918-1933. 2002.

Band 10 Bernd Grün / Hans-Georg Hofer / Karl-Heinz Leven (Hrsg.): Medizin und Nationalsozialismus. Die Freiburger Medizinische Fakultät und das Klinikum in der Weimarer Republik und im „Dritten Reich". 2002.

Band 11 E. Caroline Jagella: Ignaz Schwörer (1800–1860). Freiburger Geburtshelfer zwischen Romantik und Positivismus. Ein Beitrag zur Geschichte der medizinischen Ethik im 19. Jahrhundert. 2004.

Band 12 Stephan Anis Towfigh: Das Bahá'ítum und die Medizin. Ein medizinhistorischer Beitrag zum Verhältnis von Religion und Medizin. 2006.

Band 13 Nils Kessel: Geschichte des Rettungsdienstes 1945–1990. Vom „Volk von Lebensrettern" zum Berufsbild „Rettungsassistent/in". 2008.

Band 14 Jette Sophia Jung: Erfolg und Scheitern der Hegar-Operation. Eine wissenschaftsgeschichtliche Untersuchung über die Kastration der Frau im 19. Jahrhundert. 2007.

Band 15 Jasmin Beatrix Mattes: Die Stationsbenennungen des Klinikums der Albert-Ludwigs-Universität Freiburg im Breisgau. Erinnerungskultur, kollektives Gedächtnis und Umgang mit nationalsozialistischer Vergangenheit. 2008.

Band 16 Simon Reuter: Im Schatten von Tet. Die Vietnam-Mission der Medizinischen Fakultät Freiburg (1961–1968). 2011.

Band 17 Ute Caumanns / Fritz Dross / Anita Magowska (Hrsg. / red.): Medizin und Krieg in historischer Perspektive. Beiträge der XII. Tagung der Deutsch-Polnischen Gesellschaft für Geschichte der Medizin, Düsseldorf 18.-20. September 2009. Medycyna i wojna w perspektywie historycznej. Prace XII. konferencji Polsko-Niemieckiego Towarzystwa Historii Medycyny, Düsseldorf 18 do 20 września 2009 r.. 2012.

Band 18 Philipp Rauh / Karl-Heinz Leven: Ernst Wilhelm Baader (1892-1962) und die Arbeitsmedizin im Nationalsozialismus. 2013.

Band 19 Eva Brinkschulte / Mariacarla Gadebusch Bondio (Hrsg.): Norm als Zwang, Pflicht und Traum. Normierende versus individualisierende Bestrebungen in der Medizin. Festschrift zum 60. Geburtstag von Heinz-Peter Schmiedebach. 2015.

Band 20 Eva Brinkschulte / Fritz Dross / Anita Magowska / Marcin Moskalewicz / Philipp Teichfischer (Hrsg./red.): Medizin und Sprache – Die Sprache der Medizin. Medycyna i język – język medycyny. 2016.

Band 21 Jessica Tannenbaum: Medizin im Konzentrationslager Flossenbürg 1938 bis 1945. Biografische Annäherungen an Täter, Opfer und Tatbestände. 2017.

Band 22 Simone Kahlow: Archäologie des Hospitals. *Pauperes et infirmi* in Fürsorgeinstitutionen nördlich der Alpen vom 12. bis zum 19. Jahrhundert. 2020.

Band 23 Dana Derichs: Die Medizinstudentinnen der Universität Erlangen in der Weimarer Republik und im Nationalsozialismus. 2022.

Band 24 Robert Davidson: Gustav Kolb und die Reformpsychiatrie in Erlangen 1911–1934. 2022.

www.peterlang.com

www.ingramcontent.com/pod-product-compliance
Ingram Content Group UK Ltd.
Pitfield, Milton Keynes, MK11 3LW, UK
UKHW041924210426
5322IPUK00002B/55